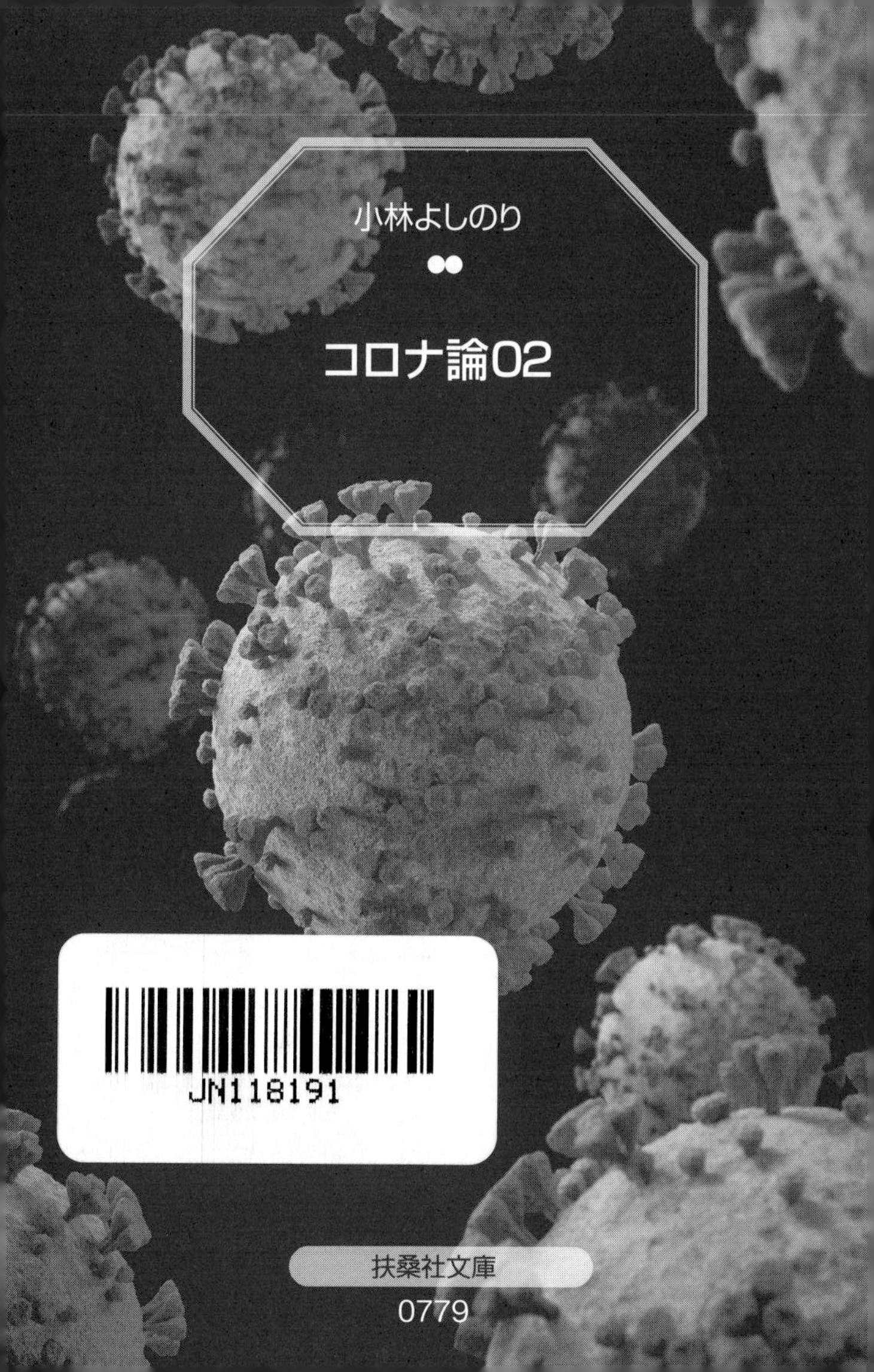

小林よしのり

コロナ論02

扶桑社文庫

0779

まえがき

これほど長引くとは思わなかった。

年を越してもまだ続きそうな新型コロナ騒動だ。

新型コロナの死亡者は1684人（2020年10月23日現在）だが、毎年風呂で溺死する死亡者5000人の方が遥かに多い。

今年は超過死亡が過去3年で最少になったようで、老人がさっぱり死ななかった年として記録されそうだ。

日本では、新型コロナなんて何の脅威でもない。「日本では」とあくまでも念を押しておくのは海外と事情が違うからだ。日本人にとっては、新型コロナはインフルエンザ以下の弱毒性のウイルスだと、わしは一貫して主張してきた。しかし、メディアはそれを徹底的に黙殺し、真実を隠蔽したままだ。

小林よしのりが言っていることなんて無視して、戦後最大の経済崩壊に向かって、まっしぐらに「コロナ脳」の大量生産だとばかりに、テレビが恐怖を煽りに煽りまくって、まだ続けるつもりなのだろう。

日本では「パンデミック」ではなく、「インフォデミック」であることは間違いない。幽霊の正体見たり枯れ尾花だ。

廃業・倒産・失業・自殺の連鎖が今後もますます深刻になろうが、テレビメディアはまったく心が痛まないようで、その残酷な感性にはつくづく震撼する。

特に非正規が多い女性が失業して、再就職もできず、犠牲になっているようで、自殺者が前年よりかなり増えている。「ソーシャルディスタンス」や「ステイホーム」という人間交際を断ち切る掛け声の下で、親の孤立によるストレスから児童虐待も急増している。マスクをした大人しか見ていない乳幼児は笑顔が分からない子供として育っているようだ。

新型コロナの死者1700人弱も、基礎疾患のある高齢者なら、旧型のコロナウイルス（風邪）でも死んでいただろうし、人間は寿命が来たら、ウイルスでも細菌でも風呂場でも、いろんな原因で死んでしまうのだ。

例年、一定数は自然な死を迎えられていたのに、今年は不自然に死者が少ない年になってしまった。

この〝ツケ〟はどこかで来るだろう。コロナ後の死者数が一気に増える可能性が高い。

死生観の未熟な大人たちが増えすぎた。これが戦後民主主義の最大の価値となった「生命至上主義」の滑稽な帰結であるに違いない。

令和2年10月23日　　小林よしのり

ゴーマニズム宣言 SPECIAL
コロナ論02

【目次】

カバーデザイン
小田光美[Office Maple]
本文デザイン
松坂 健[TwoThree]
構成
岸端みな[よしりん企画]
作画
広井英雄・岡田征司・宇都聡一・時浦 兼[よしりん企画]
編集
山﨑 元[扶桑社]
カバー写真
sdecoret(Sébastien Decoret)

ゴーマニズム宣言 SPECIAL

コロナ論 02

第1章 | 新型インフルの顛末

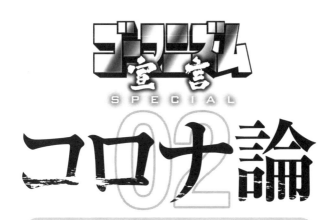

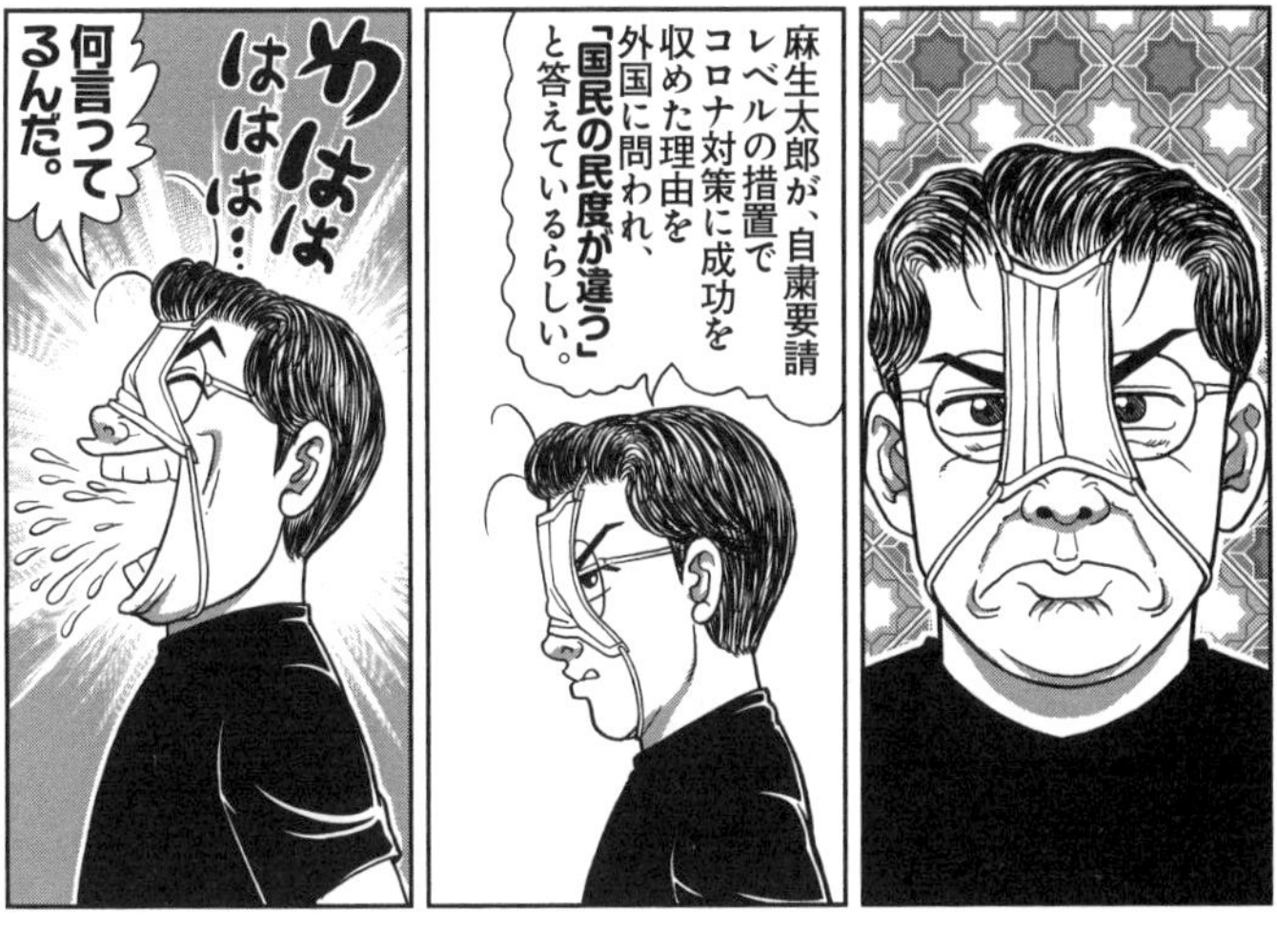
麻生太郎が、自粛要請
レベルの措置で
コロナ対策に成功を
収めた理由を
外国に問われ、
「国民の民度が違う」
と答えているらしい。
わははははは…
何言ってるんだ。

日本人はいまだにムラ社会の因習ルールで動いている。これを克服しないと近代人になれない。それは保守の立場から見ても必要だとわしは考えるに至った。

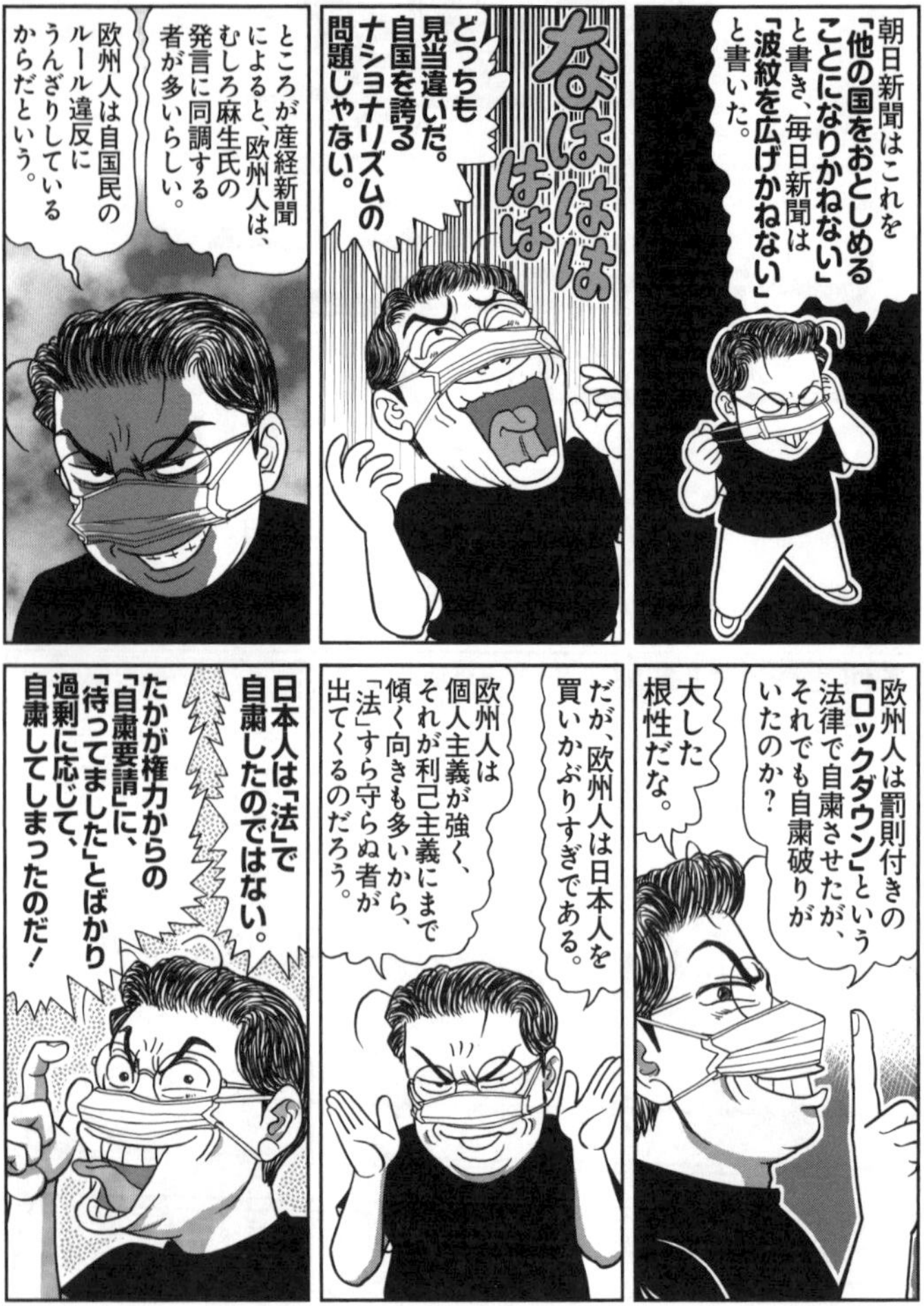

朝日新聞はこれを「他の国をおとしめることになりかねない」と書き、毎日新聞は「波紋を広げかねない」と書いた。

なははははは
どっちも見当違いだ。自国を誇るナショナリズムの問題じゃない。

ところが産経新聞によると、欧州人は、むしろ麻生氏の発言に同調する者が多いらしい。

欧州人は自国民のルール違反にうんざりしているからだという。

欧州人は罰則付きの「ロックダウン」という法律で自粛させたが、それでも自粛破りがいたのか？

大した根性だな。

だが、欧州人は日本人を買いかぶりすぎである。

欧州人は個人主義が強く、それが利己主義にまで傾く向きも多いから、「法」すら守らぬ者が出てくるのだろう。

日本人は「法」で自粛したのではない。

たかが権力からの「自粛要請」に、「待ってました」とばかり過剰に応じて、自粛してしまったのだ！

もし憲法に緊急事態条項を明記していたら、政権はロックダウン(都市封鎖)をしていただろう。そうなれば法的には不備はない。ただし、その政策が間違っている場合がある。それを憲法にどう書き込むかだ。

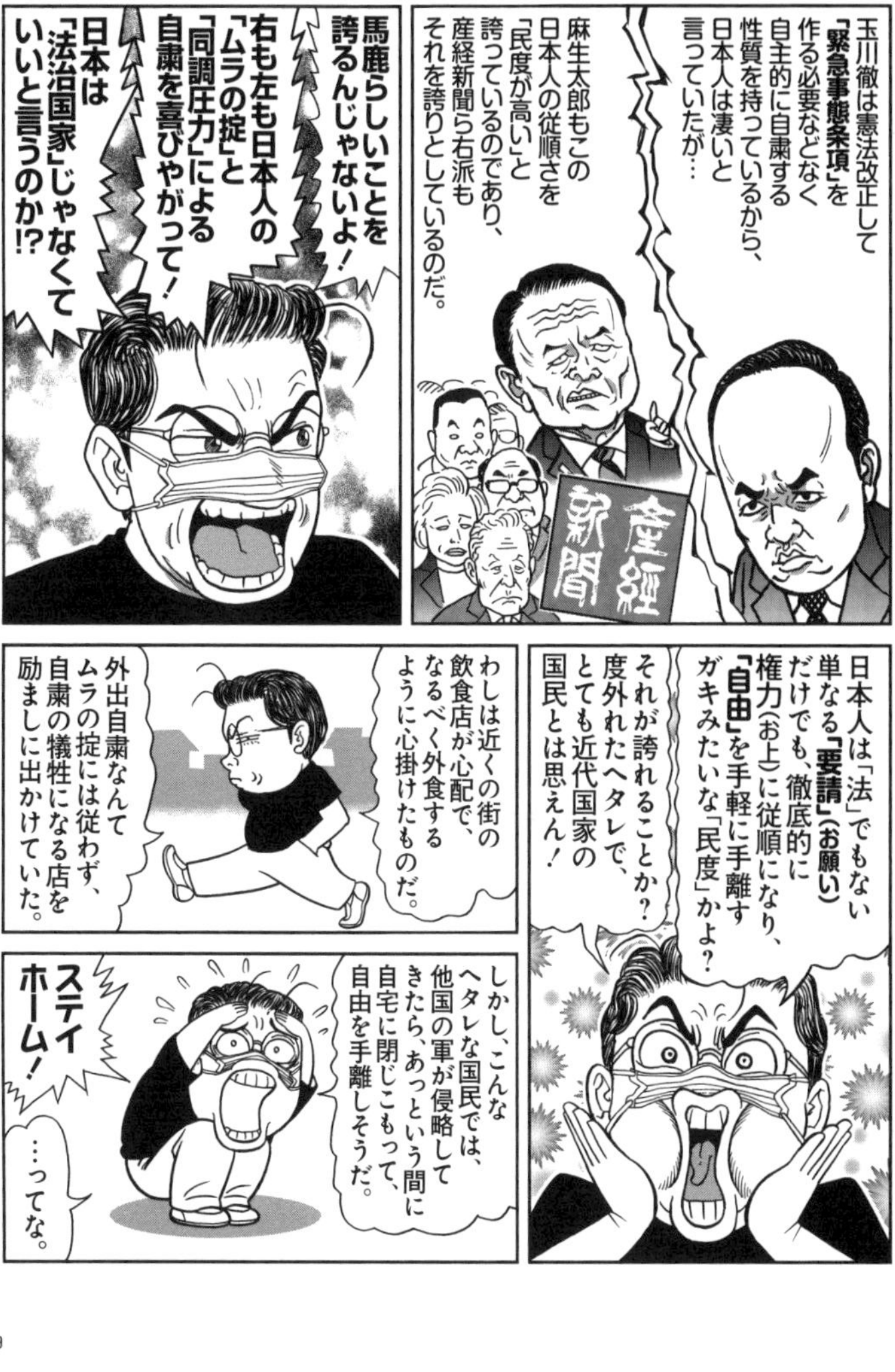
玉川徹は憲法改正して「緊急事態条項」を作る必要などなく自主的に自粛する性質を持っているから、日本人は凄いと言っていたが…

麻生太郎もこの日本人の従順さを「民度が高い」と誇っているのであり、産経新聞ら右派もそれを誇りとしているのだ。

産経新聞
馬鹿らしいことを誇るんじゃないよ！

右も左も日本人の「ムラの掟」と「同調圧力」による自粛を喜びやがって！

日本は「法治国家」じゃなくていいと言うのか!?

日本人は「法」でもない単なる「要請」(お願い)だけでも、徹底的に権力(お上)に従順になり、「自由」を手軽に手離すガキみたいな「民度」かよ？

それが誇れることか？度外れたヘタレで、とても近代国家の国民とは思えん！

わしは近くの街の飲食店が心配で、なるべく外食するように心掛けたものだ。

外出自粛なんてムラの掟には従わず、自粛の犠牲になる店を励ましに出かけていた。

しかし、こんなヘタレな国民では、他国の軍が侵略してきたら、あっという間に自宅に閉じこもって、自由を手離しそうだ。

ステイホーム！

…ってな。

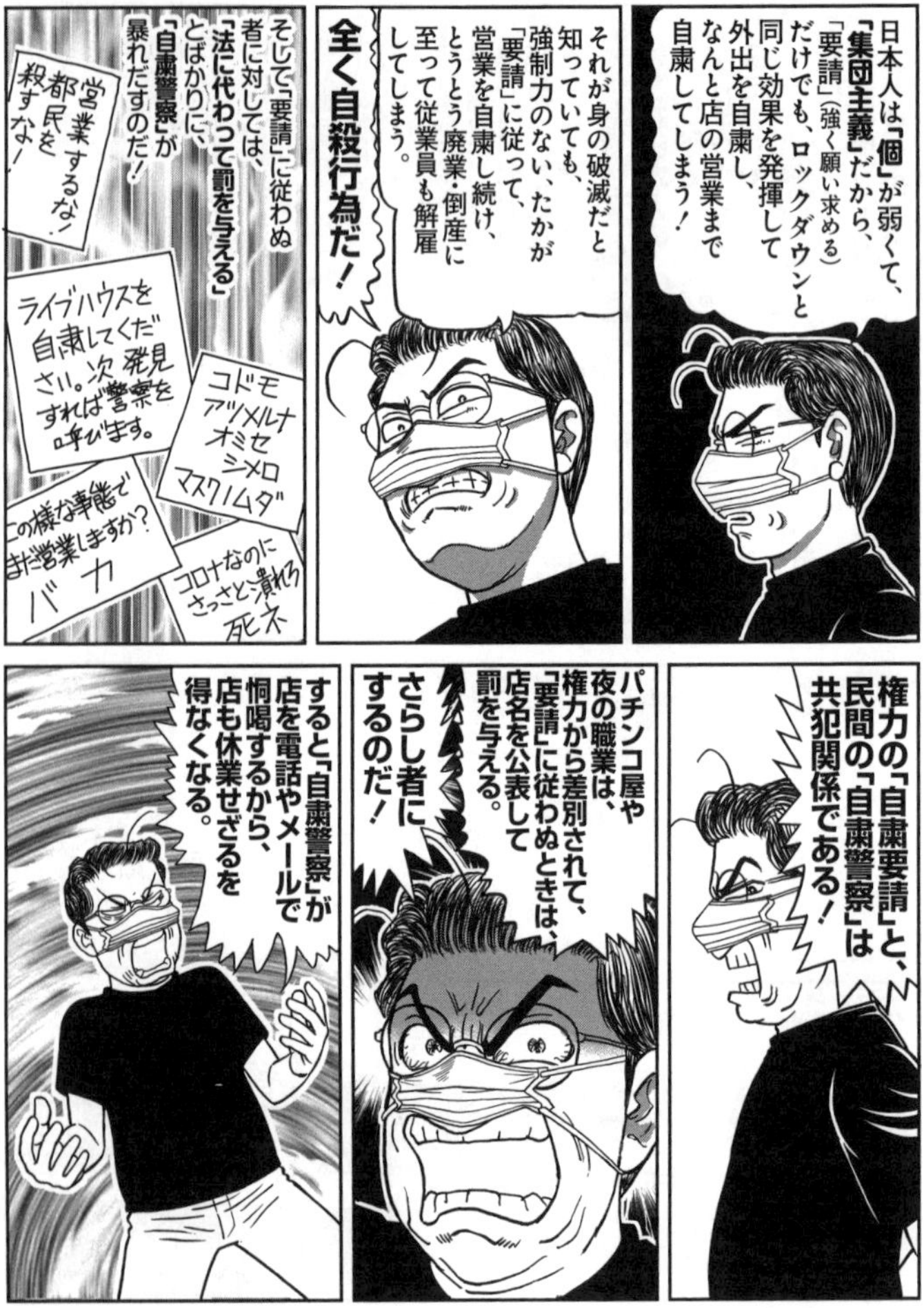
日本人は「個」が弱くて、「集団主義」だから、「要請」(強く願い求める)だけでも、ロックダウンと同じ効果を発揮して外出を自粛し、なんと店の営業まで自粛してしまう！

それが身の破滅だと知っていても、強制力のない、たかが「要請」に従って、営業を自粛し続け、とうとう廃業・倒産に至って従業員も解雇してしまう。

全く自殺行為だ！

そして「要請」に従わぬ者に対しては、「法に代わって罰を与える」とばかりに、「自粛警察」が暴れだすのだ！

営業するな！都民を殺すな！

ライブハウスを自粛してください。次発見すれば警察を呼びます。

コドモアツメルナオミセシメロマスクムダ
この様な事態でまだ営業しますか？バカ
コロナなのにさっさと潰れろ死ネ
権力の「自粛要請」と、民間の「自粛警察」は共犯関係である！

パチンコ屋や夜の職業は、権力から差別されて、「要請」に従わぬときは、店名を公表して罰を与える。

さらし者にするのだ！

すると「自粛警察」が店を電話やメールで恫喝するから、店も休業せざるを得なくなる。

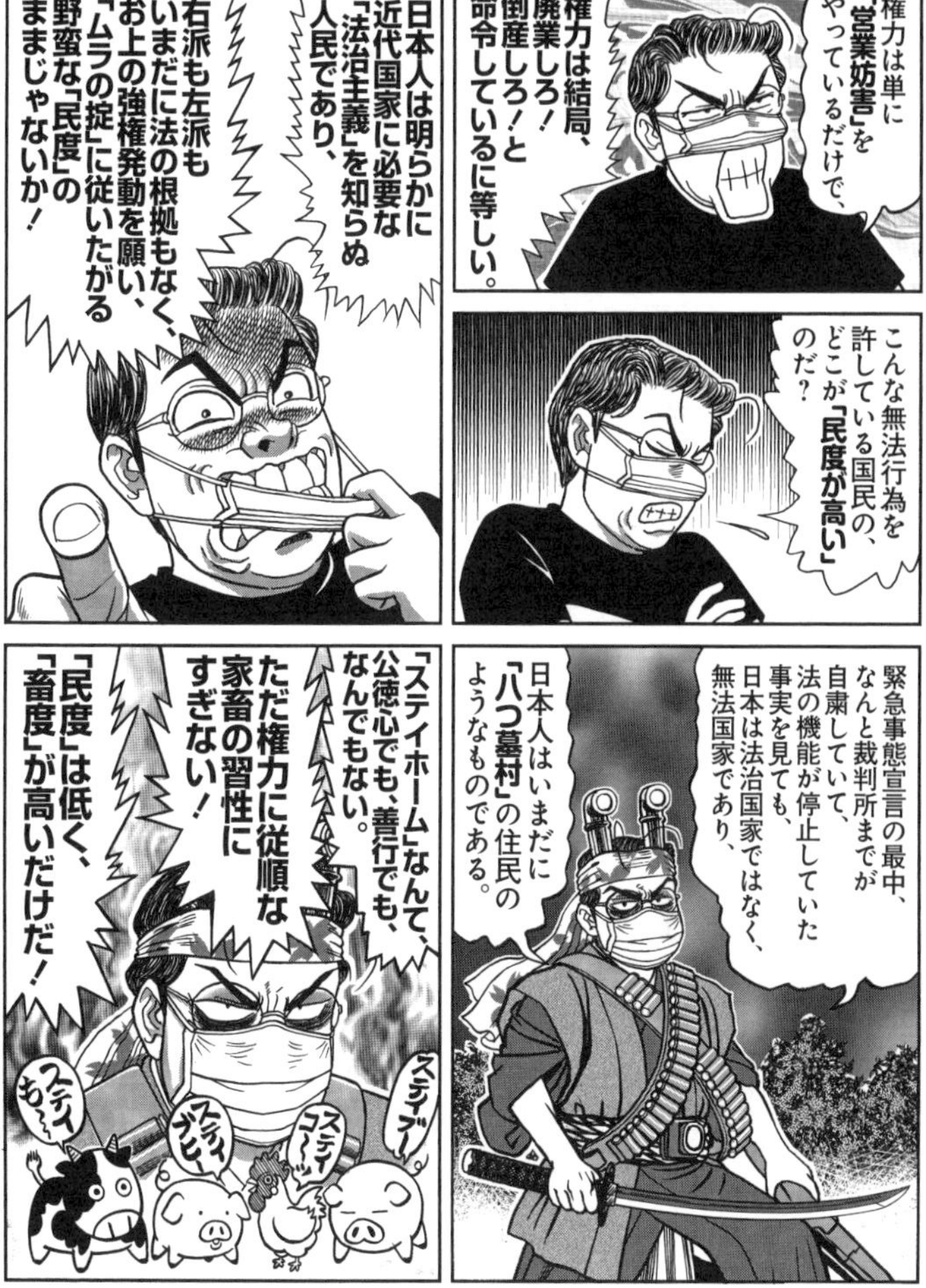

権力は単に
「営業妨害」を
やっているだけで、
権力は結局、
廃業しろ！
倒産しろ！と
命令しているに等しい。
こんな無法行為を
許している国民の、
どこが「民度が高い」
のだ？
日本人は明らかに
近代国家に必要な
「法治主義」を知らぬ
人民であり、
右派も左派も
いまだに法の根拠もなく、
お上の強権発動を願い、
「ムラの掟」に従いたがる
野蛮な「民度」の
ままじゃないか！
緊急事態宣言の最中、
なんと裁判所までが
自粛していて、
法の機能が停止していた
事実を見ても、
日本は法治国家ではなく、
無法国家であり、
日本人はいまだに
「八つ墓村」の住民の
ようなものである。
「ステイホーム」なんて、
公徳心でも、善行でも、
なんでもない。
ただ権力に従順な
家畜の習性に
すぎない！
「民度」は低く、
「畜度」が高いだけだ！
ステイブー！
ステイコ〜ッ
ステイブヒー
ステイも〜〜

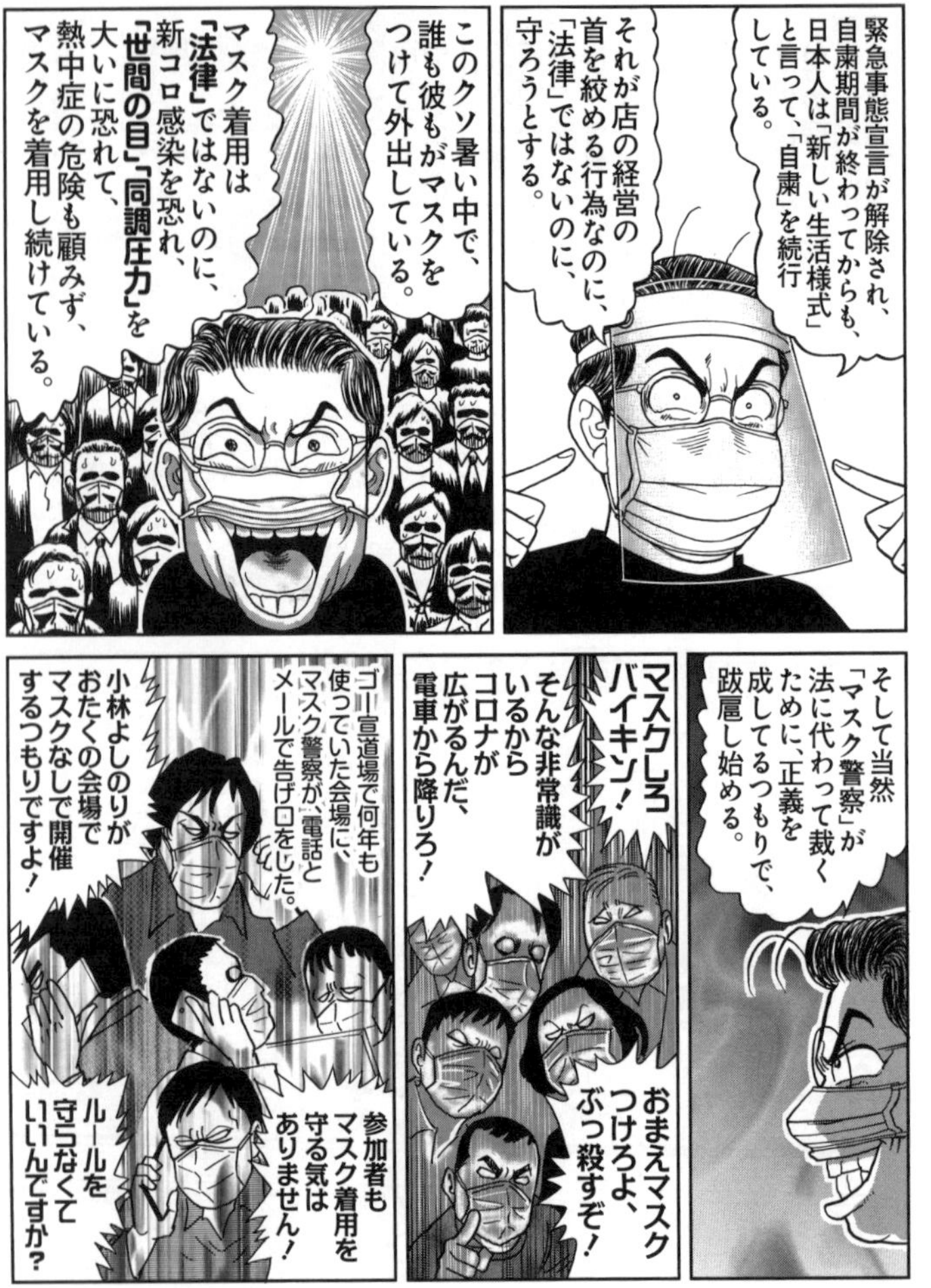
緊急事態宣言が解除され、自粛期間が終わってからも、日本人は「新しい生活様式」と言って、「自粛」を続行している。

それが店の経営の首を絞める行為なのに、「法律」ではないのに、守ろうとする。

このクソ暑い中で、誰も彼もがマスクをつけて外出している。

マスク着用は「法律」ではないのに、新コロ感染を恐れ、「世間の目」「同調圧力」を大いに恐れて、熱中症の危険も顧みず、マスクを着用し続けている。

そして当然「マスク警察」が法に代わって裁くために、正義を成してるつもりで、跋扈し始める。

マスクしろバイキン！

そんな非常識がいるからコロナが広がるんだ、電車から降りろ！

おまえマスクつけろよ、ぶっ殺すぞ！

ゴー宣道場で何年も使っていた会場に、マスク警察が、電話とメールで告げ口をした。

小林よしのりがおたくの会場でマスクなしで開催するつもりですよ！

参加者もマスク着用を守る気はありません！

ルールを守らなくていいんですか？

マスクには効果がない。マナーとしても効果がない。いずれ科学的に論証しよう。

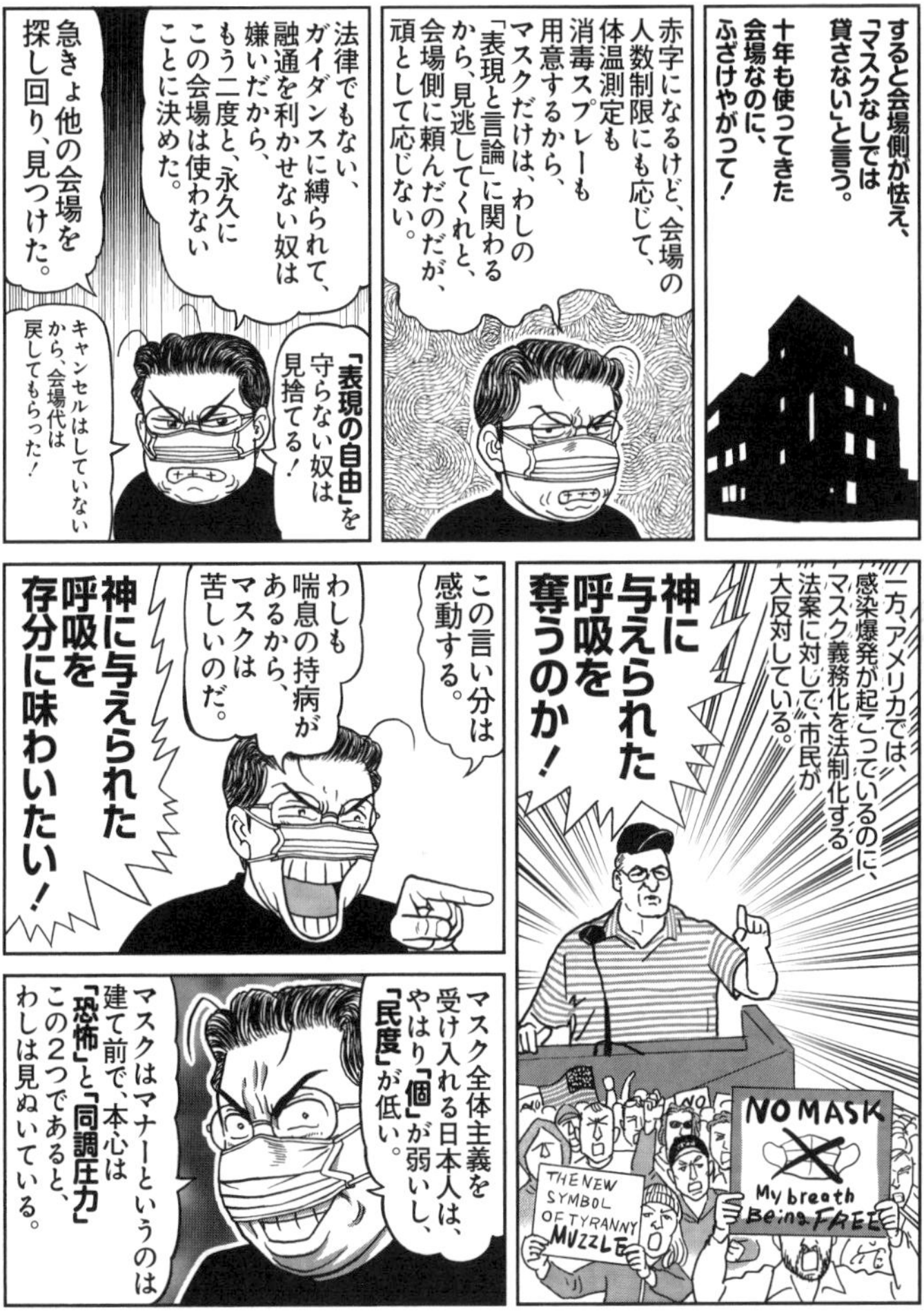

すると会場側が怯え、「マスクなしでは貸さない」と言う。

十年も使ってきた会場なのに、ふざけやがって！

赤字になるけど、会場の人数制限にも応じて、体温測定も消毒スプレーも用意するから、マスクだけは、わしの「表現と言論」に関わるから、見逃してくれと、会場側に頼んだのだが、頑として応じない。

法律でもない、ガイダンスに縛られて、融通を利かせない奴は嫌いだから、もう二度と、永久にこの会場は使わないことに決めた。

急きょ他の会場を探し回り、見つけた。

「表現の自由」を守らない奴は見捨てる！

キャンセルはしていないから、会場代は戻してもらった！

一方、アメリカでは、感染爆発が起こっているのに、マスク義務化を法制化する法案に対して、市民が大反対している。

神に与えられた呼吸を奪うのか！

NO MASK
My breath Being FREE
THE NEW SYMBOL OF TYRANNY MUZZLE
この言い分は感動する。

わしも喘息の持病があるから、マスクは苦しいのだ。

神に与えられた呼吸を存分に味わいたい！

マスク全体主義を受け入れる日本人は、やはり「個」が弱いし、「民度」が低い。

マスクはマナーというのは建て前で、本心は「恐怖」と「同調圧力」この2つであると、わしは見ぬいている。

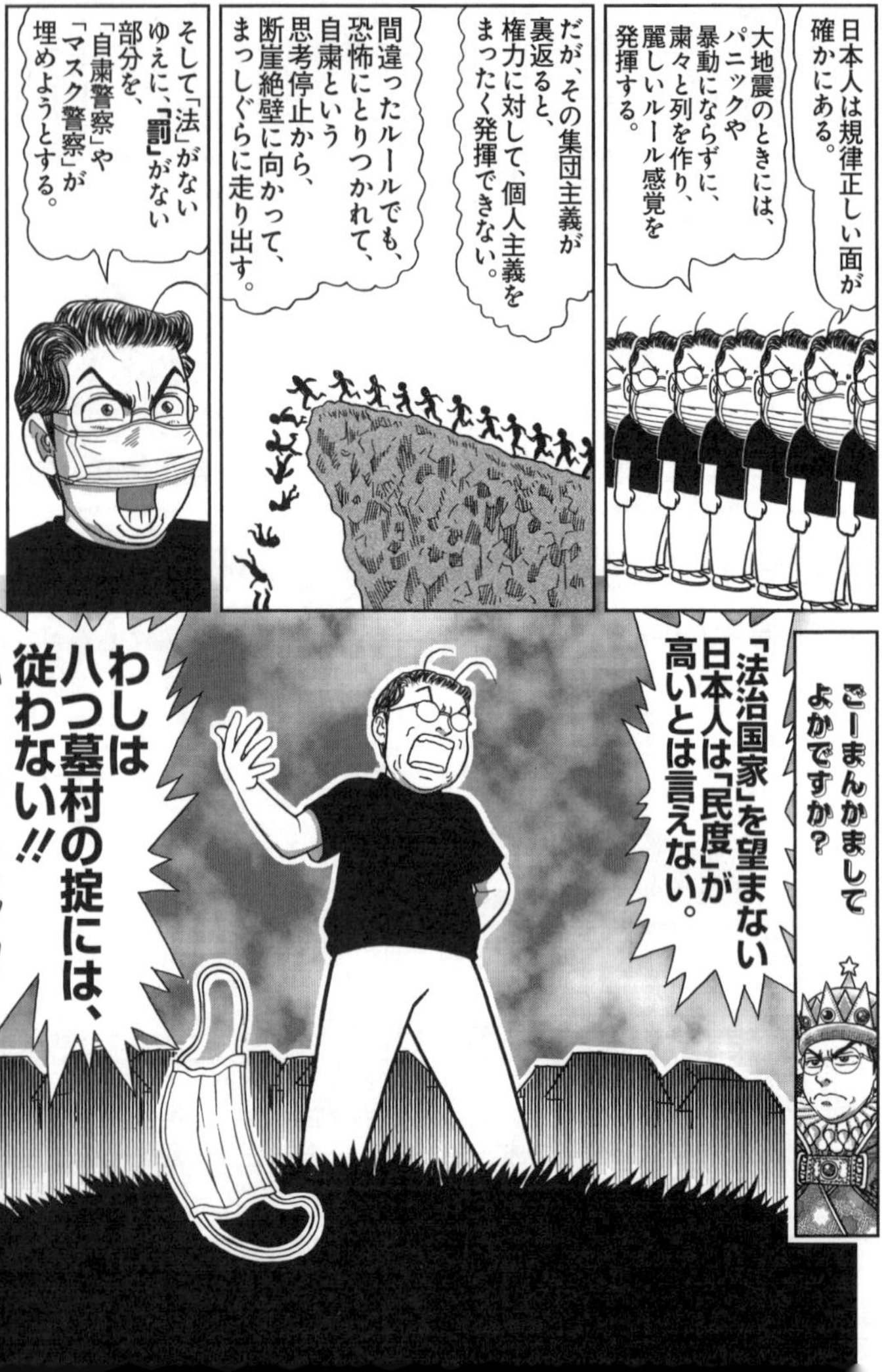
日本人は規律正しい面が確かにある。

大地震のときには、パニックや暴動にならずに、粛々と列を作り、麗しいルール感覚を発揮する。

だが、その集団主義が裏返ると、権力に対して、個人主義をまったく発揮できない。

間違ったルールでも、恐怖にとりつかれて、自粛という思考停止から、断崖絶壁に向かって、まっしぐらに走り出す。

そして「法」がないゆえに、「罰」がない部分を、「自粛警察」や「マスク警察」が埋めようとする。

ごーまんかましてよかですか？

「法治国家」を望まない日本人は「民度」が高いとは言えない。

わしは八つ墓村の掟には、従わない!!

ゴーマニズム宣言 SPECIAL

コロナ論 02

第2章　アビガン、隔離、マスク

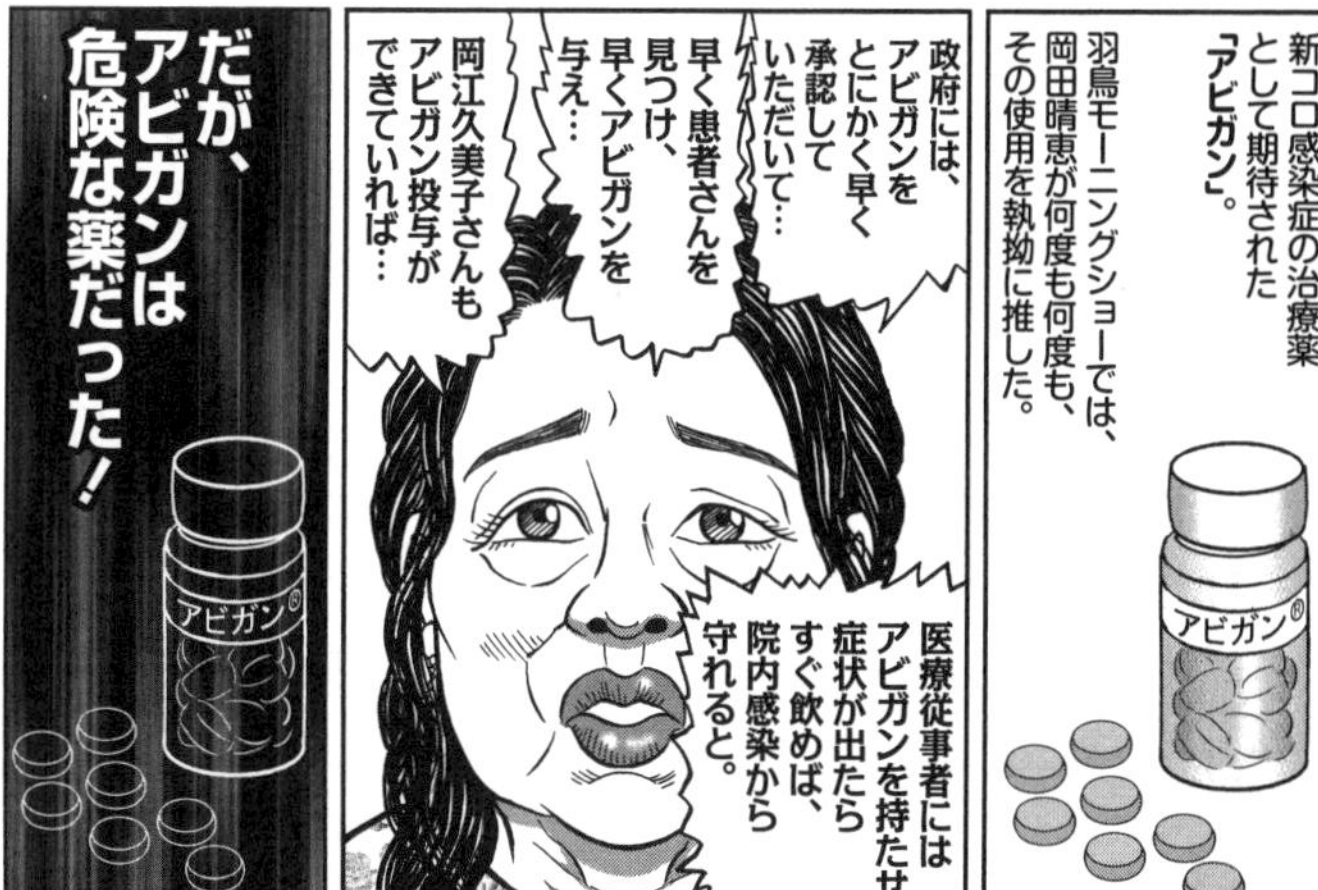

新コロ感染症の治療薬として期待された「アビガン」。
羽鳥モーニングショーでは、岡田晴恵が何度も何度も、その使用を執拗に推した。
アビガン®
政府には、アビガンをとにかく早く承認していただいて…
早く患者さんを見つけ、早くアビガンを与え…
岡江久美子さんもアビガン投与ができていれば…
医療従事者にはアビガンを持たせ、症状が出たらすぐ飲めば、院内感染から守れると。
だが、アビガンは危険な薬だった！
アビガン®

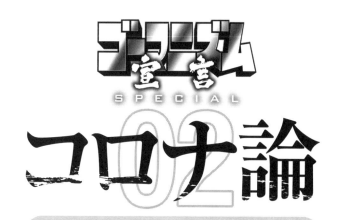

羽鳥コロナショーはことごとく間違った主張と情報を流している。人間の命の基盤である経済の首を絞め続けて視聴率をとるテロリスト集団である。資本主義の破壊を狙う極左集団と認定する。

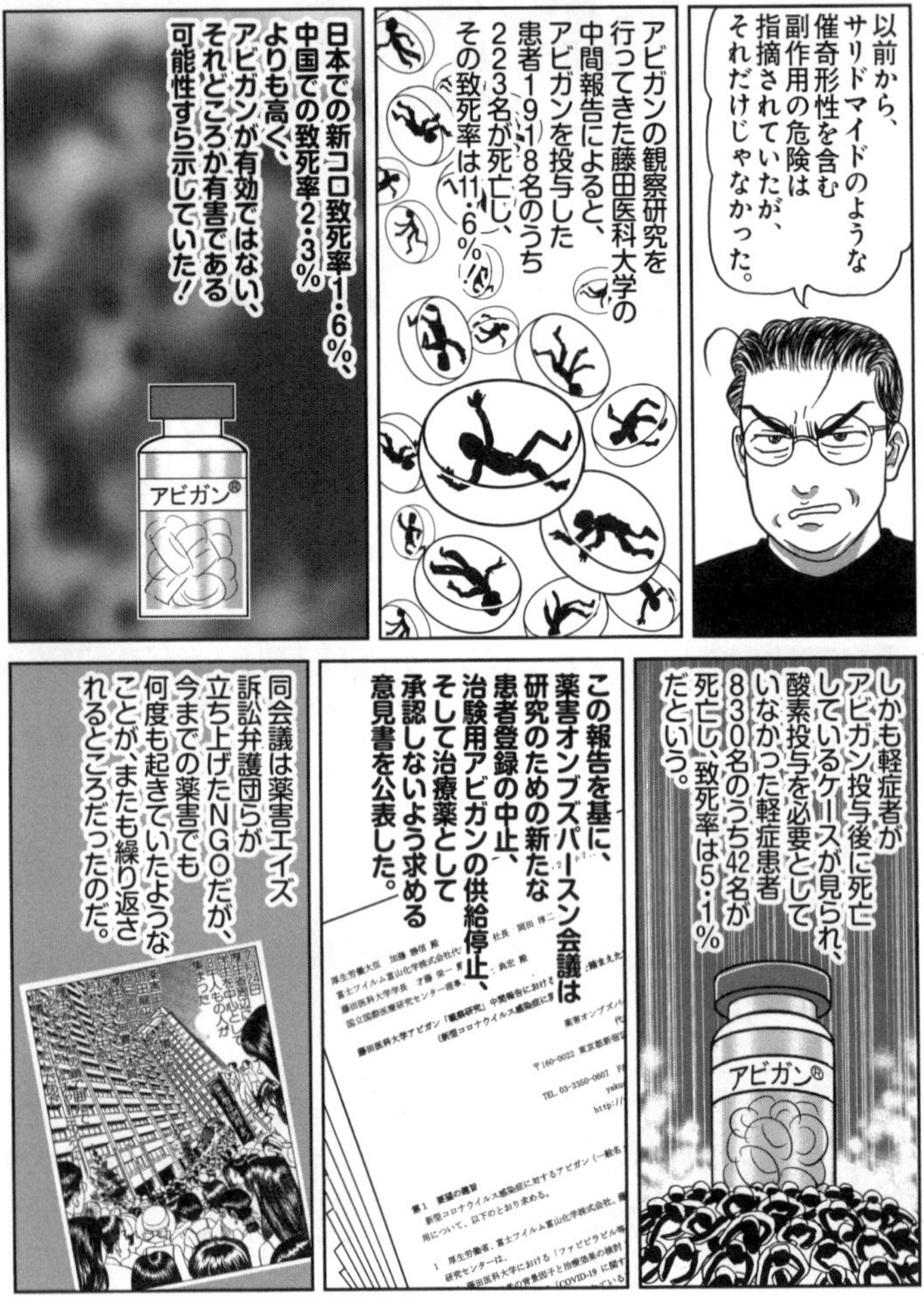

以前から、サリドマイドのような催奇形性を含む副作用の危険は指摘されていたが、それだけじゃなかった。
アビガンの観察研究を行ってきた藤田医科大学の中間報告によると、アビガンを投与した患者1918名のうち223名が死亡し、その致死率は11.6％
日本での新コロ致死率1.6％、中国での致死率2.3％よりも高く、アビガンが有効ではない、それどころか有害である可能性すら示していた！
アビガン®
しかも軽症者がアビガン投与後に死亡しているケースが見られ、酸素投与を必要としていなかった軽症患者830名のうち42名が死亡し、致死率は5.1％だという。
アビガン®
この報告を基に、薬害オンブズパースン会議は研究のための新たな患者登録の中止、治験用アビガンの供給停止、そして治療薬として承認しないよう求める意見書を公表した。
同会議は薬害エイズ訴訟弁護団らが立ち上げたNGOだが、今までの薬害でも何度も起きていたようなことが、またも繰り返されるところだったのだ。

コロナウイルスは生き残りのために宿主に優しい変容を遂げているから、感染自体は薄く広く拡大している。だが、日本人は自然免疫でコロナを排除するので、重症者も死亡者も増えない。抗体検査をすれば驚くほど低い数値が出る。

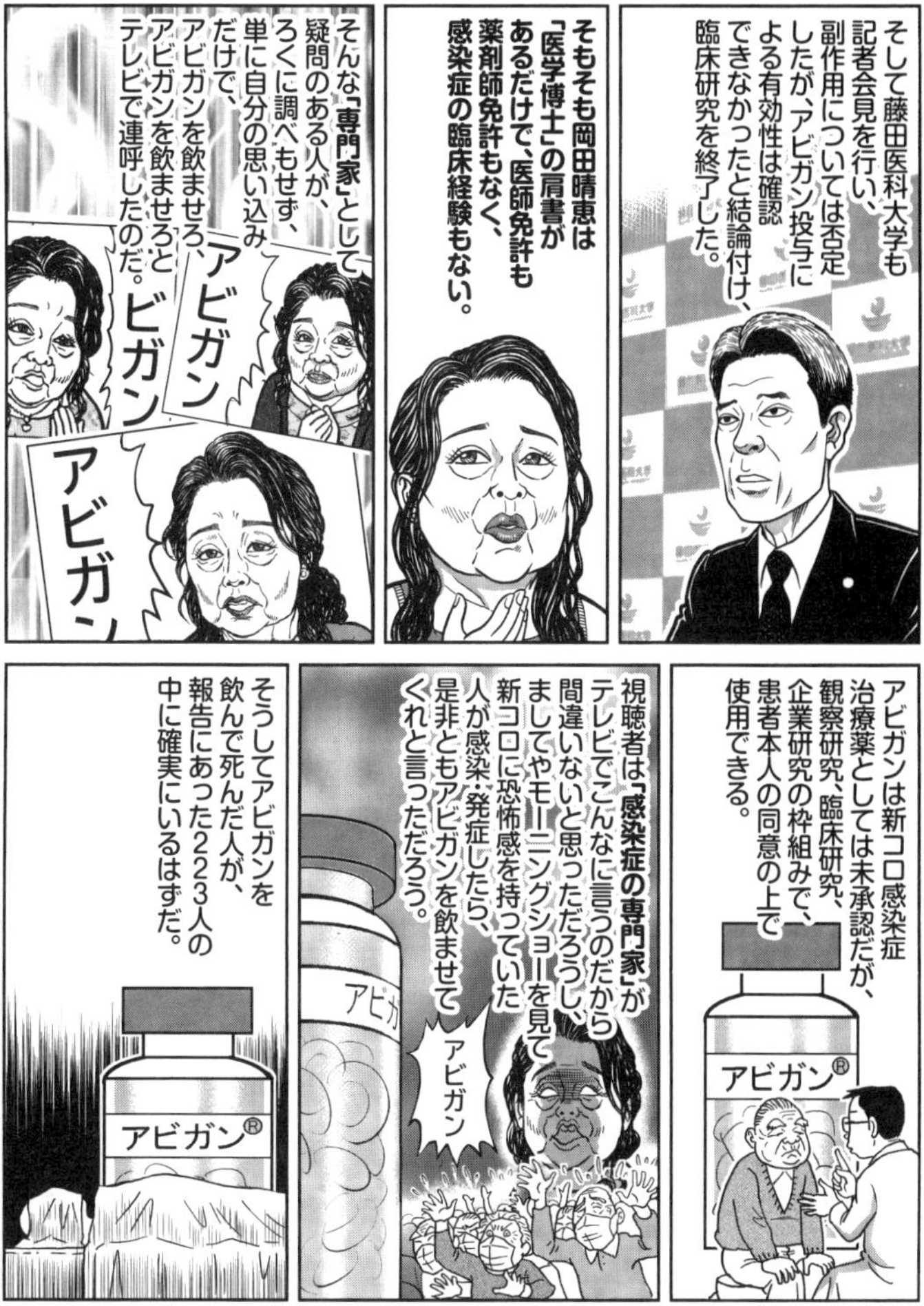

そして藤田医科大学も記者会見を行い、副作用については否定したが、アビガン投与による有効性は確認できなかったと結論付け、臨床研究を終了した。
そもそも岡田晴恵は「医学博士」の肩書があるだけで、医師免許も薬剤師免許もなく、感染症の臨床経験もない。
そんな「専門家」として疑問のある人が、ろくに調べもせず、単に自分の思い込みだけで、アビガンを飲ませろ、アビガンを飲ませろとテレビで連呼したのだ。
アビガン
ビガン
アビガン
アビガンは新コロ感染症治療薬としては未承認だが、観察研究、臨床研究、企業研究の枠組みで、患者本人の同意の上で使用できる。
アビガン®
視聴者は「感染症の専門家」がテレビでこんなに言うのだから間違いないと思っただろうし、ましてやモーニングショーを見て新コロに恐怖感を持っていた人が感染・発症したら、是非ともアビガンを飲ませてくれと言っただろう。
アビガン
アビガン
そうしてアビガンを飲んで死んだ人が、報告にあった223人の中に確実にいるはずだ。
アビガン®

感染者数で毎日、ギャーギャー言ってるのは無意味だ。感染者数の発表を止めなさい。新コロを指定感染症から外しなさい。

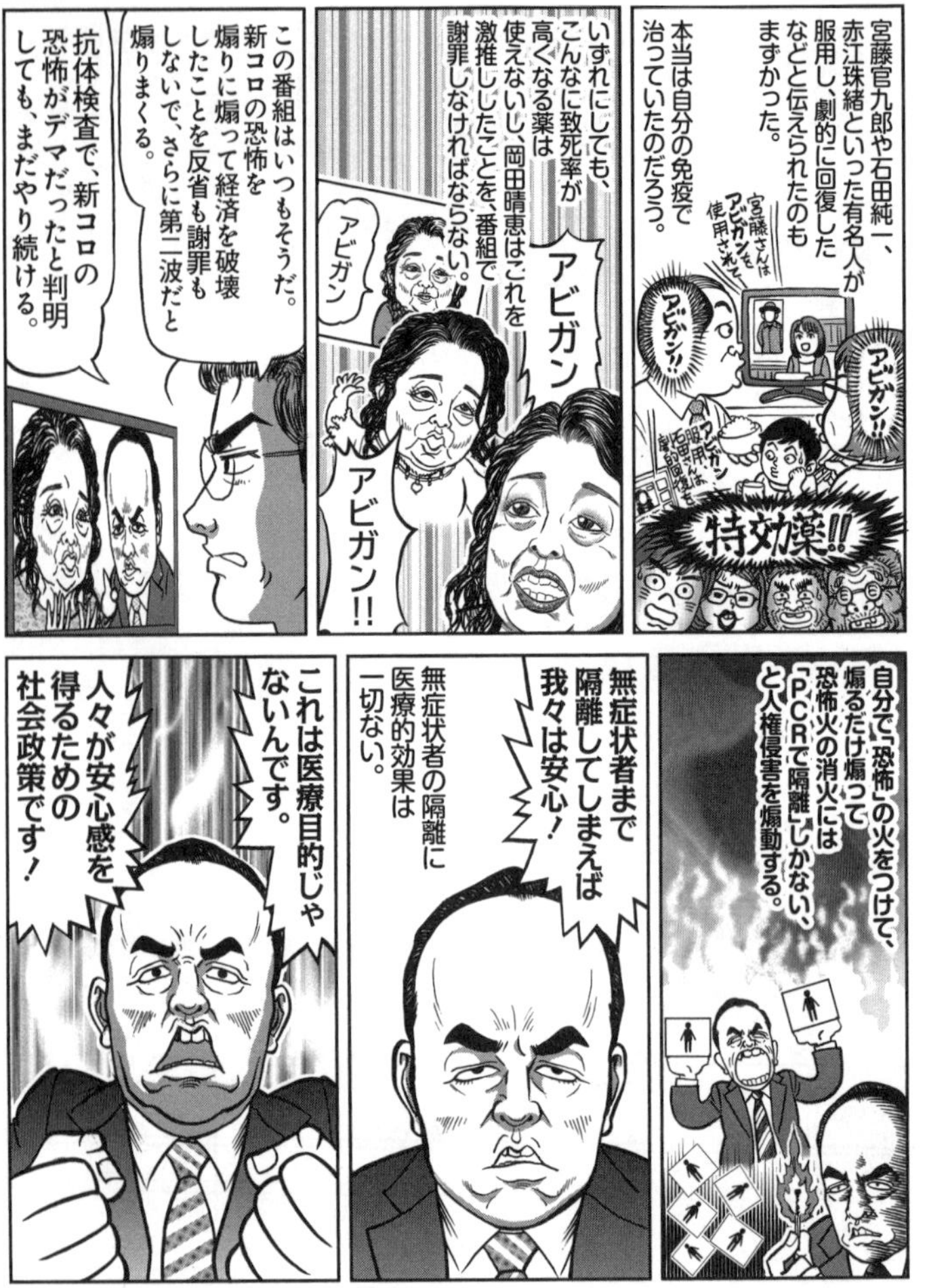
宮藤官九郎や石田純一、赤江珠緒といった有名人が服用し、劇的に回復したなどと伝えられたのもまずかった。

本当は自分の免疫で治っていたのだろう。

宮藤さんはアビガンを使用されて
アビガン!!

アビガン!!

特効薬!!

いずれにしても、こんなに致死率が高くなる薬は使えないし、岡田晴恵はこれを激推ししたことを、番組で謝罪しなければならない。

アビガン
アビガン
アビガン!!

この番組はいつもそうだ。新コロの恐怖を煽りに煽って経済を破壊したことを反省も謝罪もしないで、さらに第二波だと煽りまくる。

抗体検査で、新コロの恐怖がデマだったと判明しても、まだやり続ける。

自分で「恐怖」の火をつけて、煽るだけ煽って恐怖火の消火には「PCRで隔離」しかない、と人権侵害を煽動する。

無症状者まで隔離してしまえば我々は安心！

無症状者の隔離に医療的効果は一切ない。

これは医療目的じゃないんです。

人々が安心感を得るための社会政策です！

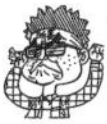

マスメディアが垂れ流す新コロウイルスよりもタチが悪い「毒情報ウイルス」に対する免疫力を高めるには これしかない！毎週火曜配信webマガジン「小林よしのりライジング」では科学的に、歴史的に、哲学的にメディアの嘘を暴く！そして随時生放送「オドレら正気か？」では大爆笑と共にメディアの毒をデトックス。必見必読！！

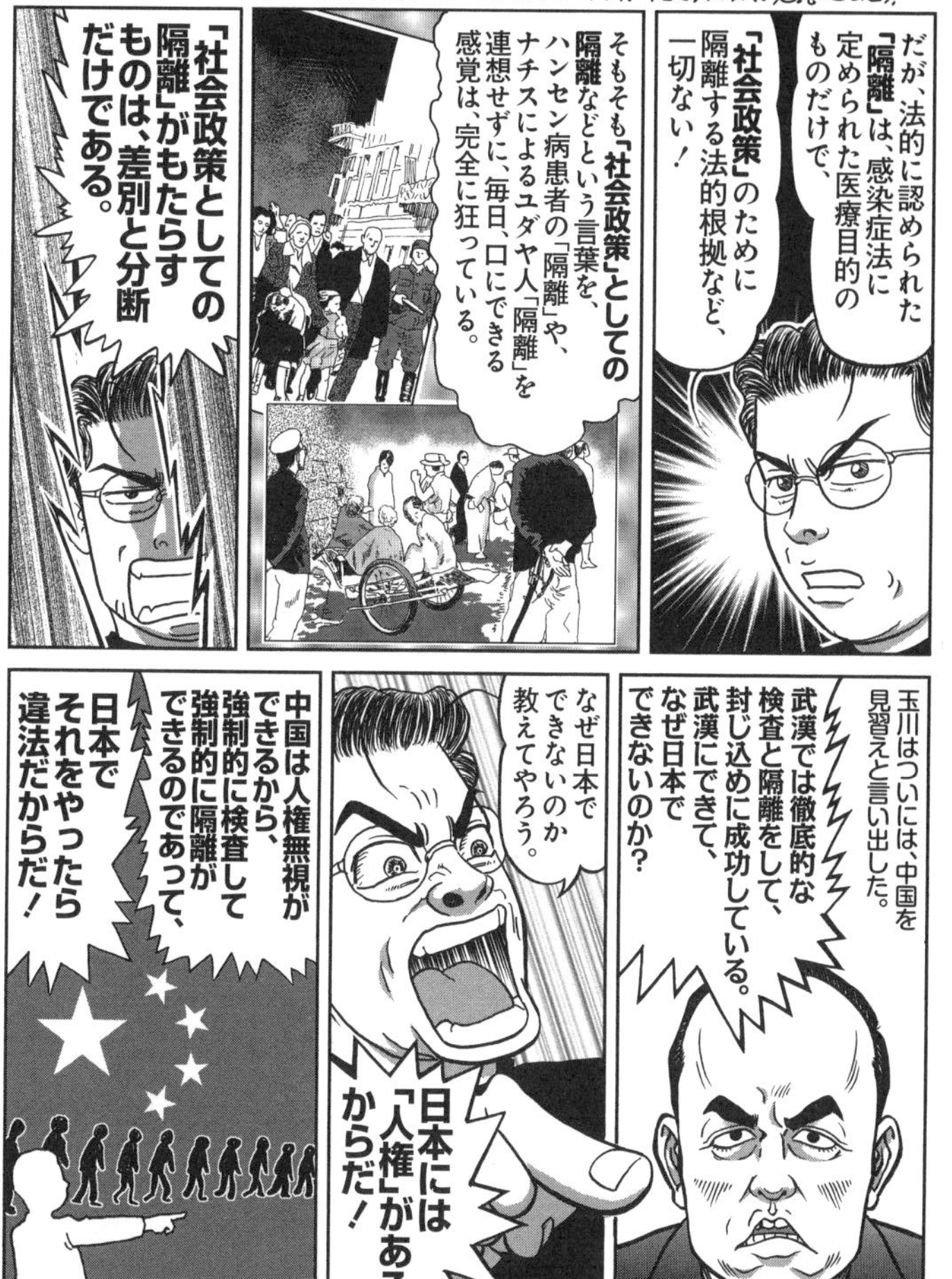

だが、法的に認められた「隔離」は、感染症法に定められた医療目的のものだけで、

「社会政策」のために隔離する法的根拠など、一切ない！

そもそも「社会政策」としての隔離などという言葉を、ハンセン病患者の「隔離」や、ナチスによるユダヤ人「隔離」を連想せずに、毎日、口にできる感覚は、完全に狂っている。

「社会政策としての隔離」がもたらすものは、差別と分断だけである。

玉川はついには、中国を見習えと言い出した。

武漢では徹底的な検査と隔離をして、封じ込めに成功している。武漢にできて、なぜ日本でできないのか？

なぜ日本でできないのか教えてやろう。

日本には「人権」があるからだ！

中国は人権無視ができるから、強制的に検査して強制的に隔離ができるのであって、
日本でそれをやったら違法だからだ！

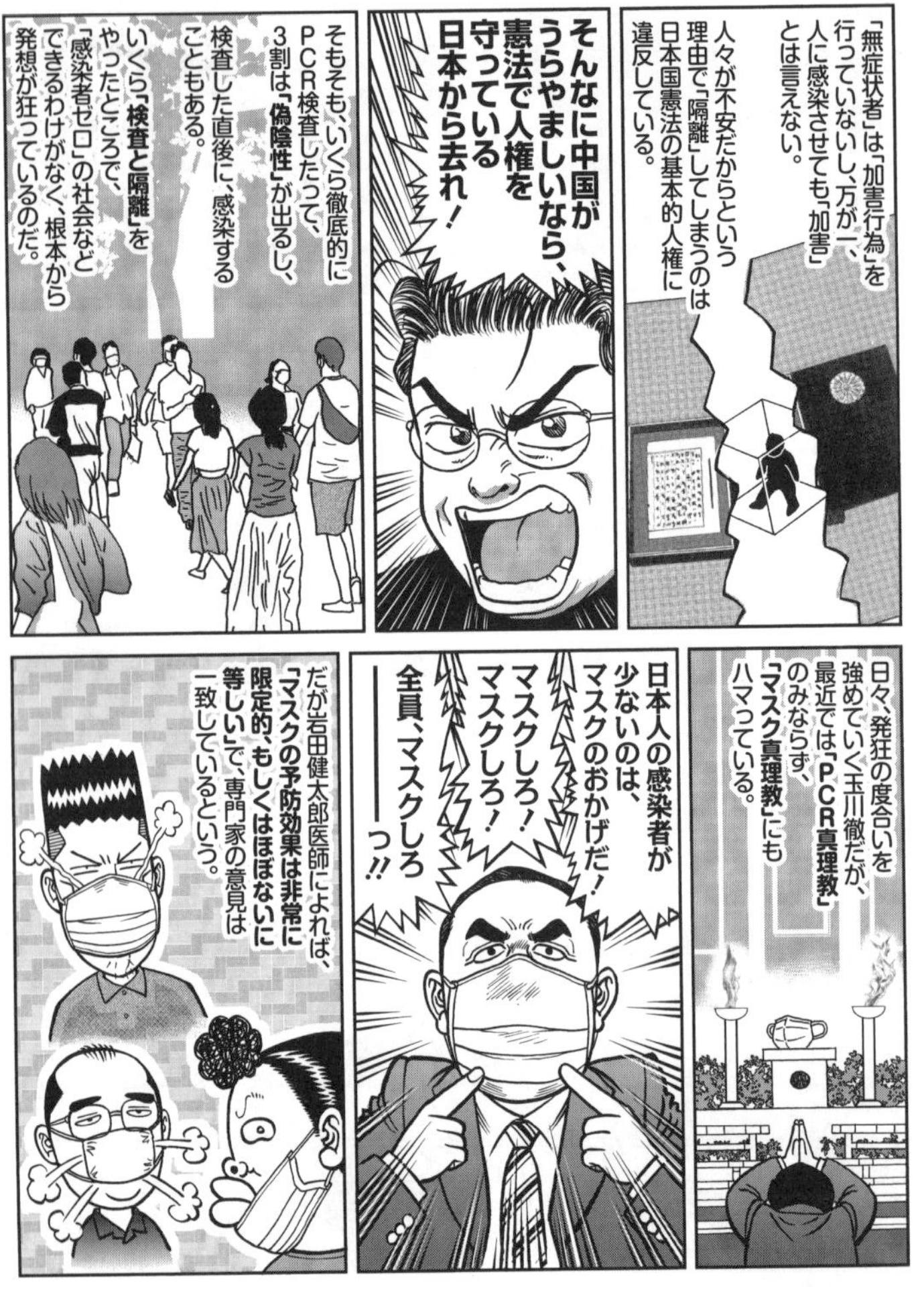

「無症状者」は「加害行為」を
行っていないし、万が一、
人に感染させても「加害」
とは言えない。
人々が不安だからという
理由で「隔離」してしまうのは
日本国憲法の基本的人権に
違反している。
そんなに中国が
うらやましいなら、
憲法で人権を
守っている
日本から去れ！
そもそも、いくら徹底的に
PCR検査したって、
3割は「偽陰性」が出るし、
検査した直後に、感染する
こともある。
いくら「検査と隔離」を
やったところで、
「感染者ゼロ」の社会など
できるわけがなく、根本から
発想が狂っているのだ。
日々、発狂の度合いを
強めていく玉川徹だが、
最近では「PCR真理教」
のみならず、
「マスク真理教」にも
ハマっている。
日本人の感染者が
少ないのは、
マスクのおかげだ！
マスクしろ！
マスクしろ！
全員、マスクしろ
――っ!!
だが岩田健太郎医師によれば、
「マスクの予防効果は非常に
限定的、もしくはほぼないに
等しい」で、専門家の意見は
一致しているという。

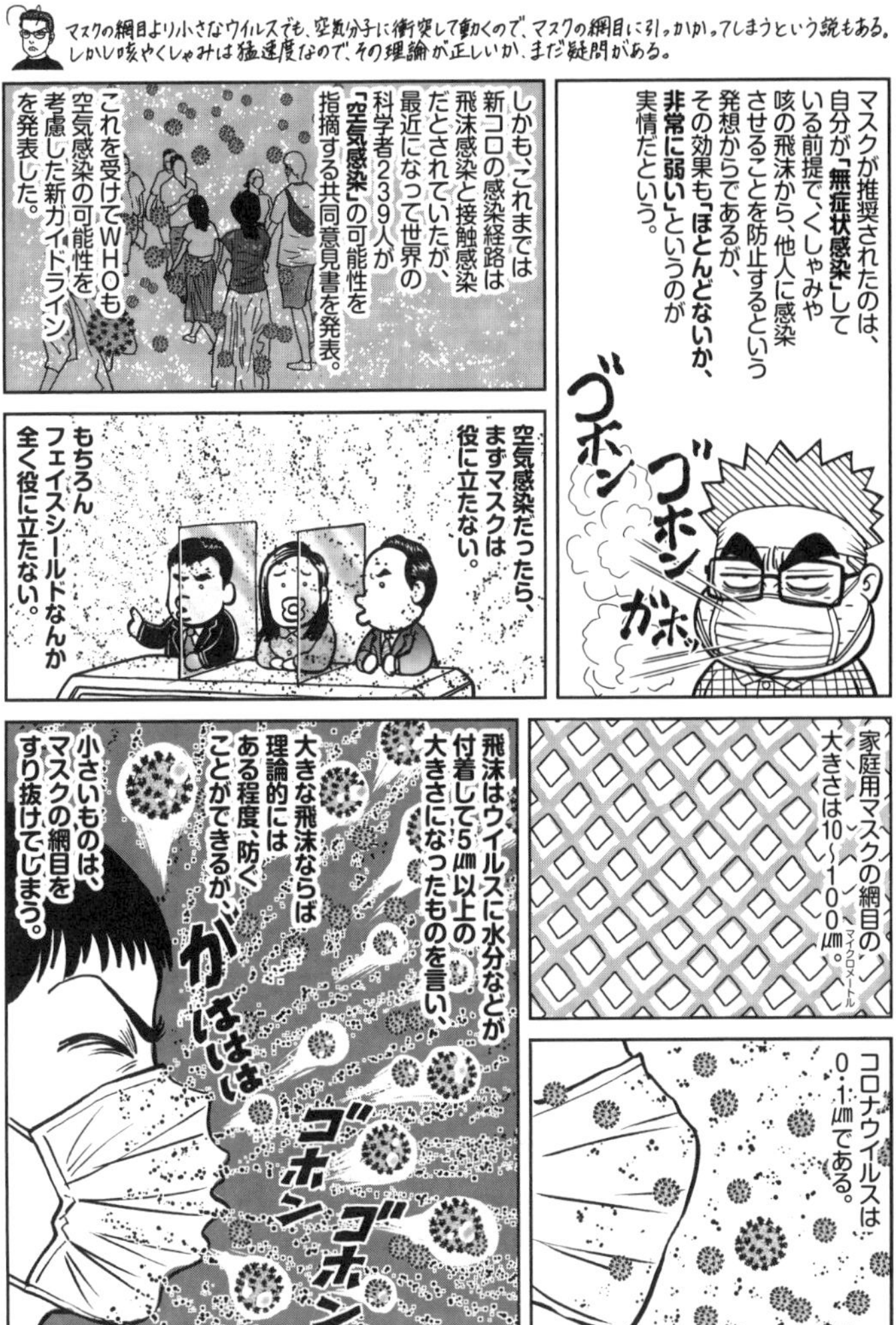
マスクの網目より小さなウイルスでも、空気分子に衝突して動くので、マスクの網目に引っかかってしまうという説もある。
しかし咳やくしゃみは猛速度なので、その理論が正しいか、まだ疑問がある。
マスクが推奨されたのは、自分が「無症状感染」している前提で、くしゃみや咳の飛沫から、他人に感染させることを防止するという発想からであるが、その効果も「ほとんどないか、非常に弱い」というのが実情だという。
ゴホン
ゴホン
ガホッ
しかも、これまでは新コロの感染経路は飛沫感染と接触感染だとされていたが、最近になって世界の科学者239人が「空気感染」の可能性を指摘する共同意見書を発表。
これを受けてWHOも空気感染の可能性を考慮した新ガイドラインを発表した。
空気感染だったら、まずマスクは役に立たない。
もちろんフェイスシールドなんか全く役に立たない。
家庭用マスクの網目の大きさは10～100㎛《マイクロメートル》。
コロナウイルスは0.1㎛である。
飛沫はウイルスに水分などが付着して5㎛以上の大きさになったものを言い、
大きな飛沫ならば理論的にはある程度、防ぐことができるが、小さいものは、マスクの網目をすり抜けてしまう。
がはは
ゴホン
ゴホン

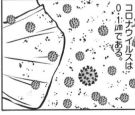

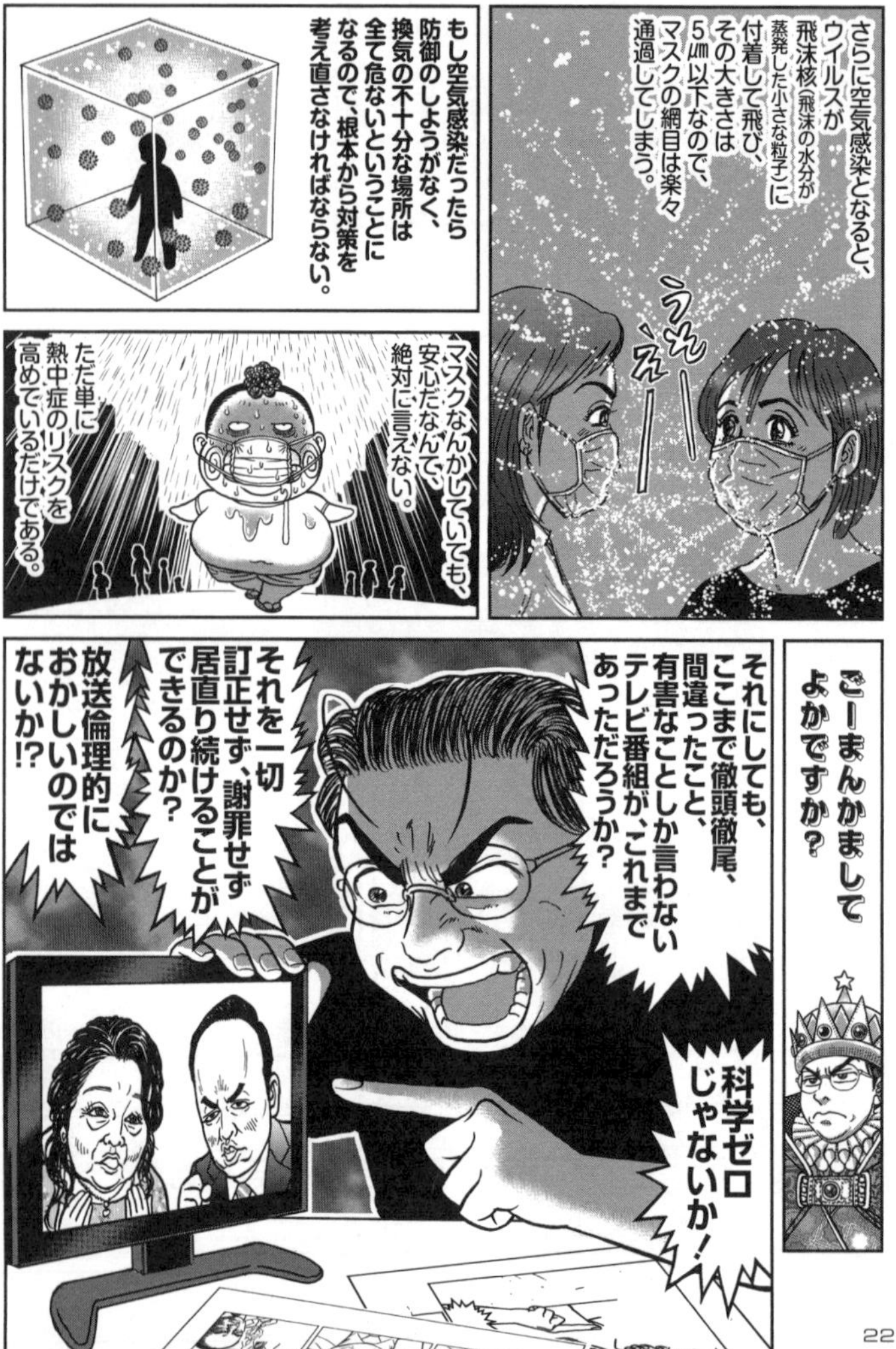
さらに空気感染となると、ウイルスが飛沫核（飛沫の水分が蒸発した小さな粒子）に付着して飛び、その大きさは5㎛以下なので、マスクの網目は楽々通過してしまう。

うえー
えー
もし空気感染だったら防御のしようがなく、換気の不十分な場所は全て危ないということになるので、根本から対策を考え直さなければならない。

マスクなんかしていても、安心だなんて、絶対に言えない。

ただ単に熱中症のリスクを高めているだけである。

ごーまんかましてよかですか？

それにしても、ここまで徹頭徹尾、間違ったこと、有害なことしか言わないテレビ番組が、これまであっただろうか？

それを一切訂正せず、謝罪せず居直り続けることができるのか？

放送倫理的におかしいのではないか!?

科学ゼロじゃないか！

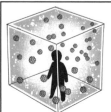

コロナ治療薬として承認されるアビガン

2020年10月16日、新型コロナウイルスの治療薬として期待されていた「アビガン」について、開発元の富士フイルム富山化学が厚生労働省に製造販売の承認を申請した。本稿執筆時点では認可の可否は不明だが、早ければ年内にも承認の可否が判断される見通しとなっている。アビガンを巡っては、当初から政府の前のめりな姿勢が際立っていた。緊急事態宣言下の5月4日、安倍晋三首相（＝当時）は「今月中の承認を目指したい」と意気込んでいたが、皮肉なことに国内の感染者数の減少によって治験の参加者が集まらず、7月10日には臨床試験を行っていた藤田医科大学が「統計的有意差には達しなかった」との研究結果を発表。ひっそりと頓挫したかのようにも見えたが、ここにきてアビガンの製造販売が実現しそうな雲行きとなっている。

そもそも、アビガンはコロナ治療薬ではなく、2014年に抗インフルエンザ薬として承認された特異な経緯を持つ。同じく抗インフルエンザ薬として有名な「タミフル」とは作用機序（治療効果を及ぼす仕組み）が異なるため、パンデミックなどの非常時やタミフルが効かない場合の「最後の切り札」として一躍脚光を浴び、資金難などで止まりかけていた研究開発が再び動いたのだ。ところが、動物実験の段階で催奇形性（妊婦のお腹の中にいる胎児に障害が出る）という重大な副作用が見つかることに……。通常なら1年ほどで済む審査は実に3年にも及び、この副作用がネックとなって条件付き承認を得るのがやっとだった。

「通常のインフルエンザウイルス感染症に使用されることのないよう厳格な流通管理及び十分な安全対策を実施すること」

「本剤の投与が適切と判断される症例のみを対象に、あらかじめ患者またはその家族に、有効性及び危険性が文書をもって説明され、文書によ

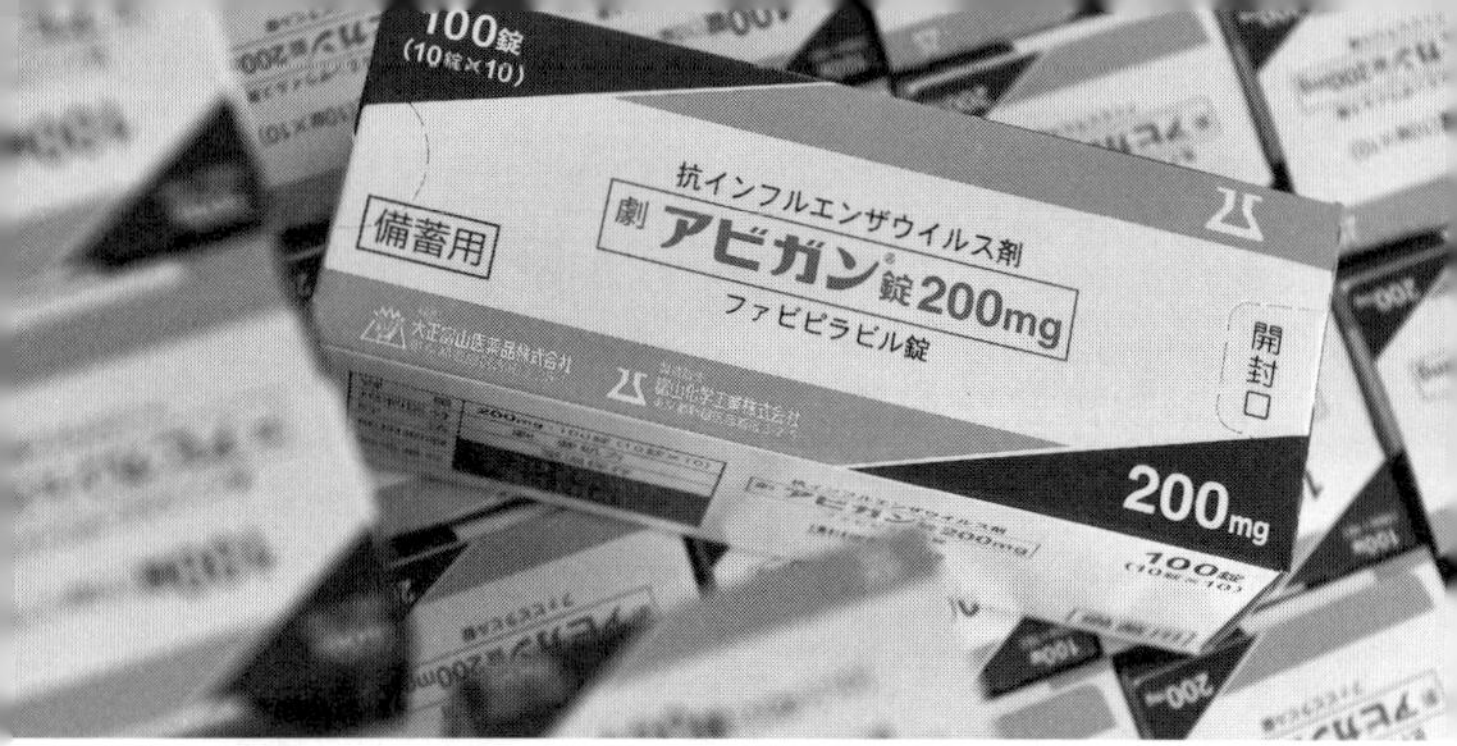

製造販売が承認されれば、日本で開発された薬としては初の新型コロナ治療薬となるアビガン。だが、開発元の幹部でさえ「特効薬とまでは言えない」と明かしている…… 写真／CTK／時事通信フォト

る同意を得てから初めて投与されるよう、厳格かつ適正な措置を講じること」

アビガンの審査報告書に目を通すと、このような注意喚起を促す文言が並んでいるように、使用には厳格な危機管理が前提となる。では、肝心の効果はどうなのか？　今回、承認を申請した臨床試験の結果は、軽度の肺炎を発症した新型コロナ感染者１５６人に対して行われ、偽薬を投与したグループではウイルスの陰性化までの日数が14・7日だったのに対し、アビガンを投与したグループでは11・9日と、3日ほど短くなったという。

リスクの大きさを考えると、この数字をどう判断するかは意見が分かれるだろう。

日本では新型コロナ治療薬として、5月に「レムデシビル」、7月に「デキサメタゾン」が承認されている。ところが10月16日、ＷＨＯ（世界保健機関）がレムデシビルについて、30か国４０５の病院で、新型コロナに感染して入院中の患者１万１２６６人を対象に実施した臨床試験では、「死亡率の改善などにはほとんど効果が認められないか、まったく効果が認められなかった」とする暫定結果を発表。11月20日には、使用を控えるよう勧告を出している。

デキサメタゾンに関しても、英国の試験で投与したグループ（２１０４人）と、投与しなかったグループ（４３２１人）を比較したところ、前者の致死率が21・6％だったのに対して、後者は24・6％と、数字を見る限りあまりその差は見られなかった。

薬害の歴史を顧みるに、この前のめりの承認が勇み足とならないことを祈るばかりだ。

ゴーマニズム宣言 SPECIAL
コロナ論02

第3章 インフォデミックを見破れ!

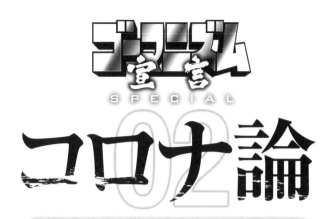

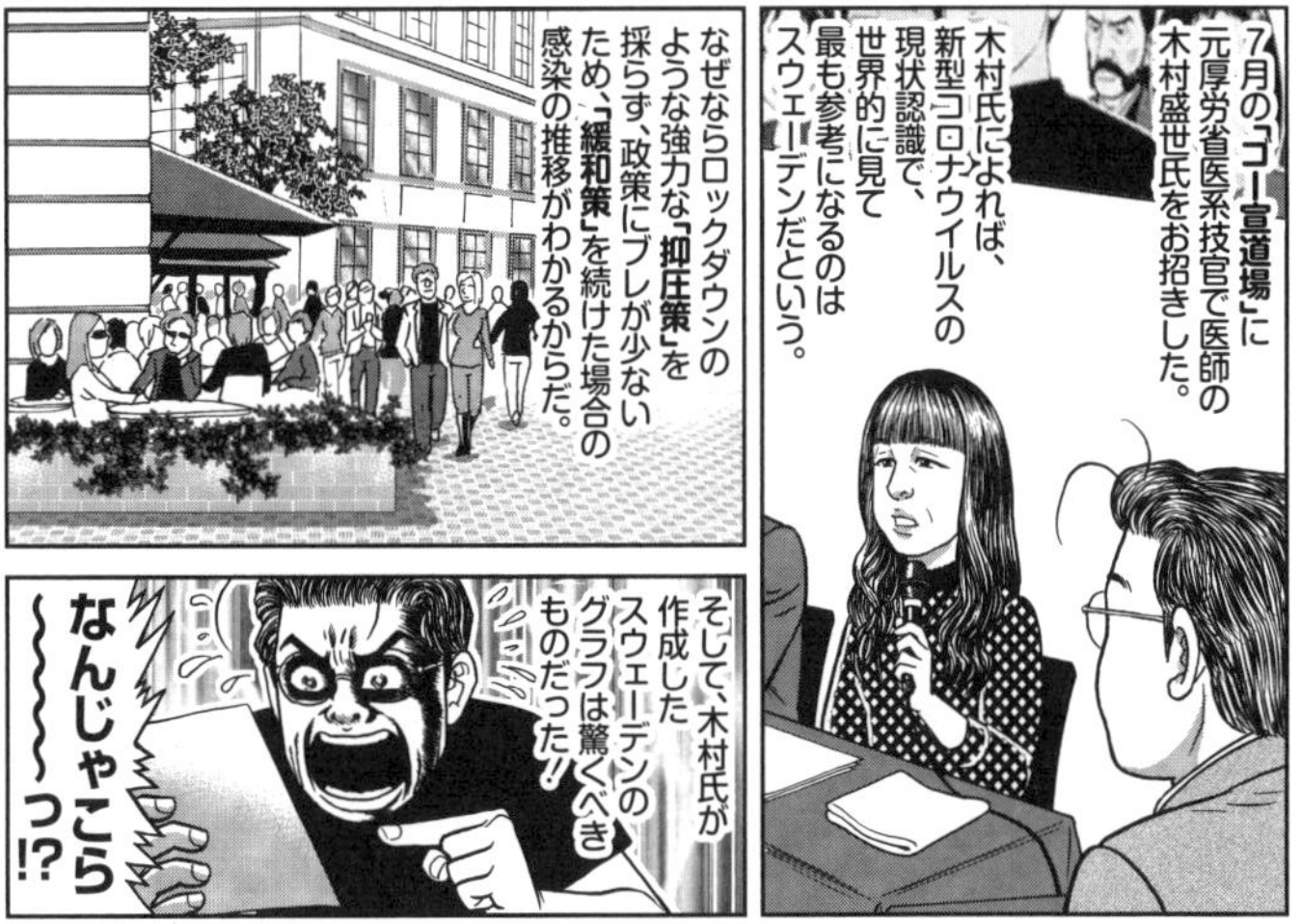

7月の「ゴー宣道場」に元厚労省医系技官で医師の木村盛世氏をお招きした。

木村氏によれば、新型コロナウイルスの現状認識で、世界的に見て最も参考になるのはスウェーデンだという。

なぜならロックダウンのような強力な「抑圧策」を採らず、政策にブレが少ないため、「緩和策」を続けた場合の感染の推移がわかるからだ。

そして、木村氏が作成したスウェーデンのグラフは驚くべきものだった!

なんじゃこら〜〜〜っ!?

PCR検査で陽性反応が出た者を「感染者」というのは科学的ではない。鼻の奥や喉にコロナウイルスが付着した段階では「曝露」しただけで、体内を移動して細胞に侵入したら「感染」になる。大概は感染する前に自然免疫で撃退されるから無症状である。

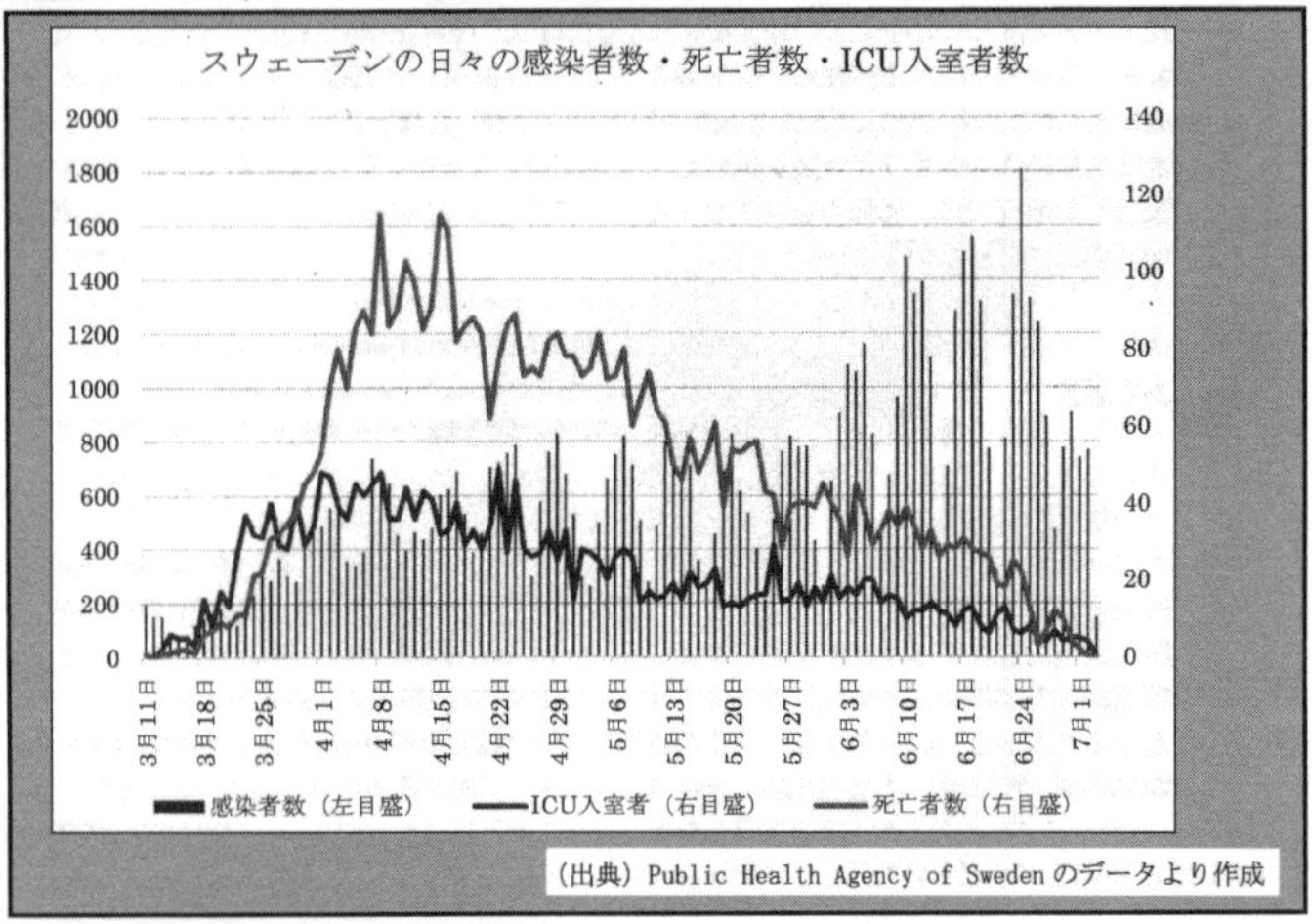

スウェーデンの日々の感染者数・死亡者数・ICU入室者数
2000
1800
1600
1400
1200
1000
800
600
400
200
0
140
120
100
80
60
40
20
0
3月11日 3月18日 3月25日 4月1日 4月8日 4月15日 4月22日 4月29日 5月6日 5月13日 5月20日 5月27日 6月3日 6月10日 6月17日 6月24日 7月1日
感染者数（左目盛）
ICU入室者（右目盛）
死亡者数（右目盛）

（出典）Public Health Agency of Swedenのデータより作成

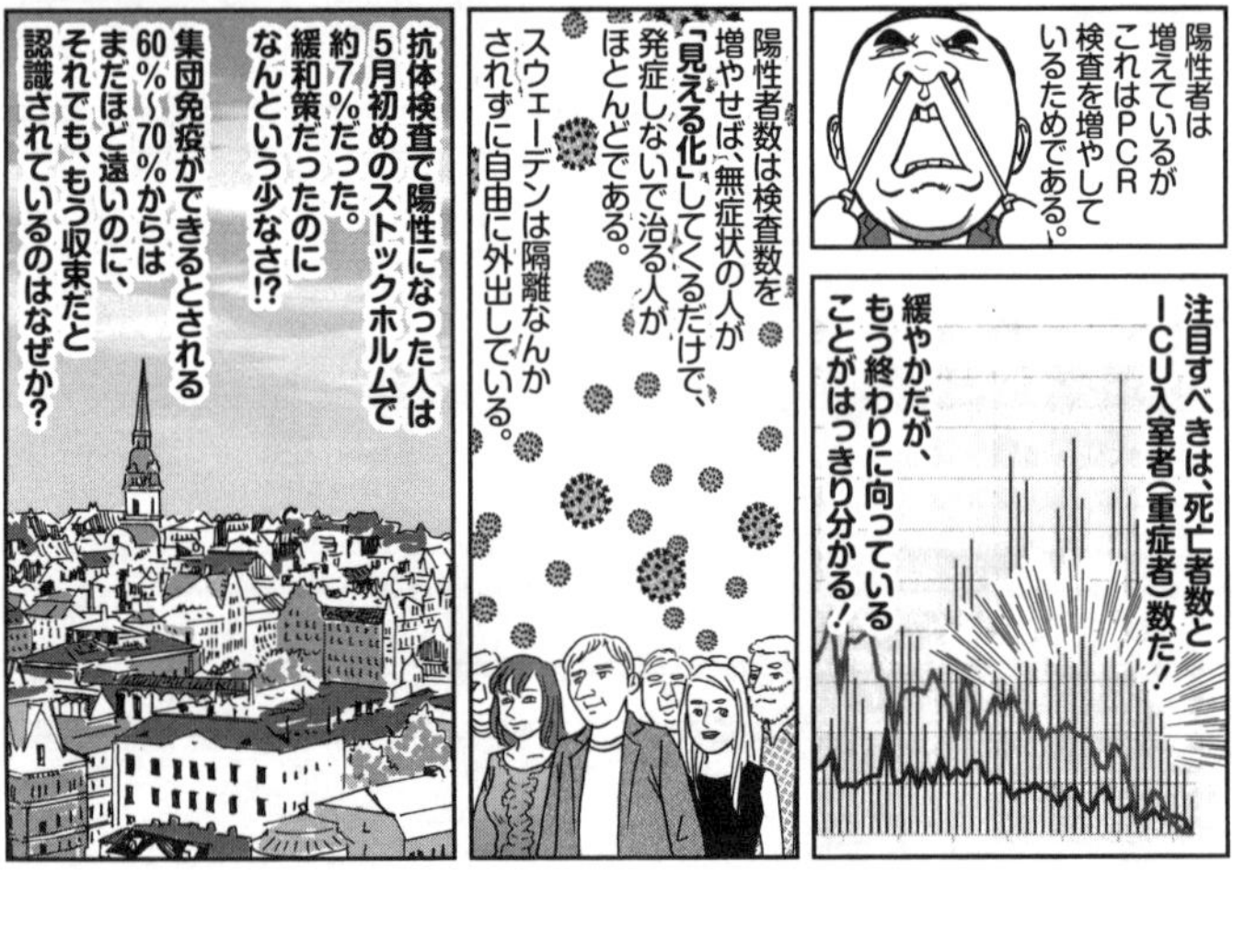

陽性者は増えているがこれはPCR検査を増やしているためである。

注目すべきはICU入室者(重症者)数と死亡者数だ！

緩やかだが、もう終わりに向っていることがはっきり分かる！

陽性者数は検査数を増やせば、無症状の人が「見える化」してくるだけで、発症しないで治る人がほとんどである。

スウェーデンは隔離なんかされずに自由に外出している。

抗体検査で陽性になった人は5月初めのストックホルムで約7%だった。

緩和策だったのになんという少なさ!?

集団免疫ができるとされる60%〜70%からはまだほど遠いのに、それでも、もう収束だと認識されているのはなぜか？

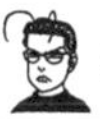

政府は「今後はwithコロナとして経済を回す」と国民に宣言すべきである。スウェーデンのように腹を括れ!

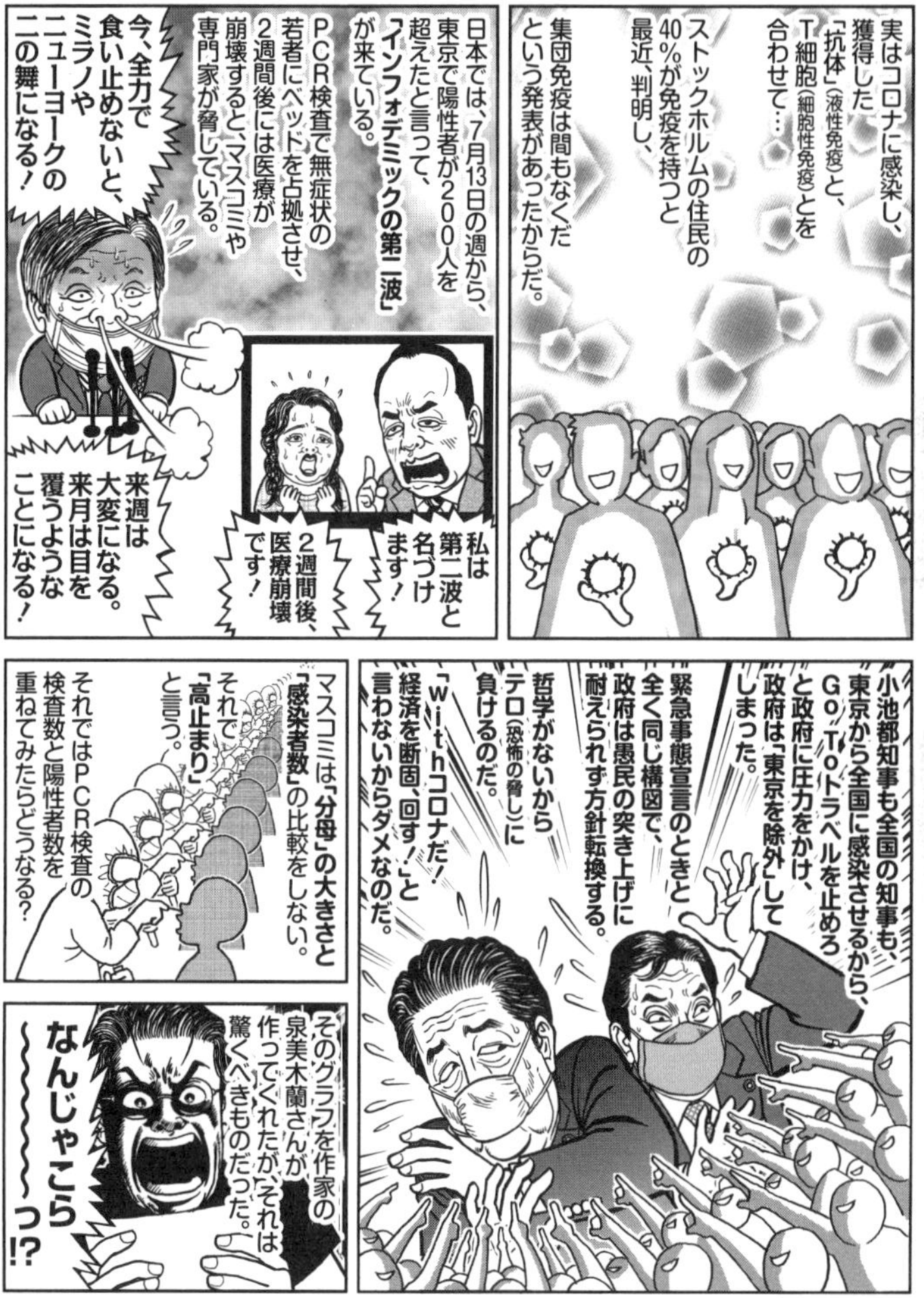

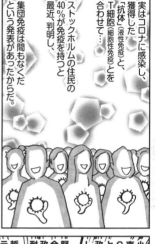

実はコロナに感染し、獲得した「抗体」(液性免疫)と、T細胞(細胞性免疫)とを合わせて…

ストックホルムの住民の40%が免疫を持つと最近、判明し、
集団免疫は間もなくだという発表があったからだ。

日本では、7月13日の週から、東京で陽性者が200人を超えたと言って、「インフォデミックの第二波」が来ている。

PCR検査で無症状の若者にベッドを占拠させ、2週間後には医療が崩壊すると、マスコミや専門家が脅している。

今、全力で食い止めないと、ミラノやニューヨークの二の舞になる!

私は第二波と名づけます!

2週間後、医療崩壊です!

来週は大変になる。来月は目を覆うようなことになる!

小池都知事も全国の知事も、「東京から全国に感染させるから、GoToトラベルを止めろ」と政府に圧力をかけ、政府は「東京を除外」してしまった。

緊急事態宣言のときと全く同じ構図で、政府は愚民の突き上げに耐えられず方針転換する。

哲学がないからテロ(恐怖の脅し)に負けるのだ。

「withコロナだ! 経済を断固、回す!」と言わないからダメなのだ。

マスコミは「分母」の大きさと「感染者数」の比較をしない。

それで「高止まり」と言う。

それではPCR検査の検査数と陽性者数を重ねてみたらどうなる?

そのグラフを作家の泉美木蘭さんが作ってくれたが、それは驚くべきものだった。

なんじゃこら〜〜〜っ!?

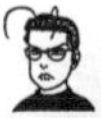

これからは「陽性者」(曝露した人)と「感染者」「発症者」の区別をはっきりつけなければならない。

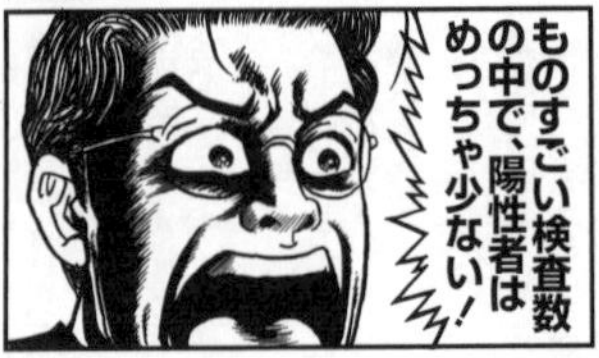
ものすごい検査数の中で、陽性者はめっちゃ少ない!

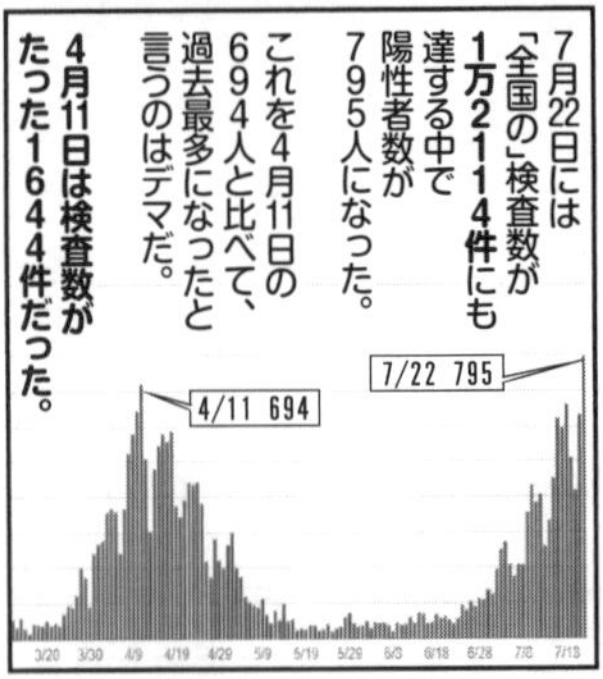
7月22日には「全国の」検査数が1万2114件にも達する中で陽性者数が795人になった。
これを4月11日の694人と比べて、過去最多になったと言うのはデマだ。
4月11日は検査数がたった1644件だった。
4/11 694
7/22 795
3/20 3/30 4/9 4/19 4/29 5/9 5/19 5/29 6/8 6/18 6/28 7/8 7/18

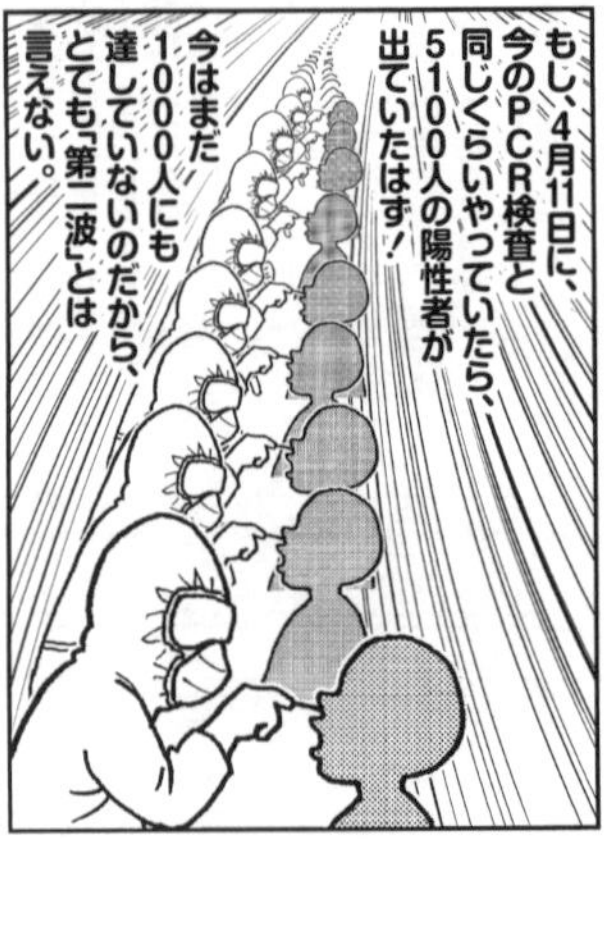
もし、4月11日に、今のPCR検査と同じくらいやっていたら、5100人の陽性者が出ていたはず!
今はまだ1000人にも達していないのだから、とても「第二波」とは言えない。

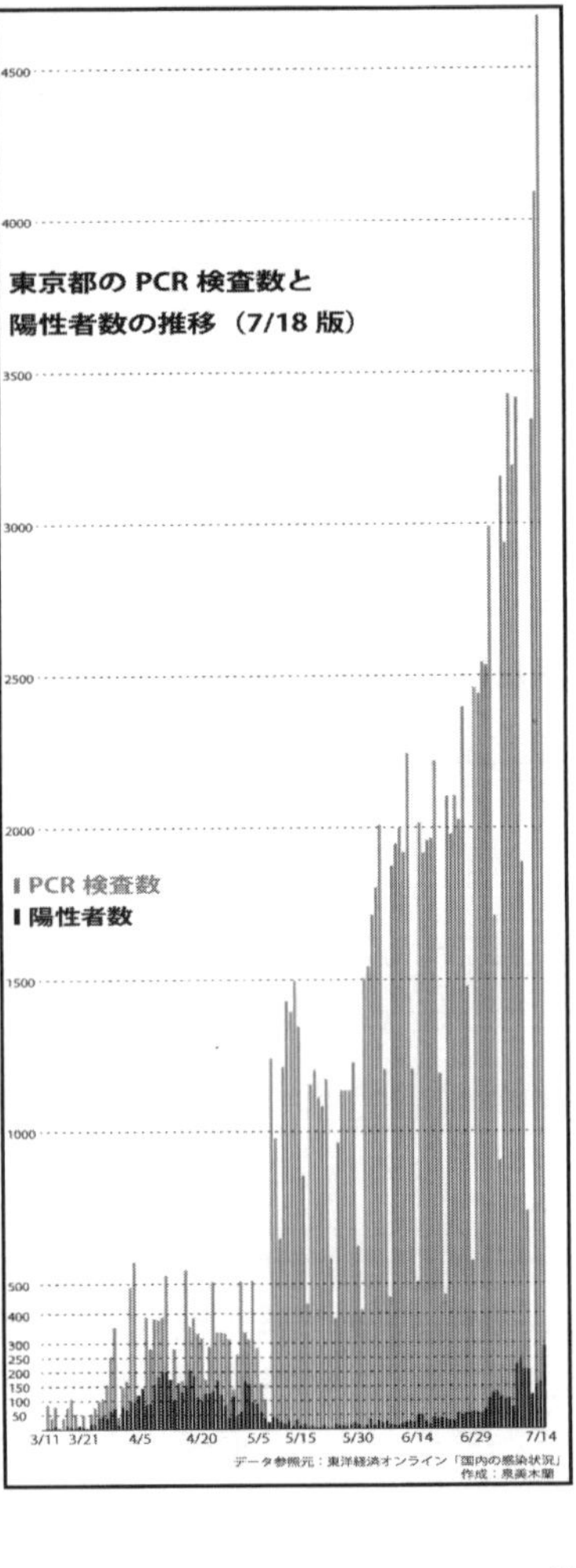
東京都の PCR 検査数と陽性者数の推移 (7/18 版)
PCR 検査数
陽性者数
4500
4000
3500
3000
2500
2000
1500
1000
500
400
300
250
200
150
100
50
3/11 3/21 4/5 4/20 5/5 5/15 5/30 6/14 6/29 7/14
データ参照元：東洋経済オンライン「国内の感染状況」
作成：泉美木蘭

日本では「感染者」は増えていない。「陽性者(曝露者)」が増えているだけである。

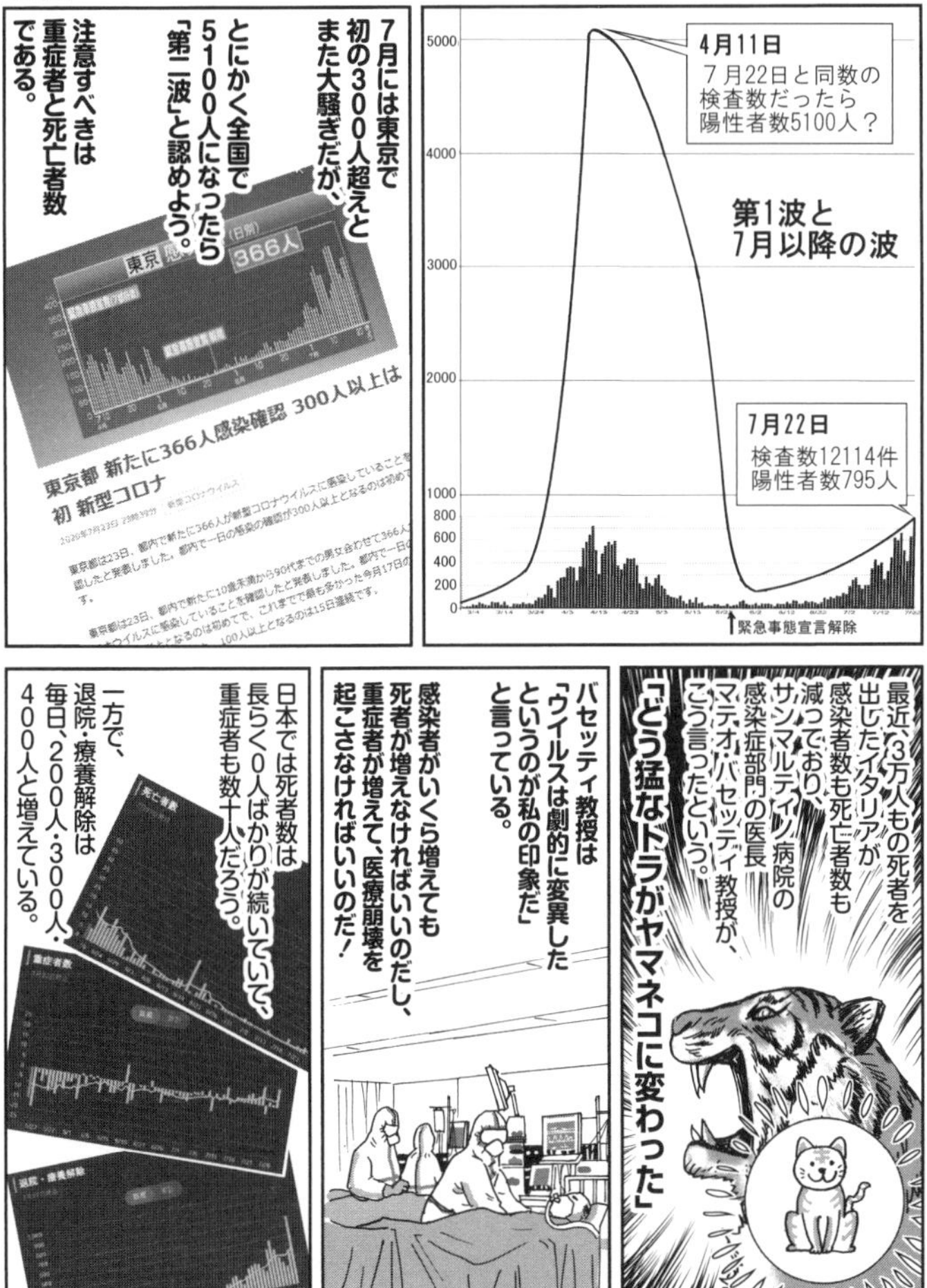
4月11日
7月22日と同数の検査数だったら陽性者数5100人？
第1波と7月以降の波
7月22日
検査数12114件
陽性者数795人
緊急事態宣言解除
7月には東京で初の300人超えとまた大騒ぎだが、
とにかく全国で5100人になったら「第二波」と認めよう。
注意すべきは重症者と死亡者数である。
東京
366人
東京都 新たに366人感染確認 300人以上は初 新型コロナ
最近、3万人もの死者を出したイタリアが感染者数も死亡者数も減っており、サンマルティノ病院の感染症部門の医長マテオ・バセッティ教授が、こう言ったという。
「どう猛なトラがヤマネコに変わった」
バセッティ教授は「ウイルスは劇的に変異したというのが私の印象だ」と言っている。
感染者がいくら増えても死者が増えなければいいのだし、重症者が増えて、医療崩壊を起こさなければいいのだ！
日本では死者数は長らく0人ばかりが続いていて、重症者も数十人だろう。
一方で、退院・療養解除は毎日、200人・300人・400人と増えている。
死亡者数
重症者数
退院・療養解除

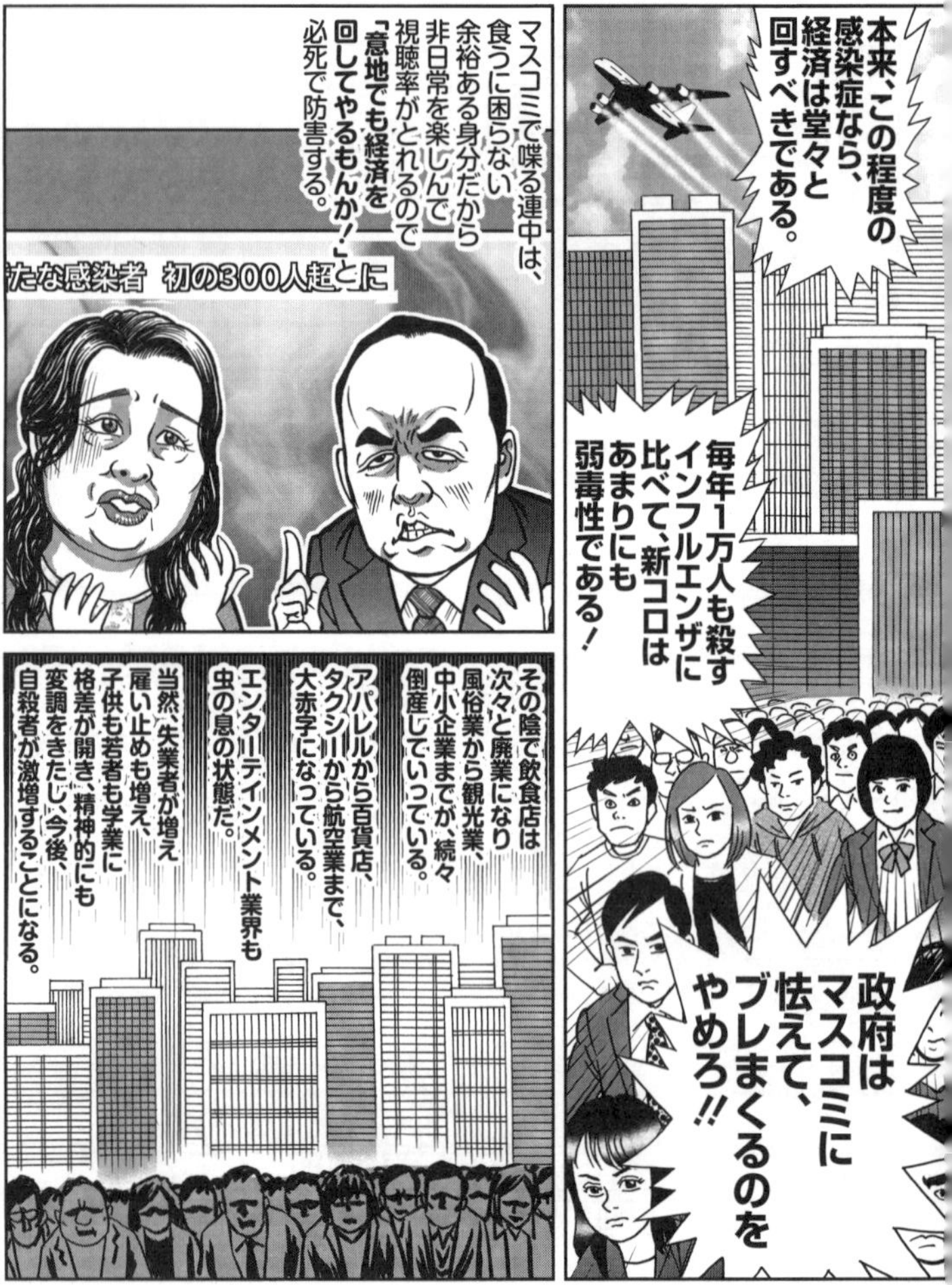
本来、この程度の感染症なら、経済は堂々と回すべきである。

毎年1万人も殺すインフルエンザに比べて、新コロはあまりにも弱毒性である！

政府はマスコミに怯えて、ブレまくるのをやめろ!!

マスコミで喋る連中は、食うに困らない余裕ある身分だから非日常を楽しんで視聴率がとれるので「意地でも経済を回してやるもんか！」必死で防害する。

たな感染者　初の300人超とに
その陰で飲食店は次々と廃業になり風俗業から観光業、中小企業までが、続々倒産していっている。

アパレルから百貨店、タクシーから航空業まで、大赤字になっている。

エンターテインメント業界も虫の息の状態だ。

当然、失業者が増え雇い止めも増え、子供も若者も学業に格差が開き、精神的にも変調をきたし、今後、自殺者が激増することになる。

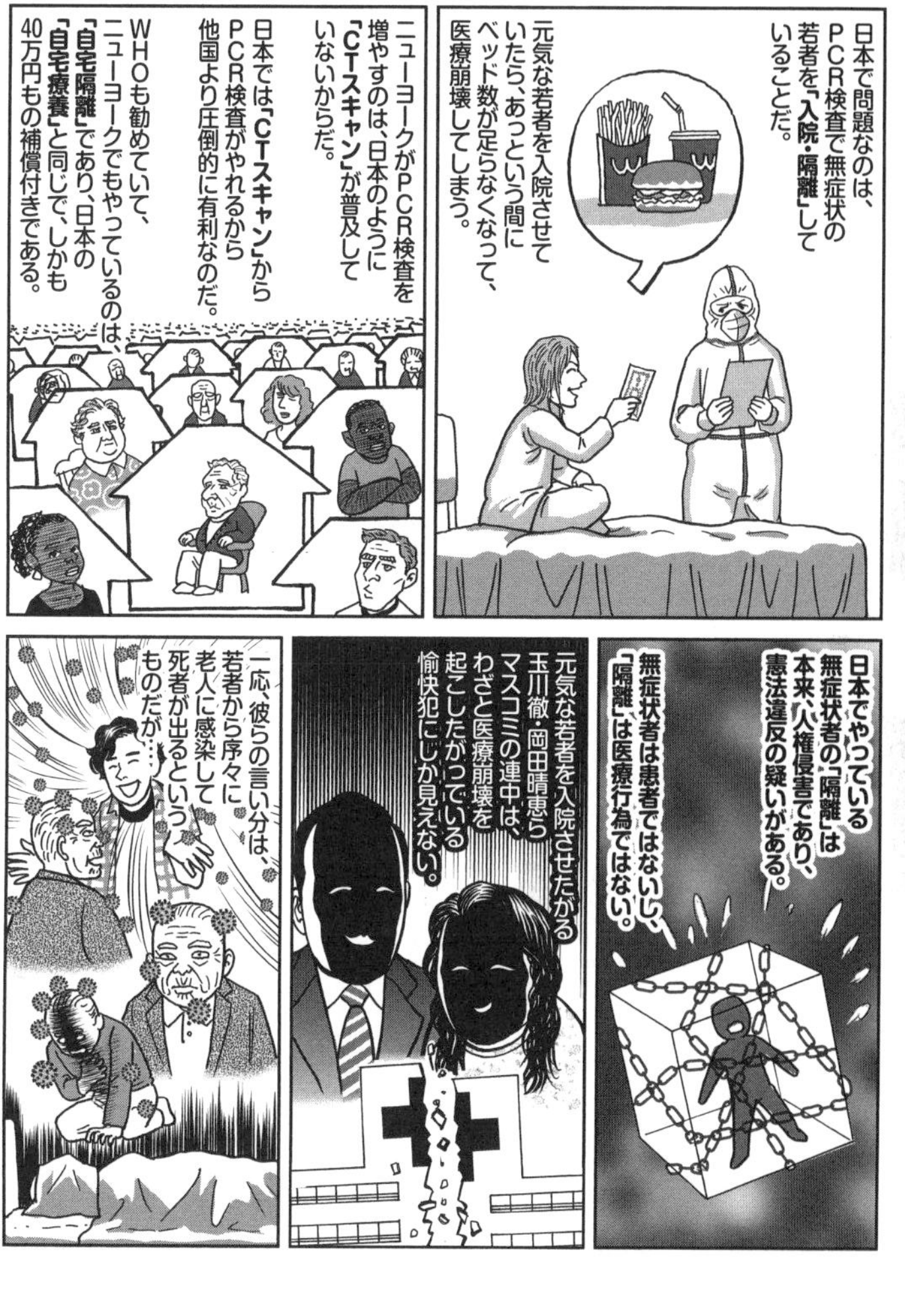
日本で問題なのは、PCR検査で無症状の若者を「入院・隔離」していることだ。

元気な若者を入院させていたら、あっという間にベッド数が足らなくなって、医療崩壊してしまう。

ニューヨークがPCR検査を増やすのは、日本のように「CTスキャン」が普及していないからだ。

日本では「CTスキャン」からPCR検査がやれるから他国より圧倒的に有利なのだ。

WHOも勧めていて、ニューヨークでもやっているのは、「自宅隔離」であり、日本の「自宅療養」と同じで、しかも40万円もの補償付きである。

日本でやっている無症状者の「隔離」は本来、人権侵害であり、憲法違反の疑いがある。

無症状者は患者ではないし、「隔離」は医療行為ではない。

元気な若者を入院させたがる玉川徹・岡田晴恵らマスコミの連中は、わざと医療崩壊を起こしたがっている愉快犯にしか見えない。

一応、彼らの言い分は、若者から序々に老人に感染して死者が出るというものだが……

現在のコロナ全体主義を突破する『コロナ論』をとにかく読んでくれ!

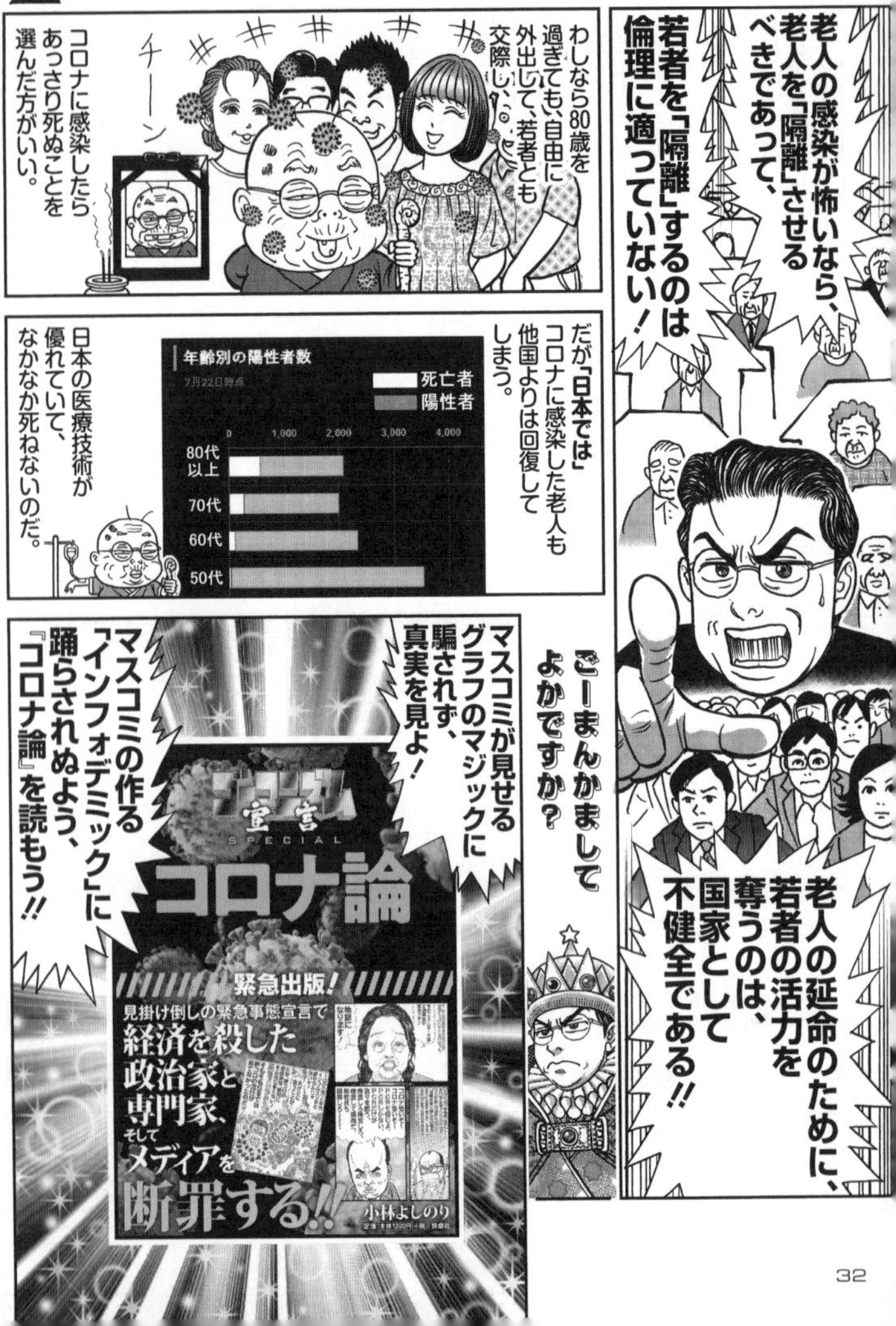

老人の感染が怖いなら、老人を「隔離」させるべきであって、
若者を「隔離」するのは倫理に適っていない!
老人の延命のために、若者の活力を奪うのは、国家として不健全である!!
わしなら80歳を過ぎても、自由に外出して、若者とも交際し、
チーン
コロナに感染したらあっさり死ぬことを選んだ方がいい。
だが「日本では」コロナに感染した老人も他国よりは回復してしまう。
年齢別の陽性者数
7月22日時点
死亡者
陽性者
0
1,000
2,000
3,000
4,000
80代以上
70代
60代
50代
日本の医療技術が優れていて、なかなか死ねないのだ。
ごーまんかましてよかですか?
マスコミが見せるグラフのマジックに騙されず、真実を見よ!
マスコミの作る「インフォデミック」に踊らされぬよう、『コロナ論』を読もう!!
宣言
SPECIAL
コロナ論
緊急出版!
見掛け倒しの緊急事態宣言で
経済を殺した政治家と専門家、そしてメディアを断罪する!!
小林よしのり

ゴーマニズム宣言 SPECIAL
コロナ論02

第4章 | 感染者と陽性者は違う

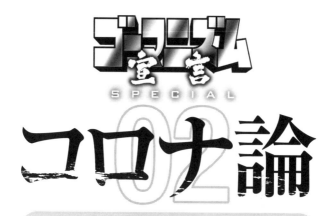

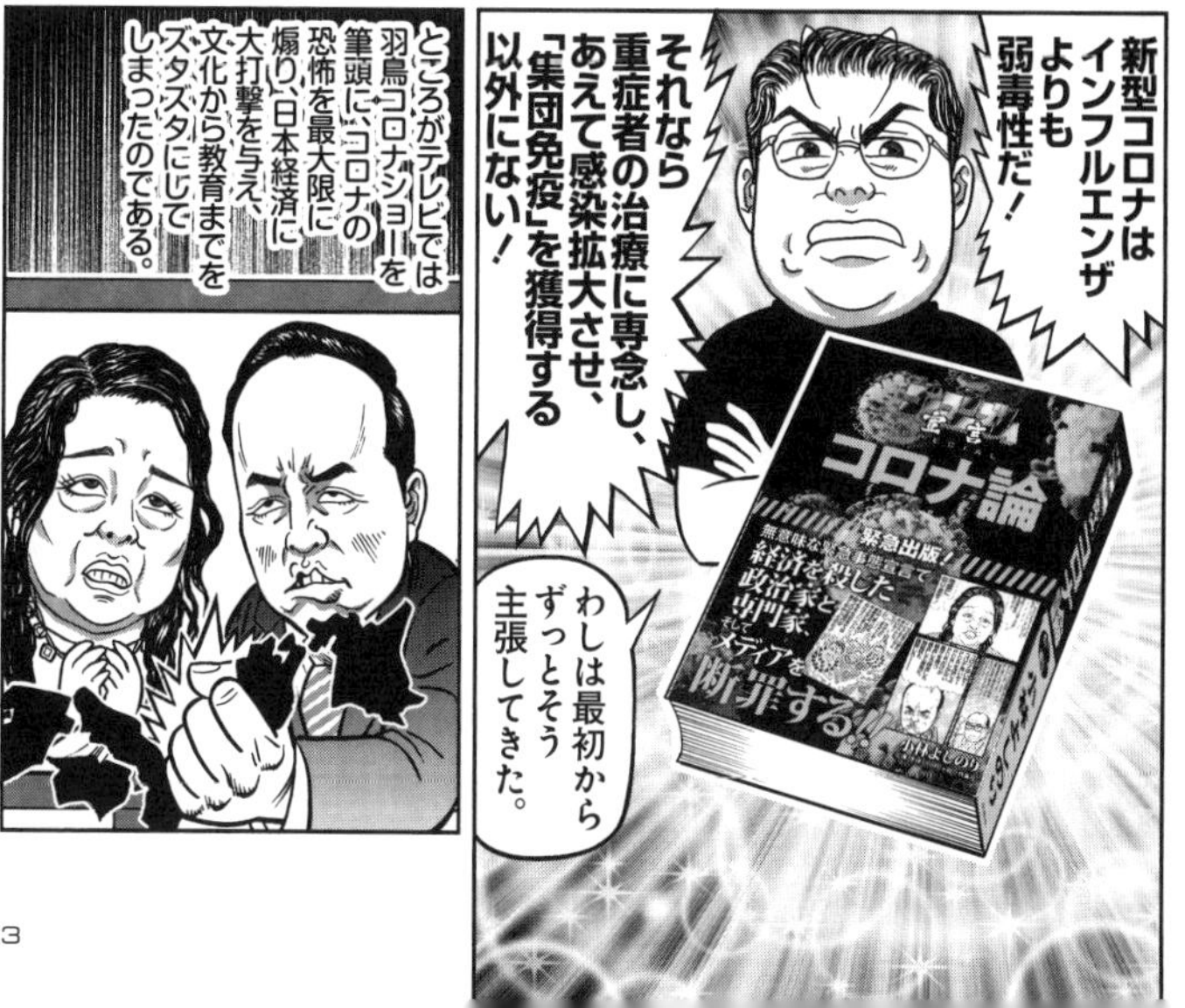

新型コロナはインフルエンザよりも弱毒性だ!
それなら重症者の治療に専念し、あえて感染拡大させ、「集団免疫」を獲得する以外にない!
宣言
コロナ論
緊急出版!
経済を殺した政治家と専門家そしてメディアを断罪する!!
小林よしのり
わしは最初からずっとそう主張してきた。
ところがテレビでは羽鳥コロナショーを筆頭に、コロナの恐怖を最大限に煽り、日本経済に大打撃を与え、文化から教育までをズタズタにしてしまったのである。

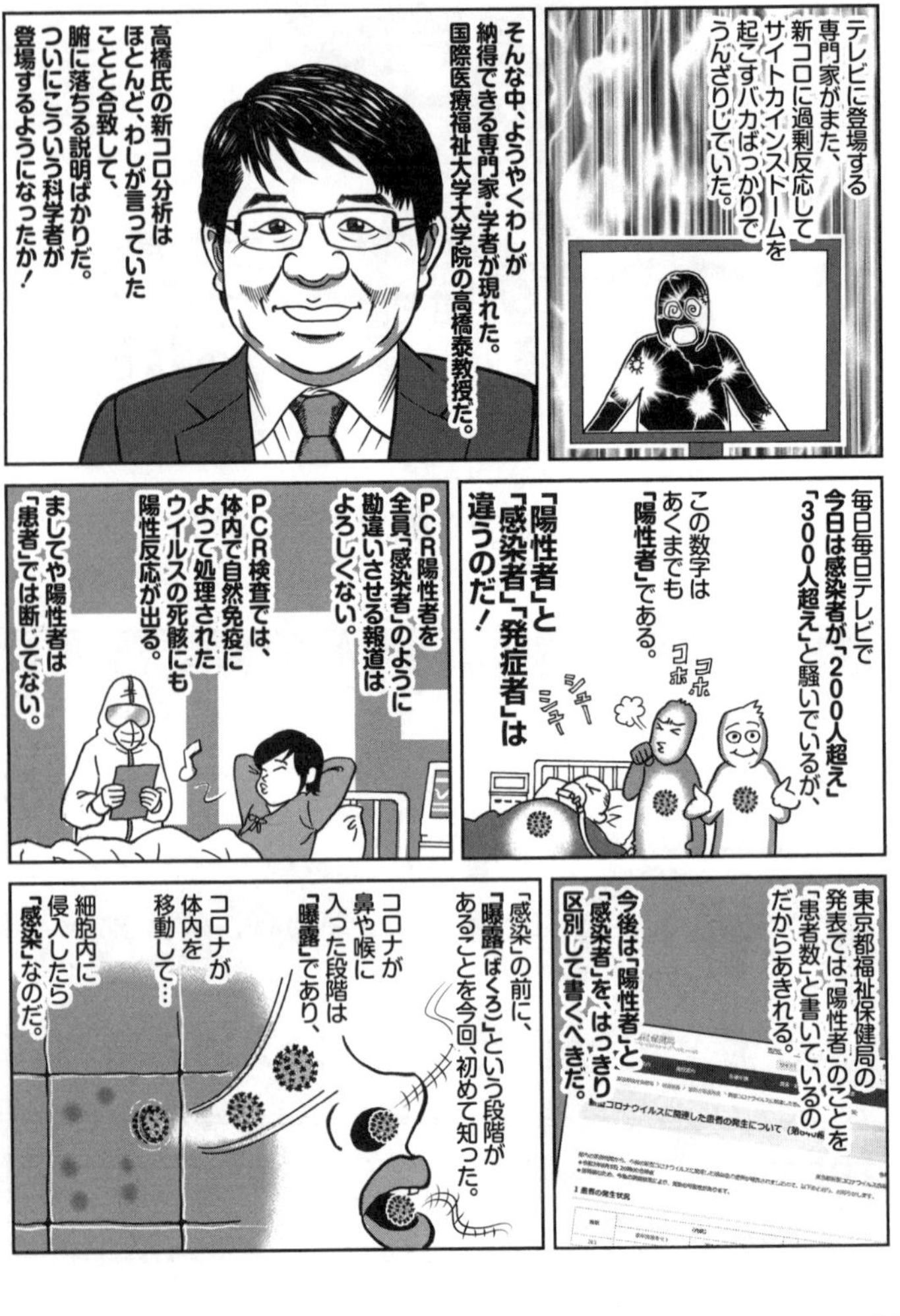
テレビに登場する
専門家がまた、
新コロに過剰反応して
サイトカインストームを
起こすバカばっかりで
うんざりしていた。
そんな中、ようやくわしが
納得できる専門家・学者が現れた。
国際医療福祉大学大学院の高橋泰教授だ。
高橋氏の新コロ分析は
ほとんど、わしが言っていた
ことと合致して、
腑に落ちる説明ばかりだ。
ついにこういう科学者が
登場するようになったか！
毎日毎日テレビで
今日は感染者が「200人超え」
「300人超え」と騒いでいるが、
この数字は
あくまでも
「陽性者」である。
「陽性者」と
「感染者」「発症者」は
違うのだ！
コホ
コホ
シュー
シュー
PCR陽性者を
全員「感染者」のように
勘違いさせる報道は
よろしくない。
PCR検査では、
体内で自然免疫に
よって処理された
ウイルスの死骸にも
陽性反応が出る。
ましてや陽性者は
「患者」では断じてない。
東京都福祉保健局の
発表では「陽性者」のことを
「患者数」と書いているの
だからあきれる。
今後は「陽性者」と
「感染者」を、はっきり
区別して書くべきだ。
1 患者の発生状況
「感染」の前に、
「曝露（ばくろ）」という段階が
あることを今回、初めて知った。
コロナが
鼻や喉に
入った段階は
「曝露」であり、
コロナが
体内を
移動して…
細胞内に
侵入したら
「感染」なのだ。

日本経済を救いたいなら『コロナ論』！日本文化を救いたいなら『コロナ論』！学生の勉強や友達との交流を復活させたいなら『コロナ論』だ！『コロナ論』で日常を取り戻せ！

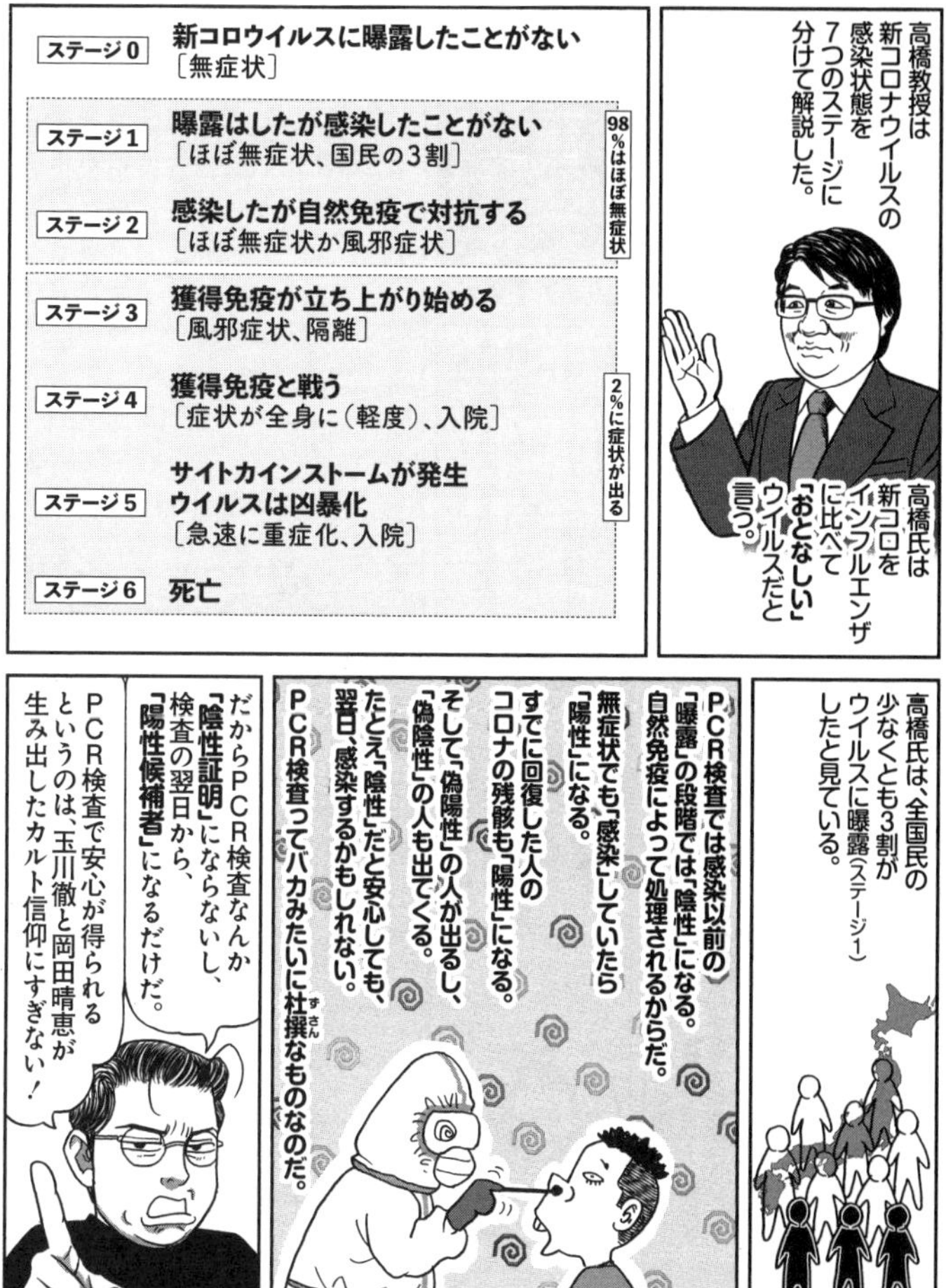

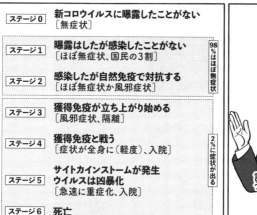

高橋教授は新コロナウイルスの感染状態を7つのステージに分けて解説した。
高橋氏は新コロをインフルエンザに比べて「おとなしい」ウイルスだと言う。
ステージ0 新コロウイルスに曝露したことがない［無症状］
ステージ1 曝露はしたが感染したことがない［ほぼ無症状、国民の3割］
ステージ2 感染したが自然免疫で対抗する［ほぼ無症状か風邪症状］
98%はほぼ無症状
ステージ3 獲得免疫が立ち上がり始める［風邪症状、隔離］
ステージ4 獲得免疫と戦う［症状が全身に（軽度）、入院］
ステージ5 サイトカインストームが発生 ウイルスは凶暴化［急速に重症化、入院］
ステージ6 死亡
2%に症状が出る
高橋氏は、全国民の少なくとも3割がウイルスに曝露（ステージ1）したと見ている。
PCR検査では感染以前の「曝露」の段階では「陰性」になる。自然免疫によって処理されるからだ。
無症状でも「感染」していたら「陽性」になる。
すでに回復した人のコロナの残骸も「陽性」になる。
そして「偽陽性」の人が出るし、「偽陰性」の人も出てくる。
たとえ「陰性」だと安心しても、翌日、感染するかもしれない。
PCR検査ってバカみたいに杜撰《ずさん》なものなのだ。
だからPCR検査なんか「陰性証明」にならないし、検査の翌日から、「陽性候補者」になるだけだ。
PCR検査で安心が得られるというのは、玉川徹と岡田晴恵が生み出したカルト信仰にすぎない！

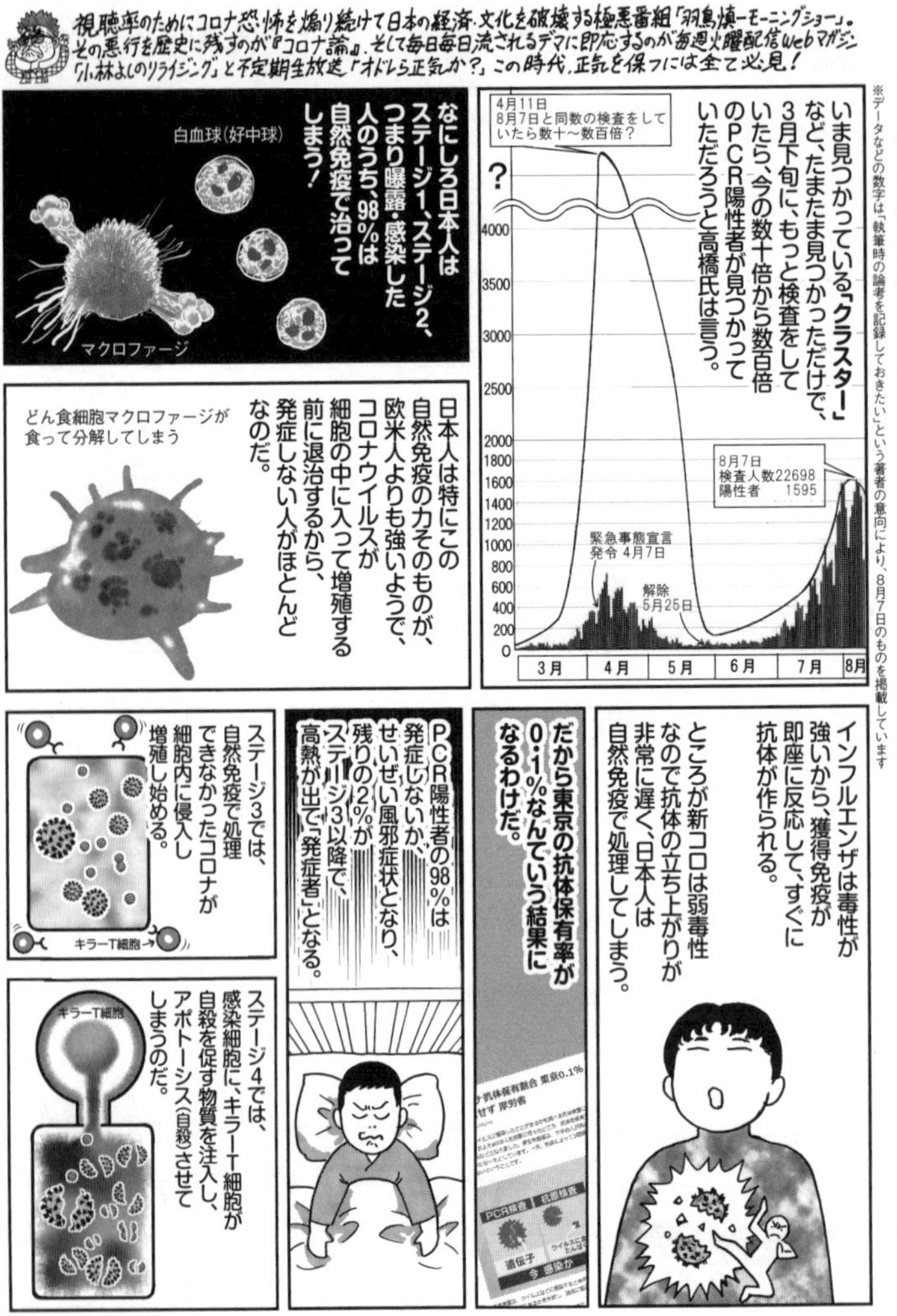

視聴率のためにコロナ恐怖を煽り続けて日本の経済・文化を破壊する極悪番組「羽鳥慎一モーニングショー」。その悪行を歴史に残すのが『コロナ論』。そして毎日毎日流されるデマに即応するのが毎週火曜配信Webマガジン「小林よしのりライジング」と不定期生放送「オドレら正気か？」この時代、正気を保つには全て必見！
※データなどの数字は「執筆時の論考を記録しておきたい」という著者の意向により、8月7日のものを掲載しています
いま見つかっている「クラスター」など、たまたま見つかっただけで、3月下旬に、もっと検査をしていたら、今の数十倍から数百倍のPCR陽性者が見つかっていただろうと高橋氏は言う。
4月11日
8月7日と同数の検査をしていたら数十〜数百倍？
?
4000
3500
3000
2500
2000
1800
1600
1400
1200
1000
800
600
400
200
0
緊急事態宣言
発令 4月7日
解除
5月25日
8月7日
検査人数22698
陽性者 1595
3月
4月
5月
6月
7月
8月
なにしろ日本人はステージ1、ステージ2、つまり曝露・感染した人のうち、98％は自然免疫で治ってしまう！
白血球(好中球)
マクロファージ
日本人は特にこの自然免疫の力そのものが、欧米人よりも強いようで、コロナウイルスが細胞の中に入って増殖する前に退治するから、発症しない人がほとんどなのだ。
どん食細胞マクロファージが食って分解してしまう
インフルエンザは毒性が強いから、獲得免疫が即座に反応して、すぐに抗体が作られる。
ところが新コロは弱毒性なので抗体の立ち上がりが非常に遅く、日本人は自然免疫で処理してしまう。
だから東京の抗体保有率が0・1％なんていう結果になるわけだ。
抗体保有割合 東京0.1%
厚労省
PCR検査
遺伝子
PCR陽性者の98％は発症しないか、せいぜい風邪症状となり、残りの2％がステージ3以降で、高熱が出て「発症者」となる。
ステージ3では、自然免疫で処理できなかったコロナが細胞内に侵入し増殖し始める。
キラーT細胞
ステージ4では、感染細胞に、キラーT細胞が自殺を促す物質を注入し、アポトーシス(自殺)させてしまうのだ。
キラーT細胞

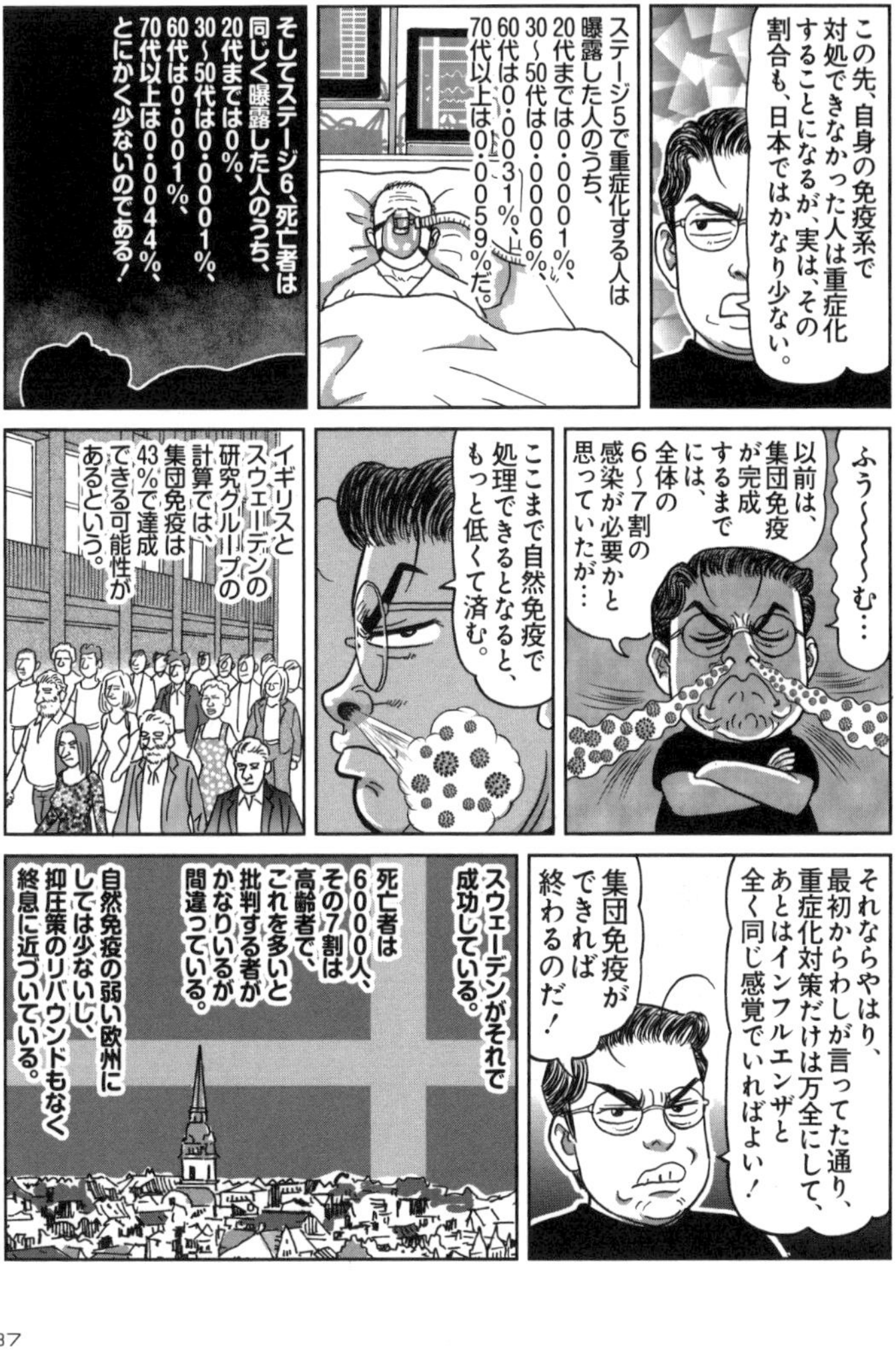
この先、自身の免疫系で対処できなかった人は重症化することになるが、実は、その割合も、日本ではかなり少ない。

ステージ5で重症化する人は曝露した人のうち、20代までは0・0001%、30～50代は0・0006%、60代は0・0031%、70代以上は0・0059%だ。

そしてステージ6、死亡者は同じく曝露した人のうち、20代までは0%、30～50代は0・00001%、60代は0・0001%、70代以上は0・0044%、とにかく少ないのである！

ふう～～～む…

以前は、集団免疫が完成するまでには、全体の6～7割の感染が必要かと思っていたが…

ここまで自然免疫で処理できるとなると、もっと低くて済む。

イギリスとスウェーデンの研究グループの計算では、集団免疫は43%で達成できる可能性があるという。

それならやはり、最初からわしが言ってた通り、重症化対策だけは万全にして、あとはインフルエンザと全く同じ感覚でいればよい！

集団免疫ができれば終わるのだ！

スウェーデンがそれで成功している。

死亡者は6000人、その7割は高齢者で、これを多いと批判する者がかなりいるが間違っている。

自然免疫の弱い欧州にしては少ないし、抑圧策のリバウンドもなく終息に近づいている。

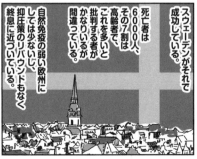

新コロで死ぬ人（1058人）より、熱中症で死ぬ人（1200人～1500人）の方が多い。モチ等を喉につまらせて窒息死する人（8379人）の方が多い。それが科学的データの結論。

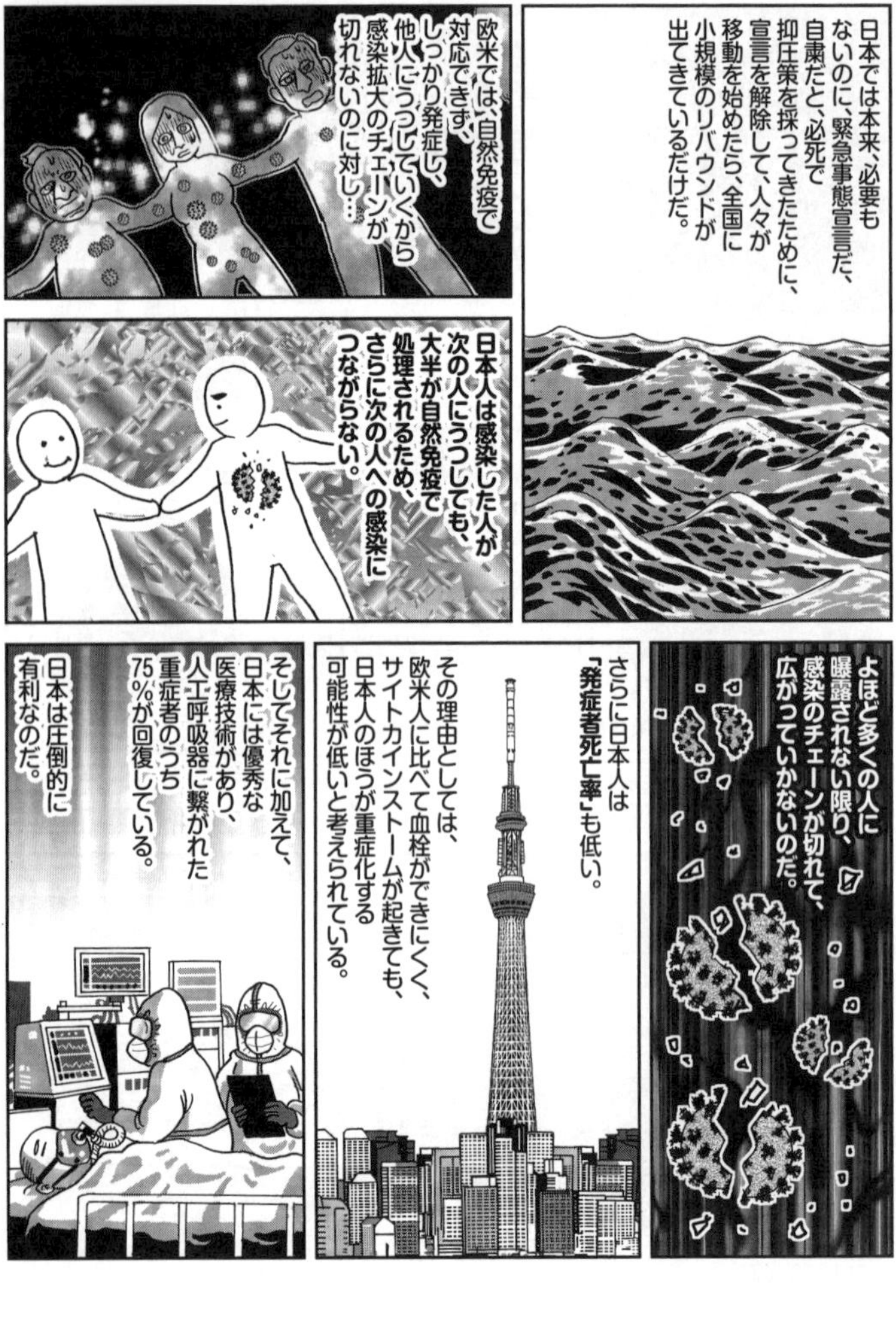
日本では本来、必要もないのに、緊急事態宣言だ、自粛だと、必死で抑圧策を採ってきたために、宣言を解除して、人々が移動を始めたら、全国に小規模のリバウンドが出てきているだけだ。

欧米では、自然免疫で対応できず、しっかり発症し、他人にうつしていくから感染拡大のチェーンが切れないのに対し…

日本人は感染した人が次の人にうつしても、大半が自然免疫で処理されるため、さらに次の人への感染につながらない。

よほど多くの人に曝露されない限り、感染のチェーンが切れて、広がっていかないのだ。

さらに日本人は「発症者死亡率」も低い。

その理由としては、欧米人に比べて血栓ができにくく、サイトカインストームが起きても、日本人のほうが重症化する可能性が低いと考えられている。

そしてそれに加えて、日本には優秀な医療技術があり、人工呼吸器に繋がれた重症者のうち75％が回復している。

日本は圧倒的に有利なのだ。

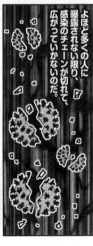

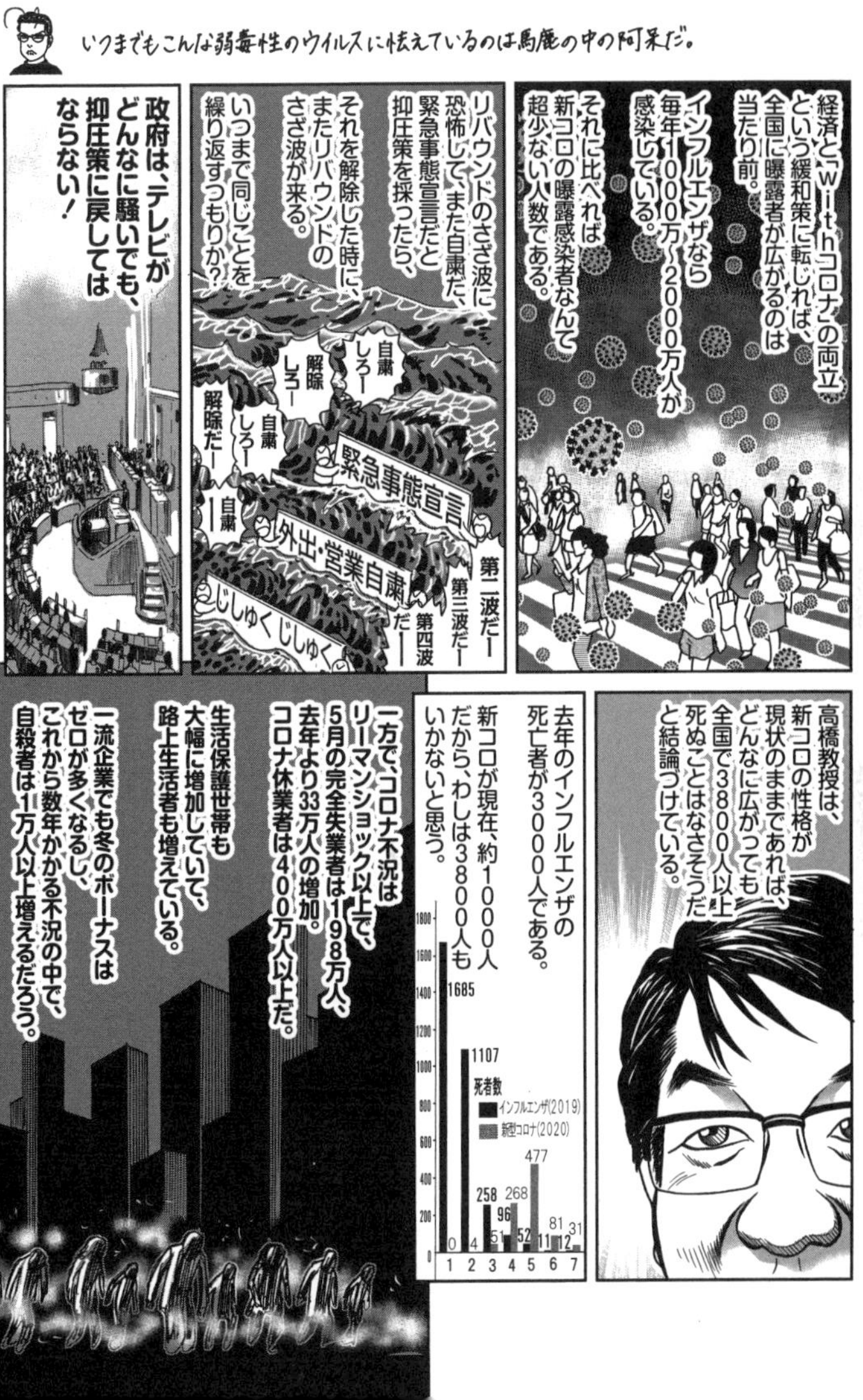
いつまでもこんな弱毒性のウイルスに怯えているのは馬鹿の中の阿呆だ。
経済と「withコロナ」の両立という緩和策に転じれば、全国に曝露者が広がるのは当たり前。
インフルエンザなら毎年1000万～2000万人が感染している。
それに比べれば新コロの曝露感染者なんて超少ない人数である。
リバウンドのさざ波に恐怖して、また自粛だ、緊急事態宣言だと抑圧策を採ったら、
それを解除した時に、またリバウンドのさざ波が来る。
いつまで同じことを繰り返すつもりか？
自粛しろー
解除しろー
自粛しろー
解除だー
自粛ーー
緊急事態宣言
外出・営業自粛
じしゅくじしゅく
第二波だー
第三波だー
第四波だーー
政府は、テレビがどんなに騒いでも、抑圧策に戻してはならない！
高橋教授は、新コロの性格が現状のままであれば、どんなに広がっても全国で3800人以上死ぬことはなさそうだと結論づけている。
去年のインフルエンザの死亡者が3000人である。
新コロが現在、約1000人だから、わしは3800人もいかないと思う。
死者数
インフルエンザ(2019)
新型コロナ(2020)
1685 0 1107 4 258 51 96 268 52 477 11 81 12 31
1 2 3 4 5 6 7
一方で、コロナ不況はリーマンショック以上で、5月の完全失業者は198万人、去年より33万人の増加。コロナ休業者は400万人以上だ。

生活保護世帯も大幅に増加していて、路上生活者も増えている。

一流企業でも冬のボーナスはゼロが多くなるし、これから数年かかる不況の中で、自殺者は1万人以上増えるだろう。

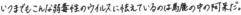

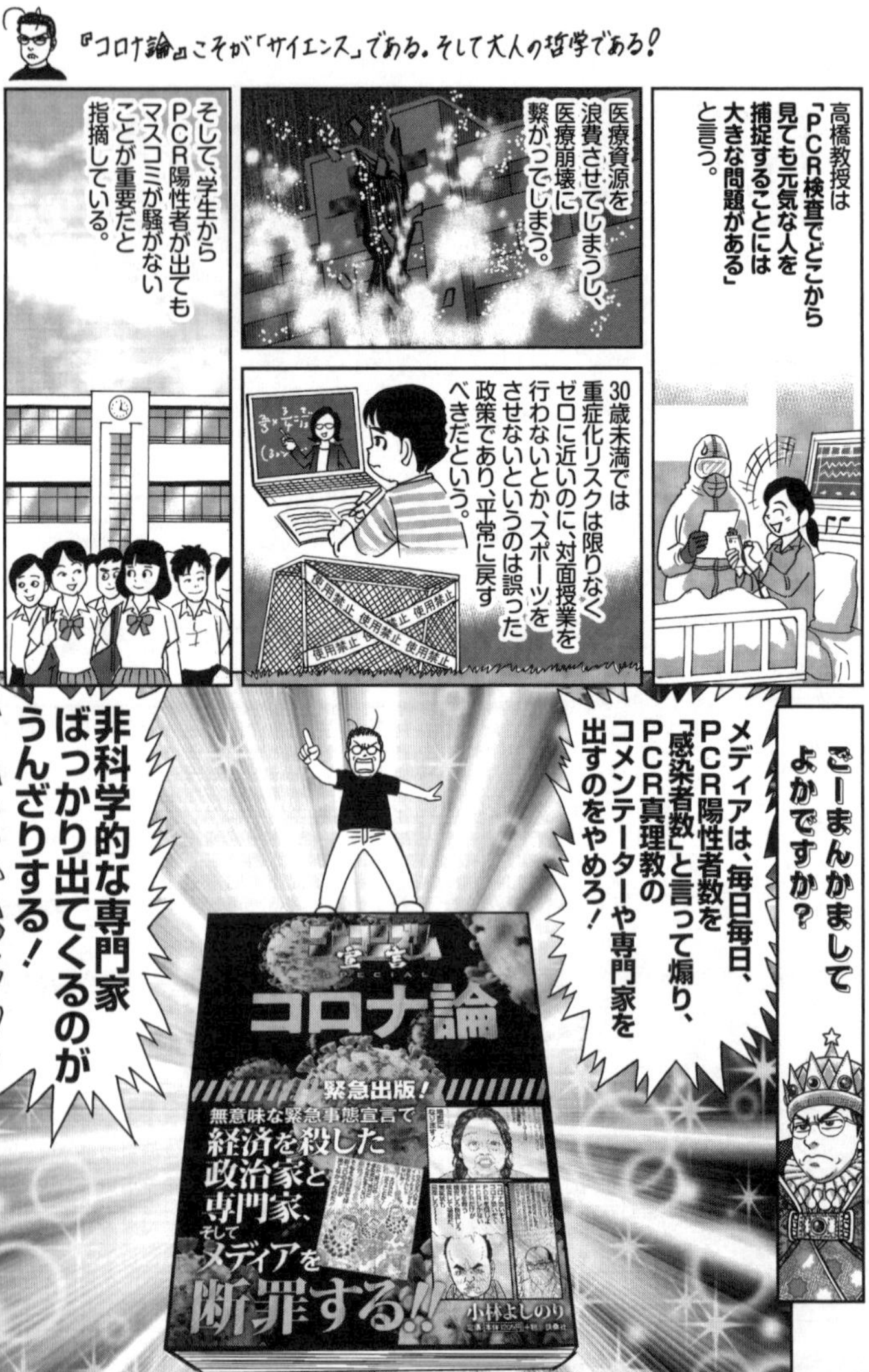
『コロナ論』こそが「サイエンス」である。そして大人の哲学である!
高橋教授は「PCR検査でどこから見ても元気な人を捕捉することには大きな問題がある」と言う。
医療資源を浪費させてしまうし、医療崩壊に繋がってしまう。
30歳未満では重症化リスクは限りなくゼロに近いのに、対面授業を行わないとか、スポーツをさせないというのは誤った政策であり、平常に戻すべきだという。
使用禁止
そして、学生からPCR陽性者が出てもマスコミが騒がないことが重要だと指摘している。
ごーまんかましてよかですか?
メディアは、毎日毎日、PCR陽性者数を「感染者数」と言って煽り、PCR真理教のコメンテーターや専門家を出すのをやめろ!
非科学的な専門家ばっかり出てくるのがうんざりする!
コロナ論
緊急出版!
無意味な緊急事態宣言で
経済を殺した
政治家と
専門家、
そして
メディアを
断罪する!!
小林よしのり

コロナを懐疑的に見始めた専門家たち

政府やメディアの「御用学者」とは一線を画すコロナ懐疑派の研究者たちが、勇敢にも自説を唱え始めている。なかでもいち早く注目を集めたのが、国際医療福祉大学大学院教授の高橋泰氏だ。「感染7段階モデル」を作成したうえで、「抗体の発動が非常に遅いのは、毒性が弱いため生体が抗体を出すほどの外敵ではなく、自然免疫での処理で十分」だとの仮説を提示。「すでに多くの人が感染しているが、自然免疫で大多数が治っている」と結論づけている（「新型コロナ、日本で重症化率・死亡率が低いワケ」東洋経済ONLINE）。

奥村康・順天堂大学特任教授も「コロナ終息には集団免疫を獲得するしかない」と指摘する一人。「新型コロナはウイルスの中では、多少厄介な程度」で「感染しておくほうが、むしろ有利」と抑圧政策を牽制するスタンスだ（「終息には〝集団免疫〟しかない！　免疫学の世界的権威が語る『抗体保有者を増やしていく戦略』」文春オンライン）。上久保靖彦・京都大学特定教授も同様の意見だが、「日本はすでに集団免疫を獲得しているので、欧米に比べ極端に死者が少ない」とさらに一歩踏み込んでいる（「欧米より圧倒的に低い日本の死亡率…この差は「集団免疫」で説明できる」夕刊フジ）。

ユニークな仮説を展開するのは、大阪大学免疫学フロンティア研究センター招聘教授の宮坂昌之氏だ。「日本では免疫を持っていない6割の人が感染することにはならない」と、〝8割おじさん〟こと西浦博・北海道大学教授（＝当時・現京都大学教授）が唱えた数理モデルの「免疫を持っていない人が感染する」という前提そのものを否定。「新型コロナの場合、（免疫が）弱い人から感染が起こり、強い人は残っていく。どんどん感染しにくい人が残るので、ある時点から感染は

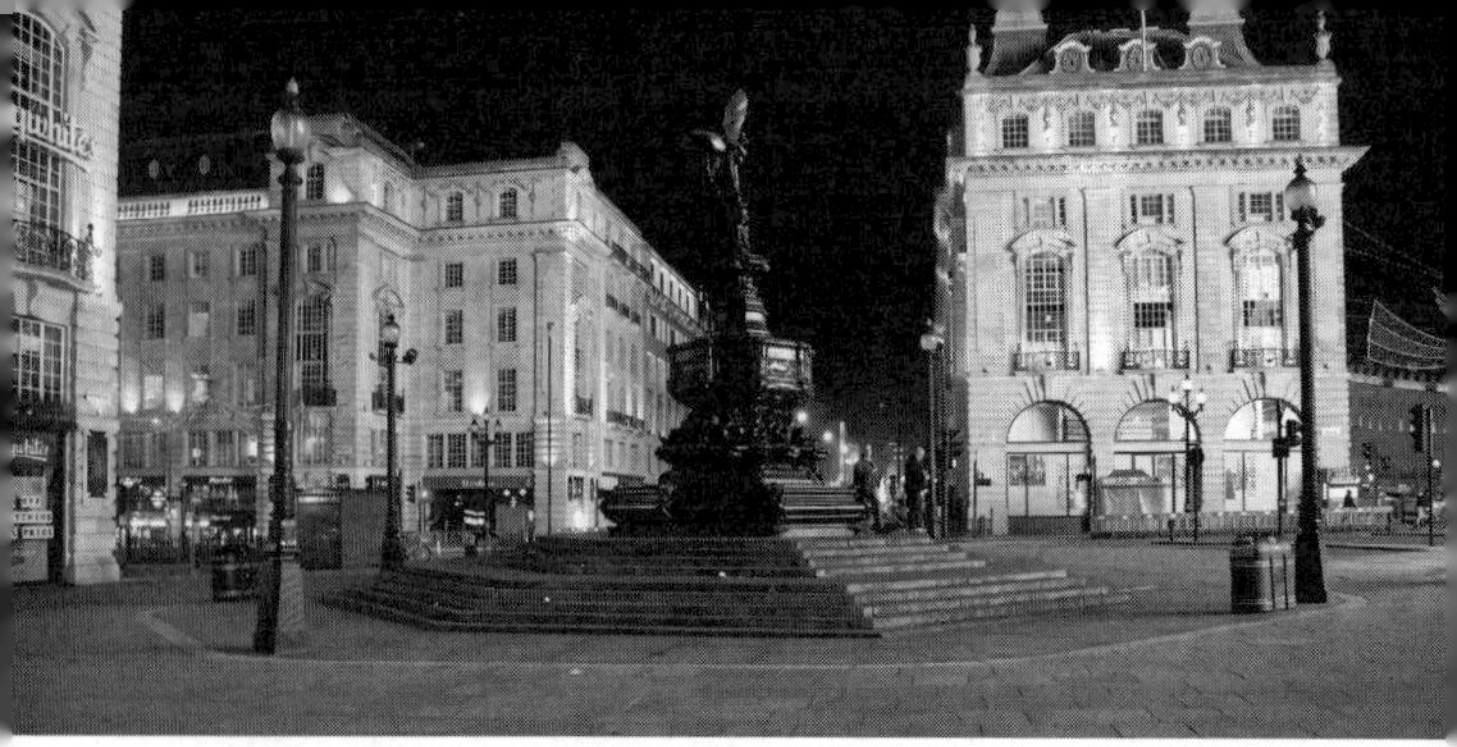

11月以降、英国では連日3万人前後の新規感染者を出していたが、11月5日からはイングランドで再び外出制限などの規制強化が始まった。ロックダウンの流れは日本にも飛び火するのか？　写真／AA／時事通信フォト

簡単に進まなくなる」と分析し、抗体についても「持たない人でも、自然免疫をしっかり持っていればそれほど心配しなくていい。抗体保持率＝感染者の割合ではない。保持率だけを見て一喜一憂すべきではない」と釘を刺す（「新型コロナ：第2波は『収束できる』、検査拡大し自分アラートを」ニッポンドットコム）。

一方、日本で感染者数が少ない要因として人種の違いに着目したのは、東京医科大学病院渡航者医療センターの濱田篤郎教授だ。感染が爆発的に拡大した米・ニューヨーク市の「人種別感染状況」では、アジア系が極端に少ないことを指摘。「モンゴロイドには新型コロナウイルスが侵入する気道表面の細胞の受容体が少ないかもしれない」とし、「モンゴロイドが過去に新型コロナウイルスと類似のウイルスに感染したことで、交差免疫を持っているのではないか」と推測している。

日本の感染者が少ない理由に、結核の予防ワクチンであるBCGを挙げる意見も多いが、東北大学大学院の大隅典子教授も興味深い仮説を展開。「BCGワクチンには（略）いくつかの種類がありますが、最初にフランスのパスツール研究所で作られた大本のワクチンから枝分かれするごとに『株』とされ、効果も弱くなると言われています。（略）実は、日本で使われている東京株も（略）、大本のワクチンに近い」と、BCG説を裏付けた（「日本のコロナ死亡者数はなぜ少ない？　BCGに続く『ファクターX』もう一つの有力候補」文藝春秋2020年8月号）。

安易に欧米の抑圧政策を手本とすることは理にかなっていないということだ。

ゴーマニズム宣言 SPECIAL

コロナ論02

第5章 | コロナ差別は恐怖から生まれる

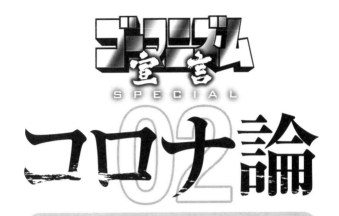

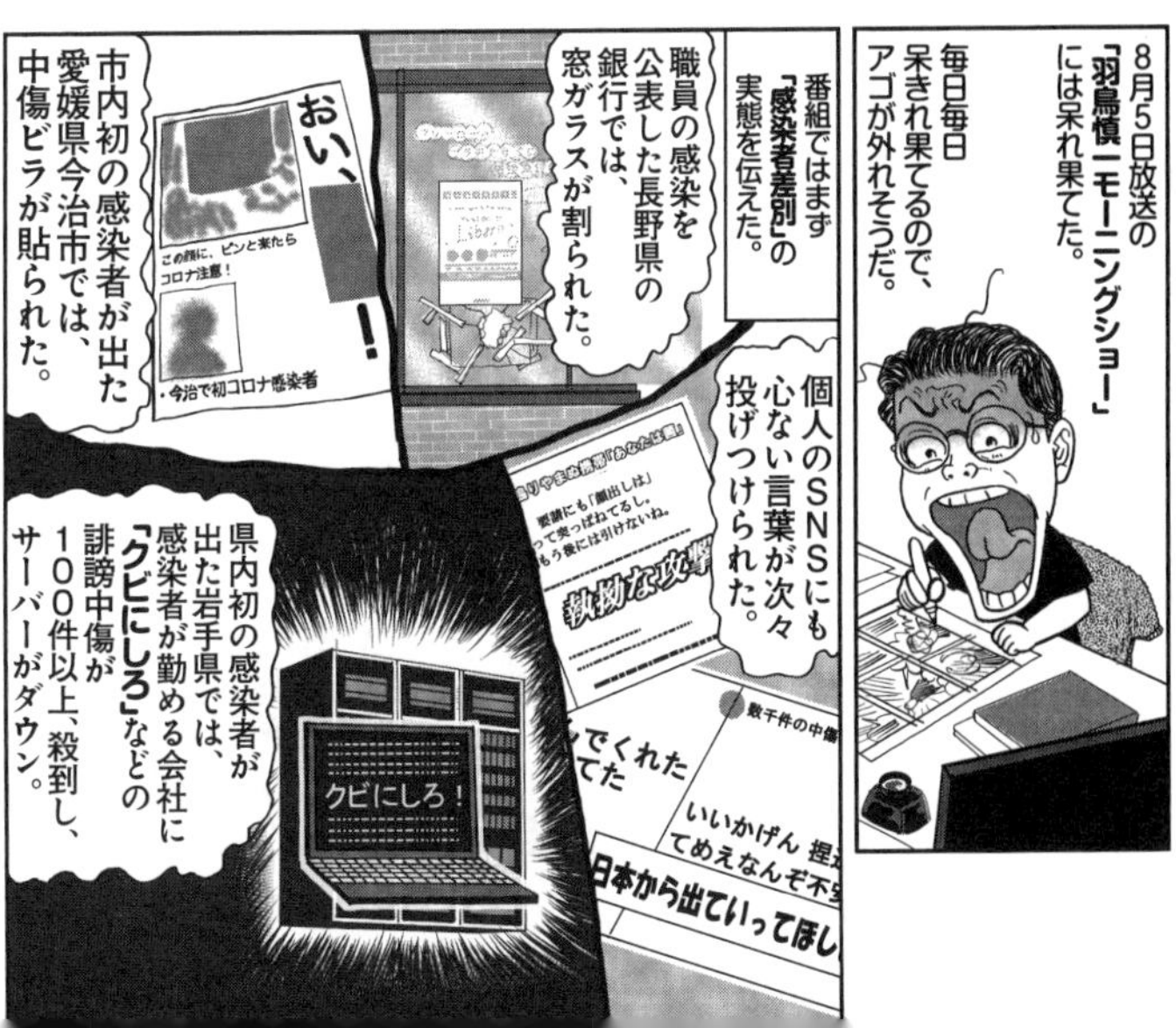

8月5日放送の「羽鳥慎一モーニングショー」には呆れ果てた。
毎日毎日呆れ果てるので、アゴが外れそうだ。
番組ではまず「感染者差別」の実態を伝えた。
職員の感染を公表した長野県の銀行では、窓ガラスが割られた。
おい、
!
この顔に、ピンと来たらコロナ注意！
・今治で初コロナ感染者
市内初の感染者が出た愛媛県今治市では、中傷ビラが貼られた。
個人のSNSにも心ない言葉が次々投げつけられた。
執拗な攻撃
数千件の中傷
いいかげん
てめえなんぞ
日本から出ていってほし
県内初の感染者が出た岩手県では、感染者が勤める会社に「クビにしろ」などの誹謗中傷が100件以上、殺到し、サーバーがダウン。
クビにしろ！

『コロナ論』この世界中のコロナ禍で、こんな漫画本が出版されるのは、日本だけだろう。世界でも「言論の自由」「表現の自由」がこれほど有効に働く国はないと思う。

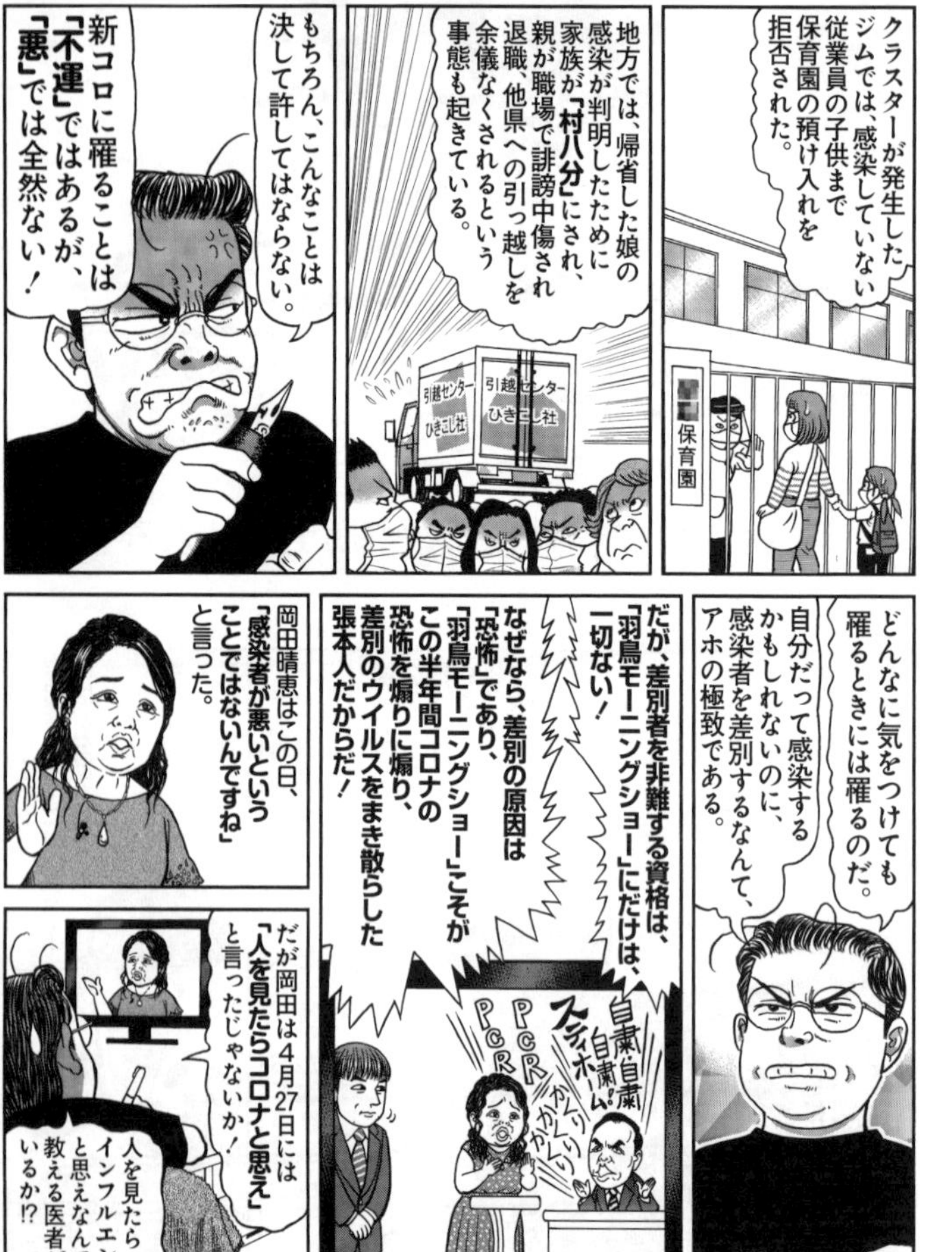
クラスターが発生したジムでは、感染していない従業員の子供まで保育園の預け入れを拒否された。
保育園
地方では、帰省した娘の感染が判明したために家族が「村八分」にされ、親が職場で誹謗中傷され退職、他県への引っ越しを余儀なくされるという事態も起きている。
引越センター
ひきこし社
引越センター
ひきこし社
もちろん、こんなことは決して許してはならない。
新コロに罹ることは「不運」ではあるが、「悪」では全然ない！
どんなに気をつけても罹るときには罹るのだ。
自分だって感染するかもしれないのに、感染者を差別するなんて、アホの極致である。
だが、差別者を非難する資格は、「羽鳥モーニングショー」にだけは、一切ない！
なぜなら、差別の原因は「恐怖」であり、「羽鳥モーニングショー」こそがこの半年間コロナの恐怖を煽りに煽り、差別のウイルスをまき散らした張本人だからだ！
自粛・自粛
自粛・自粛
スティホーム
PCR
PCR
かくりかくりかくり
岡田晴恵はこの日、「感染者が悪いということではないんですね」と言った。
だが岡田は4月27日には「人を見たらコロナと思え」と言ったじゃないか！
人を見たらインフルエンザと思えなんて教える医者がいるか⁉

『コロナ論』日本と世界は違う！国柄や国民性が違うのだから、感染症対策も違って当たり前！その
基本原則が日本の専門家と称する者たちには決定的に欠けている。

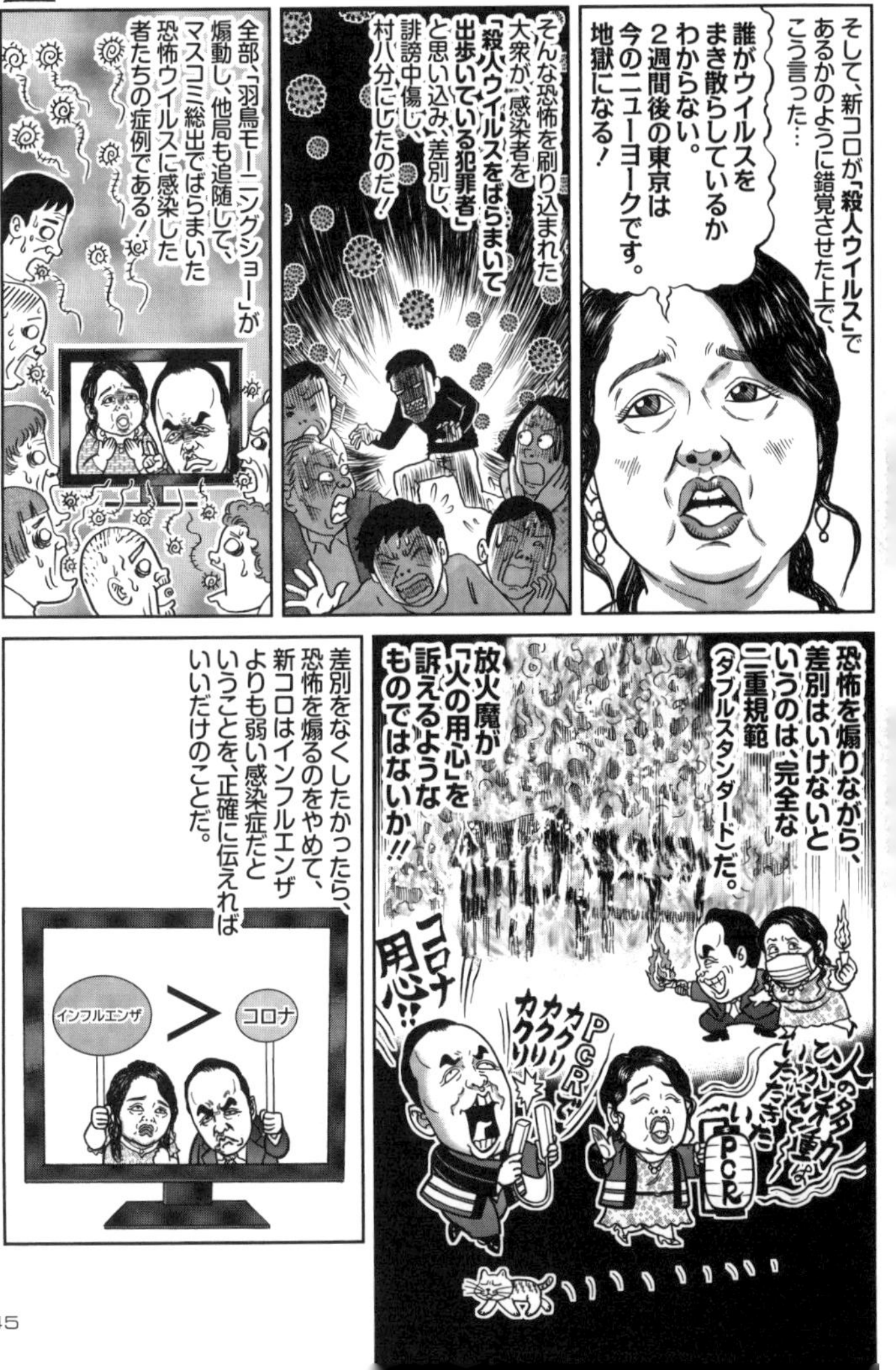

そして、新コロが「殺人ウイルス」であるかのように錯覚させた上で、こう言った…

誰がウイルスをまき散らしているかわからない。2週間後の東京は今のニューヨークです。地獄になる！

そんな恐怖を刷り込まれた大衆が、感染者を「殺人ウイルスをばらまいて出歩いている犯罪者」と思い込み、差別し、誹謗中傷し、村八分にしたのだ！

全部、「羽鳥モーニングショー」が煽動し、他局も追随して、マスコミ総出でばらまいた恐怖ウイルスに感染した者たちの症例である！

恐怖を煽りながら、差別はいけないというのは、完全な二重規範（ダブルスタンダード）だ。

放火魔が「火の用心」を訴えるようなものではないか!!

人の移動をひかえていただきたい
PCR
PCRでカクリカクリカクリ
コロナ用心!!

差別をなくしたかったら、恐怖を煽るのをやめて、新コロはインフルエンザよりも弱い感染症だということを、正確に伝えればいいだけのことだ。

インフルエンザ
>
コロナ

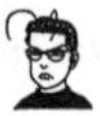

『コロナ論』脳内までグローバリズムに染め上げられた専門家は信頼するに値しない。マスコミも「イギリスでは」「ニューヨークでは」「中国では」「韓国では」「台湾では」と「海外出羽の守」になるのを止めろ！

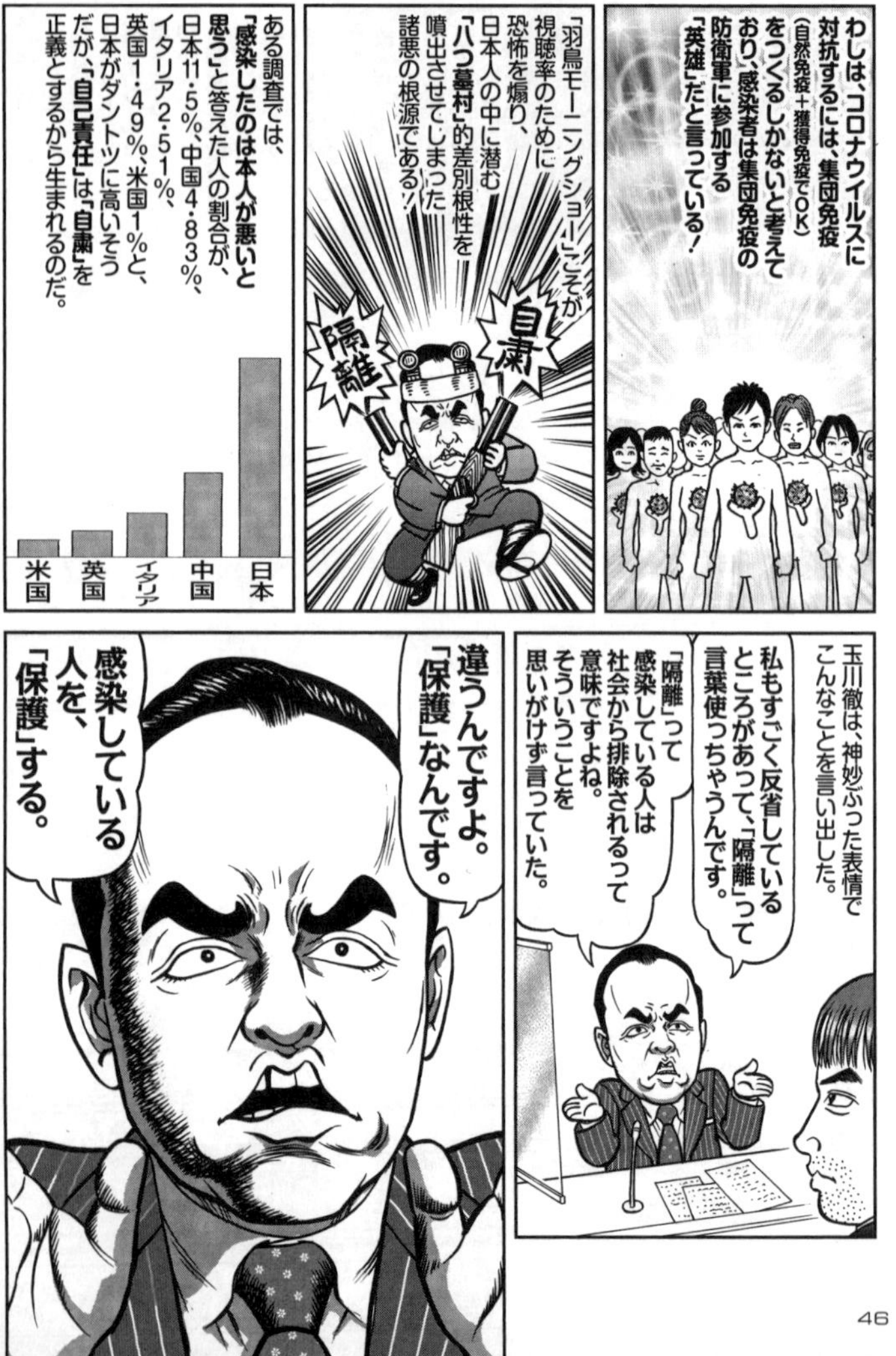
わしは、コロナウイルスに対抗するには、集団免疫（自然免疫＋獲得免疫でOK）をつくるしかないと考えており、感染者は集団免疫の防衛軍に参加する「英雄」だと言っている！
「羽鳥モーニングショー」こそが視聴率のために恐怖を煽り、日本人の中に潜む「八つ墓村」的差別根性を噴出させてしまった諸悪の根源である！
自粛
隔離
ある調査では、「感染したのは本人が悪いと思う」と答えた人の割合が、日本11・5％、中国4・83％、イタリア2・51％、英国1・49％、米国1％と、日本がダントツに高いそうだが、「自己責任」は「自粛」を正義とするから生まれるのだ。
日本
中国
イタリア
英国
米国
玉川徹は、神妙ぶった表情でこんなことを言い出した。
私もすごく反省しているところがあって、「隔離」って言葉使っちゃうんです。
「隔離」って感染している人は社会から排除されるって意味ですよね。
そういうことを思いがけず言っていた。
違うんですよ。「保護」なんです。
感染している人を、「保護」する。

【コロナ論感想】人間やウイルスの不思議な関係や各国の衛生観念、グローバリズムの危うさ、経済の本質など、その内容は広くて深く、どれも理論と情念が凝縮されていて知的好奇心を刺激されました。特に惹かれて何度も読み返したのは最終章でした。自分のような生来の怠け者には厳しい内容でしたが、これからのポストコロナを生きるための人生の土台として、特に子ども達には必要だと感じました。

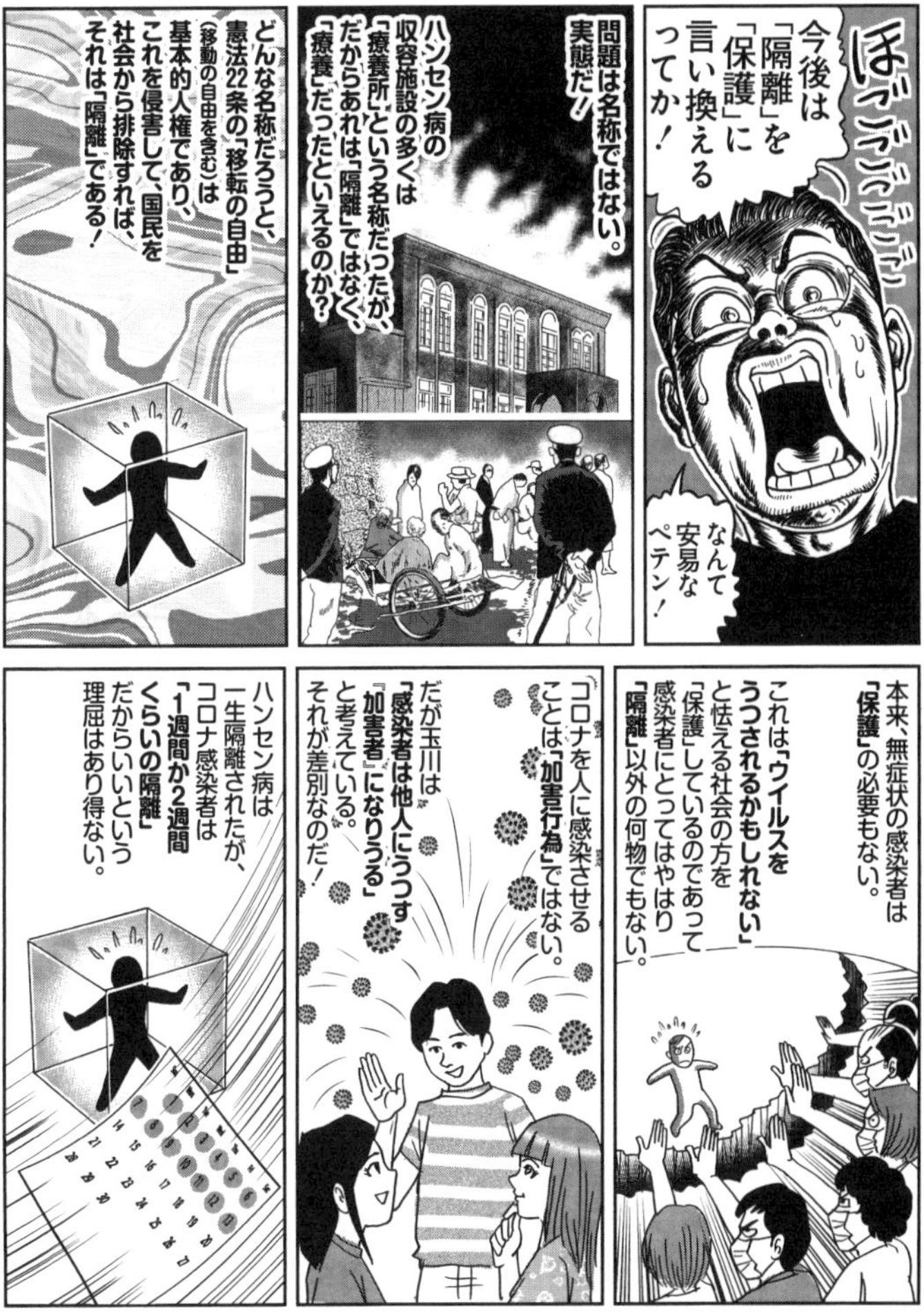
ぼごごごごごご
今後は「隔離」を「保護」に言い換えるってか！

なんて安易なペテン！

問題は名称ではない。実態だ！

ハンセン病の収容施設の多くは「療養所」という名称だったが、だからあれは「隔離」ではなく、「療養」だったといえるのか？

どんな名称だろうと、憲法22条の「移転の自由」（移動の自由を含む）は基本的人権であり、これを侵害して、国民を社会から排除すれば、それは「隔離」である！

本来、無症状の感染者は「保護」の必要もない。

これは「ウイルスをうつされるかもしれない」と怯える社会の方を「保護」しているのであって感染者にとってはやはり「隔離」以外の何物でもない。

「コロナを人に感染させることは「加害行為」ではない。

だが玉川は「感染者は他人にうつす『加害者』になりうる」と考えている。それが差別なのだ！

ハンセン病は一生隔離されたが、コロナ感染者は「1週間か2週間くらいの隔離」だからいいという理屈はあり得ない。

『コロナ論』に恐れを為したか、モーニングショーの玉川徹はなんと「全国民にPCR検査なんて言ってない、そう言われるのは心外だ」と言い出した！ あんなに毎日毎日「全員検査して陽性者を隔離せよ」と主張してたのに、そんなウソ通じるか！ 今さら逃げようったってそうはいかない。Webマガジン小林よしのりライジングも、毎週タイムリーに極悪メディアの罪を暴き続けます！

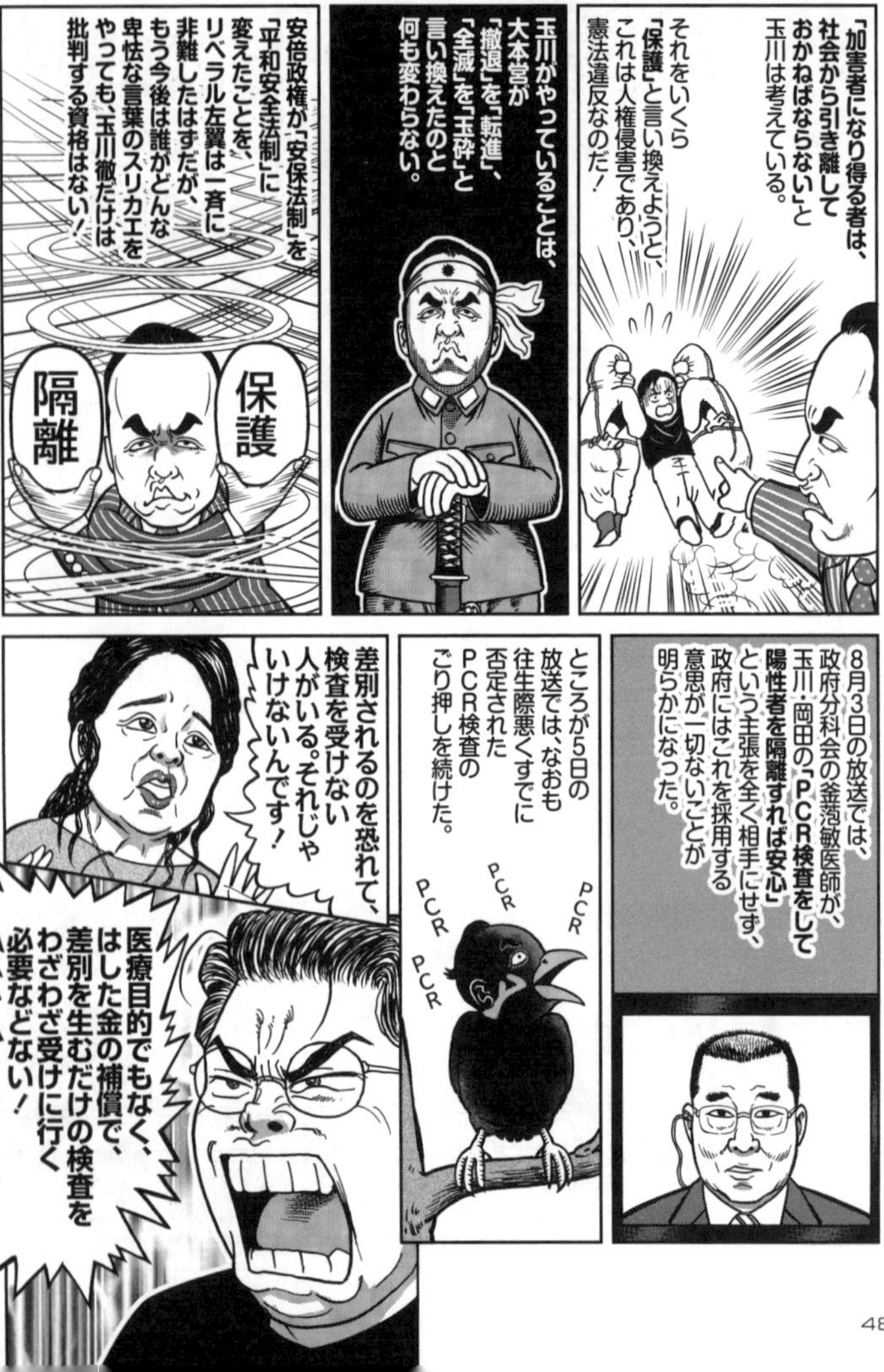
「加害者になり得る者は、社会から引き離しておかねばならない」と玉川は考えている。
それをいくら「保護」と言い換えようと、これは人権侵害であり、憲法違反なのだ！
玉川がやっていることは、大本営が「撤退」を「転進」、「全滅」を「玉砕」と言い換えたのと何も変わらない。
安倍政権が「安保法制」を「平和安全法制」に変えたことを、リベラル左翼は一斉に非難したはずだが、もう今後は誰がどんな卑怯な言葉のスリカエをやっても、玉川徹だけは批判する資格はない！
保護
隔離
8月3日の放送では、政府分科会の釜萢敏医師が、玉川・岡田の「PCR検査をして陽性者を隔離すれば安心」という主張を全く相手にせず、政府にはこれを採用する意思が一切ないことが明らかになった。
ところが5日の放送では、なおも往生際悪くすでに否定されたPCR検査のごり押しを続けた。
PCR
PCR
PCR
PCR
差別されるのを恐れて、検査を受けない人がいる。それじゃいけないんです！
医療目的でもなく、はした金の補償で、差別を生むだけの検査をわざわざ受けに行く必要などどない！

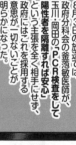

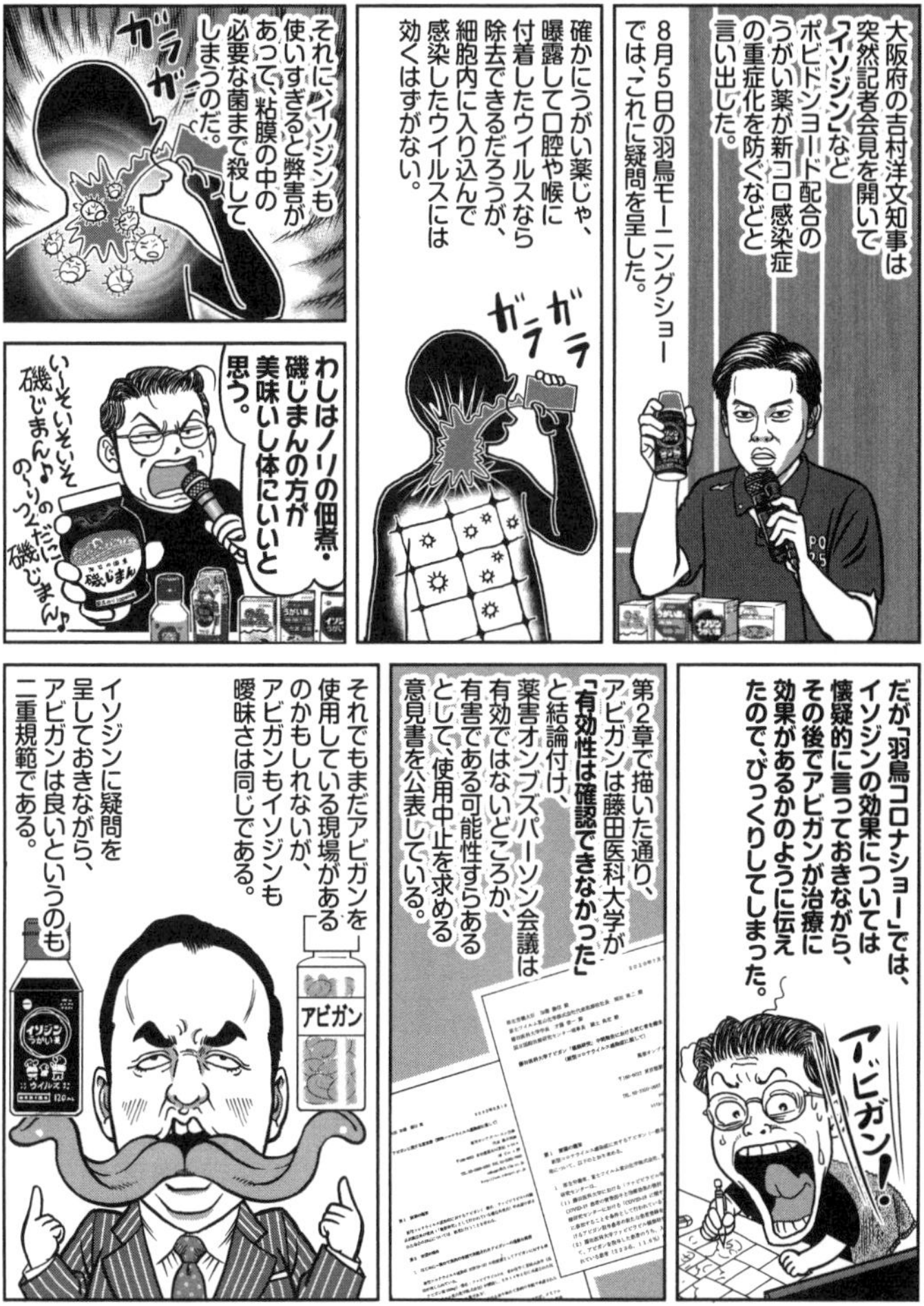
大阪府の吉村洋文知事は突然記者会見を開いて「イソジン」などポビドンヨード配合のうがい薬が新コロ感染症の重症化を防ぐなどと言い出した。

8月5日の羽鳥モーニングショーでは、これに疑問を呈した。

確かにうがい薬じゃ、曝露して口腔や喉に付着したウイルスなら除去できるだろうが、細胞内に入り込んで感染したウイルスには効くはずがない。

ガラガラ
ガラガー
それにイソジンも使いすぎると弊害があって、粘膜の中の必要な菌まで殺してしまうのだ。

わしはノリの佃煮・磯じまんの方が美味いし体にいいと思う。

い〜そいいそいいそ磯じまん♪

の〜りのつくだに磯じまん♪

磯じまん
だが「羽鳥コロナショー」では、イソジンの効果については懐疑的に言っておきながら、その後でアビガンが治療に効果があるかのように伝えたので、びっくりしてしまった。

アッビガン！

第2章で描いた通り、アビガンは藤田医科大学が「有効性は確認できなかった」と結論付け、薬害オンブズパーソン会議は有効ではないどころか、有害である可能性すらあるとして、使用中止を求める意見書を公表している。

それでもまだアビガンを使用している現場があるのかもしれないが、アビガンもイソジンも曖昧さは同じである。

イソジンに疑問を呈しておきながら、アビガンは良いというのも二重規範である。

アビガン
イソジン
うがい薬

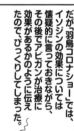

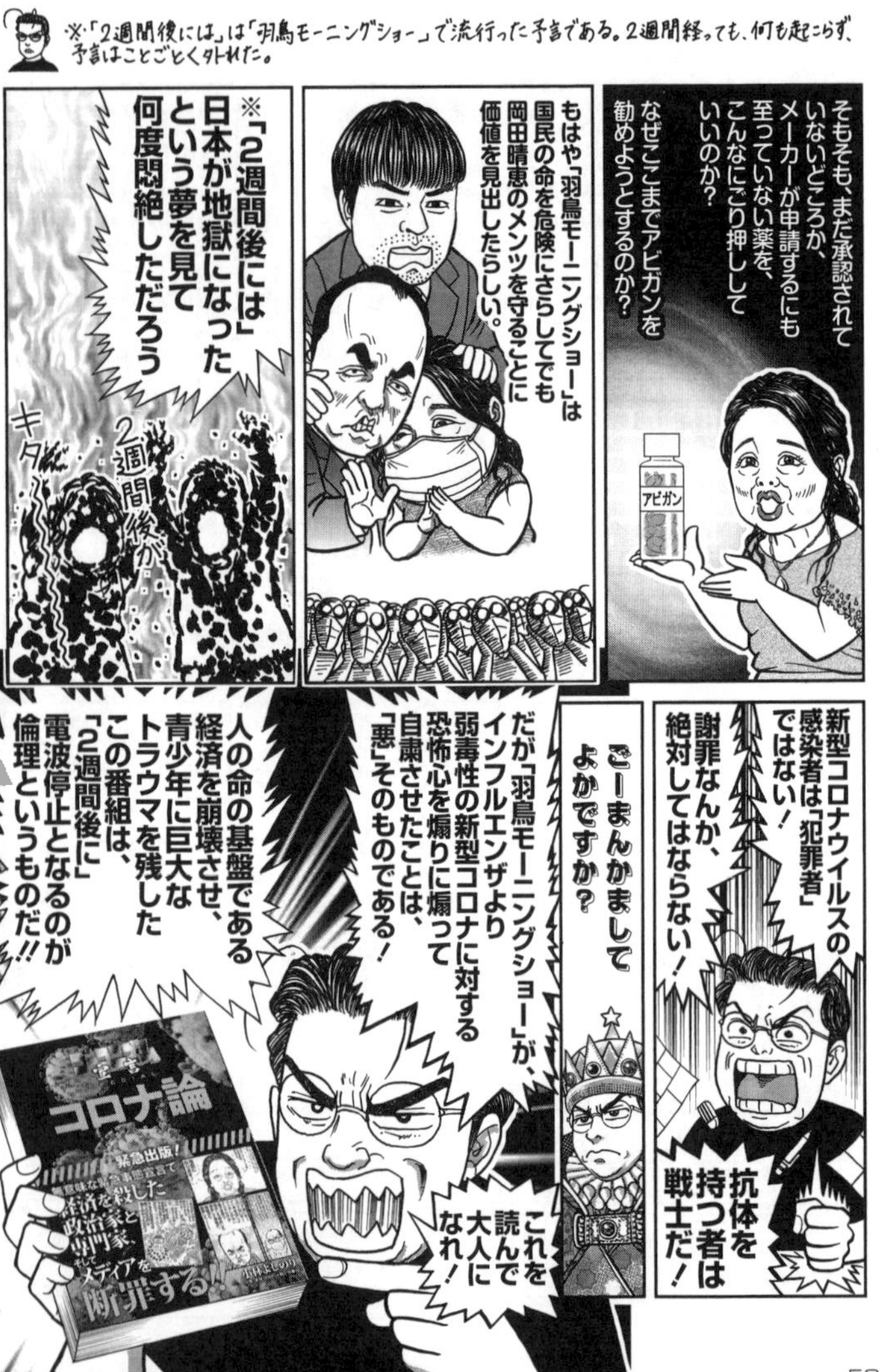
※「2週間後には」は「羽鳥モーニングショー」で流行った予言である。2週間経っても、何も起こらず、予言はことごとく外れた。
そもそも、まだ承認されていないどころか、メーカーが申請するにも至っていない薬を、こんなにごり押ししていいのか？
なぜここまでアビガンを勧めようとするのか？
アビガン
もはや「羽鳥モーニングショー」は国民の命を危険にさらしてでも岡田晴恵のメンツを守ることに価値を見出したらしい。
※「2週間後には」日本が地獄になったという夢を見て何度悶絶しただろう
2週間後が
キタ
新型コロナウイルスの感染者は「犯罪者」ではない！

謝罪なんか、絶対してはならない！

抗体を持つ者は戦士だ！

ごーまんかましてよかですか？

だが「羽鳥モーニングショー」が、インフルエンザより弱毒性の新型コロナに対する恐怖心を煽りに煽って自粛させたことは、「悪」そのものである！

人の命の基盤である経済を崩壊させ、青少年に巨大なトラウマを残したこの番組は、「2週間後に」電波停止となるのが倫理というものだ!!

これを読んで大人になれ！

コロナ論
緊急出版！

経済を殺した政治家と専門家、そしてメディアを断罪する!!

ゴーマニズム宣言SPECIAL コロナ論02

外伝——テレビが恐怖の叩き売り

小林よしのり

コロナ禍を巡っては、現実とは思えないような騒動が現実に起こっている。

ひと昔前なら、「漫画みたい」とか「テレビの見過ぎじゃないの?」とか言われそうな現象がまかり通っているのだ。

そしてその原因は、比喩ではなく本当に「テレビの見過ぎ」じゃないかとわしは思う。

東京都議会の最大会派・都民ファーストの会が検討している、新型コロナ感染症対策の条例案には、思わず目を疑った。

なにしろ、「**感染の疑いがある人が検査を拒否した場合**」「**療養中などの感染者が就業制限、外出自粛要請に反して他人に感染させた場合**」「**店舗などの事業者が、休業要請などに従わずに一定人数以上の感染者を出した場合**」に、罰金を科すというのだ。

感染症法は感染者の人権尊重を基礎としており、緊急事態宣言の根拠となった新型インフルエンザ特措法でも「制限は必要最小限」と規定している。

国の法律でも検査や就業制限、外出自粛や休業は罰則のない「要請」しかできず、これを強制したら営業の自由・移動の自由を認めている憲法に抵触する恐れがある。

にもかかわらず、一自治体の条例が、国の法律も憲法すらも跳び越えた罰則規定を作ろうというのだから、法体系の基本を完全に無視した、狂気の沙汰としか言いようがない。

しかも、感染者が「**他人に感染させた場合**」や、店舗などが「感染者を出した場合」に罰金を科すというが、その人がうつしたとか、その場所でうつされたとかいうことを、どうやって証明するというのか？

そもそも、病気をうつすことは「罪」でも「悪」でもないのに、これを「犯罪」扱いして、まるで感染者が「犯罪予備軍」であるかのように見なすのは明らかに差別であり、人権侵害ではないか！

都民ファーストは都議会の最大会派とはいえ、単独過半数には達しておらず、他の会派はさすがにこの動きには冷ややかなので、いくらなんでもこの条例が成立することはなさそうだが、ここまで非常識な条例案を大の大人が本気で作ったということだけでも、完全にどうかしている。

現実とは思えないようなことが、現実に起きている。そしてわしは、これもテレビに影響されたせいではないかと思うのである。

日本テレビでテレビ界の草創期から活躍した元プロデューサー、井原高忠は回想録『元祖テレビ屋大奮戦！』（文藝春秋）で、「**僕が思うに、テレビっていうのは縁日の夜店なのよ**」と語った。

> 中には、金魚すくいや、へんな見世物とか、安直なものがいっぱいある。それも全部インチキ。「大イタチ」とか書いてある見世物に入ってみると、大きな板に血が塗ってあって、それで大イタチだとかね。非常にインチキで、おどろおどろしいものであることを知っていて、それを楽しむのが縁日でしょ。テレビってのは本質的にそういうものだと思いますよ。

井原にとっては、「**テレビってのは、一に出るもの、二に作るもの、三、四がなくて、五に見るものだ**」という。

出れば金になるから、出るのが一番。制作の現場にいて、こんなに楽しいものはなかったから、作るのが二番。そしてこう続ける。

で、こんなつまんないものを見る人の気がしれない。僕はテレビって本当に見ません。只でひねって出て来るものにそんないいものがあるわけない。これはまあ僕一流のパラドックスですけれどもね。

それで、本当に好きなものは「**絶対自分で金を払っていくべきもの**」だし、「テレビを見て勉強する」なんて言ってる人には、「**ただでひねって勉強しようってのは図々しいね。勉強するってのは月謝を払ってするものだから、テレビに期待しちゃいけないですよ、見る側は**」と言うのだ。

井原の部下に矢追純一というディレクターがいて、海外に行ってはその都度怪しげなものを持ち帰っていた。そしてここで普通の上司なら「そんなインチキくさいあぶないものは、社の体面にかかわる」とか考えるところだが、井原は好き勝手にやらせた。

そうして、矢追が仕掛けた「超能力者」ユリ・ゲラーが日本中で大ブームとなった。井原自身は回想録でもいまだにゲラーを本物の超能力者だと信じていると明言していたが、その一方でこうも言っている。

彼自身、昔、奇術師で、超能力の興行やって生活してるわけだから、その上、やることの大部分が手品でできることなんだから、これはいかんともしがたいね、手品だと言われても。しかし、これはまあ一種のショーと考えてもらってある程度のことはしょうがないんじゃないかと僕は思っていた。

そしてその次に矢追純一が仕掛けたのが「人間とチンパンジーの混血」との触れ込みで連れて来た「オリバー君」だが、それについて井原はこう語った。

あれはやっぱりちょっとインチキでね。ただ姿勢のいいチンパンジーなんだ。ふつうチンパンジーってのはサルだから、こう前かがみになってるものだけど、あのオリバーは関節がおかしくって人間みたいに直立で歩ける。珍しいでしょ。だから、人間の血が入ってるって話になったわけ。
　だから、オリバーが女とやったら、なんか生まれるだろうからやらせるんだ、なんて矢追も言うことがでたらめだよ。それをまたすぐOK、ってハンコ押す方も押す方だけど。

まさに「見世物小屋」の本領発揮というところである。

だがその一方で井原はユリ・ゲラーの大ブームに、テレビは「こわい」と思ったという。

　テレビというのは実にこわいもんですね。あんなことで日本中が大騒ぎになっちゃうんだから。日本中がスプーン曲げ少年だらけになったっていうのは、これは何なんでしょうねえ。本当に曲がったのか、ウソで曲がったのか知りませんが、明らかにスプーン曲げ少年があの時期続出した。あれは、奇怪なことだね。だからテレビってのは、ほんとにおそろしいですよ。

そして、井原がそれ以上に「テレビはほんとにおそろしい」と痛感したのが、日テレ局長として最後に手掛けた仕事、昭和53年（1978年）に萩本欽一をメイン司会として一回目を放送した『24時間テレビ』だという。

24時間チャリティはアメリカに原型があるが、アメリカではチャリティの募金は免税になるため、企業献金がメイン。ところが日本では事情が違うと井原は語っている。

　一回目に（募金の総額が）十何億だっけ？　なんだかえらいことになっちゃったんですね。夜を日についで、子供たちが、びん詰めの十円百円を持って殺到してきた。
　日本の場合、法人なんかはほとんど金を出しゃしない。車や車イスをスポンサーが提供、っていうのはあるけれども。だから、あれはほとんど子供たちが、一年だか何年だかかかってためたびん詰めを持って走ってきての何億ですからね、その重みが違います。
　おそろしいと思いませんか？　欽ちゃんが、寝ないで呼びかけただけで、日本中の子供が、貯金持ってかけてくるっていうのは。ヒットラーの時代にテレビがあったら、もっとすごかったろうってよく言われるけど。彼が演説始めたら、あのベルリンの広場が「ハイル・ヒットラー!!」で揺れた、というんだから、もしあれを、テレビで世界中に流したら、世界中で「ハイル・ヒットラー!!」になっちゃったのかもしれない。

それから40年以上が経ち、24時間テレビは「偽善」だとか「感動ポルノ」だとか批判を浴びるようになってはいるものの、テレビ制作の現場の意識がそんなに変化したとは思えない。

テレビとは「見世物小屋」みたいなもので、とにかくインパクトがあればいいといった体質は延々と引き継がれているのではないか。

そして、それが特に顕著に表れたのが『羽鳥慎一モーニングショー』を筆頭に、各テレビ局が競って行ったコロナ恐怖煽り合戦だったのだろう。

それまで、感染症の恐怖を扱った「パンデミック映画」は何度も繰り返し作られてきた。代表的なところでは『アウトブレイク』（1995年公開　監督／ウォルフガング・ペーターゼン）、『コンテイジョン』（2011年公開　監督／スティーブン・ソダバーグ）、『ワールド・ウォーZ』（2013年公開　監督／マーク・フォースター）など、日本でも『復活の日』（1980年公開　監督／深作欣二）、『感染列島』（2009年公開　監督／瀬々敬久）などがある。

それらの映画などで以前から形成されていた、もしかしたら本当にこんなことが起きるかもしれないといった恐怖感を、テレビは最大限に利用した。

日本では季節性インフルエンザ以下でしかない「珍コロ」を、それこそ縁日の夜店のバナナの叩き売りよろしく、「さあさあ、いよいよ殺人ウイルスの登場だよーっ!」と誇大に煽りまくったのだ。

そうすると、恐怖に駆られて視聴率が爆上がりになってしまった。誰もが洗脳されて、もうこれが見世物だとは思いもせず、本当に心底から恐がってしまったのだ。

昔はわしも、矢追純一の番組を見世物として楽しんでいた。

オリバー君なんか、ひと目でサルだとわかったけれども面白かった。その後に矢追が手掛けたUFOも、どこかにこんなのが本当におったら面白いだろうなという期待感があって楽しめたし、今でもUFOの映像などが出てきたら、これは何だろうと興味を持つこともある。


オカルト雑誌の『ムー』(学研ホールディングス)なんかもそうだが、虚実ないまぜの、正体のよく分からないものを楽しむ娯楽はあってもいい。

だがそれを楽しむには、そこには虚も実も入り交じっているということをちゃんと分かった上で見るという、プロレス観戦のような感覚がなければならない。

映画『男はつらいよ』(1969~1995年、1997年、2019年公開　監督/山田洋次)の寅さんもときどき言っていたが、「縁日の夜店」の叩き売りは、買う方も、売っている商品が実はたいしたものではないことを百も承知で、口上に乗せられて、あえて騙されて買うといった関係性で成り立っていたものなのだ。


ところがいつの間にかそういう感覚が分からない人が増えて、テレビに映し出されることすべてを本物と思い込んで、大騒ぎを起こすようになってしまった。

その先駆けがユリ・ゲラーの騒動だった。そしてその20年後、テレビのUFOやオカルトの世界と現実の世界の区別がさらにつかなくなって、これを現実世界で実現しようとしたのがオウム真理教だった。


コロナ騒動も、これらと同じ構造の出来事だと言える。

ただし、ユリ・ゲラーやUFO、オカルトは明らかに荒唐無稽で、しかもバラエティショーの番組だったから、真に受けた方に非があるともいえる。

それに対して新型コロナの場合は、現実に欧米では大変な被害を出している未知のウイルスを「見世物小屋」の感覚で扱ってひたすら恐怖を煽り、しかもそれを報道色の強いワイドショーやニュース番組で放送し、甚大な経済的被害を出しているのだ。これは送り手側の責任が極めて大きいと言う以外にない。

日本においては、テレビが勝手に作り上げた、「恐怖の殺人ウイルス」というまったく無意味なフィクションを、世間の全員が信じ込むという状況を相手にわしは戦っているわけで、なんだか現実の世界にいるのか、虚構の世界にいるのかが分からない感覚になってくる。

オウムと戦ったときも同じで、それまではフィクションの中にしか存在しなかったような連中が現実に現れて、フィクションでしか起こらないと思っていたようなことを本当にやらかしたものだから、現実とフィクションの差ってどこにあるんだろうという気持ちになったものである。

だがこれは今や世界的にも起きている現象で、そもそもトランプ米大統領自身が漫画か何かのキャラクターが現実に紛れ込んできたようなものだし、言っていることだって、なんだか露店の叩き売りみたいな感じである。

これがもっと進めばヒットラーになる。ヒットラーも見世物小屋の興行師の口上のように、まったくのフィクションである「ユダヤ人の脅威」を煽りまくって支持を集めたのだ。

テレビのない時代にあれだけ大衆を熱狂させたのだから、確かにその時代にテレビがあったら、もっと大変なことになっただろう。

井原高忠は50歳で日本テレビを退職してハワイに移住、ときどき日本に帰ってフリーで演出の仕事をしていたが、後にアメリカ国籍を取得、2014年にジョージア州アトランタで、85歳で死去した。

井原は昭和58年（1983年）に出版した回想録の最後で当時のテレビに苦言を呈し、「視聴率」

が錦の御旗となり、作り手が「**本当はいやだけど、視聴率とれるからやってるんです**」と言い出したときに、テレビはダメになったと言っている。

しかしその傾向はその後も強まる一方である。

そして今や、テレビの製作者は誇大な表現で人を脅かして視聴率を稼ぎ、それで儲ければ勝ちとしか考えなくなり、視聴率のためならば、デマ恐怖を煽って経済・社会・文化を破壊することまで厭わぬようになってしまった。

井原高忠が危惧したように、テレビは一歩間違えば大衆の熱狂を煽ってとんでもない方向へ誘導してしまう危険性を常に持っている。そして、実際にそれをやってしまったのが、このコロナ騒動なのである。

テレビはリアルな場にフィクションをまぎれ込ませて、架空の話と現実の話をごっちゃにしてしまう。

そして、虚構と現実を見分ける感性を失った大人が大量に発生してしまった結果、誰も彼もが騙されて、いともたやすく全体主義が形成されるという事態を目の当たりにすることになってしまった。

さらには、テレビが恐怖の叩き売りをしたのに毒されて、病気を感染させることを犯罪として扱い、罰金を科せなんてことを、本気で政策として提出する政党まで出現するに至っては、さすがに、こんな事態まで起こることがあるのかと、呆気にとられるしかなかった。

作る側も見る側も劣化が激しすぎて、誰もテレビというモンスターを制御できなくなってしまっているのだ。

ごーまんかましてよかですか?

やはり、テレビはテレビでしかないという認識は常に持っておかないと、恐ろしいことになる。それが、今回の大きな教訓である。

ゴーマニズム宣言 SPECIAL
コロナ論02

第6章 | サイエンスとは何か?

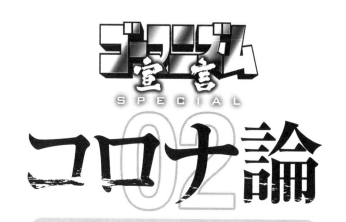

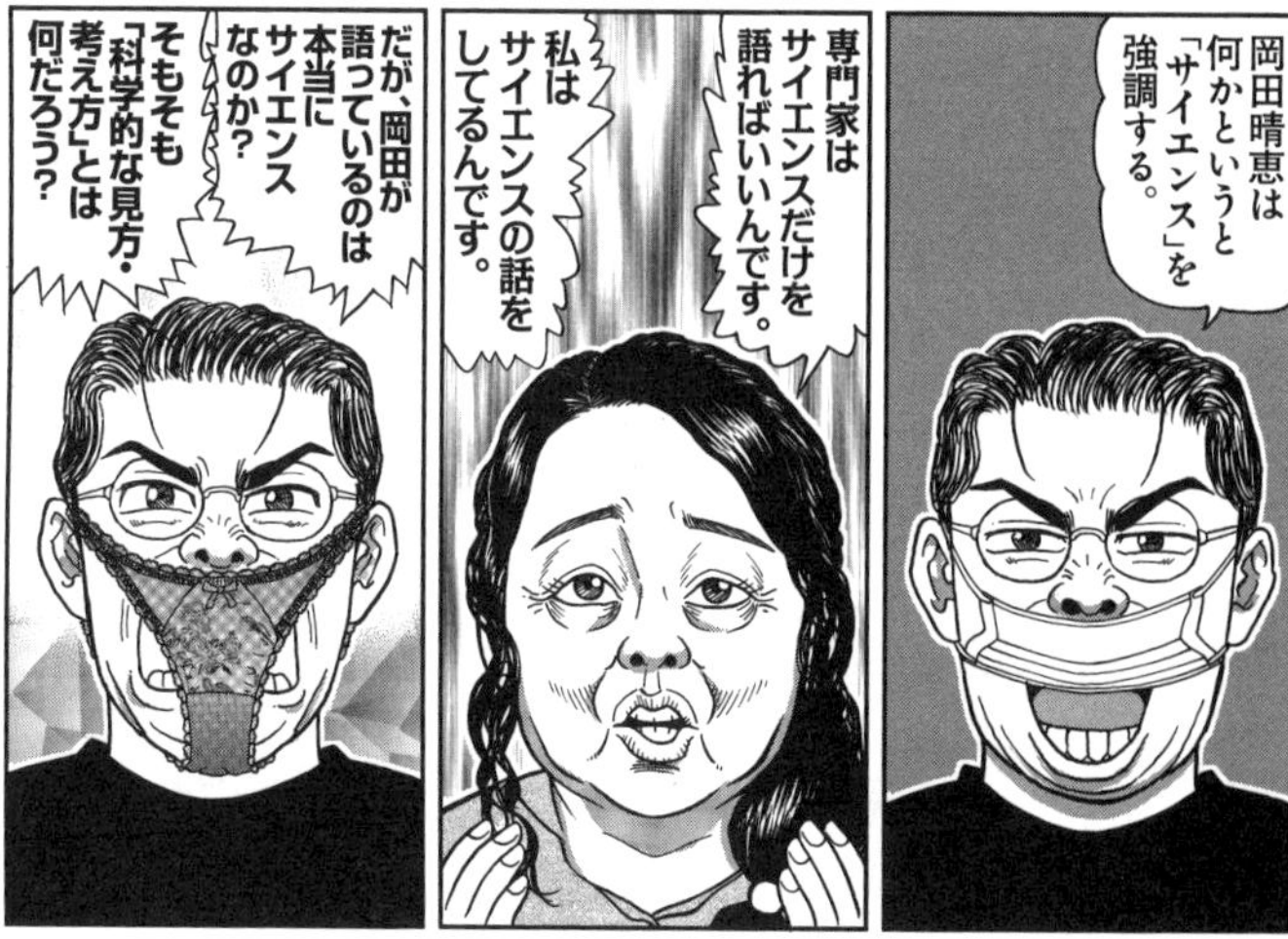

岡田晴恵は何かというと「サイエンス」を強調する。
専門家はサイエンスだけを語ればいいんです。
私はサイエンスの話をしてるんです。
だが、岡田が語っているのは本当にサイエンスなのか？
そもそも「科学的な見方・考え方」とは何だろう？

『コロナ論』5万部を突破した。この本が10万部売れたら、コロナ脳は解除されるとわしは思っている。

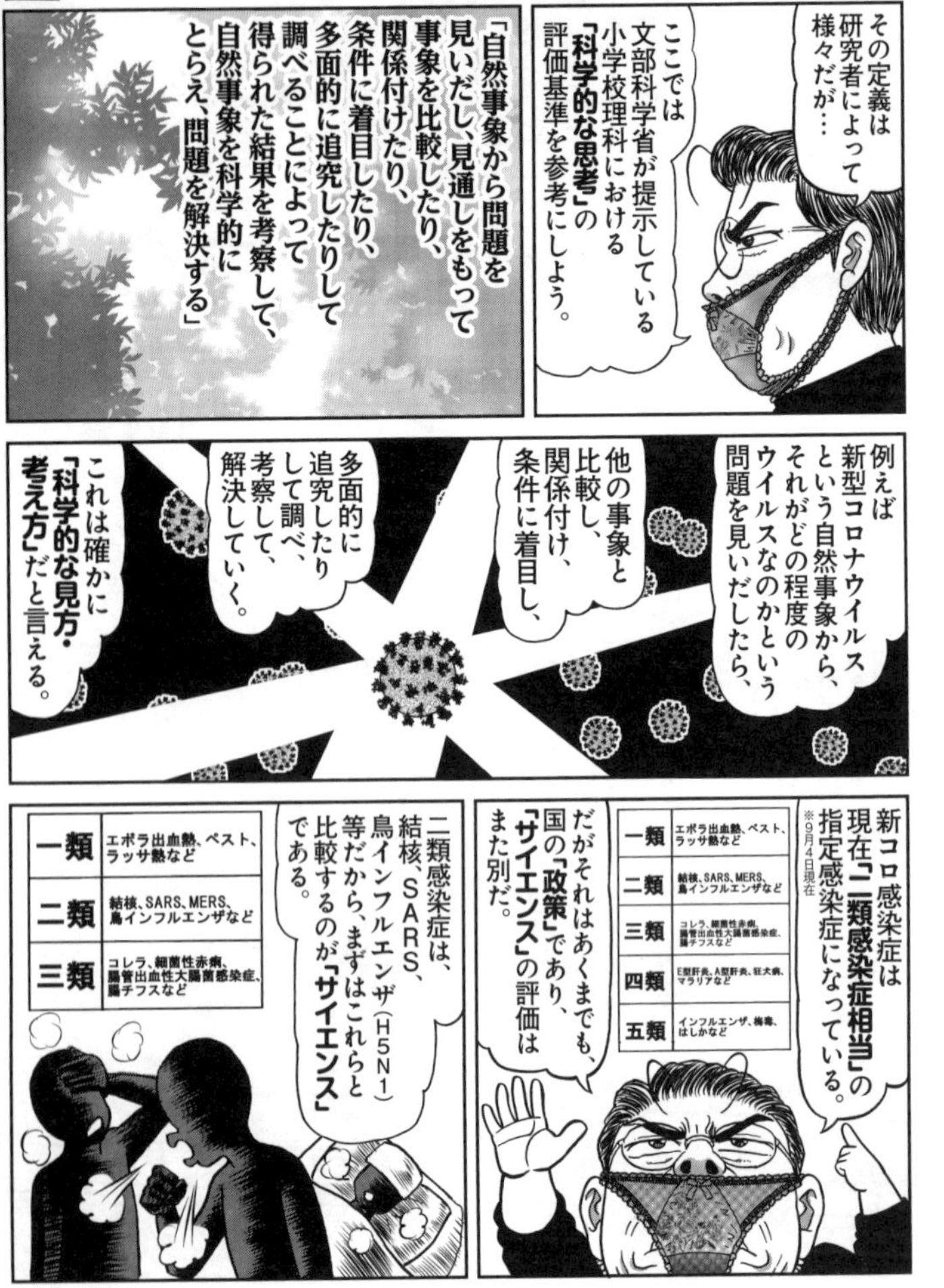
その定義は研究者によって様々だが…

ここでは文部科学省が提示している小学校理科における「科学的な思考」の評価基準を参考にしよう。

「自然事象から問題を見いだし、見通しをもって事象を比較したり、関係付けたり、条件に着目したり、多面的に追究したりして調べることによって得られた結果を考察して、自然事象を科学的にとらえ、問題を解決する」

例えば新型コロナウイルスという自然事象から、それがどの程度のウイルスなのかという問題を見いだしたら、
他の事象と比較し、関係付け、条件に着目し、
多面的に追究したりして調べ、考察して、解決していく。

これは確かに「科学的な見方・考え方」だと言える。

新コロ感染症は現在「二類感染症相当」の指定感染症になっている。
※9月4日現在
一類 エボラ出血熱、ペスト、ラッサ熱など
二類 結核、SARS、MERS、鳥インフルエンザなど
三類 コレラ、細菌性赤痢、腸管出血性大腸菌感染症、腸チフスなど
四類 E型肝炎、A型肝炎、狂犬病、マラリアなど
五類 インフルエンザ、梅毒、はしかなど
だがそれはあくまでも、国の「政策」であり、「サイエンス」の評価はまた別だ。
一類 エボラ出血熱、ペスト、ラッサ熱など
二類 結核、SARS、MERS、鳥インフルエンザなど
三類 コレラ、細菌性赤痢、腸管出血性大腸菌感染症、腸チフスなど
二類感染症は、結核、SARS、鳥インフルエンザ（H5N1）等だから、まずはこれらと比較するのが「サイエンス」である。

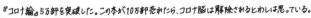

菅政権で河野太郎が官房長官になったら、わしは菅政権を支持する。河野太郎には首相になって欲しい

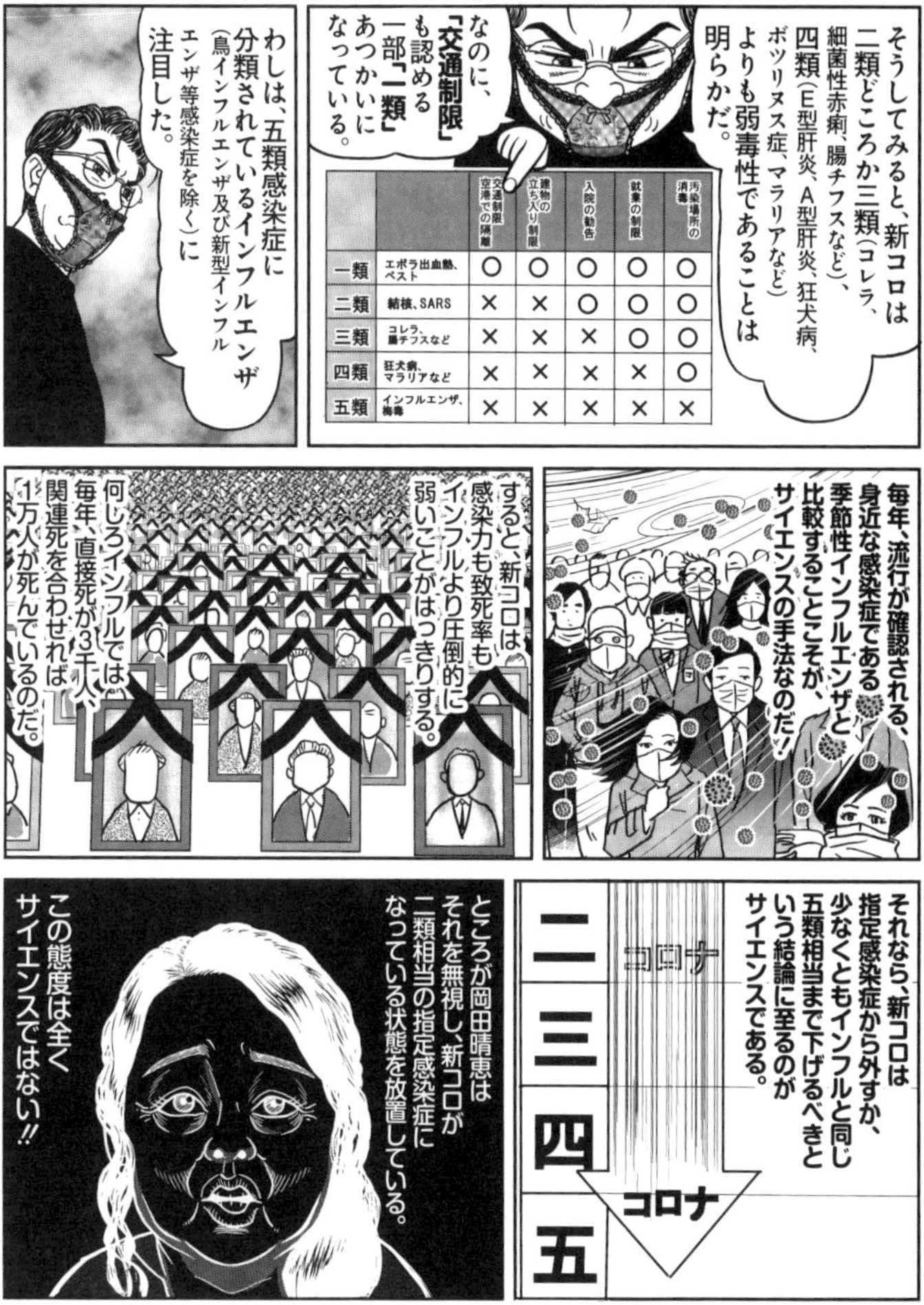

そうしてみると、新コロは二類どころか三類(コレラ、細菌性赤痢、腸チフスなど)、四類(E型肝炎、A型肝炎、狂犬病、ボツリヌス症、マラリアなど)よりも弱毒性であることは明らかだ。
なのに、「交通制限」も認める一部「一類」あつかいになっている。
わしは、五類感染症に分類されているインフルエンザ(鳥インフルエンザ及び新型インフルエンザ等感染症を除く)に注目した。
毎年、流行が確認される、身近な感染症である季節性インフルエンザと比較することこそが、サイエンスの手法なのだ!
すると、新コロは感染力も致死率もインフルより圧倒的に弱いことがはっきりする。
何しろインフルでは毎年、直接死が3千人、関連死を合わせれば1万人が死んでいるのだ。
それなら、新コロは指定感染症から外すか、少なくともインフルと同じ五類相当まで下げるべきという結論に至るのがサイエンスである。
二
三
四
五
コロナ
コロナ
ところが岡田晴恵はそれを無視し、新コロが二類相当の指定感染症になっている状態を放置している。
この態度は全くサイエンスではない!!

		交通制限 空港での隔離	建物の立ち入り制限	入院の勧告	就業の制限	汚染場所の消毒
一類	エボラ出血熱、ペスト	○	○	○	○	○
二類	結核、SARS	×	×	○	○	○
三類	コレラ、腸チフスなど	×	×	×	○	○
四類	狂犬病、マラリアなど	×	×	×	×	○
五類	インフルエンザ、梅毒	×	×	×	×	×

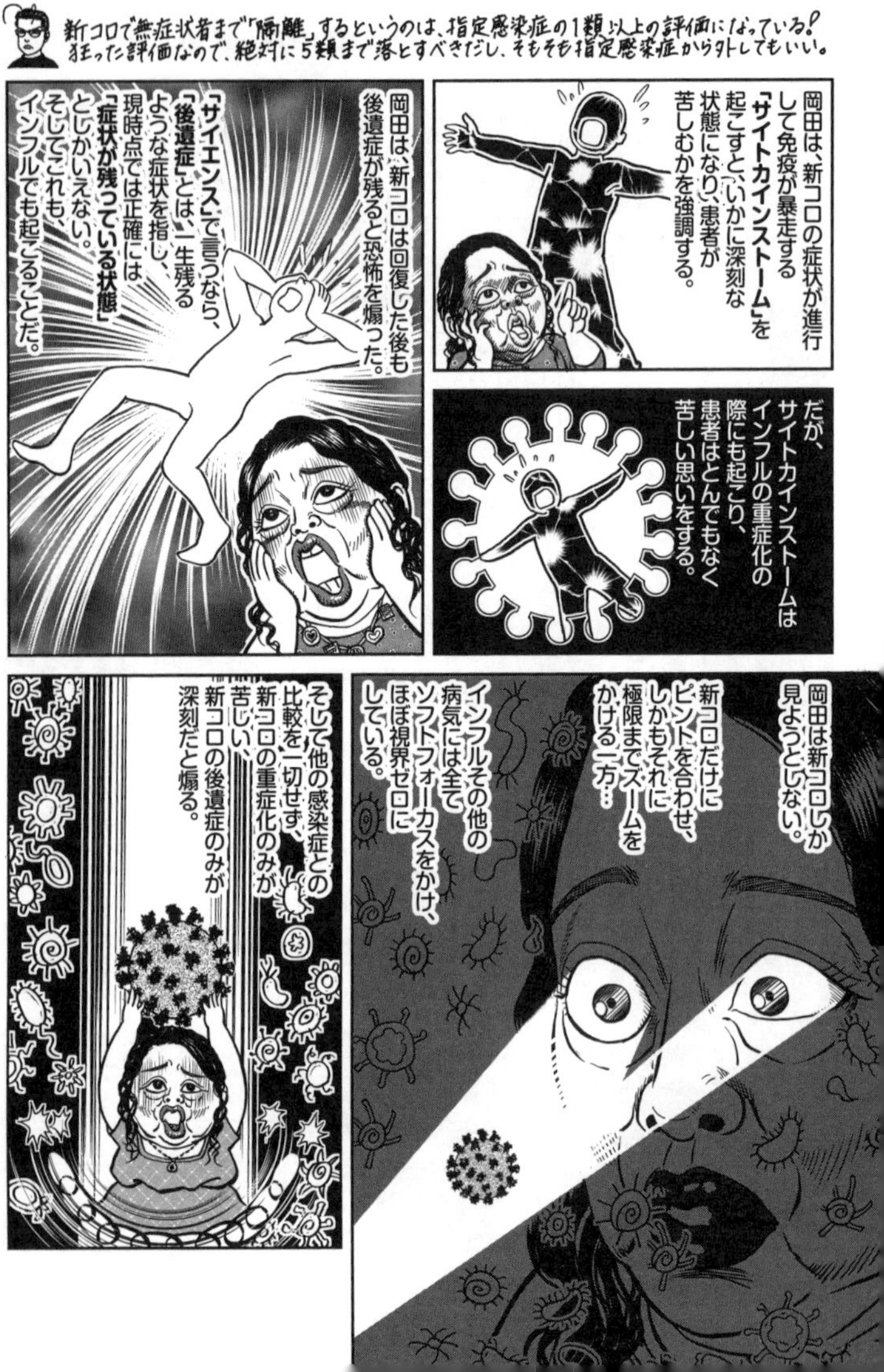
新コロで無症状者まで「隔離」するというのは、指定感染症の1類以上の評価になっている！

狂った評価なので、絶対に5類まで落とすべきだし、そもそも指定感染症から外してもいい。

岡田は、新コロの症状が進行して免疫が暴走する「サイトカインストーム」を起こすと、いかに深刻な状態になり、患者が苦しむかを強調する。

だが、サイトカインストームはインフルの重症化の際にも起こり、患者はとんでもなく苦しい思いをする。

岡田は、新コロは回復した後も後遺症が残ると恐怖を煽った。

「サイエンス」で言うなら、「後遺症」とは、一生残るような症状を指し、現時点では正確には「症状が残っている状態」としかいえない。

そしてこれも、インフルでも起こることだ。

岡田は新コロしか見ようとしない。

新コロだけにピントを合わせ、しかもそれに極限までズームをかける一方…

インフルその他の病気には全てソフトフォーカスをかけ、ほぼ視界ゼロにしている。

そして他の感染症との比較を一切せず、新コロの重症化のみが苦しい、新コロの後遺症のみが深刻だと煽る。

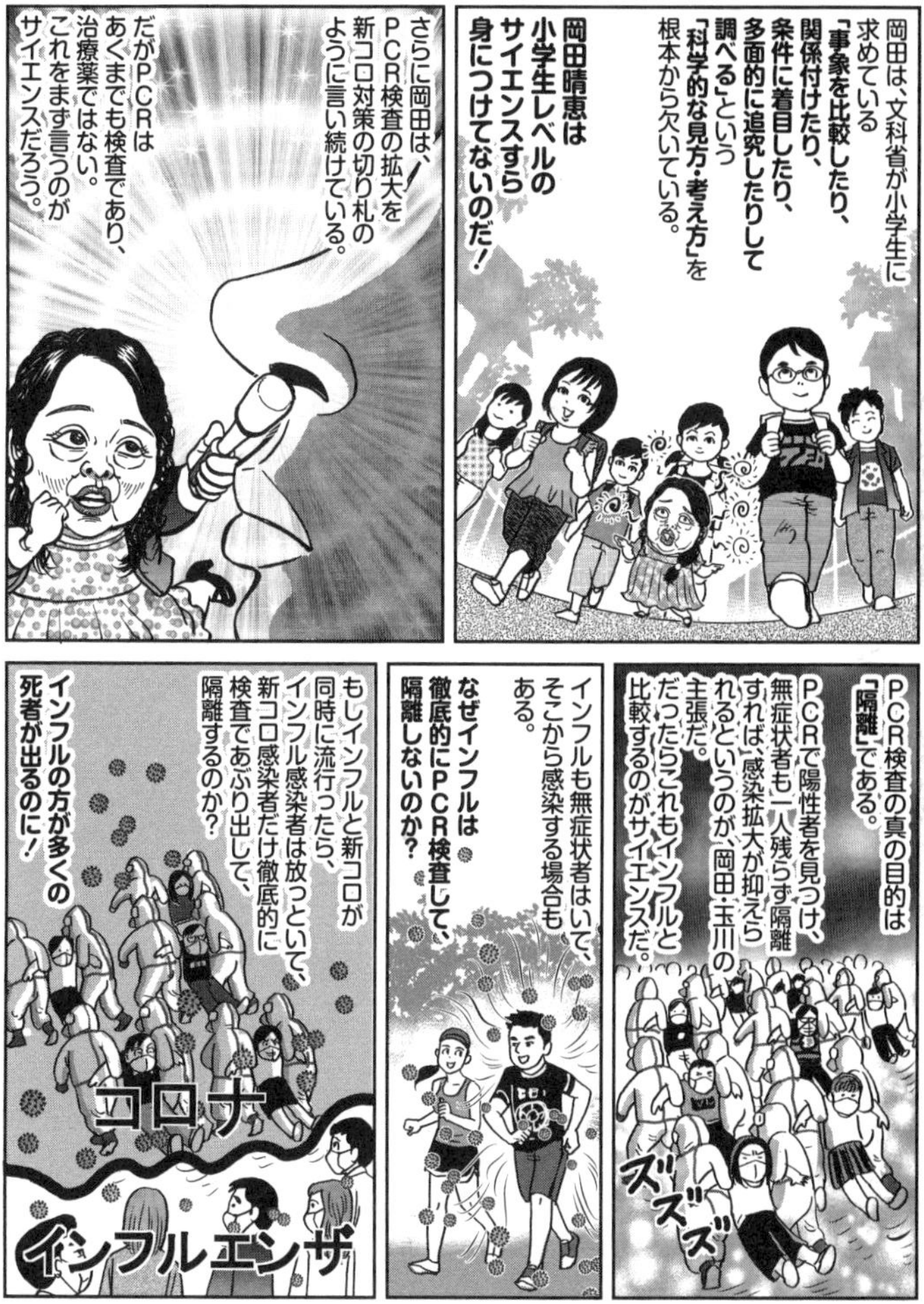
岡田は、文科省が小学生に求めている「事象を比較したり、関係付けたり、条件に着目したり、多面的に追究したりして調べる」という「科学的な見方・考え方」を根本から欠いている。

岡田晴恵は小学生レベルのサイエンスすら身につけてないのだ!

さらに岡田は、PCR検査の拡大を新コロ対策の切り札のように言い続けている。

だがPCRはあくまでも検査であり、治療薬ではない。これをまず言うのがサイエンスだろう。

PCR検査の真の目的は「隔離」である。

PCRで陽性者を見つけ、無症状者も一人残らず隔離すれば、感染拡大が抑えられるというのが、岡田・玉川の主張だ。

だったらこれもインフルと比較するのがサイエンスだ。

ズズズズ
インフルも無症状者はいて、そこから感染する場合もある。

なぜインフルは徹底的にPCR検査して、隔離しないのか?

もしインフルと新コロが同時に流行ったら、インフル感染者は放っといて、新コロ感染者だけ徹底的に検査であぶり出して、隔離するのか?

インフルの方が多くの死者が出るのに!

コロナ
インフルエンザ

老人はモチやドーナツやいろんなものを喉に詰まらせて死んでいる。水飲んだだけでも加山雄三のように誤嚥性で救急搬送される。モチのみに絞っても、毎年1300人死んでいるのだ。

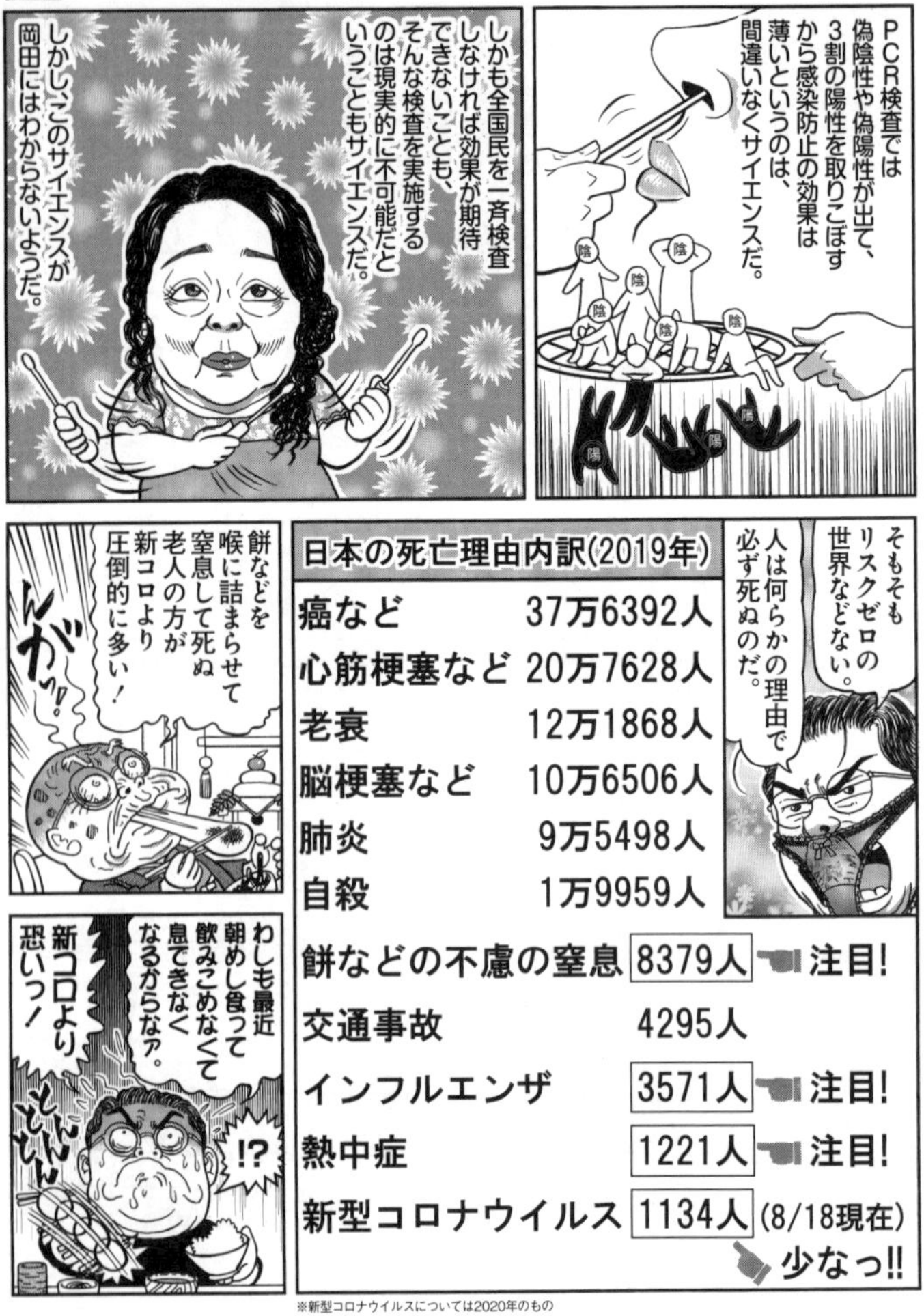
PCR検査では偽陰性や偽陽性が出て、3割の陽性を取りこぼすから感染防止の効果は薄いというのは、間違いなくサイエンスだ。
陰
陽
しかも全国民を一斉検査しなければ効果が期待できないことも、そんな検査を実施するのは現実的に不可能だということもサイエンスだ。
しかし、このサイエンスが岡田にはわからないようだ。
そもそもリスクゼロの世界などない。
人は何らかの理由で必ず死ぬのだ。
日本の死亡理由内訳(2019年)
癌など 37万6392人
心筋梗塞など 20万7628人
老衰 12万1868人
脳梗塞など 10万6506人
肺炎 9万5498人
自殺 1万9959人
餅などの不慮の窒息 8379人 注目!
交通事故 4295人
インフルエンザ 3571人 注目!
熱中症 1221人 注目!
新型コロナウイルス 1134人 (8/18現在)
少なっ!!
餅などを喉に詰まらせて窒息して死ぬ老人の方が新コロより圧倒的に多い！
んがっっ!!
わしも最近朝めし食って飲みこめなくて息できなくなるからなァ。
新コロより恐いっ！
!?
とんとんとん

※新型コロナウイルスについては2020年のもの

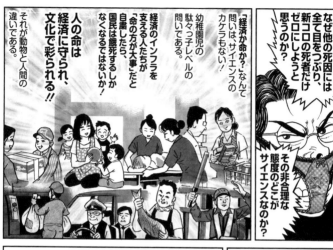

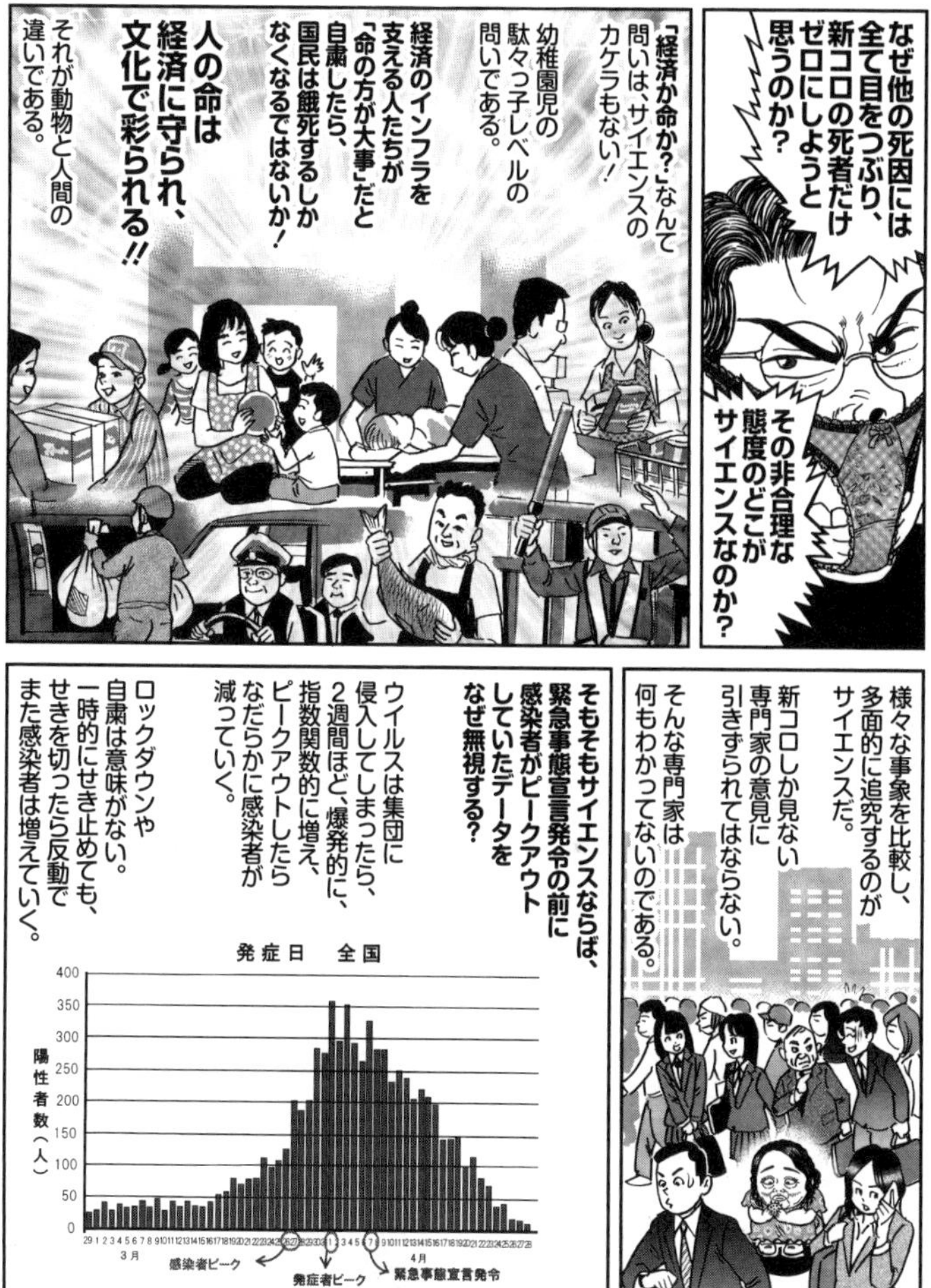
なぜ他の死因には全て目をつぶり、新コロの死者だけゼロにしようと思うのか？
その非合理な態度のどこがサイエンスなのか？
「経済か命か？」なんて問いは、サイエンスのカケラもない！
幼稚園児の駄々っ子レベルの問いである。
経済のインフラを支える人たちが「命の方が大事」だと自粛したら、国民は餓死するしかなくなるではないか！
人の命は経済に守られ、文化で彩られる!!
それが動物と人間の違いである。
様々な事象を比較し、多面的に追究するのがサイエンスだ。
新コロしか見ない専門家の意見に引きずられてはならない。
そんな専門家は何もわかってないのである。
そもそもサイエンスならば、緊急事態宣言発令の前に感染者がピークアウトしていたデータをなぜ無視する？
ウイルスは集団に侵入してしまったら、2週間ほど、爆発的に、指数関数的に増え、ピークアウトしたらなだらかに感染者が減っていく。
ロックダウンや自粛は意味がない。一時的にせき止めても、せきを切ったら反動でまた感染者は増えていく。
発症日　全国
陽性者数（人）
400
350
300
250
200
150
100
50
0
3月
4月
感染者ピーク
発症者ピーク
緊急事態宣言発令

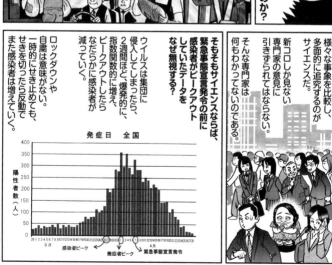

『コロナ論』を大ヒットさせて、通常通りに経済を全開で回し、学生たちの教育を受ける権利と、友だちを作る権利を保障してやらねばならない。若者を犠牲にするな!

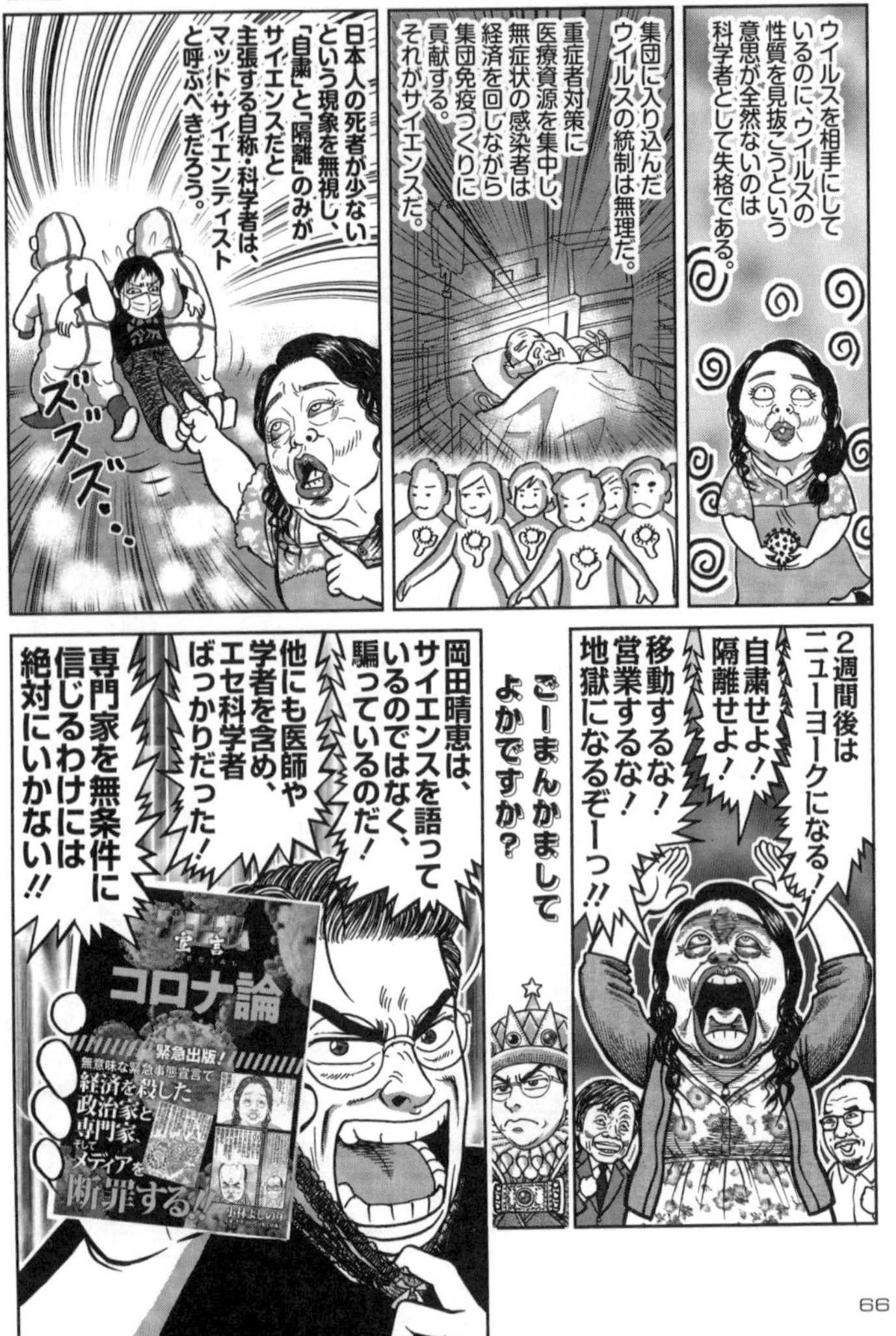
ウイルスを相手にしているのに、ウイルスの性質を見抜こうという意思が全然ないのは科学者として失格である。

集団に入り込んだウイルスの統制は無理だ。

重症者対策に医療資源を集中し、無症状の感染者は経済を回しながら集団免疫づくりに貢献する。それがサイエンスだ。

日本人の死者が少ないという現象を無視し、「自粛」と「隔離」のみがサイエンスだと主張する自称・科学者は、マッド・サイエンティストと呼ぶべきだろう。

ズズズ…

2週間後はニューヨークになる!

自粛せよ!

隔離せよ!

移動するな!

営業するな!

地獄になるぞーっ!!

ごーまんかましてよかですか?

岡田晴恵は、サイエンスを語っているのではなく、騙っているのだ!

他にも医師や学者を含め、エセ科学者ばっかりだった!

専門家を無条件に信じるわけにはいかない!!

宣言
コロナ論
緊急出版!

無意味な緊急事態宣言で
経済を殺した政治家と専門家、そしてメディアを断罪する!!

小林よしのり

感染症「二類相当」除外を巡る議論

2020年11月22日、新型コロナウイルス感染症による死者数が総計2000人を超えた。1シーズンで「間接死」を含めて約1万人が死に至る季節性インフルエンザに比べれば、まだまだ少ない水準と言えるが、「第三波」の襲来を受けて、政府は再び「抑圧政策」に傾き始めている。

不要不急の外出を控えるよう訴え、GoToキャンペーンからの除外を求めたり、飲食店への時短営業を要請する自治体も出始めた。テレビのニュースは、重症患者が増えていることから「医療崩壊」の恐れがあると盛んに報じているが、混乱を招いている要因の一つが、新型コロナを指定感染症法に基づく「二類相当」としている問題だ。

指定感染症は、国民の健康を脅かす恐れのある新しい感染症が出現したときに政令で指定され、感染症法で8つに分類される。二類感染症は2番目にリスクが高いカテゴリーで、SARS（重症急性呼吸器症候群）やMERS（中東呼吸器症候群）などがこれに含まれる。医療費は公費負担となる代わりに、行政は患者に対して、感染拡大を防ぐという名目で「就業制限」や「入院勧告」といった強い措置をとることが可能となる。

ところが、新型コロナが「二類」に分類されたことで、無用の混乱が新たに生じることになった。感染の「第一波」の到来当初、軽症者や無症状の感染者までもが特定の医療機関や宿泊施設に〝隔離〟された結果、重症者や新型コロナ以外の重度の疾病で入院を必要とする患者が受診できなくなる危険性が浮かび上がったのだ。

生命に危険が迫り、真に治療が必要な患者に病床が確保できなくなっては、仮に新型コロナの感染拡大を防げたとしても、政策の失敗と言わざるを得ないだろう。

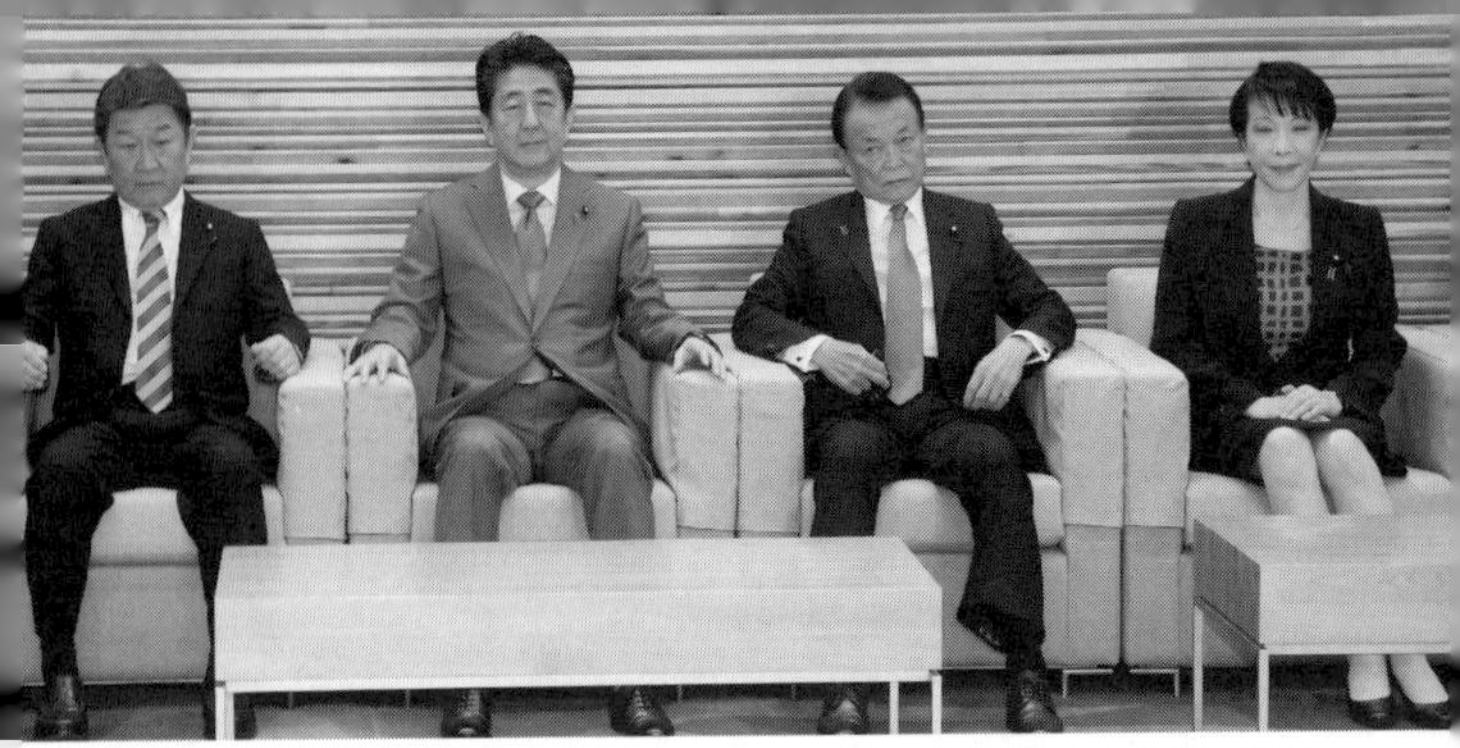

全国一斉休校、緊急事態宣言、アベノマスク……と感染対策が迷走した安倍政権は去ったが、政策の踏襲を明言する菅政権はコロナの指定感染症「二類相当」を除外できるのか　写真／時事通信社

また、濃厚接触者は症状がなかったとしても、外出の自粛や健康状態の報告が求められているが、無症状者が感染させる可能性はほとんどなく、感染防止には寄与しない。それでも、こうした過剰な措置が今も続いているのだ。

新型コロナの「二類」指定は、特に経済に甚大なダメージを与えている。２０２０年4～6月期の日本のＧＤＰは、年率換算で27・8％も減少し、戦後最大の落ち込みを記録したが、政府が抑圧政策に舵を切ればさらなる経済損失は免れない。

指定感染症一類のエボラ出血熱の致死率は80％超といわれ、二類に指定されているＳＡＲＳは9・6％、ＭＥＲＳは35％。これらに対して、国立感染症研究所が発表した日本の新型コロナの致死率（8月）は、70歳以上が8・1％、全体ではわずか0・9％にとどまる。感染拡大当初に比べて致死率が低下したのは、ＰＣＲ検査数が増えたことで、無症状や風邪並みに症状の軽い若年層が大量に検査の網にかかったからであり、国立感染症研究所も近々の致死率のほうが「実態に近い」と説明している。同じ「二類」の感染症に比べ、ケタ違いに致死率が低いにもかかわらず、新型コロナを指定感染症のまま扱うことには、あまりにも弊害が多すぎるのだ。

政府の分科会は２０２０年8月末時点で、「二類相当」としている位置づけが妥当かどうか、議論を始めることで合意している。だが、それから3か月余りが経過しても、地方自治体の首長から「見直すべきではない」という声が多く上がっており、なかなか議論が進まないのが実情だ。

ゴーマニズム宣言 SPECIAL

コロナ論02

第7章 ｜ 専門家を妄信しない理由

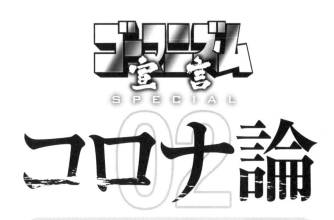

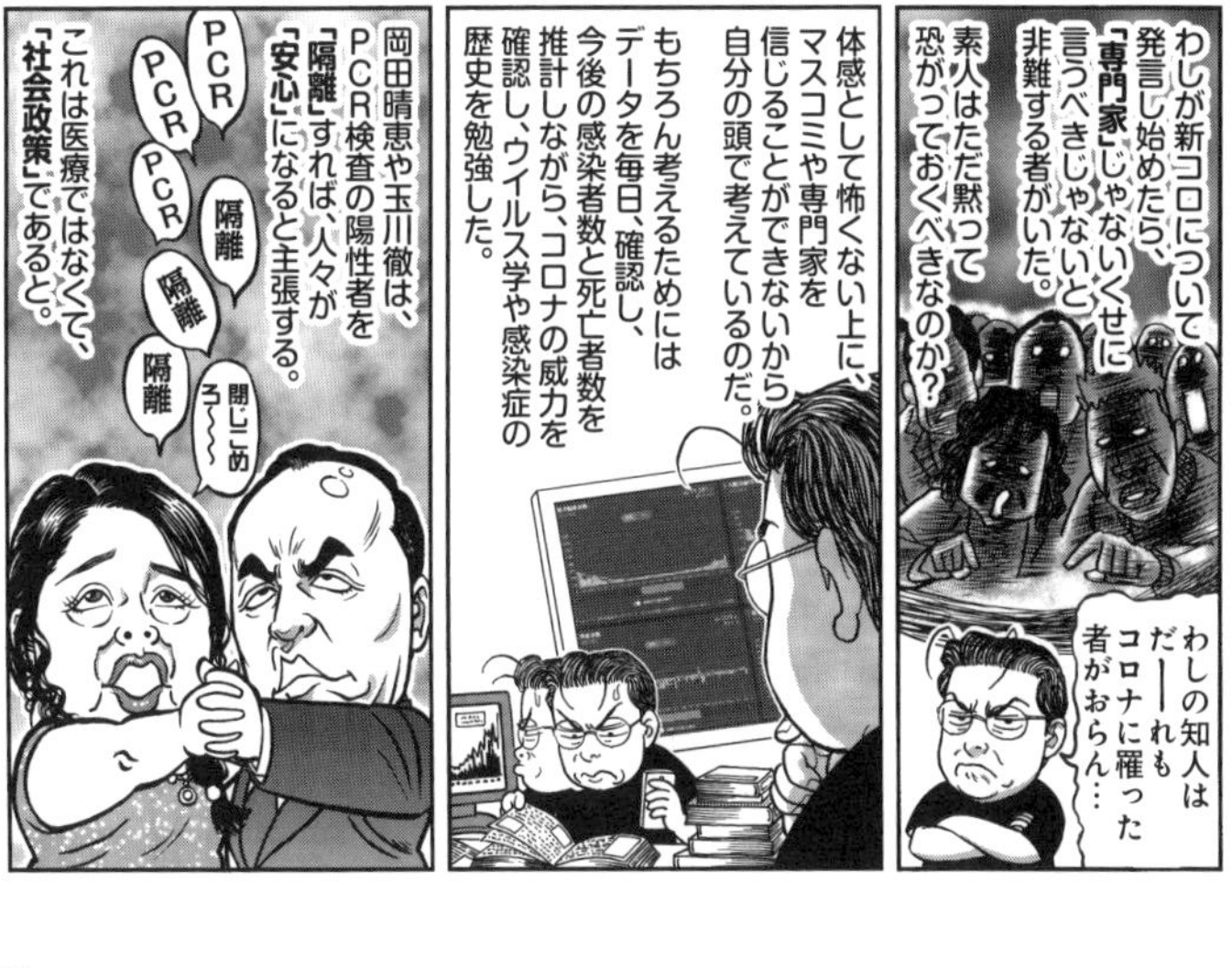

わしが新コロについて発言し始めたら、「専門家」じゃないくせに言うべきじゃないと非難する者がいた。
素人はただ黙って恐がっておくべきなのか？
わしの知人はだーーれもコロナに罹った者がおらん…
体感として怖くない上に、マスコミや専門家を信じることができないから自分の頭で考えているのだ。
もちろん考えるためにはデータを毎日、確認し、今後の感染者数と死亡者数を推計しながら、コロナの威力を確認し、ウイルス学や感染症の歴史を勉強した。
岡田晴恵や玉川徹は、PCR検査の陽性者を「隔離」すれば、人々が「安心」になると主張する。
PCR
PCR
PCR
PCR
隔離
隔離
隔離
閉じこめろ〜〜
これは医療ではなくて、「社会政策」であると。

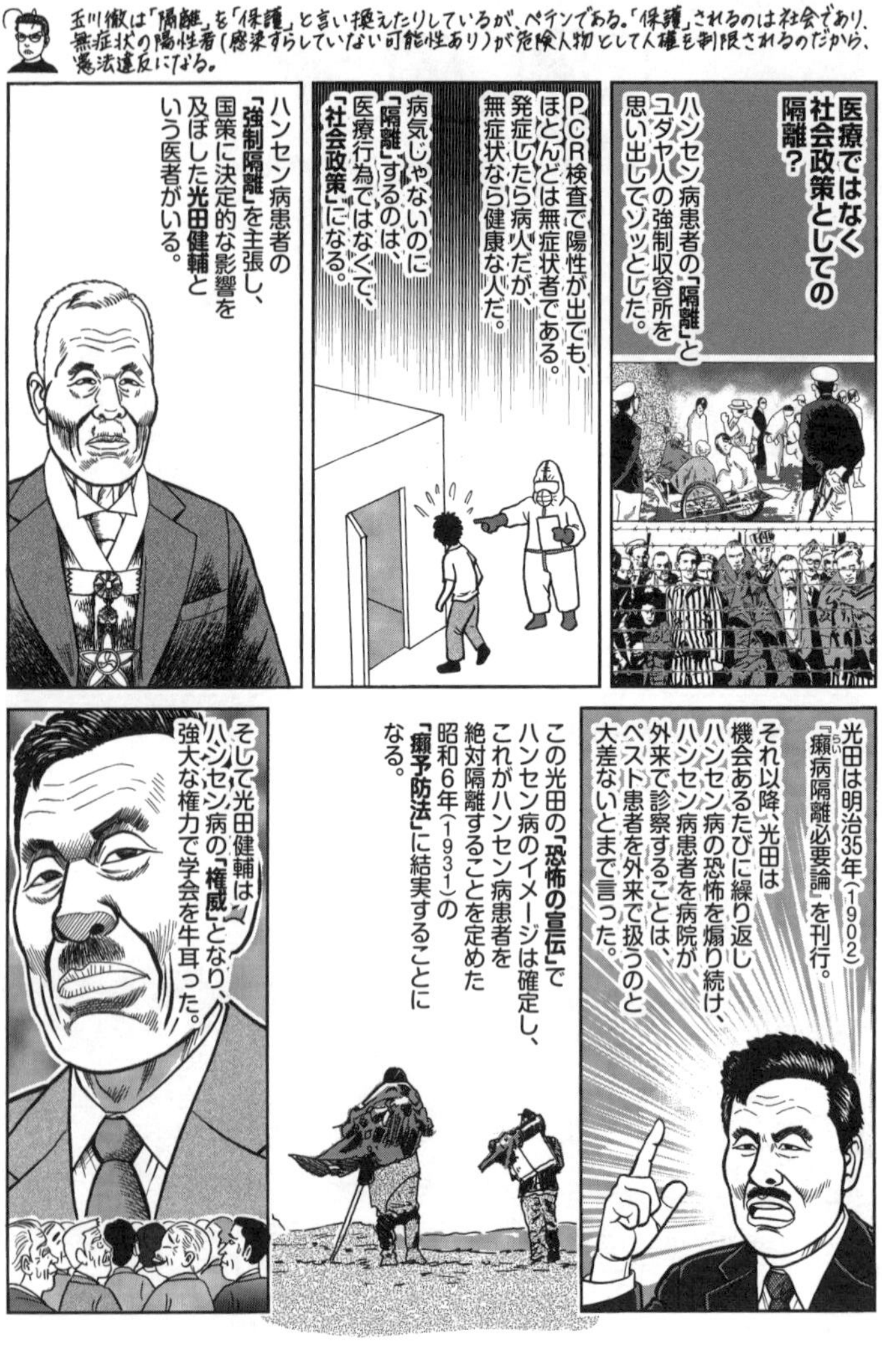

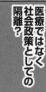

玉川徹は「隔離」を「保護」と言い換えたりしているが、ペテンである。「保護」されるのは社会であり、無症状の陽性者（感染すらしていない可能性あり）が危険人物として人権を制限されるのだから、憲法違反になる。

医療ではなく社会政策としての隔離？

ハンセン病患者の「隔離」とユダヤ人の強制収容所を思い出してゾッとした。

PCR検査で陽性が出ても、ほとんどは無症状者である。発症したら病人だが、無症状なら健康な人だ。

病気じゃないのに「隔離」するのは、医療行為ではなくて、「社会政策」になる。

ハンセン病患者の「強制隔離」を主張し、国策に決定的な影響を及ぼした光田健輔という医者がいる。

光田は明治35年（1902）『癩《らい》病隔離必要論』を刊行。

それ以降、光田は機会あるたびに繰り返しハンセン病の恐怖を煽り続け、ハンセン病患者を病院が外来で診察することは、ペスト患者を外来で扱うのと大差ないとまで言った。

この光田の「恐怖の宣伝」でハンセン病のイメージは確定し、これがハンセン病患者を絶対隔離することを定めた昭和6年（1931）の「癩予防法」に結実することになる。

そして光田健輔はハンセン病の「権威」となり、強大な権力で学会を牛耳った。

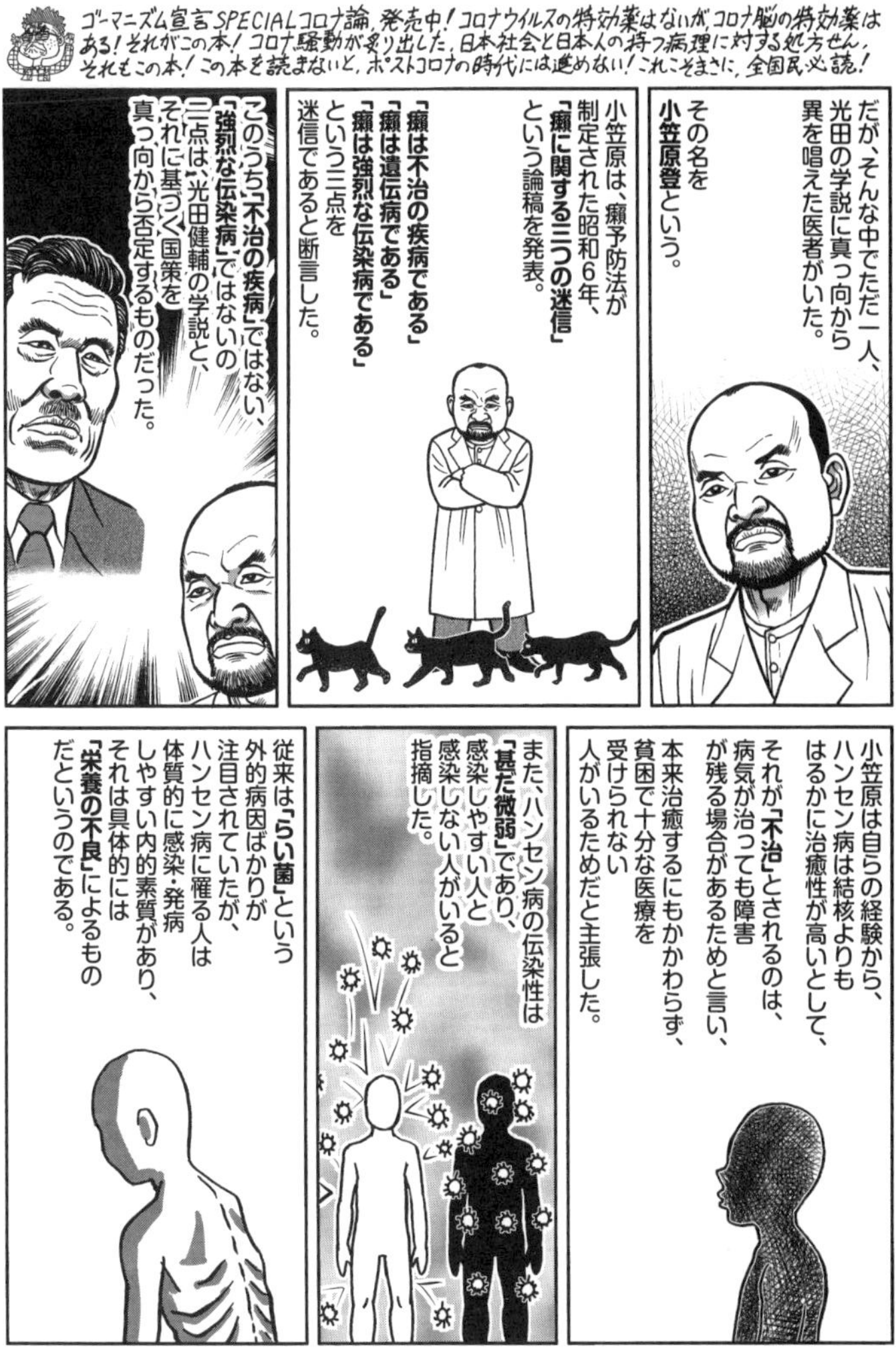
ゴーマニズム宣言SPECIALコロナ論、発売中！コロナウイルスの特効薬はないが、コロナ脳の特効薬はある！それがこの本！コロナ騒動が炙り出した、日本社会と日本人の持つ病理に対する処方せん、それもこの本！この本を読まないと、ポストコロナの時代には進めない！これこそまさに、全国民必読！

だが、そんな中でただ一人、光田の学説に真っ向から異を唱えた医者がいた。

その名を小笠原登という。

小笠原は、癩予防法が制定された昭和6年、「癩に関する三つの迷信」という論稿を発表。

「癩は不治の疾病である」「癩は遺伝病である」「癩は強烈な伝染病である」という三点を迷信であると断言した。

このうち「不治の疾病」ではない、「強烈な伝染病」ではないの二点は、光田健輔の学説と、それに基づく国策を真っ向から否定するものだった。

小笠原は自らの経験から、ハンセン病は結核よりもはるかに治癒性が高いとして、
それが「不治」とされるのは、病気が治っても障害が残る場合があるためと言い、
本来治癒するにもかかわらず、貧困で十分な医療を受けられない人がいるためだと主張した。

また、ハンセン病の伝染性は「甚だ微弱」であり、感染しやすい人と感染しない人がいると指摘した。

従来は「らい菌」という外的病因ばかりが注目されていたが、ハンセン病に罹る人は体質的に感染・発病しやすい内的素質があり、それは具体的には「栄養の不良」によるものだというのである。

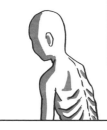

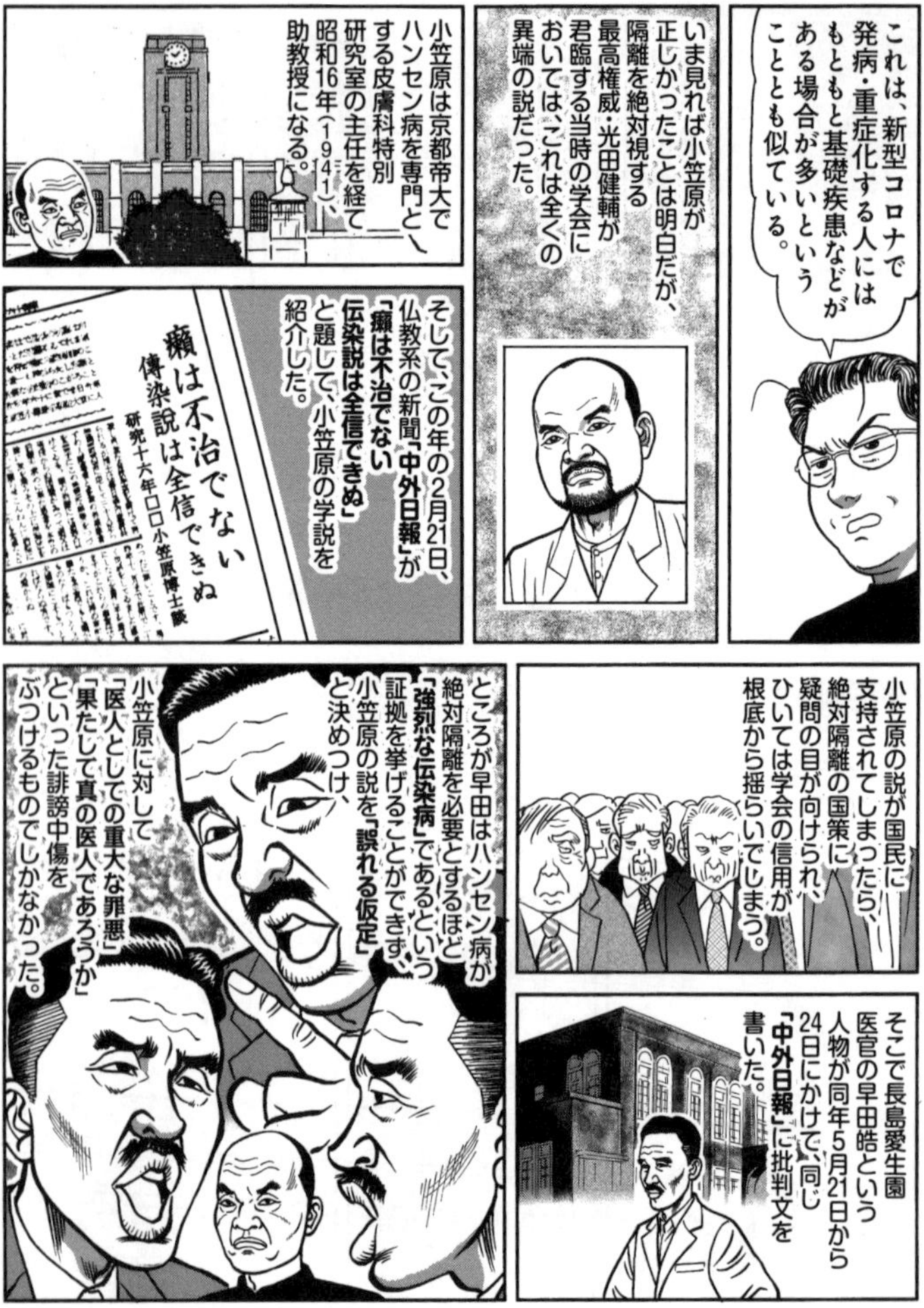

これは、新型コロナで発病・重症化する人にはもともと基礎疾患などがある場合が多いということとも似ている。
いま見れば小笠原が正しかったことは明白だが、隔離を絶対視する最高権威・光田健輔が君臨する当時の学会においては、これは全くの異端の説だった。
小笠原は京都帝大でハンセン病を専門とする皮膚科特別研究室の主任を経て昭和16年(1941)、助教授になる。
そして、この年の2月21日、仏教系の新聞「中外日報」が「癩は不治でない 伝染説は全信できぬ」と題して、小笠原の学説を紹介した。
癩は不治でない
傳染說は全信できぬ
研究十六年口口小笠原博士談
小笠原の説が国民に支持されてしまったら、絶対隔離の国策に疑問の目が向けられ、ひいては学会の信用が根底から揺らいでしまう。
そこで長島愛生園医官の早田皓という人物が同年5月21日から24日にかけて、同じ「中外日報」に批判文を書いた。
ところが早田はハンセン病が絶対隔離を必要とするほど「強烈な伝染病」であるという証拠を挙げることができず、小笠原の説を「誤れる仮定」と決めつけ、
小笠原に対して「医人としての重大な罪悪」「果たして真の医人であろうか」といった誹謗中傷をぶつけるものでしかなかった。

創刊9年目に突入したWebマガジン「小林よしのりライジング」は第2次安倍政権発足当初から、これが「言うだけ番長」で公約を実行する気がないであろうこと、またいつか病気が再発して政権を投げ出すであろうことを予測していた。そしてそれが的中！ なぜみんなこれに「お疲れさま」なんて言えるのか？ ライジングはこれからも真実を追究！

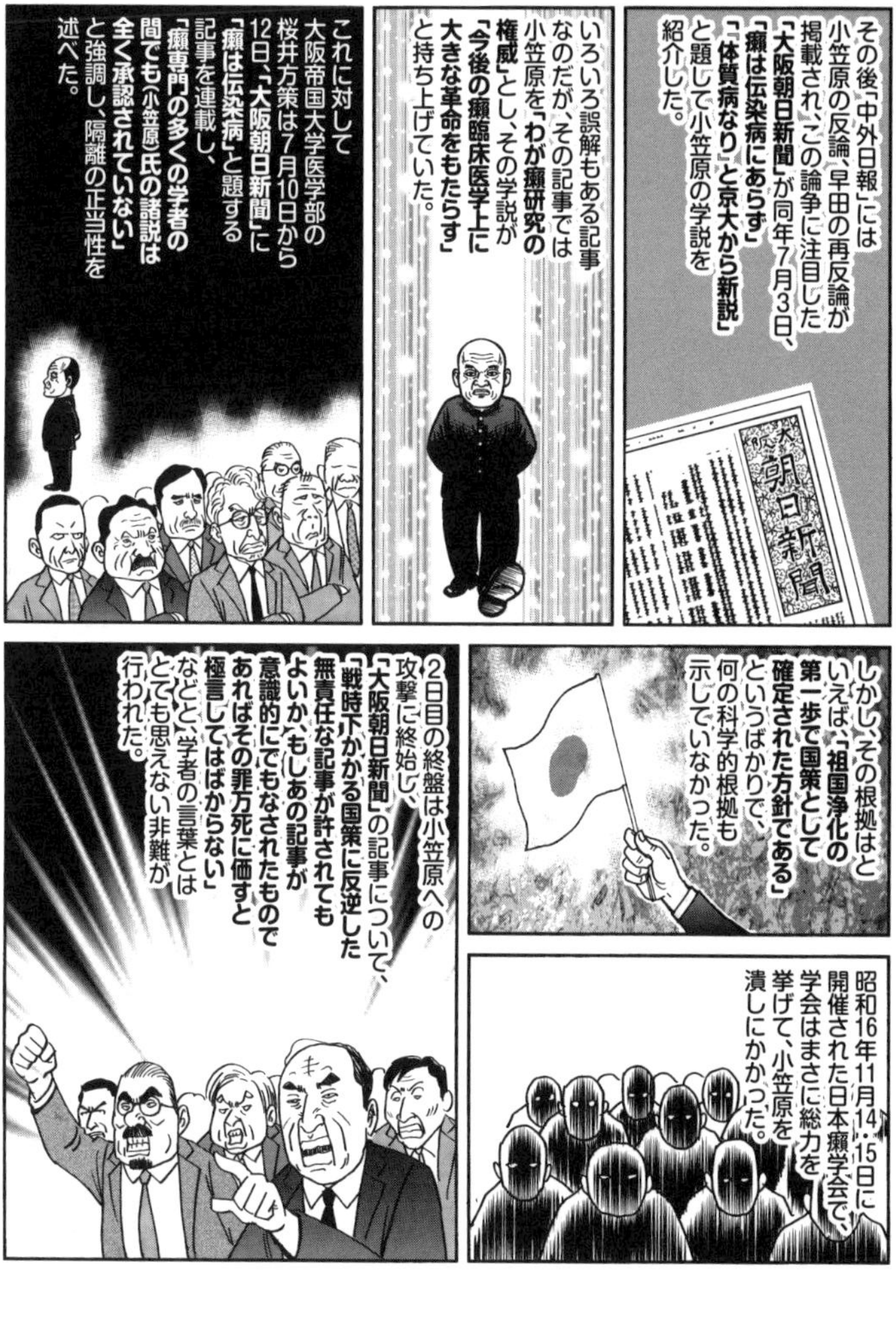

その後「中外日報」には小笠原の反論、早田の再反論が掲載され、この論争に注目した「大阪朝日新聞」が同年7月3日、「癩は伝染病にあらず」「体質病なり」と京大から新説」と題して小笠原の学説を紹介した。

大阪朝日新聞
いろいろ誤解もある記事なのだが、その記事では小笠原を「わが癩研究の権威」とし、その学説が「今後の癩臨床医学上に大きな革命をもたらす」と持ち上げていた。

これに対して大阪帝国大学医学部の桜井方策は7月10日から12日、「大阪朝日新聞」に「癩は伝染病」と題する記事を連載し、「癩専門の多くの学者の間でも(小笠原)氏の諸説は全く承認されていない」と強調し、隔離の正当性を述べた。

しかし、その根拠はといえば、「祖国浄化の第一歩で国策として確定された方針である」というばかりで、何の科学的根拠も示していなかった。

昭和16年11月14・15日に開催された日本癩学会で、学会はまさに総力を挙げて、小笠原を潰しにかかった。

2日目の終盤は小笠原への攻撃に終始し、「大阪朝日新聞」の記事について、「戦時下かかる国策に反逆した無責任な記事が許されてもよいか、もしあの記事が意識的にでもなされたものであればその罪万死に価すと極言してはばからない」などと、学者の言葉とはとても思えない非難が行われた。

小池百合子が「ハンマー&ダンス」と言っていたが、その方法は何度もリバウンドが来るだけで、経済的損失が計り知れない。

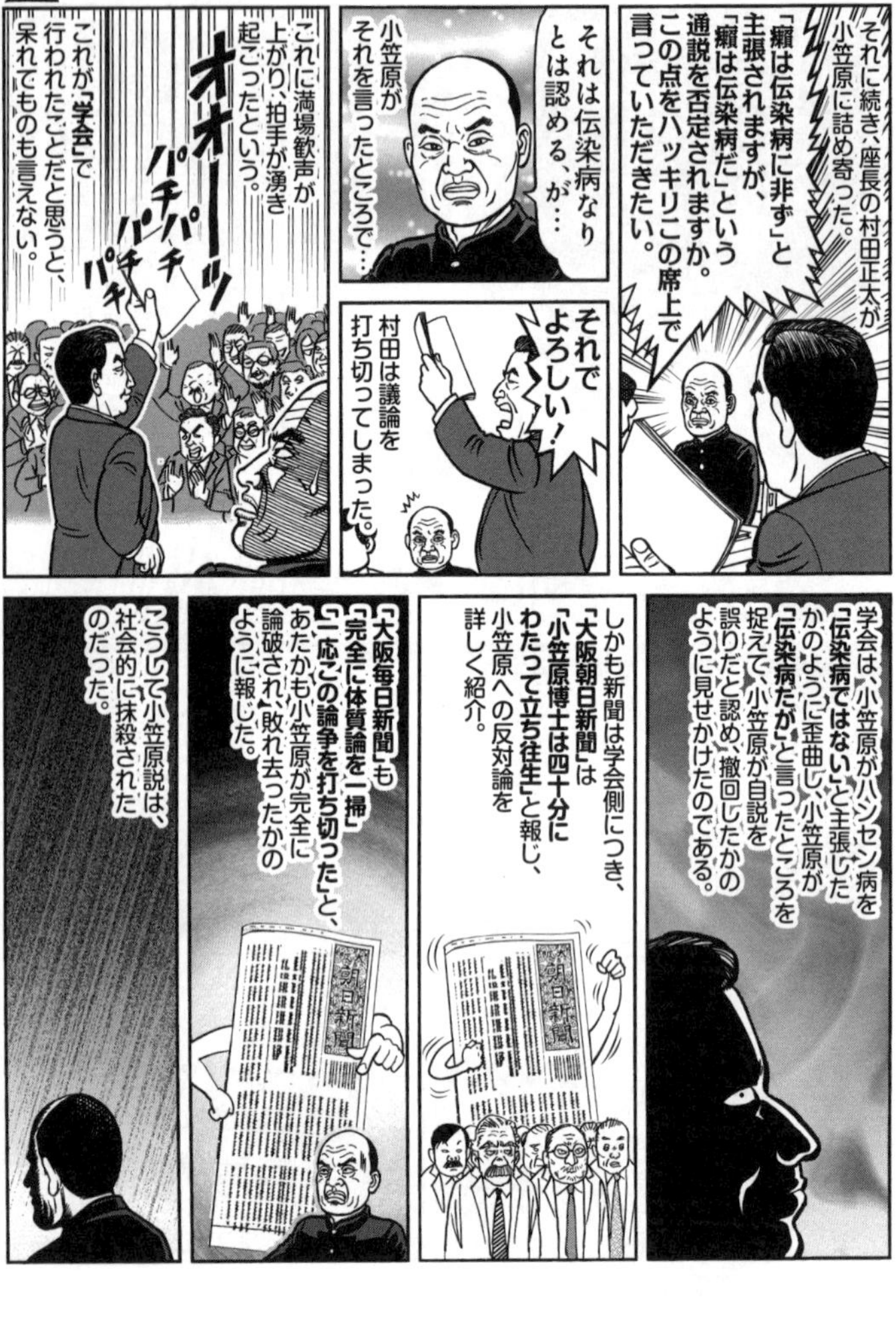

それに続き、座長の村田正太が小笠原に詰め寄った。

「癩は伝染病に非ず」と主張されますが、「癩は伝染病だ」という通説を否定されますか。この点をハッキリこの席上で言っていただきたい。

それは伝染病なりとは認める、が…

小笠原がそれを言ったところで…

それでよろしい!

村田は議論を打ち切ってしまった。

オオーーッ
パチパチ
パチパチ
パチ
これに満場歓声が上がり、拍手が湧き起こったという。

これが「学会」で行われたことだと思うと、呆れてものも言えない。

学会は、小笠原がハンセン病を「伝染病ではない」と主張したかのように歪曲し、小笠原が「伝染病だが」と言ったところを捉えて、小笠原が自説を誤りだと認め、撤回したかのように見せかけたのである。

しかも新聞は学会側につき、「大阪朝日新聞」は「小笠原博士は四十分にわたって立ち往生」と報じ、小笠原への反対論を詳しく紹介。

「大阪毎日新聞」も「完全に体質論を一掃」「一応この論争を打ち切った」と、あたかも小笠原が完全に論破され、敗れ去ったかのように報じた。

こうして小笠原説は、社会的に抹殺されたのだった。

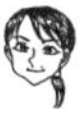

発売前に重版が決まり、好スタートを切った『コロナ論』！しかし、自粛＆マスク警察はまだまだ跋扈しています。コロナを科学的に正しく分析しているだけでなく、コロナによって明らかになった日本人の諸問題を、大局的な視点で捉えて考える、とても深い重要な一冊になっています！一日も早くコロナ脳を解こう！

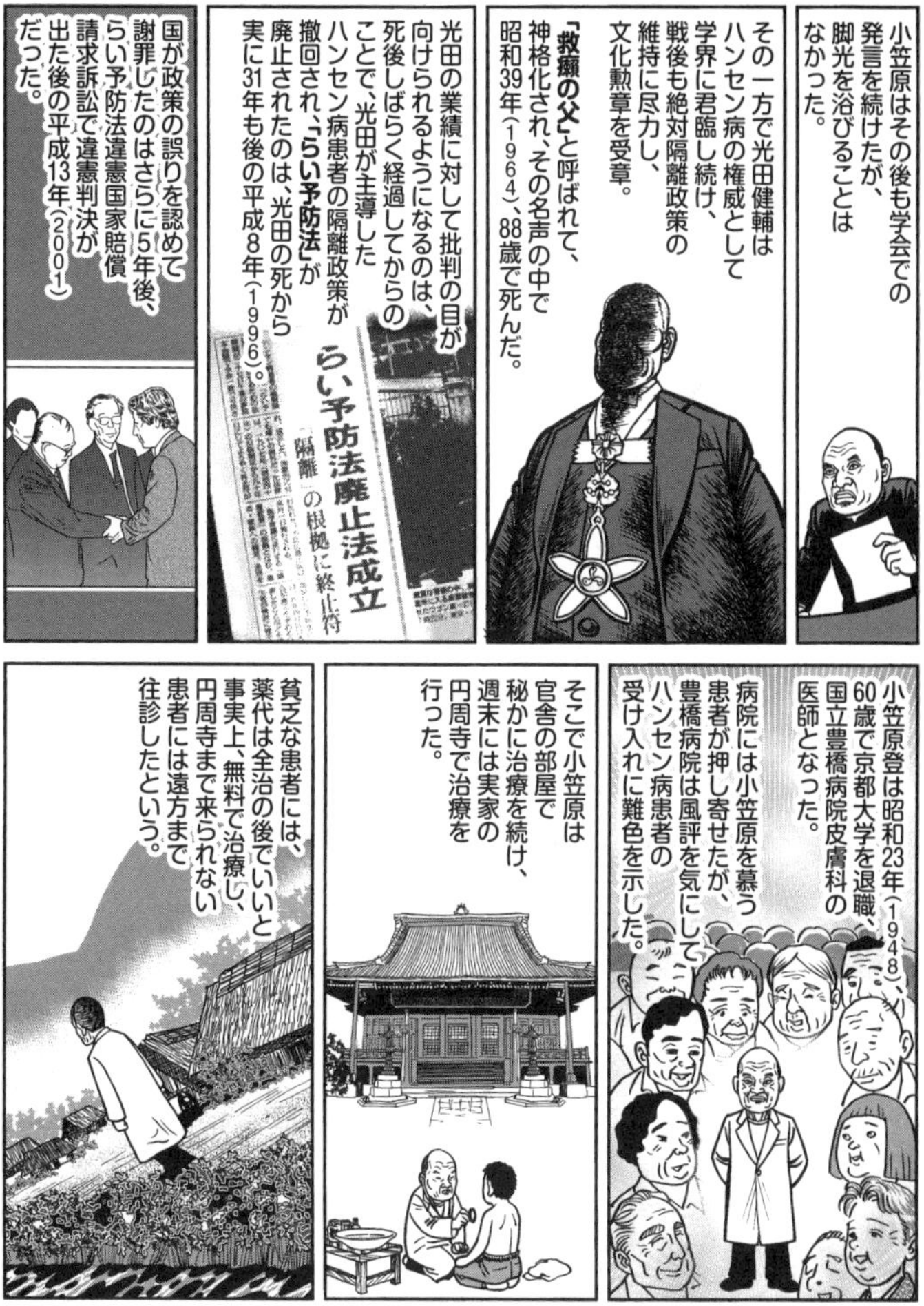

小笠原はその後も学会での発言を続けたが、脚光を浴びることはなかった。

その一方で光田健輔はハンセン病の権威として学界に君臨し続け、戦後も絶対隔離政策の維持に尽力し、文化勲章を受章。

「救癩の父」と呼ばれて、神格化され、その名声の中で昭和39年（1964）、88歳で死んだ。

光田の業績に対して批判の目が向けられるようになるのは、死後しばらく経過してからのことで、光田が主導したハンセン病患者の隔離政策が撤回され、「らい予防法」が廃止されたのは、光田の死から実に31年も後の平成8年（1996）。

らい予防法廃止法成立
「隔離」の根拠に終止符
国が政策の誤りを認めて謝罪したのはさらに5年後、らい予防法違憲国家賠償請求訴訟で違憲判決が出た後の平成13年（2001）だった。

小笠原登は昭和23年（1948）、60歳で京都大学を退職、国立豊橋病院皮膚科の医師となった。

病院には小笠原を慕う患者が押し寄せたが、豊橋病院は風評を気にしてハンセン病患者の受け入れに難色を示した。

そこで小笠原は官舎の部屋で秘かに治療を続け、週末には実家の円周寺で治療を行った。

貧乏な患者には、薬代は全治の後でいいと事実上、無料で治療し、円周寺まで来られない患者には遠方まで往診したという。

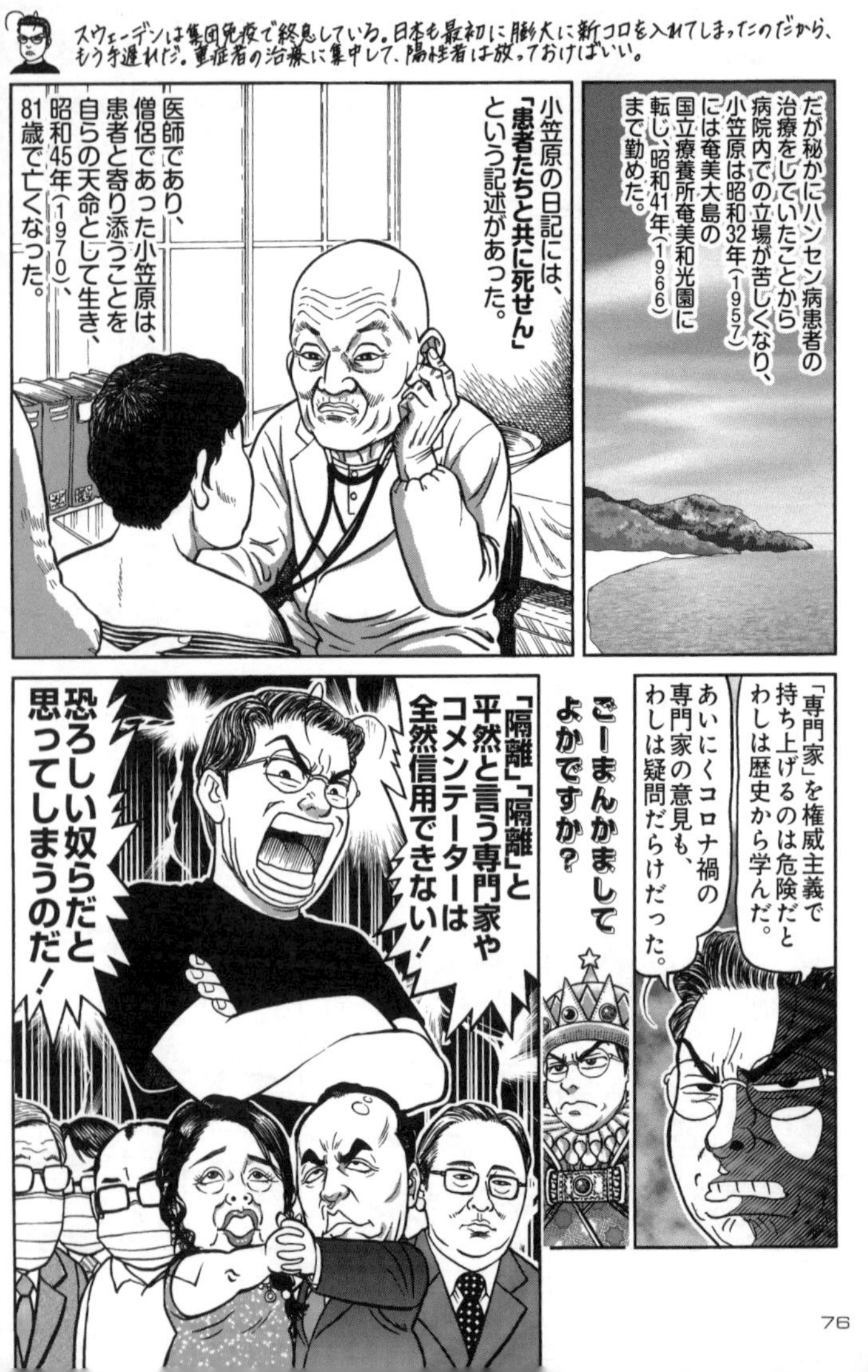
スウェーデンは集団免疫で終息している。日本も最初に膨大に新コロを入れてしまったのだから、もう手遅れだ。重症者の治療に集中して、陽性者は放っておけばいい。

だが秘かにハンセン病患者の治療をしていたことから病院内での立場が苦しくなり、小笠原は昭和32年（1957）には奄美大島の国立療養所奄美和光園に転じ、昭和41年（1966）まで勤めた。

小笠原の日記には、「患者たちと共に死せん」という記述があった。

医師であり、僧侶であった小笠原は、患者と寄り添うことを自らの天命として生き、昭和45年（1970）、81歳で亡くなった。

「専門家」を権威主義で持ち上げるのは危険だとわしは歴史から学んだ。

あいにくコロナ禍の専門家の意見も、わしは疑問だらけだった。

ごーまんかましてよかですか？

「隔離」「隔離」と平然と言う専門家やコメンテーターは全然信用できない！

恐ろしい奴らだと思ってしまうのだ！

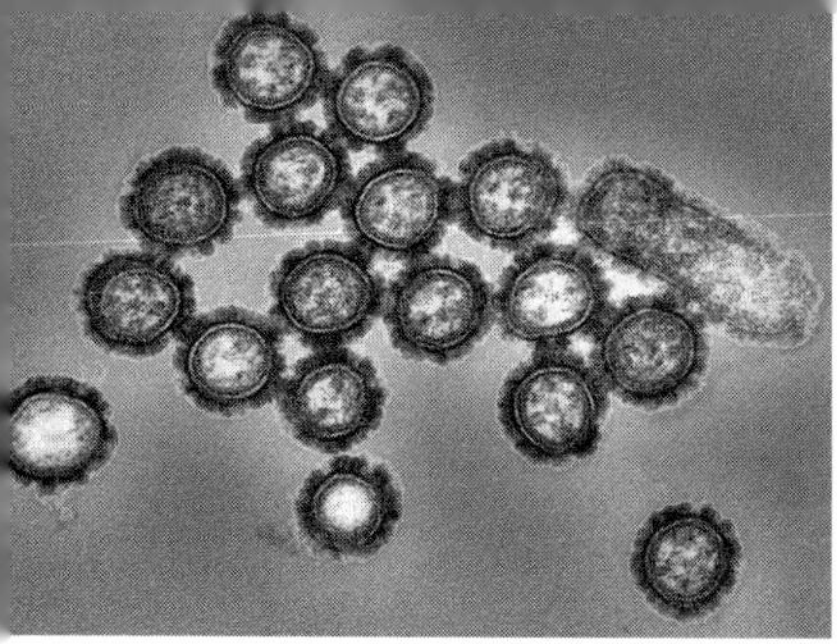

季節性インフルエンザの流行シーズンに突入したが、東京都内だけで見ても、2020年10月18日時点で感染者数は2人にとどまっている。昨年同時期の2517人から1250分の1以下まで激減した　写真／Avalon／時事通信フォト

闘論席―コロナは慈愛に満ちたウイルス

『週刊エコノミスト』2020年11月10日号より

日本では風呂で溺死する者が1年に5000人いる。新型コロナの死者数は2020年10月18日現在1670人だ。

そう言うと「風呂は感染しない」と反論する者がいるが、感染が恐いのか、死が恐いのか、もはや何のリスクに怯《おび》えているのか分からなくなっているようだ。

日本人は溺死する危険性があるのにシャワーで済ますことなく、湯船に首までつかるから、命知らずの清潔好きである。その清潔志向が新型コロナの死亡者数を低く抑えているのだ。いわば日本人は毎年5000人の特攻隊を風呂に送り出しながら清潔感を鍛え、ウイルスと戦っているのだ。風呂で散華する者も、ウイルスで散華する者も、実は高齢者である。国民は風呂に赴く高齢者を万歳三唱で送り出さねばならない。靖国神社に祀《まつ》るべきかもしれない。

現在厚生労働省は、死亡時に感染検査陽性であれば「死因を問わず」全員を「新型コロナ死亡者数」に計上して発表している。だから精査すれば、新型コロナ感染症以外で死亡していた者が多数である可能性が非常に高く、新型コロナの直接死は500人もいないかもしれない。

インフルエンザは直接死3000人、関連死込み1万人である。インフルエンザは子供を殺し、若者を殺し、高齢者を殺す情け容赦ないウイルスである。新型コロナは子供を殺さず、若者を殺さず、基礎疾患を抱えた僅かばかりの高齢者の寿命を終わらせる。

しかも新型コロナによってウイルス干渉（ウイルス感染で自然免疫が誘導され、他のウイルスに感染しづらくなる現象）が起き、インフルエンザの流行が抑えられ、結果的に今年は例年よりも高齢者の死亡者数を減らしている。まったく新型コロナは慈愛に満ちたウイルスである。

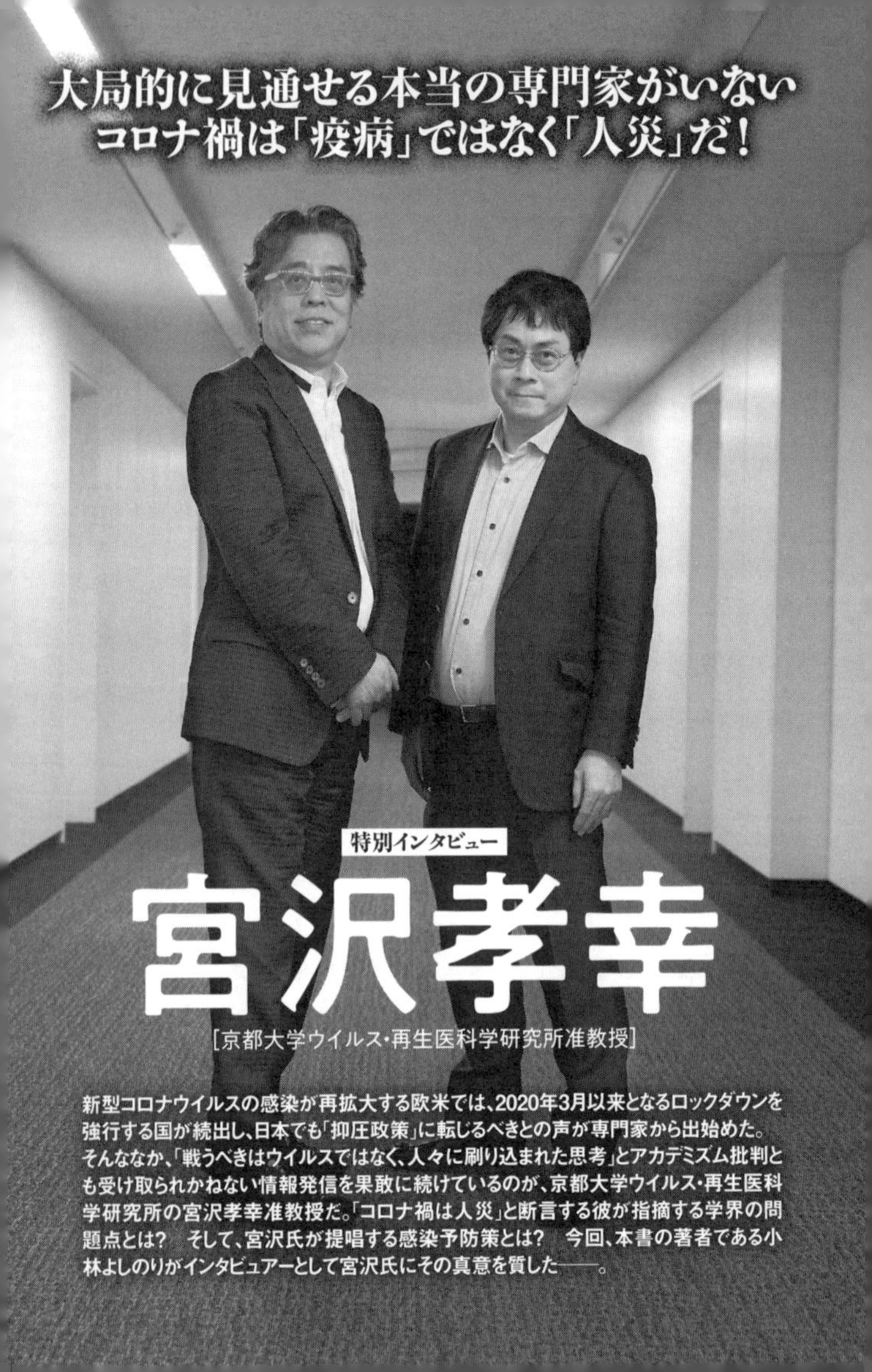

大局的に見通せる本当の専門家がいない
コロナ禍は「疫病」ではなく「人災」だ！

特別インタビュー

宮沢孝幸

［京都大学ウイルス・再生医科学研究所准教授］

新型コロナウイルスの感染が再拡大する欧米では、2020年3月以来となるロックダウンを強行する国が続出し、日本でも「抑圧政策」に転じるべきとの声が専門家から出始めた。そんななか、「戦うべきはウイルスではなく、人々に刷り込まれた思考」とアカデミズム批判とも受け取られかねない情報発信を果敢に続けているのが、京都大学ウイルス・再生医科学研究所の宮沢孝幸准教授だ。「コロナ禍は人災」と断言する彼が指摘する学界の問題点とは？　そして、宮沢氏が提唱する感染予防策とは？　今回、本書の著者である小林よしのりがインタビュアーとして宮沢氏にその真意を質した――。

これまでわしは、メディアに登場する専門家の言うことに、まったくリアリティを感じませんでした。むしろ、彼らの話を聞けば聞くほど心の中で疑惑が大きくなっていったと言っていい。そこへ現れたのが、京都大学で長らくウイルスを研究してきた宮沢さんだった。「ウイルス学の知識さえあればコロナはさほど恐くない」という言葉を聞いて、権威だけを振りかざすだけで真実を見ようとしないアカデミズムの世界の中でも、ようやく納得できる意見を主張する専門家が出てきたか！　と膝を打ったものです（笑）。そこで今回、わしがかねてより引っ掛かっていたコロナを巡るいくつもの疑問を、宮沢さんにぶつけてみたい。

Q1 コロナは恐くないと言うが、その根拠はどこにあるのか？

――わしはかなり早い段階から「新コロなんてインフルより弱い」と断言してきました。今もその確信に微塵の揺るぎもないが、ウイルスの専門家から見て、コロナはどの程度の力があるのか？

宮沢　最初に言っておきたいのは、新型コロナウイルスの感染はそう簡単には起こらないということ。そして、ウイルスの感染について考えるときもっとも重要なのは「数の視点」です。

僕は医師ではなく獣医なので、今回の新型コロナに限らず、そもそもウイルスに対する視点が医師とは異なります。獣医は日々、動物にウイルスを接種して実際に感染実験を行い、どの程度のウイルス量で感染するのかについて考えていますが、医

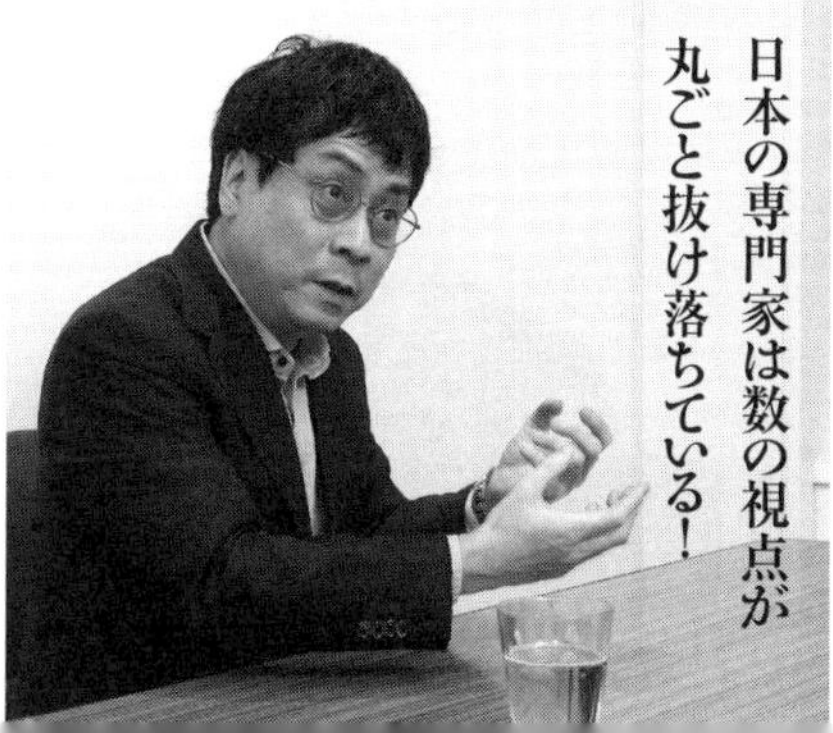

日本の専門家は数の視点が丸ごと抜け落ちている！

師がこうした実験を人にすることはないでしょう。だから、多くの医師は新型コロナについて言及するとき、ウイルスの感染を語る際に忘れてはならない「数の視点」が完全に抜け落ちている。これについては、厚労省も同様です。おそらく医系技官の大多数が医師だからか、「数の視点」が欠落し、それが政策に悪い意味で反映され、無用の混乱を招いた……。厚労省が手洗いの際に推奨している「石けんやハンドソープで10秒揉み洗い後、流水で15秒すすぐ」などといった感染予防策は、あまりに過剰でバカげているが、今も多くの国民が、これが正しいと信じ込まされている。

仮に、100万個のウイルス粒子が手についていたとしても、100万個すべてを洗い流さなければ感染してしまう、などということはない。ウイルス感染は、そう簡単には起こらないのです。

僕らが感染実験をするとき、ウイルスを増やす必要があるんですが、これがとても苦労する作業なんです。勝手に増殖していく細菌とは違い、ウイルスは生きた宿主に入り込まないと増えていくことができず、宿主が死ねばウイルスも絶えていく。僕らの実験では、ワクチンを接種した動物にウイルスを噴霧、接種して、ワクチンの有効性を調べるのですが、どんなに効果が高いワクチンを接種していても大量にウイルスを接種すれば、や

【PROFILE】
宮沢孝幸（みやざわ・たかゆき）
京都大学ウイルス・再生医科学研究所准教授。専門は獣医ウイルス学、レトロウイルス学、内在性レトロウイルス学。病原性ウイルスのだけでなく、非病原性ウイルスも研究対象とする。93年、東京大学大学院農学系研究科博士課程修了（東大初の「飛び級」により3年で修了）、博士（獣医学）。グラスゴー大学博士研究員、東京大学助手、ユニバーシティ・カレッジ・ロンドン客員研究員、大阪大学微生物病研究所助手、帯広畜産大学助教授を経て現職

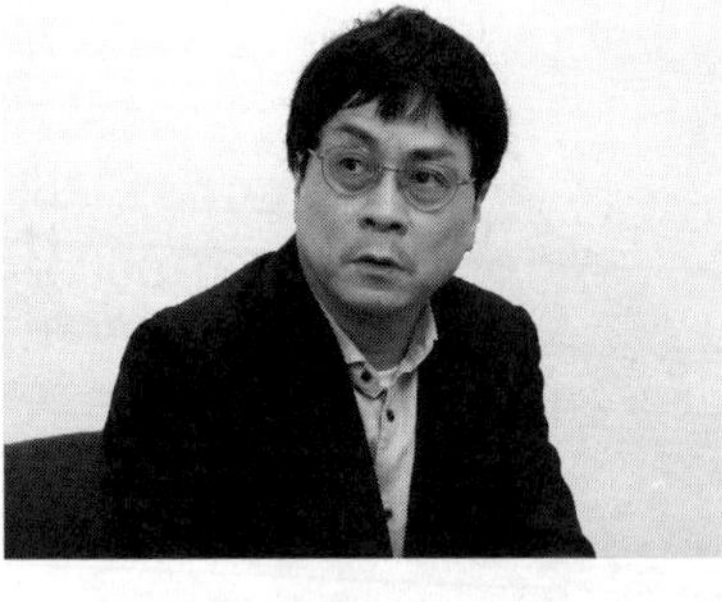

はり感染してしまう……つまり、ウイルスの「数」がワクチンに勝ったということですね。僕らウイルスの専門家が常に考えているのは、自然界では「どのくらいの量」のウイルスで感染しているのか、ということ。ざっくり言えば、「50%感染成立量（例えば10頭中5頭が感染するウイルス量）」の10倍くらいの量のウイルスを浴びると、たいていは感染します。自然界でもその程度のウイルス量で伝播しているものが多いはずです。

集団が未感染者ばかりだった場合、1人の感染者が何人に感染させるかを示す「R0（基本再生産数）」が、感染性の指標になります。新型コロナウイルスの基本再生産数は、WHO（世界保健機関）によれば「1・4～2・5」、日本国内では「1・7」程度と見積もられており、この数字は空気感染する麻疹ウイルスの「12」よりかなり低いし、季節性インフルエンザよりも低い。新型コロナの感染力は決して強くなく、一定量のウイルスが感染に必要なはずです。

ウイルスに対する「誤解」も恐怖を拡散させる要因に

無理もないのですが、一般の人の多くはおそらくウイルスと細菌の違いも分かっていないでしょう。ウイルスにまつわる誤解もまた、コロナを恐れる一因になっている。ウイルス粒子が100個あったら、最大100個の細胞に感染する……多くの人がこういった勘違いをしているが、そんなことはまったくないんですね。

例えば、ネコの病原性コロナウイルスであるネコ伝染性腹膜炎ウイルスの場合、だいたい100個のうち感染性を持つウイルスはわずか一つなんです。つまり、100個のウイルス粒子を感受性のある細胞に接種して、およそ1個の細胞が感染する。要は、感染するには、まず一定量以上の感染性ウイルスが細胞内に侵入することが必要なのです。そして次に、個体が感染するのに必要なウイルス量が問題になる。ここでいうウイルス量とは「感染性ウイルスの量」であり、ウイルス粒子の量ではないことが重要です。「感染性ウイルス量」とは、試験管内に入れた細胞の一つに感染するウイルスの量を1単位としたものになります。では、個体にウイルスを感染させるのに、どれだけの「感染性ウイルス量」が必要か。ネコの病原性コロナウイルスの場合、だいたい1000～1万個ということが動物実験で分かっています。今回の新型コロナウイルスでも、アカゲザルなどですでに感染実験が行われ、100万個の感染性ウイルスを肺に直接流し込んでいる。

　新型コロナについては、人を使った実験はしていないのですが、動物実験である程度は推測できます。基本再生産数が2・5程度なら、接触感染だろうが飛沫感染だろうが、あるいは空気感染だろうが、人と人との間を感染する際のウイルス量を通常の100分の1にすれば新型コロナの感染は十分防げるはずです。手に付着したウイルスの量を100分の1にするなら、水洗いを15秒するだけでいいし、水洗いができないならウェットティッシュで拭けばいい。厚労省が推奨するような大袈裟な対策を励行しなくても大丈夫です。菌は勝手に増えていくが、ウイルスは感染しなければ増えることはない。ならば、感染が成立する量よりもウイルスを減らせばいい。僕らの目標はウイルスをゼロにすることではなく、感染を防ぐことのはずです。にもかかわらず、厚労省やウイルスの専門家といわれる人たちは、ウイルスをゼロにしようとしている……。だから、「石けんで何十秒も手を洗え」などというバカげた指示を出したり、「恐くない」コロナに対して過剰な

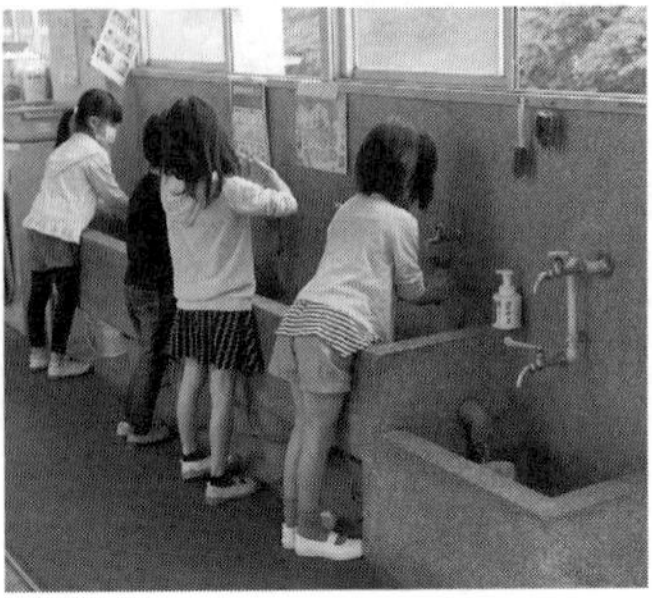

厚労省は石けんなどで手を10秒揉み洗いし、流水で15秒すすげばウイルス残存量を0・001％に減らせるとしているが、宮沢氏は「100分の1に減らせばまず感染はしない」と話す　写真／時事通信社

対応が目白押しになっているわけです。感染対策が大袈裟なものになれば、実行するのが億劫になる人もいるでしょう。こうしたことを厚労省や専門家はまったく考えていない。

Q2 コロナは空気感染すると言われているが、本当なのか？

――冬になり乾燥すると、当然ウイルスの感染が増えるし、旧型のコロナも冬に流行していた。そこで懸念されるのが空気感染です。これまで新型コロナの空気感染はそれほど確認されていないが、実際、空気感染するものなのか？

宮沢　新型コロナだけでなく、一般にウイルスが感染して増殖するために個体間を接触感染、飛沫感染、空気感染といった経路で飛び回るのは、実は効率がかなり悪い。特にコロナウイルスは、体内に侵入して感染するために「数の論理」で勝負しているのです。一方、人間を含む宿主の側も免疫などで徹底抗戦しており、ウイルスと宿主は太古の昔から長きにわたってせめぎ合い、ある種の共生関係をつくってきました。もしウイルスが効率よく感染し、病原性が高ければ、宿主を短時間で殺したり、動けなくしてしまう。だが、宿主が死ねばウイルスも絶えてしまうし、宿主が移動しなければ個体間で感染することもできない……。ウイルスにとっては都合の悪いことになってしまうのです。こうした理由から、ウイルスは宿主と絶妙なバランスを保ちながら、共生せざるを得ない。

　では、新型コロナはどうかといえば、共生の絶妙なバランスを保ちつつ、非常に微妙な線を攻めてきている。新型コロナの基本再生産数が1・7とか2・

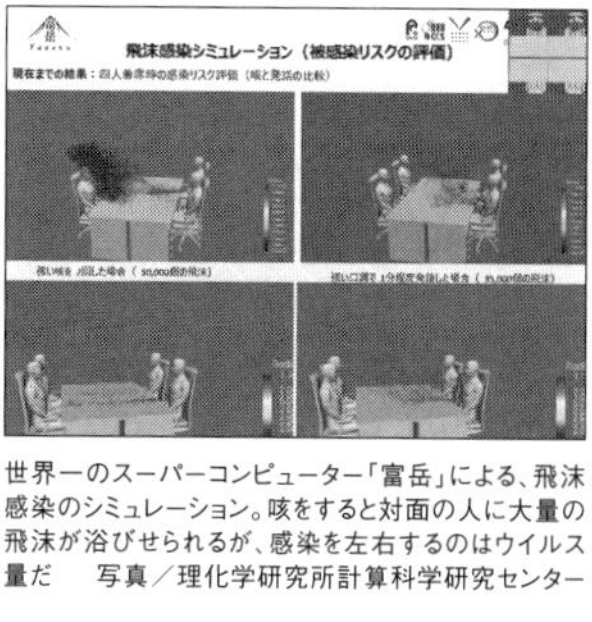

世界一のスーパーコンピューター「富岳」による、飛沫感染のシミュレーション。咳をすると対面の人に大量の飛沫が浴びせられるが、感染を左右するのはウイルス量だ　写真／理化学研究所計算科学研究センター

5ということは、ウイルス学の教科書的には空気感染はしないと断言できるレベル。というのも、空気感染するウイルスや細菌の基本再生産数は、麻疹が12～16、百日咳が12～17、水ぼうそう（水痘）が8～10と、通常は10以上なので、新型コロナがいかに感染しにくいかが分かるでしょう。ただし、感染性を有するウイルスがウイルス粒子100個のうち100個というような、1個でも細胞に入ると感染してしまうウイルスや、個体に感染する際の感染性ウイルス量が10個程度であれば、当然、空気感染の可能性が非常に高まる。でも、新型コロナは「数で勝負するウイルス」です。おそらく、感染を成立させるには少なくとも1万個のウイルス粒子が必要だと見積もられます。ウイルスからすれば、空気感染したくてもそう簡単にはできないのです。

全国各地でいくつか空気感染のケースも報告されていますが、実質的には飛沫感染と言っていい。確かに、「新型コロナは空気感染するか否か？」と問われれば、厳密には空気感染します。ただし、それは病院でコロナ患者の吸引措置をしていたり、密閉された部屋で咳をしている感染者と専用のマスクもつけずに長時間一緒にいたり……特殊な状況に限られ、ふつうの環境なら新型コロナは空気感染などしませんよ。もし新型コロナが空気感染するなら、大都市の通勤電車やバスなどで爆発的な感染がすでに起きているはず。ですが、そんな話は一切聞きません。

だから、僕はテレビに出たときは、敢えて「空気感染はしない」と言いきるようにしています。というのも、専門家が「新型コロナは空気感染する」とメディアで発言してしまうと、多くの人がさらに恐がるのは火を見るより明らかだからです。よくテレビでスーパーコンピュータ「富岳」を使ったシミュレーションのCGが流されているが、喋っている人の唾液の飛沫が部屋にブワーッと広がっていく様子を見て、恐怖を感じる人も多いはずです。5㎛（マイクロメートル）以下とされる微細飛沫粒子が、どれほど先まで飛ぶのか

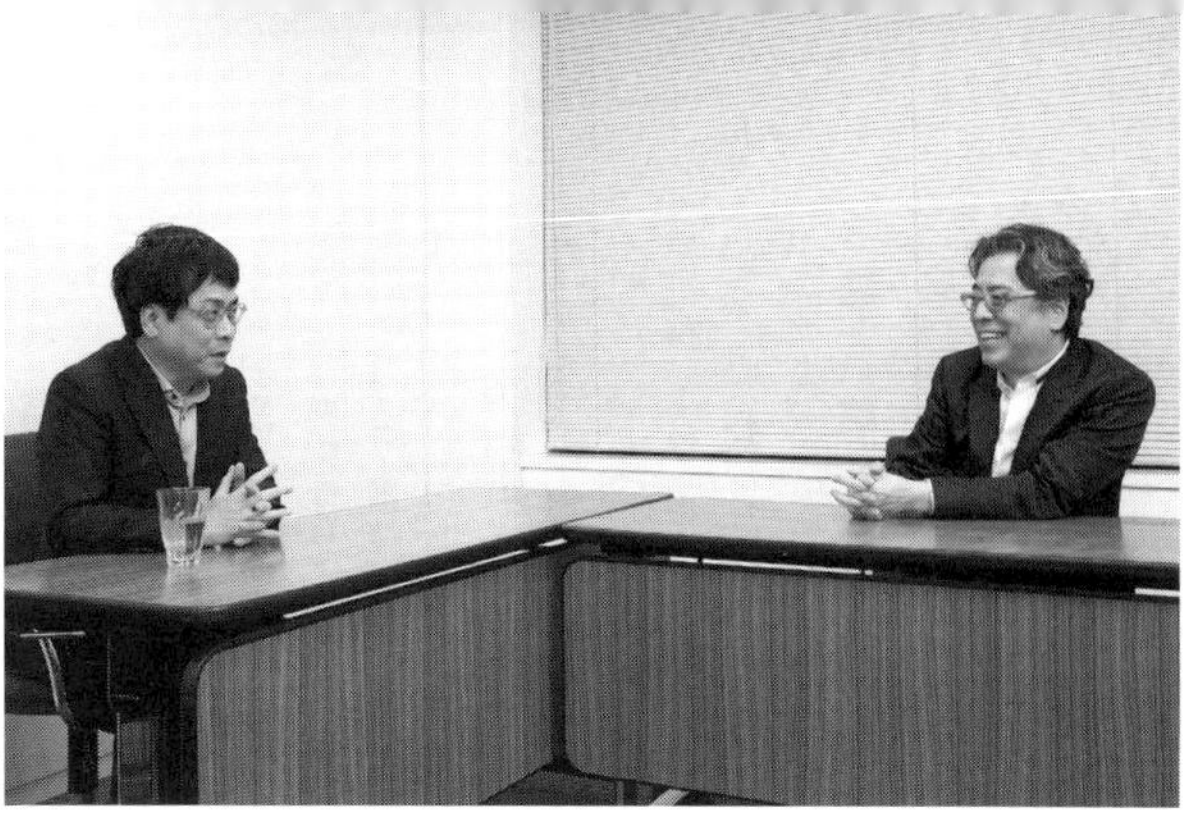

を示したいのでしょうが、1㎞先だろうが10㎞先だろうが飛んでいきますよ。だから、こんなことをわざわざシミュレートしても、何の意味もない。なぜなら、新型コロナが空気感染するには、途方もない数の微細飛沫粒子を人は吸い込まなくてはならないからです。

空気感染には1・5億個の微細飛沫粒子が必要!?

唾液の中には新型コロナのウイルス粒子が100万個以上あるが、空気中に漂う5μmの微細飛沫粒子1個に何個の感染性ウイルスが入っているか。先述したように、ウイルス粒子100個のうち感染性ウイルスはだいたい一つなので、新型コロナに感染するには1万個のウイルス粒子を吸い込まなくてはならない。では、5μmの微細な飛沫粒子の中に、新型コロナのウイルス粒子がいくつ入っているかといえば、一つも入っていないどころか、5μmの粒子を1・5万個集めて、ようやく一つ入っているのです。ということは、1万（感染成立に必要なウイルス粒子の数）×1・5万（ウイルス一つを含むために必要な微細な飛沫粒子の数）＝1・5億個と、膨大な数の微細飛沫粒子を吸い込まなければ感染は成立しない。このハードルは非常に高く、空気感染はまず起こらないでしょう。

政府はこうしたことを知ってか知らずか、わざわざスーパーコンピュータまで持ち出して、いたずらにコロナの恐怖を煽っているに等しい。新型コロナが「数で勝負するウイルス」であることを考えれば、感染するかどうかは感染性ウイルスの量に左右される。飛沫がどこまで飛ぼうがたいした問題ではないし、テレビで「○m先まで飛びました！」などと大騒ぎしているのを見ると、呆れるのを通り越して滑稽でさえある（苦笑）。だから、映画館で客席を半分に間引いたり、プロ野球やサッカーの試合で観客数を制限したりする必要なんて全然ない。コロナのウイルス粒子を多少吸い込んだところで、感染成立量には程遠く、たとえ感染したくてもできないんです。

日本人は免疫的に強い だから、コロナの死者も少ない

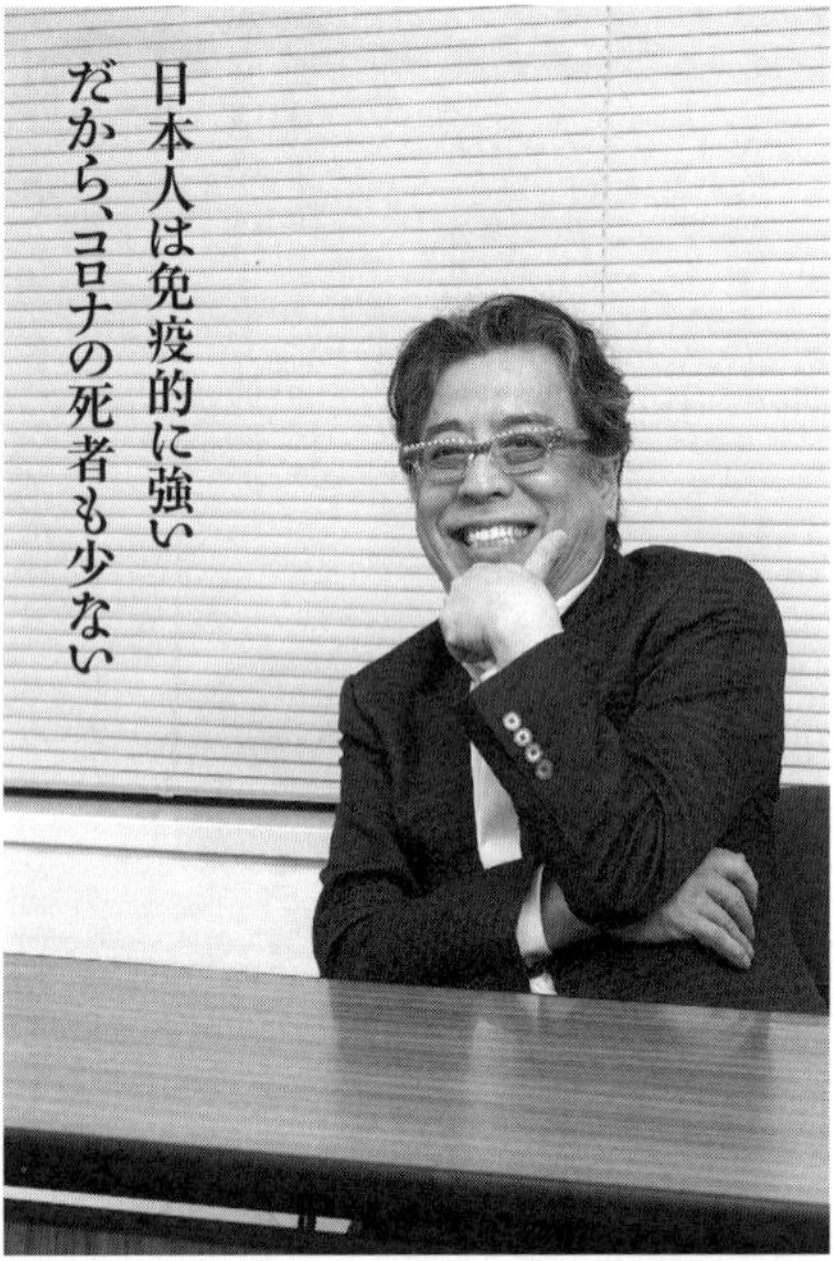

飛沫感染の場合は気道から肺の奥に入っていくので、感染性ウイルスの個数自体が少なくても（100個の感染ウイルス粒子＝1万個のウイルス粒子）感染してしまう可能性は高い。では、接触感染はどうかというと、飛沫感染より多くのウイルス量が感染には必要となる。ただ実際には、新型コロナの感染者が

鼻をかんだ直後に握手して、さらに自分の鼻や口の粘膜をベタベタ触らないと感染しないでしょう。でも、現実にはそんな人はいません（苦笑）。感染者が相手だったとしても、大声ではなくふつうに喋り、そのとき鼻や口を触ったとしても、その程度で感染することはまずないです。

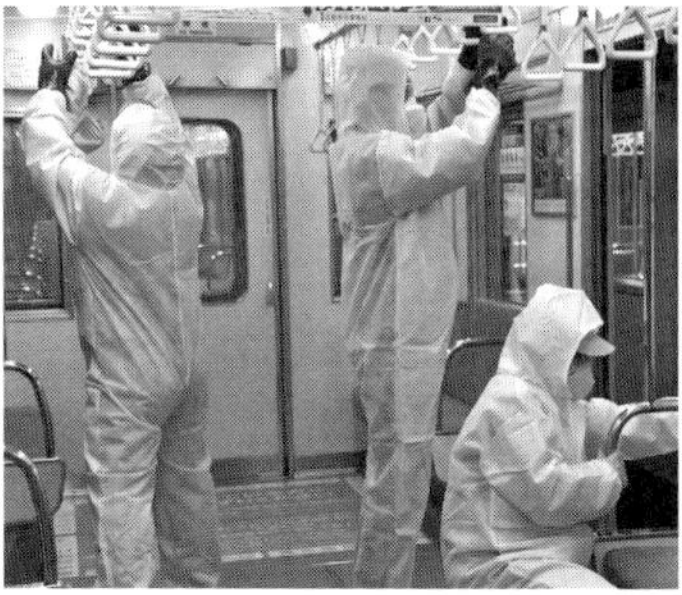

クラスターが起きるたびに、防護服姿の作業員が発生場所を消毒して回る物々しい様子が、テレビで繰り返し流された。だが、新型コロナの感染力の弱さを考えれば、1日後には何もせずともウイルスの数は感染成立量を下回るという　写真／朝日新聞社

Q3 感染者が出た場所を丹念に消毒しているが、コロナは何日生きるのか？

——クラスターが発生したり、感染者が出た場所を消毒する映像が、テレビのニュースでよく流されているけれど、あれは感染者から出た新型コロナのウイルスを消毒しているわけだよね。基本的に、ウイルスは感染した宿主の体内にいないと生きていけないが、宿主の体外でも何日かは生きているという。では、何日くらい生きているものなんだろう？

宮沢　そもそも、新型コロナはそう簡単には感染が成立しにくいのに、ひとたび感染者が出ると、防護服姿で何人もが感染場所を消毒して回り、その物々しい様子をテレビのニュースはいまだに繰り返し流している……。大袈裟というか、もはやお決まり芸です。

確かに、新型コロナウイルスは壁やドアノブなどに付着して、人体に感染していなくても2日間は死なずに生きているとされます。でも、前述したように感染するかどうかは、ウイルスの量で決まる。そもそも、ドアノブには感染が成立するほどのウイルス量はついていませんよ。なぜなら、わざわざドアノブ目掛けて咳やくしゃみをする人なんていませんからね（笑）。さらに、新型コロナが2日間生きているとしても、それまで元気だったウイルスが2日後にパタリと死ぬわけではなく、指数関数的以上に急激に減っていきます。グラフにするとほぼ垂直に落ちていくように激減していくのです。つまり、感染者が出たのが確認されてから1～2日も経てば、ウイルスの量はごくわずかに生き残っていたとしても感染の可能性は非常に低い。だから、感染者が出た場所が汚染されていたとしても、1～2日も放っておけばウイルスは感染成立量以下になっている。ドアノブや机が汚染されていたとしても、生々しい痰や唾がべったり付着していない限り大丈夫です。防護服まで着込んで消毒する必要なんてまったくないんです。

Q4 日本の感染者数や死者数が、欧米に比べて圧倒的に少ない理由は？

――日本の死者数が少ないのは、さまざまな理由が挙げられるが、わしは端的に「日本人は免疫的に強い」からだと思っている。大昔から日本は大陸から繰り返しやって来るウイルスに晒され、もともと免疫ができているからだと考えている。専門家はどう考えているのかを聞きたい。

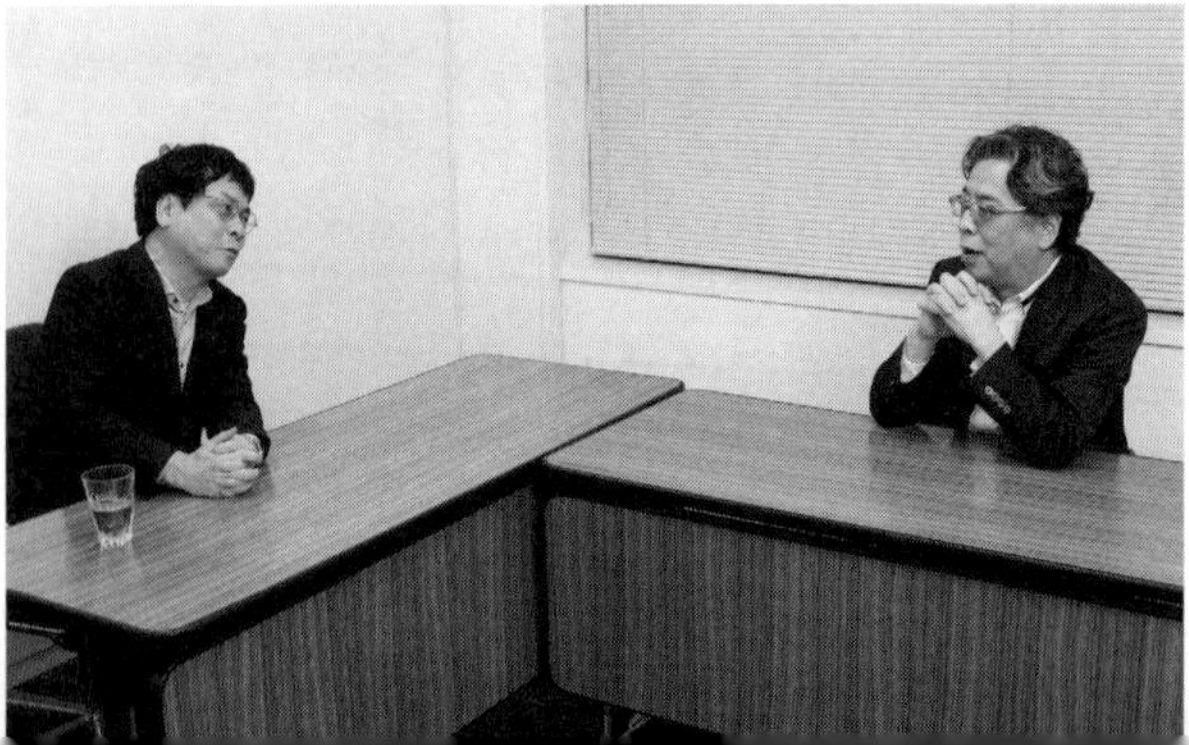

宮沢　ロックダウン（都市封鎖）や外出禁止令など、厳しい感染対策を実施した欧米諸国に比べ、緩やかな対策しかとらなかった日本の感染者や死者が少ない理由として、高度な医療体制が整っていることや国民皆保険によって医療へのアクセスが保障されていることなどが挙げられており、僕も頷けるところです。一方で、ノーベル賞を受賞した京都大学iPS細胞研究所の山中伸弥教授が提唱した「ファクターX」説に多くの学者や専門家が賛同している。要するに、日本の感染症対策の効果、民族的な遺伝要因や過去のウイルスの感染経験……これら「未知の要因」が、日本の死者を少数にとどめていると主張しているわけですが、山中教授や賛同する学者らは欧米で現地の人と暮らしたことがないんでしょうか。

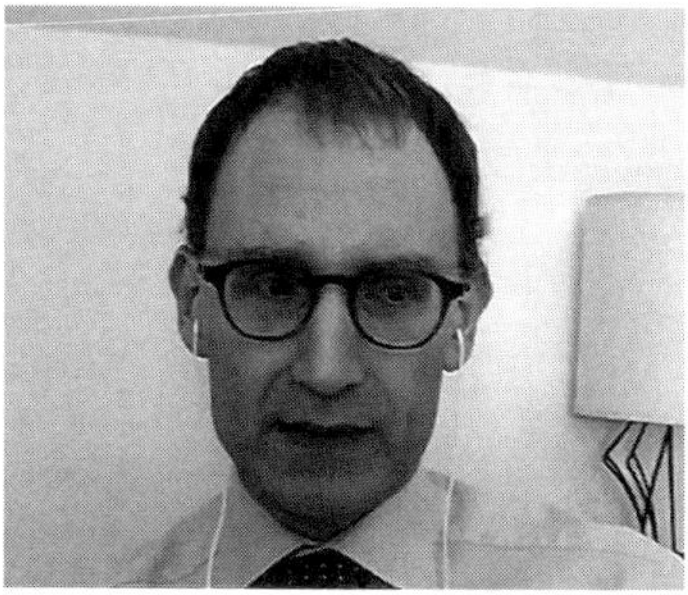

イギリスのロックダウンを主導したインペリアル・カレッジ・ロンドンのファーガソン教授。だが、ロックダウンの効果は疑問視され、後に不倫スキャンダルで政府委員を辞任した　写真／AFP＝時事

まず、欧米人は肺活量が大きいから、会話するときにめちゃめちゃ唾を飛ばします。今、小林先生との間に距離が十分とれているので、僕も口角泡をめっちゃ飛ばして喋っていますが、彼らはこんなものじゃない（苦笑）。言語体系的にも破裂音が多く、飛沫を飛ばしやすいのも一因でしょうが、日本語にはそうしたところがない。また、欧米人はハグやキスなどの接触コミュニケーションの文化で、挨拶として日常的に行っているが、日本にはそうした習慣はありません。

11月に入り、アイルランドが再び緩やかなロックダウンに踏み切りましたが、欧州の人とは衛生観念も大きく異なる。そもそも彼らは湯船に滅多に入らず、シャワーも頻繁には浴びません。

イギリスに留学していた頃、僕が毎日風呂に入っていたら「アホか」って言われて、変人扱いされたくらい（苦笑）。彼らは夏でも週に一度シャワーを浴びる程度で、下着も替えなければ、靴を履いたまま家の中に入る……こうした欧米人の衛生観念や習慣は、感染拡大に繋がってしまいます。また、100年前に起きたスペイン風邪のパンデミック以降、日本人は感染予防のためにマスクをつけることが一般化したが、欧米人にはそもそもマスクをする習慣がない。だから、罰則付きの法律までつくって、マスクの着用を義務づけているわけです。

ただ、マスクの習慣が根付かない欧州特有の事情もあります。平和で治安のいい日本に住んでいるとわからないが、僕はイギリスに住んでいたことがあるので肌感覚で理解できます。イギリスは世界ではまだ安全なほうですが、そこに暮らす人たちは街中で犯罪に巻き込まれたくないと思っている。だから、夜に街を歩いていて誰かとすれ違うとき、それが知らない人であっても「ハーイ」と挨拶したり、少なくとも笑顔を見せたりして、「自分は怪しい者ではない」「敵ではない」と相手に伝える必要があるんです。ところが、マスクをつけていると表情が見えず、こうした意思表示が伝わらない……。だから、欧州ではマスクの着用がなかなか一般化しないのです。

悪いことに、欧州の人たちはパーティを開いて大騒ぎするのも大好きで、さらに欧州のほとんどの国はスポーツ観戦の文化が根付いている。サッカーやラグビーの試合があると、人々はパブに詰めかけ、ビールを飲みながら大声で地元チームを応援する。そんな状況でマスクをし

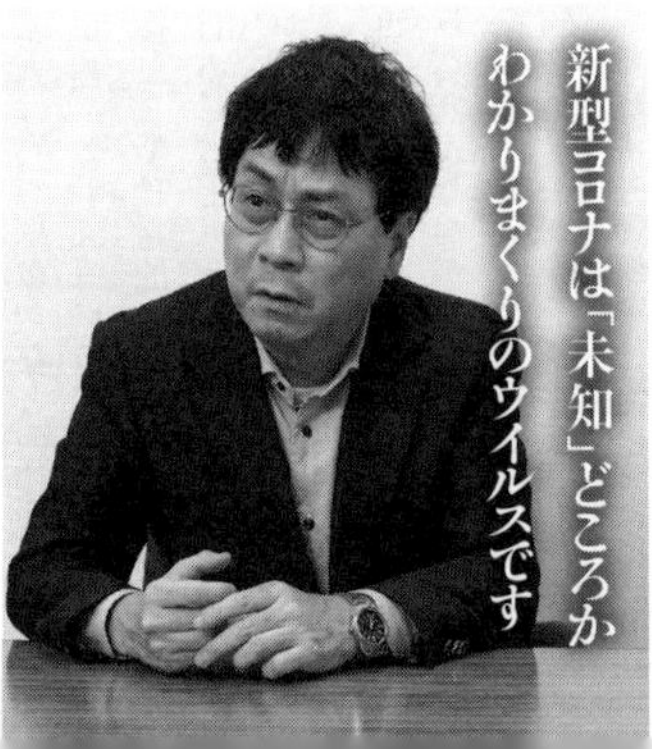
新型コロナは「未知」どころか
わかりまくりのウイルスです

なければ、感染が広がるのは当然です。イタリアでクラスターが発生したのも、サッカーを応援するスタジアムや酒場でした。イギリスはロックダウンという厳しい対策を講じたのに感染が収まらない、という声もあったけれど、これも当たり前の話で、友人に電話したら「外に出られないから、家でパーティをしてる」って言っていた（苦笑）。これでは感染しない方がおかしいくらいですよ。

人間はモノではなく生きているわけだから、習慣が行動を大きく左右します。欧州の習慣とは異なる日本で、感染が拡大しないのは当然で、「ファクターX」など持ち出すまでもない。もともと日本には、そんなものは必要ないのです。また、日本より死者数が少ないアジアの国を引き合いに、コロナ対策で「日本はアジアの中では劣等生だ」などと主張する人もいるが、これも間違っている。人口ピラミッドを比較すれば一目瞭然ですが、新型コロナの死者は高齢者に多いのだから、高齢化が世界一進んでいる日本の死者がアジアの他の国より多いのは至極当たり前の話です。

Q5 新型コロナは未知の存在、正体不明のウイルスなのか？

――2020年1月に新型コロナが日本に上陸すると、「未知のウイルス」「正体不明」などと学者やメディアが繰り返しこのフレーズを使って恐怖を煽り、日本人の多くが「コロナは恐い」と考えるようになってしまった……。コロナは本当に正体不明のウイルスなのか？

宮沢 日本で新型コロナは「未知のウイルス」などといわれてますが、僕からすればSARSコロナウイルスの劣化版にすぎない。実際、WHOは「SARS－CoV－2」（重症急性呼吸器症候群コロナウイルス 2）と命名しているし、その遺伝子構造はSARSとほぼ同じで、「新型」というよりSARSの兄弟か、あるいはそれ以上にSARSに近い。

分からないことが多いとよくいわれるが、むしろ、「分かりまくり」と言った方が正しい。

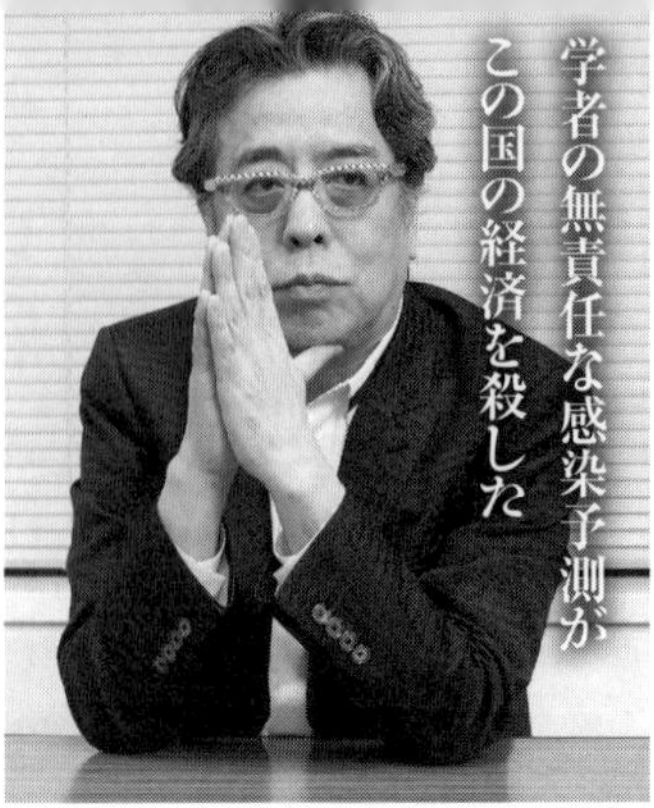
学者の無責任な感染予測が
この国の経済を殺した

実は、ダイヤモンド・プリンセス号で多くの感染者が出た2月にはすでに多くのことが分かっており、基本再生産数の値が出た時点でだいたいの想像がついていたので、僕は「絶対にロックダウンをしてはいけない」と繰り返し訴えていました。基本再生産数が2程度ということは、空気感染の可能性を事実上排除できるので、少しの注意を払えば感染を防げることが3月の段階で分かっていたからです。少しの注意とは、大声での会話を控えれば済む話で、飲み会やカラオケでは感染に気をつける程度の行動をとればいいということです。

「高齢者の重症化リスクが高い」というのも厳密には間違いです。イタリアのデータからも明らかなように、高齢者で死亡リスクが高いのは基礎疾患のある場合で、元気な高齢者のリスクが高いわけではない。語弊を恐れずに言えば、死ぬべき人が死んでいるわけだから、「極悪非道のウイルス」でも何でもないのです。

Q6 「42万人が死ぬ」――。なぜ、感染リスクが過大評価されるのか？

――新型コロナを巡っては、〝8割おじさん〟こと西浦博・北海道大学教授（＝当時）が「42万人が死ぬ」と怖ろしげな予測を発表し、その尻馬に乗っかろうとしたのか、京都大学の山中伸弥教授までもが「10万人が死亡する」と警告したが、日本の死者は11月18日現在で1933人と2ケタも少ない水準にとどまっている。なぜ、学者はコロナのリスクをとてつもなく過大に評価するのだろう？

宮沢　新型コロナの震源地である中国・武漢市では3800人

ほどの死者が出たが、武漢市の人口が約1100万人、武漢市を含む湖北省が約5850万人であることを考えれば大騒ぎするほどの数ではない。僕は3月の時点で、日本では最大限に見積もっても死者はせいぜい8000人と言っていました。日本人の衛生観念や充実した医療制度を加味すれば、さらに少ない4000人程度にとどまるだろうと付け加えていたんです。

「42万人が死ぬ」説は机上の空論にすぎない

ところが、厚労省クラスター対策班の西浦博教授が「対策をまったくとらなければ、42万人が死亡する」と、驚くことを言い始めた……。この「42万人」という数字は数理モデルによって弾き出した机上の空論にすぎません。「明日、世界で1億人が死ぬ」と言われたら、誰も信じませんが、確率論でいえば可能性は否定できない。大隕石が落下したりすれば1億人が死ぬことだって起こり得ますからね。ただ、現実的にほとんどあり得ないし、議論するだけならまだしも、あろうことか政府内でしかるべき立場にいながら、西浦教授は先走って公言してしまった……。僕は大いに怒りましたよ。というのは、発表の内容が社会に与える影響を考えて、学問の世界ではあんなことは決してやってはいけないことだからです。例えば、僕らが危険なウイルスを扱うとき、リスクコミュニケーションの観点からどこまで発表すべきか、どういう表現でどんな文言を使うか、慎重に議論を重ねてようやく発表するのが通常だからです。ところが、西浦教授は独断で発表に踏み切ったようにしか見えない。本人が「リスク評価についてはアンダーリアクト（控えめにいう）よりは、オーバーリアクト（大袈裟にいう）して話をすべき」と認めているように、恣意的なミスリードと言わざるを得ません。

被害想定を過大に見積もった予測を発表したとしても、何も起きずに被害が出なければよかったではないか……という考え方もあるでしょう。例えば、近年増えている豪雨の際の避難命令がこれに該当するかもしれません。だが、「数十万人が死ぬ」と専門家に言われたら、恐怖した多くの国民が社会経済活動を止めてしまうことくらい予想できたはず。ましてや、彼らは感染予防の政策に影響を与え得る立場なのだから、こうした配慮を十分にする必要があった。失業率と自殺者数は見事なまでに相関しており、失業率が1％上がると自殺者が2000～3000人増えることが分かっている。それだけでなく、失業率の悪化による自殺者の増加が収まるには、長い時間を要するのです。どう考えてもコロナによる死者数を大幅に上回ることが予想され、僕が「自粛で経済を殺していいのか！」と訴えると「コロナで死ぬのは可哀想だ」とか的外れな批判をされたり……どんな死に方でも苦しいけれど、病気でもないのに経済的理由で自ら死を選ぶとしたら、あまりにも辛い。

パチンコ店の狙い撃ちは著しく論理性に欠く政策

ところが、西浦教授は北海道大学から京都大学に〝栄転〟して、今やコロナ対策の東京の司令塔の座に就いている。「42万人が死ぬ」と脅したのと同じことが繰り返されるかもしれず心配です。政府や自治体の感染対策は、どうしても専門家の意見に引っ張られますからね。実際、専門家の意見を反映した厚労省や自治体首長のコロナ対策は、論理性を著しく欠くものが目立つ。小池百合子・東京都知事をはじめ、多くの首長がパチンコ店を目の敵にしていたが、大声で話しながらパチンコに興じる客なんていないし、実際、クラスターは1件も発生していません。同じようにマンガ喫茶も小池都知事の標的にされたが、客は無言でマンガを読むものだし、大声なんて出したら店員に怒られますよ。一方、同じ読書をする場なのに、図書館には何の指導もない……ある種の職業差別だし、小池都知事のコロナ対策は非論理的なのです。

多くの人がコロナを悪者と見做しているけれど、視点を変えたら「いい者」かもしれない。若年層にとってコロナはそれほ

ど恐いウイルスではないからです。新宿・歌舞伎町のホストクラブに聴き取り調査に行ったとき、50店舗ほどを統括している

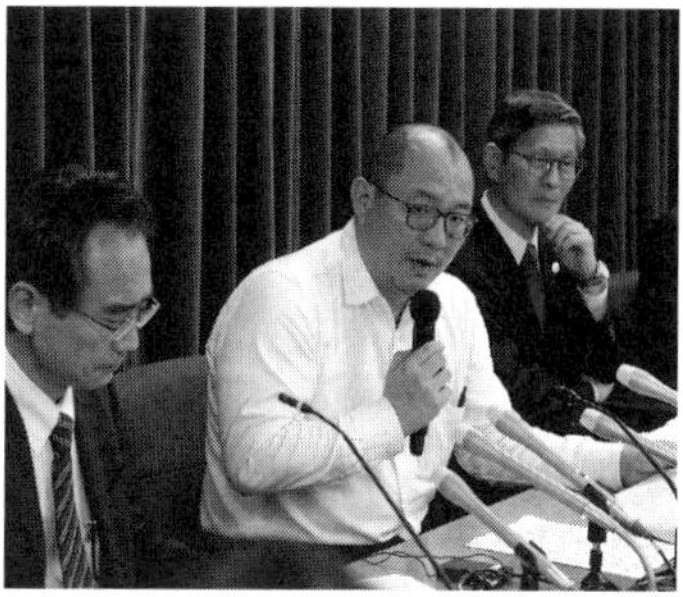

記者会見する厚労省クラスター対策班の西浦博・北海道大学教授（左から２人目＝当時）。数理モデルのシミュレートから「何もしなければ42万人が死亡する」と警告し、国民に要請した「接触８割減」はそのまま安倍政権の政策となった　写真／時事通信社

社長さんは「いくつかの店でクラスターを出してしまったが、ＰＣＲ検査で陽性となったホストで、38℃以上の高熱が出たのはごくわずか。熱も１～２日で治まり、その後、回復している。コロナなんかより冬のインフルのほうが店にとってはよほどキツい」とこぼしていました。弱毒のコロナに感染することで自然免疫が上がり、インフルエンザに感染しにくくなるとしたら、コロナは善玉ウイルスと考えられなくもない。

　そもそも、自治体の首長を含め、多くの国民は、コロナの感染力が非常に強いと誤解している……。行政やメディアは「コロナの感染が広がっている」と繰り返して恐怖を煽り、警戒を促すが、実際、自分の周囲に感染者が出たという人はほとんどいないでしょう。ＰＣＲ検査を拡大して、「感染者が10万人を超えた！」と大騒ぎしているが、累計10万人程度では流行とは言えません。ワクチンもあり、免疫もできているはずなのに、毎年１０００～２０００万人が感染している季節性インフルエンザなら流行と言えますよ。でも、わざわざＰＣＲをかけて陽性者を探し出し、ようやく10万人の感染者が確認された新型コロナは、とてもじゃないが流行とは程遠い。

　論理的に考えても、これまでの感染状況から見ても、感染力は強くない。歌舞伎町のホストクラブの調査で、そう確信しま

した。社長さんが「経営している店のいくつかでクラスターが出たけれど、この店では絶対に感染者を出しません！」と言い切る店を視察に行くと、ホストと客がマスクをつけずにふつうに喋っていました。この程度で大丈夫なのかと問い質すと、「いくつかの店でクラスターが起きた経験から分かります」と自信満々なのです。そこで、どのくらいだと感染するのかと聞くと「これを見てください」と再生してくれた動画に映っていたのは、ホストは大声でシャンパンコールをして、客も大はしゃぎ。絵に描いたようなどんちゃん騒ぎでした（笑）。逆に言えば、ここまでやらなければ、そう簡単には感染しないのです。専門家や学者の大多数は現場に出ず、研究室やPC上で数字をいじっているから、社会の真実と乖離していく。そして、過大なリスク評価がつくられるのではないでしょうか。

Q7 数理モデルによる感染予測は、なぜ外れるのか？

——今回の新型コロナで「何もしなければイギリスで50万人が死ぬ」と予測したインペリアル・カレッジ・ロンドンの〝ロックダウン教授〟ことニール・ファーガソン教授は、２００２年のBSE（牛海綿状脳症）騒動のときも「5万人が死ぬ」と言っていたが、実際にはイギリスの死者は２００人にも満たなかった。彼は数理モデルを駆使して感染症が流行するたびに、２００５年の鳥インフルエンザでは「最大2億人が死ぬ」、２００９年の新型インフルでは「６万５０００人が死ぬ」と予測したが、すべて大きく外れた。そして、彼の流れを汲む日本の〝8割おじさん〟こと西浦博（現・京大教授）も予想を大きく外している。なぜ、数理モデルの予測はこうも外れるのか？

宮沢　西浦教授の数理モデルは、基本再生産数を2・5に設定しているが、感染が広まれば人はうつらないよう注意するものだし、行動が変われば再生産数だって大きく変わってくる。そうした人間の行動様式を想定すべきだし、そうしなければ妥当

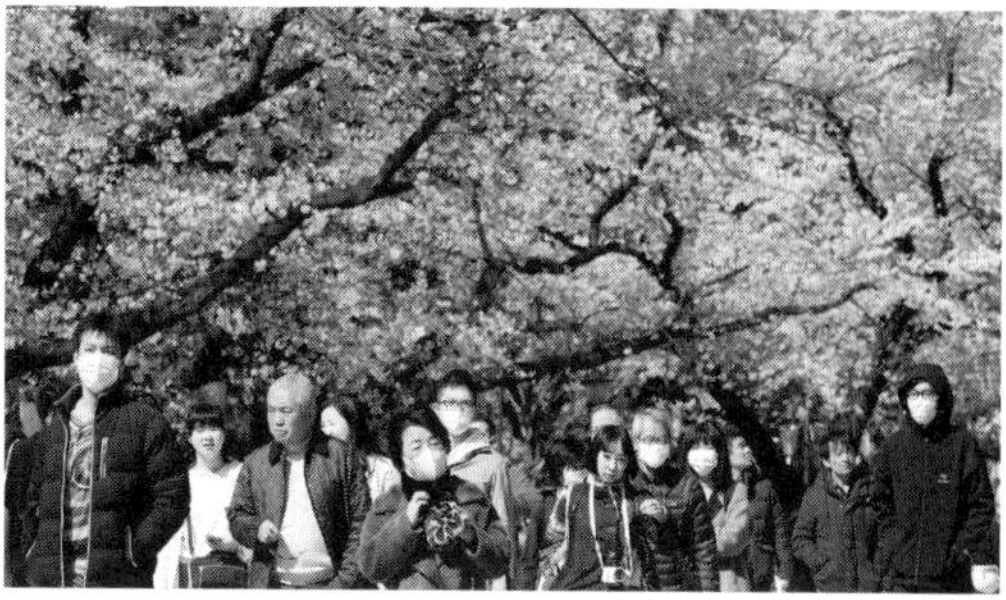

3月の連休は桜の開花時期と重なり、お花見の名所・東京の上野公園には　行楽客の姿も見られた。緊急事態宣言の発出前だったが、感染拡大防止のため、集団でシートを敷いての宴会自粛が呼び掛けられた　写真／時事通信フォト

な計算結果は得られません。また、人口や都市の規模、季節などのさまざまなパラメーターを加えなければ、まともなシミュレーションなどできるわけがない。今回の新型コロナは特定の場所（どんちゃん騒ぎや唾液交換を伴う風俗店、病院、介護施設）でクラスターが発生し、市中に漏れ出ているが、特定の場所と市中での感染状況は大きく異なる。にもかかわらず、すべての集団を同一条件で扱えば、予想が外れるのは当然です。さらに大きな問題は、西浦教授は感染症数理モデルの専門家ではあるが、感染症やウイルスの専門家ではないということ。過去に、感染症数理モデルを使ったコンピュータシミュレーションの審査を行ったとき、パラメーターを単純化しすぎていることが気になりました。実際にウイルスを扱う人間からすると、そんな単純なものではないだろうと思うのです。温度や湿度の変化、媒介動物の増減、そして、人々の行動様式も大きく影響します。

　ところが、数理モデルで感染対策を立てている専門家は、そうは考えていないらしい。緊急事態宣言についても、政府の専門家会議（当時）や厚労省クラスター対策班の学者は「宣言でコロナを抑え込んだ」と自賛したくらいですから。だが、データを見れば、4月7日の宣言発出前の3月28日にはすでにピークアウトしていた事実が分かるし、3月15日頃から一定の割合で感染者増加のスピードが減少していった。強調しておきたいのは、3月20日からの3連休に外出しないよう行政は要請したが、実際は花見シーズンで飲み会を楽しんだ人も多かった。それでも感染者数増大のスピードは減少し、その減速スピードは3月15日頃から変わっていなかった。つまり、3月20日時点の自粛の程度で、感染拡大は十分防げたわけです。そして、こうしたことを裏付けるデータは4月末には出揃っていた。にもかかわらず、5月に西浦教授は「緊急事態宣言の効果はあった」と強弁したのです。

宣言の解除後、感染者が再び増え始めたのは、小池百合子・東京都知事が「夜の街」の営業を完全解放したからです。当時、夜の繁華街では営業を自粛している飲食店もあったが、小池都知事が感染対策のロードマップの「ステップ3」(飲食店の営業は深夜0時まで。カラオケ店は営業自粛など)を解除したことで、一気に感染が広がった。ただ、このとき増えた感染者のうち一般市民は、いわゆる「夜の街」の感染に巻き込まれただけであり、一般の市中である程度の感染者が出ても、感染が持続的に拡大することはなかった。これは、大阪府のクラスター追跡でも明らかになっていたことです。夜の街の感染者、あるいは他都市の感染者の流入から、市中感染が起こるわけですが、市中ではこのウイルスの感染爆発は起こらず、自然に収束していく。この傾向は東京などの大都市でも、地方都市でも変わらなかった。東京・大阪などの大都市で感染が再拡大したのは、自粛の完全解除という〝火種〟が大きかったからで、発生源の新宿・歌舞伎町で流行しても、一般の市中では必ず収束するので問題はないんですよ。

日本は感染症のリスクを正しく評価してこなかった

現在、Go Toトラベルなど、経済を回すためにさまざまな取り組みが行われ、これに対して野党をはじめ「感染を広げるのでは」という意見もあるが、どんちゃん騒ぎレベルの大騒ぎ、大声でのカラオケ、あるいは風俗遊びさえしなければ、移動しても何ら問題はないし、実際、旅行者が増えても感染拡大に繋がっていません。旅行や外出する層の中心は活動的な若者であることから、「若者から感染が広がる」と懸念する声もあるが、彼らはまず重症化しないし、そもそもすべての感染症は一定数が感染しないと集団免疫が達成されず、収束することはない。若者が感染することは、いわば集団免疫の構築に貢献しているわけだから、むしろいいことだし、コロナ弱者に感染させないのなら感謝したいくらいです。

振り返れば、日本で数理モデルが一般化する前から、この国は感染症のリスクを正しく評価できていなかった……。日本では毎年、肺炎で12万人、肺炎球菌で2万人弱、誤嚥性肺炎で2万人と、新型コロナより遥かに多くの人が死んでいる。さらに言えば、風呂で毎年約2万人が死んでいるが、「怖いから風呂に入らない」という人などいません。にもかかわらず、いまだに一般人のみならず、政府や自治体までが「コロナは恐い」と考えている。

数の視点が欠落していた2001年の「BSE騒動」

2001年のBSE騒動のときもそうでした。当時、専門家はリスクを最大限高く見積もっても日本での死者は1人という試算を発表したが、国は国産牛の全頭検査に踏み切り、2003年にはBSEが確認された米国からの牛肉と牛肉製品の輸入を禁止した。ところがおかしなことに、中国からの加工肉の輸入はそのまま野放し……。BSEが確認されなかったからというのが理由でしたが、中国は検査などしていないのだから確認されないのは当然です。BSEが発生していても、特定危険部位さえ取り除けば問題はない。仮に、特定危険部位を食べたとしても、毎日食べ続けなければ発症する可能性は非常に低いのです。つまり、新型コロナのリスク評価を誤ったのと同様に、BSEの有無ではなく「量」が大事になります。繰り返しになりますが、ウイルス感染を考えるには「数の視点」が必須ですが、BSE騒動のときもこの視点が抜け落ちていたのです。

Q8 多くの問題を抱えるPCR検査とは、そもそもどんな検査なのか？

――かねてより疑問に思っているのが、コロナに曝露（ウイルスが体内に入ること。感染ではない）した人の鼻や喉の粘膜から検体をとっても、PCR検査で陽性にならないのはどういうわけなの？

宮沢　簡単に説明するのが非常に難しいのですが……。まず、何をもってウイルスの「感染」とするか、定義の問題がありま す。ウイルスが鼻に付着したとしても、これは曝露しただけで感染にはならない。次の段階では、鼻の細胞に感染し、そこでウイルスが増えたとしても自然免疫などで撃退し、一過性で終われば感染とはならない。現在は、上咽頭でウイルスが増えたら感染としているが、これにしてもそこで本当にウイルスが増えたのか、たまたま検体をとるときに付着したのか、区別することはできない。

　PCR検査自体は簡単で大学の学生でもできますが、診断のPCRは素人が扱えるような代物ではありません。現在、民間会社に委託されることも多いのですが、かなり注意が必要です。コンタミネーション（実験汚染）の問題があり、例えば、感度の限界を狙ったPCRの場合、遺伝子断片を増幅した容器の蓋をちょっと開けただけで部屋が汚染され、実験が不確かになってしまう……。検体の採取がうまくできたとしても、試験の段階で少しミスをするとその部屋で行った試験で、本来なら陰性であるべき検体が陽性になることもある。もちろん、民間の検査会社ではきちんとした設備で、専門の検査技師が行っていると思うが、それでも偽陽性は一定の割合で出てしまうでしょう。僕もPCRで検査機関の結果と一致せず、論争になったことがあったし、検査で感度限界を狙うのは危険です。

　実際、一度は陽性と診断された体操の内村航平選手も、後に

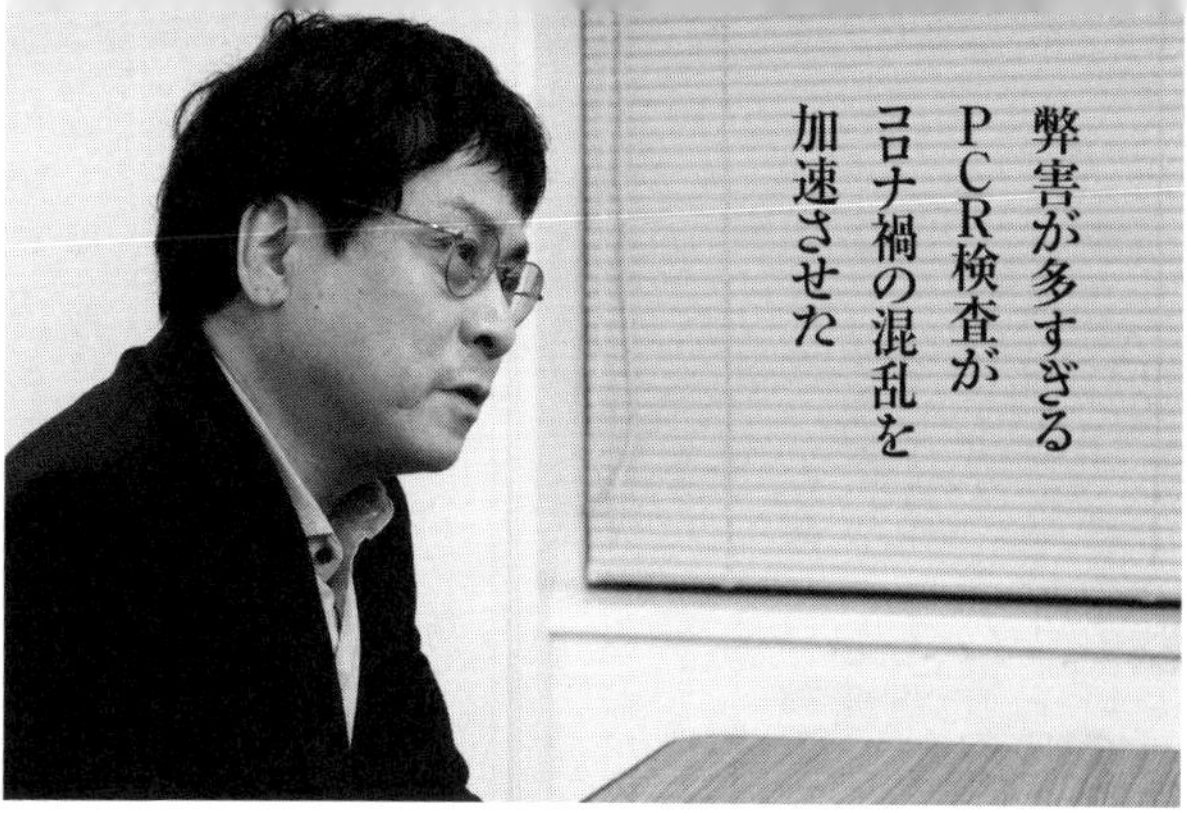

弊害が多すぎるPCR検査がコロナ禍の混乱を加速させた

偽陽性と判明した。技師ではなく機械による全自動で検査すれば大丈夫だという声もあるが、それも間違いだと思います。全自動でも機器が汚染されることはあります。感度が低い抗原検査でも偽陽性が出ることは、国立感染症研究所も認めています。だから、政府が毎日発表している感染者数も誤っている可能性が大いにある。おそらく、国立感染症研究所はしっかり検査をしていると思いますが、今はPCR検査を民間に委託しているので、どこまできちんとやっているかは疑わしい。当然、毎日の「新規感染者」の数字も怪しいということになる……。あの数字は、正しくは「感染者数」ではなく「PCR検査の陽性者数」ですから。しかも、その数字もどこまで信じていいかわからない。

さらに、ここへきて問題となっているのが、サイクル数による精度の変化です。PCR検査は、理論的にはDNA断片を無限に増やすことができるので、ごく少量の検体からでもウイルスの遺伝情報が読み取れるわけです。一度の作業で1本の遺伝子が2本に増え、これを「1サイクル」と言い、これを繰り返すことで2サイクルで4本、3サイクルで8本……30サイクルで約10億本、40サイクルでは1兆本超まで増やすことができる。

ところが大きな問題があって、サイクル数を増やすと極々微量のコンタミネーションでも陽性になってしまうのです。部屋でごく微量のＤＮＡ断片が空気中を舞っていたら、偽陽性が出てしまう。その危険性を知っていたからだと思うのですが、台湾では35サイクルにしているでしょう。これでは微量のウイルスが存在する人を見逃してしまうと批判する声もあるが、さして問題はない。それより、偽陽性を出す危険性の方が、遥かに厄介です。確かに、台湾では陰性の人が、40サイクルや45サイクルの日本では陽性になってしまう可能性もあるが、本当の陰性が日本では陽性になってしまう可能性がある。また、日本のように40・45サイクルでＰＣＲ検査を行えば、ウイルスの数がわずか10個しかなくても陽性の診断が出ることになる。感染初期なら、超微量のウイルスを検出することに診断上意味があるけれど、感染してから10日以上経たら、この数字に意味はないでしょう。微量のウイルスでは、他の人にうつすことはできないのだから。

　ウイルスを考えるとき、「数の視点」が重要だと繰り返し述べてきましたが、政府や厚労省にはこうした視点が抜け落ちている。検査の「プラス（陽性）」か「マイナス（陰性）」かばかりに注目して、もっとも肝心なウイルスの量を事実上、無視してきたのです。ＰＣＲ検査でわかるのは、検体の中に新型コロナウイルスの遺伝子（ＲＮＡ）の断片が存在しているか、どうかだけです。存在していれば陽性、していなければ陰性となる。ところが、ウイルスの量が多いか少ないか、ウイルスが生きているか死んでいるかはわからない。さらにいえば、ウイルスが喉に付着しているだけか、それとも細胞内に侵入し増殖して感染が成立しているのかなんて、もちろんわからないのです。

Q9 非現実的なばかりか、あまりに大きいＰＣＲの弊害とは？

――「いつでも、誰でも、何度でも」というキャッチフレーズを掲げた東京・世田谷区のＰＣＲ検査「世田谷モデル」は結局、規模の大幅な縮小を余儀なくさ

PCRがなければ気づかないほどコロナウイルスは弱いということ

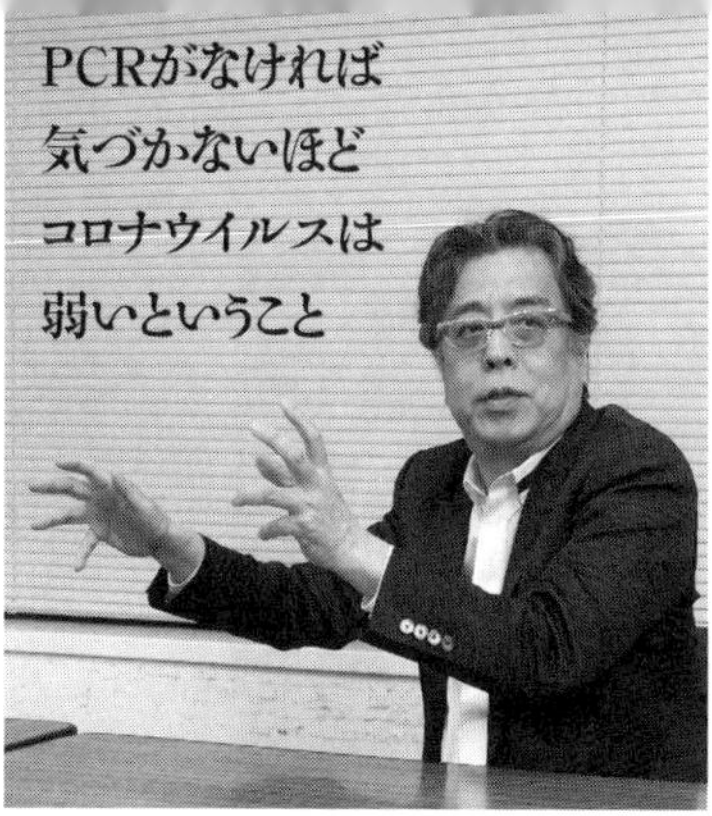

れ、当初の目標とはかけ離れた検査態勢になった。ＰＣＲ検査の拡大は莫大な費用とマンパワーが必要で、非現実的であるばかりか、何より弊害が大きい……。

宮沢　僕もＰＣＲ検査の問題点を政治家に何度も説明しましたが、なかなか理解してもらえないし、無条件にＰＣＲ検査の実施が必要と本気で思い込んでいる国会議員さえいる……。現実には、ＰＣＲ検査の拡大に賛同する政治家は少なくないが、税金の無駄遣いなのは明らかです。確定診断には使えるかもしれないが、陽性が出た人の濃厚接触者をトレースしてＰＣＲを行っても、辿り着いた頃にはすでにウイルス量がピークを超え、人に感染させる可能性はほぼなくなっている。確かに、発症初期の人に対してはＰＣＲ検査を行う意味はあるが、発症初期の特定はできない。僕には、確定診断以外のＰＣＲに意味はあまり見いだせないのです。むしろ、混乱を招いているだけだと思います。

ＰＣＲ検査の拡充を訴える声は多いが、ではＰＣＲがなかったら新型コロナの感染拡大を防げないのか？　そんなことはない。ＰＣＲ検査は１９８３年に発明され、今回の新型コロナのようなウイルスに対して検査を適用できるようになったのは’90年代になってから。では、それより前に新型コロナが流行していたら、人類はこのウイルスを乗り越えられなかったのか？　むしろ人類はこのウイルスにもっと上手に対応していたでしょう。熱が出たら自宅で療養し、重症化したら病院に行って治療する。そして、治ったら職場に復帰する……これで何ら問題はないのです。そもそも、ＰＣＲがなかったら、日本人は新型コロナの流行に気づきさえしなかったかもしれない。せいぜい「今年は肺炎で死ぬ人がちょっと増えたかな」と感じる程度でしょう。ところが今、ＰＣＲ検査があることで、逆に混乱が大きくなっている。ＰＣＲそのものは便利な検査だが、使う側の人間に問題があるからこうした事態になっているわけです。

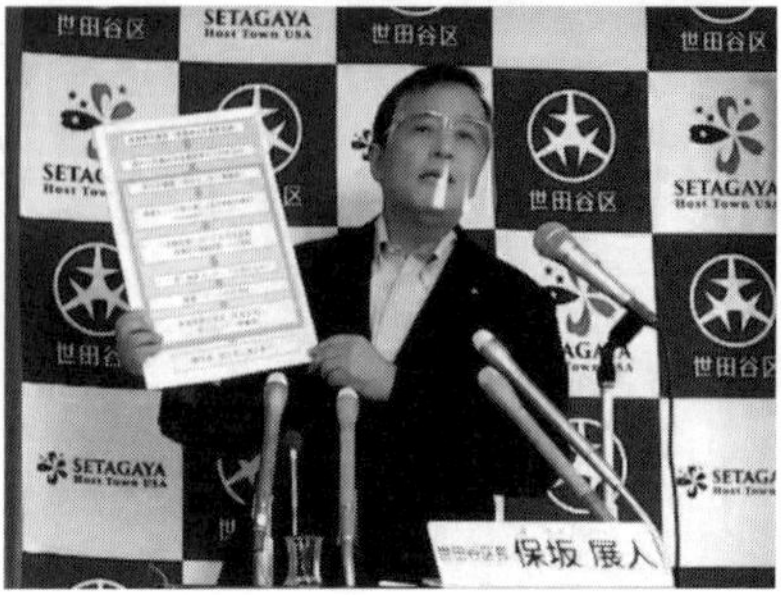

東京・世田谷区の保坂展人区長が「いつでも、誰でも、何度でも」の大量検査を実施するニューヨークを目指した「世田谷モデル」は議会の承認を得られず、規模の大幅な縮小を余儀なくされ、看板に偽りありの代物と化した　写真／世田谷区

　それに、望まないのに検査を受けさせられる側からすれば、全国にこれほどコロナ差別が広がっているのに、陽性診断が出たらイヤじゃないですか。コロナ差別が広がるのは、今の日本人がＰＣＲの陽性か陰性かを気にしすぎているからです。コロナは感染しても無症状や風邪程度の軽症がほとんどなのだから、健康だったら陽性でも陰性でもどちらでもいいじゃないですか。人に感染させるのが心配なら、ディープキスはやめておく。冗談抜きで、その程度の対策で十分なのです。

　7月に、AKB48のメンバーが37・2℃の熱が出て、怖くなって家に自主隔離で引きこもり、安静にしていたと聞きました。熱そのものは1日で下がり、9日後にＰＣＲ検査を受けたら陽性の診断が出て、1週間も入院したそうです。発熱してから9日後なら感染力はなくなっているし、入院しても意味などない。それなのに、感染させる心配のない人にまでＰＣＲ検査を拡大し、陽性の診断が出ると隔離を強いる……バカげています。もともと新型コロナはＰＣＲで陽性が出ても、隔離の必要などどない。どんちゃん騒ぎをしないなど、ちょっと注意すれば済むことです。宿泊施設に隔離された人が、夜中に腹がすいたので仕方なく近所のコンビニに買い物に行ったら、「けしからん!」と批判する声が上がったが、元気だから腹がすくわけで何の問題もない。感染させる心配のない人に空腹を我慢しろなんて、酷な話ですよ。

Q10 「コロナは怖くない」ことを知りながら、なぜ専門家は発言しないのか?

――『モーニングショー』のようにコロナの恐怖を煽り、視聴率を稼いでいるメディアが、「コロナは怖くない」とする専門家を登場させないのは分かるが、アカデミズムの世界には「コロナは怖くない」ことを知っている学者も少なくないと聞く。なぜ、彼らは発言しないのか?

宮沢 振り返れば、日本の感染症対策はおかしなことばかりやってきた……。インフルエンザだって、昔は風邪のちょっとひどい程度という扱いだったが、2005年頃に米国のブッシュ大統領(=当時)が突然、「高病原性鳥インフルエンザは危険」と言い出したのです。2009年に新型インフルエンザが流行すると、現在のような過剰で的外れな対策がとられ、NHKも対策法の改正や交通の遮断を訴え、恐怖を煽っていた。パ

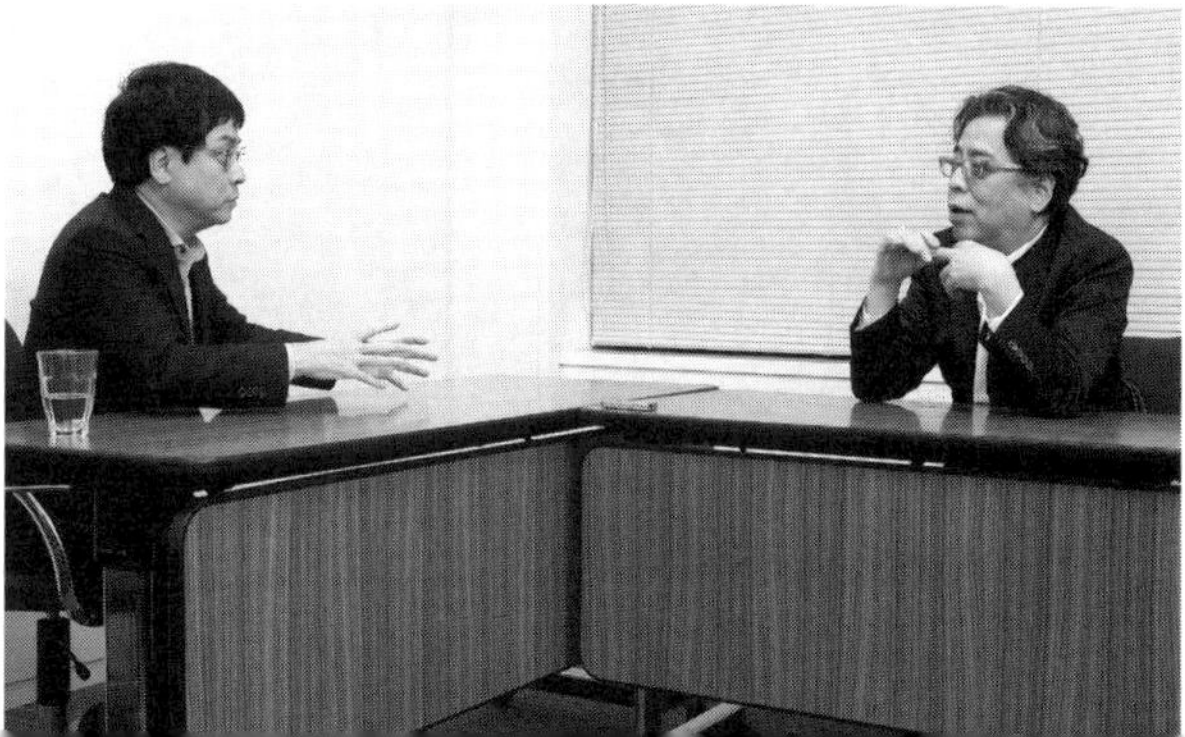

ンデミックを防ぐためにこうした措置が必要だというが、ウイルス感染が成立するには咳をする人が外を移動して他の人に接触しなければならない。だが、高病原性鳥インフルエンザは感染すると、サイトカインストームになって動けず、咳も出ないし外出なんてもちろんできない。感染するのはせいぜい家族や医療関係者に限られ、パンデミックになりようがないのです。今回の新型コロナでも、このときと同じように学者やメディアが恐怖を煽り続けている。

感染症やウイルス専門の学者にとって、インフルエンザや新型コロナが「怖い病気」なら、大きな予算がつくので都合がいいのです。そして、メディアが加担することで、インフォデミックがつくり上げられていった……。学者や専門家は新型コロナの真の危険度を知っています。自ら煽りはしないものの、煽っている人を非難することもまずしない。現在のような騒動になり、視聴率目当てのワイドショーやこうした番組に出演する「自称・専門家」がせっせとコロナの恐怖を煽っているが、目をつむっている……非常によくないことだと思っています。

コロナ禍は「人災」であると発信し続けることが使命

実は、僕が今、好きなことを言えるのは、日本のウイルス研究業界の体質に嫌気がさして、病原性ウイルスの研究をやめて

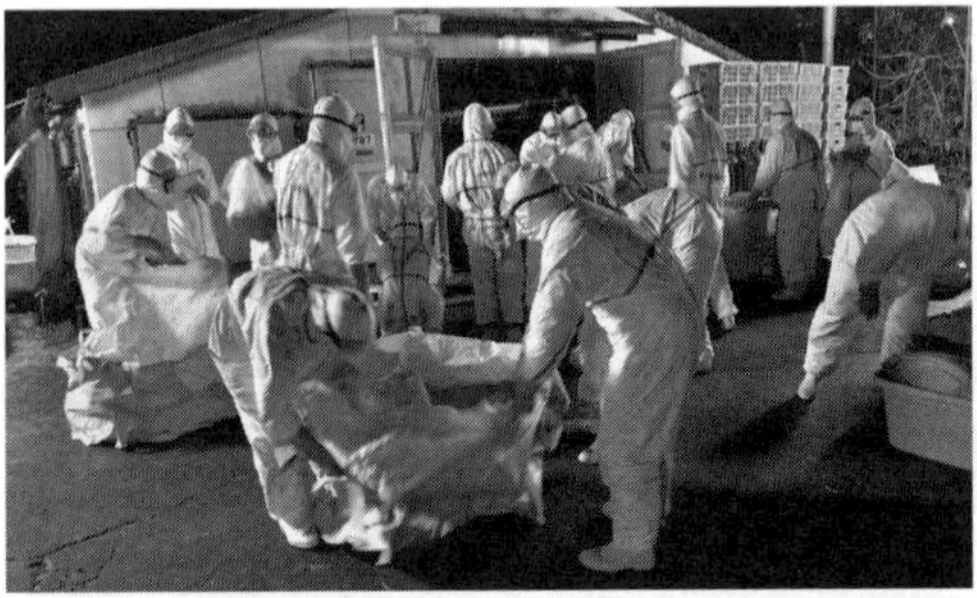

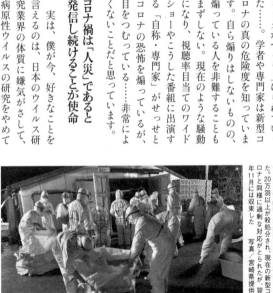

2016年、高病原性鳥インフルエンザの感染が愛知県の東山動物園で確認されると、12月には宮崎県、北海道などでも確認された。20万羽以上が殺処分され、現在の新型コロナと同様に過剰な対応がとられたが、翌年11月には収束した　写真／宮崎県提供

古代ウイルスによる生物の進化の研究に専念するつもりだったからなんです。そんな僕を、周囲の同僚は遠巻きに眺めるだけで、援護射撃なんてまったくしない。まぁ、僕みたいなことをすれば、学者の世界では絶対に干されるので、我関せずというのも理解できます。僕は干されてもいい覚悟ができていたので、自由に言いたいことが言えたのです。これまで大きな損失をこの国にもたらしたコロナ禍は、ウイルス自体によるものではなく、人災と言っていい。新型コロナの収束まではまだまだ時間がかかるでしょうけど、コロナ禍という名の人災は一刻も早く止めなければいけない。だから、一生懸命、僕は発信を続けているんです。

Q11 過剰な行動制限ではなく実行可能な感染対策「1／100作戦」とは？

――政府が要請しているような大袈裟なものではないのに、効果的な感染対策を提唱していると聞きました。

宮沢　厚労省クラスター班の解析で、新型コロナは感染者が5人いたとして、他の人に感染させることができるのは1人だと分かっています。感染直後は免疫が十分に働かず、体内で急激にウイルスが増えていくが、免疫応答が起きるとウイルス量は徐々に減っていく。唾液中のRNAのコピー数は発症日から段々と減少し、感染後10日ほどでウイルスの数はピーク時のおよそ100分の1になることも分かっている。この段階でPCR検査を受けると強陽性の判定が出るものの、疫学データでは他の人に感染させた事例はほとんどない。発症前1～2日から発症後1週間程度しか他の人に感染させる能力がないのは、感染者から出るウイルスの量がピーク時のおよそ10分の1～100分の1になっているからだと考えられます。だから、感染者から出るウイルスの量を最大でピーク時から発症10日後程度の量、つまり100分の1に減らせば、感染はまず成立しない。この前提に立てば、決して過剰ではなく、実行できる感染予防策が見えてくる。それが僕の提唱する「1／100作戦」です。

仮に、手に100万個の感染性ウイルスが付着しても、量を100分の1に減らすには流水で15秒間、手を洗うだけでいい。ウイルスをゼロにするには、厚労省が言うように、石けんや界面活性剤で丁寧に手を洗わなければならないが、感染の確率をゼロに近づけるのにそんな必要はない。飛沫感染の予防策も同様で、不織布のマスクをつけていれば比較的大きな飛沫はほとんど漏れ出さず、感染の確率をゼロに近づけることができます。空気感染については、前述したように基本再生産数の低さを考えれば、その可能性は一般市中では無視できます。どんちゃん騒ぎ、大人数でのカラオケ、唾液交換を含む風俗遊びをやめればいいのです。

新型コロナはウイルスの知識だけで十分防ぐことができる弱いウイルスであり、決して恐いものではない。にもかかわらず、それが実行できていないのは、「コロナは恐い」という思考を刷り込まれているからです。暗がりで柳の枝を幽霊と勘違いして怯えた人が、昼間に柳を見ても依然として恐がっているのと同じように、僕には見えます。戦うべきは、実は新型コロナウイルスそのものではなく、人々に刷り込まれた「コロナは恐い」という思考なのです。

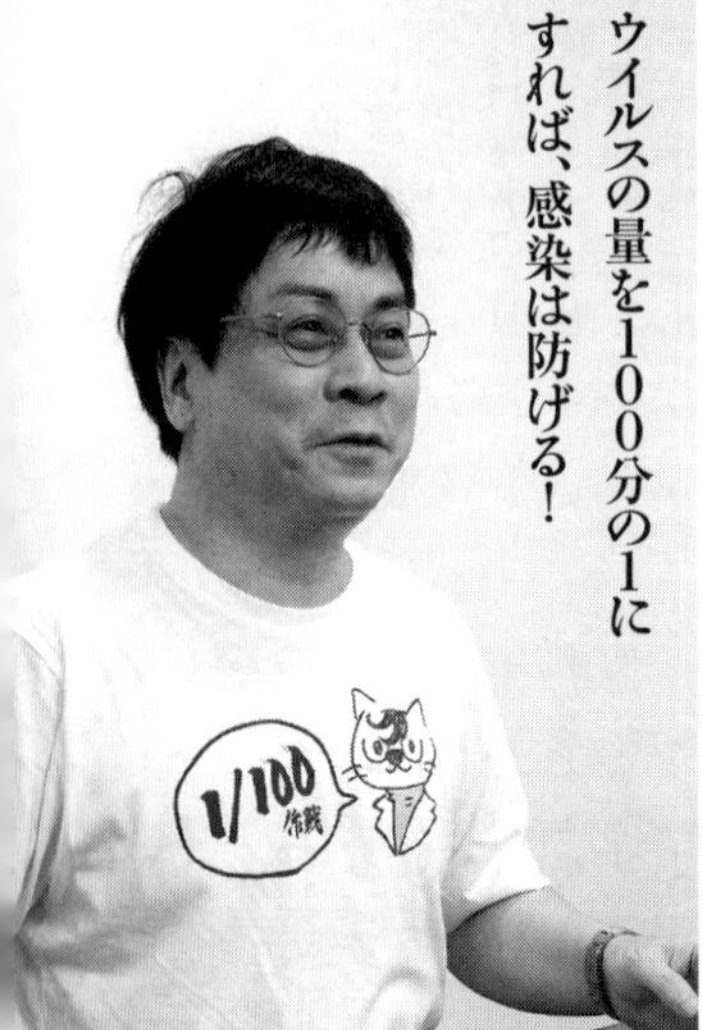

ウイルスの量を100分の1にすれば、感染は防げる！

構成／齊藤武宏　撮影／八尋研吾

ゴーマニズム宣言 SPECIAL

コロナ論02

第8章 「ニューノーマル」は「アブノーマル」

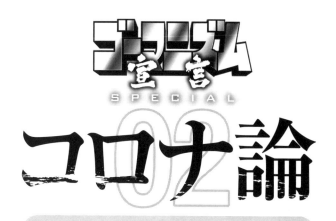

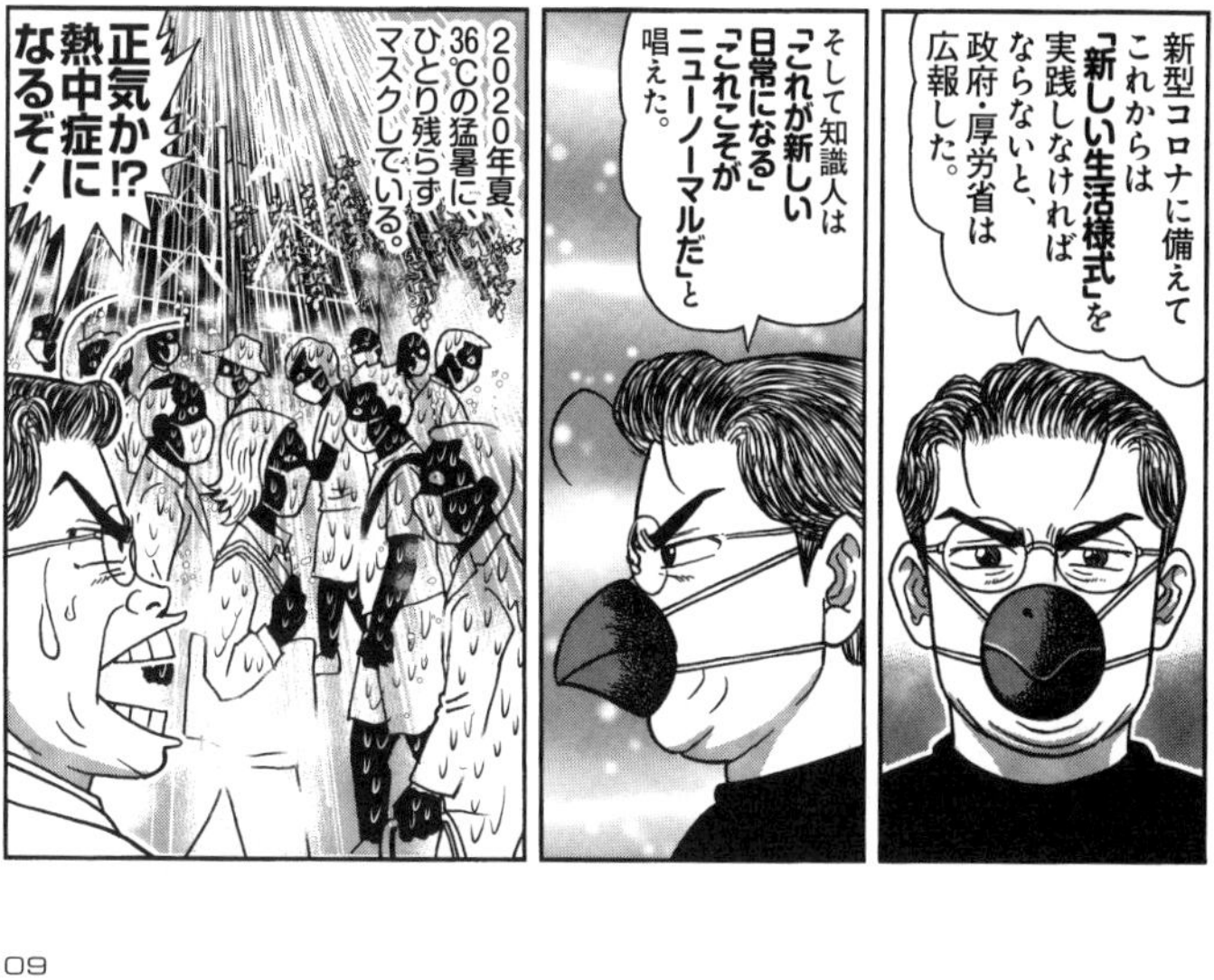
新型コロナに備えてこれからは「新しい生活様式」を実践しなければならないと、政府・厚労省は広報した。
そして知識人は「これが新しい日常になる」「これこそがニューノーマルだ」と唱えた。
2020年夏、36℃の猛暑に、ひとり残らずマスクしている。
正気か⁉ 熱中症になるぞ！

『コロナ論』4刷り目の増刷が決定した！この本が浸透すれば、モーニングショーの洗脳で出来た「コロナ脳」が解除される。問題は「コロナ＝恐怖ウイルス」とするコロナ脳だ。コロナ脳を解除しなければどうにもならん。

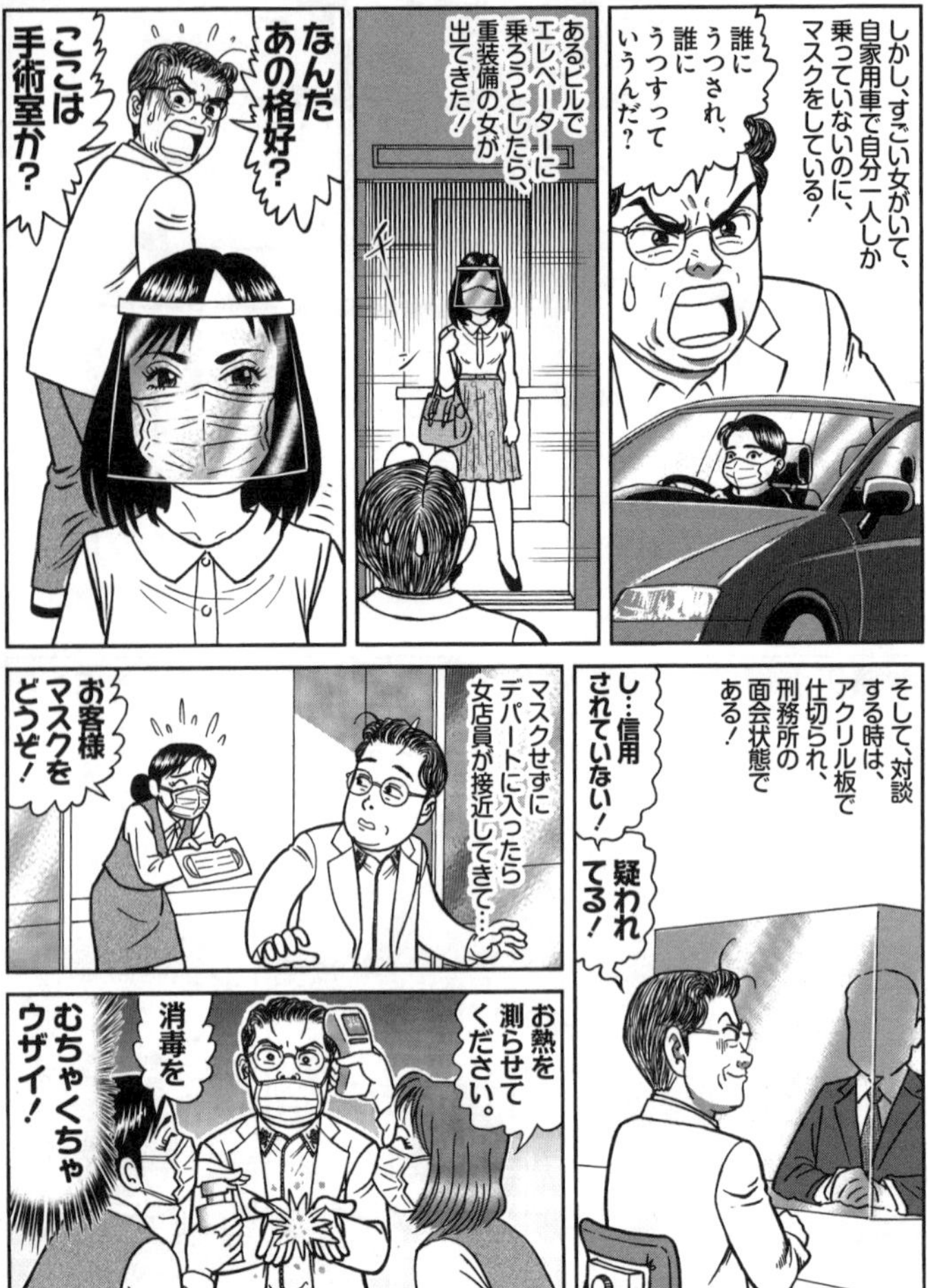

しかし、すごい女がいて、自家用車で自分一人しか乗っていないのに、マスクをしている！

誰にうつされ、誰にうつすっていうんだ？

あるビルでエレベーターに乗ろうとしたら、重装備の女が出てきた！

なんだあの格好？

ここは手術室か？

そして、対談する時は、アクリル板で仕切られ、刑務所の面会状態である！

し…信用されていない！

疑われてる！

マスクせずにデパートに入ったら女店員が接近してきて…

お客様マスクをどうぞ！

お熱を測らせてください。

消毒を
むちゃくちゃウザイ！

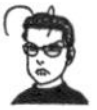

グローバリズム脳では、新型コロナの真実はわからない。ナショナリズムを自分の核にしている者には、新コロが「日本人にとっては」、珍コロだとわかるのだ。欧米の被害と日本の被害では、桁が違い過ぎる！

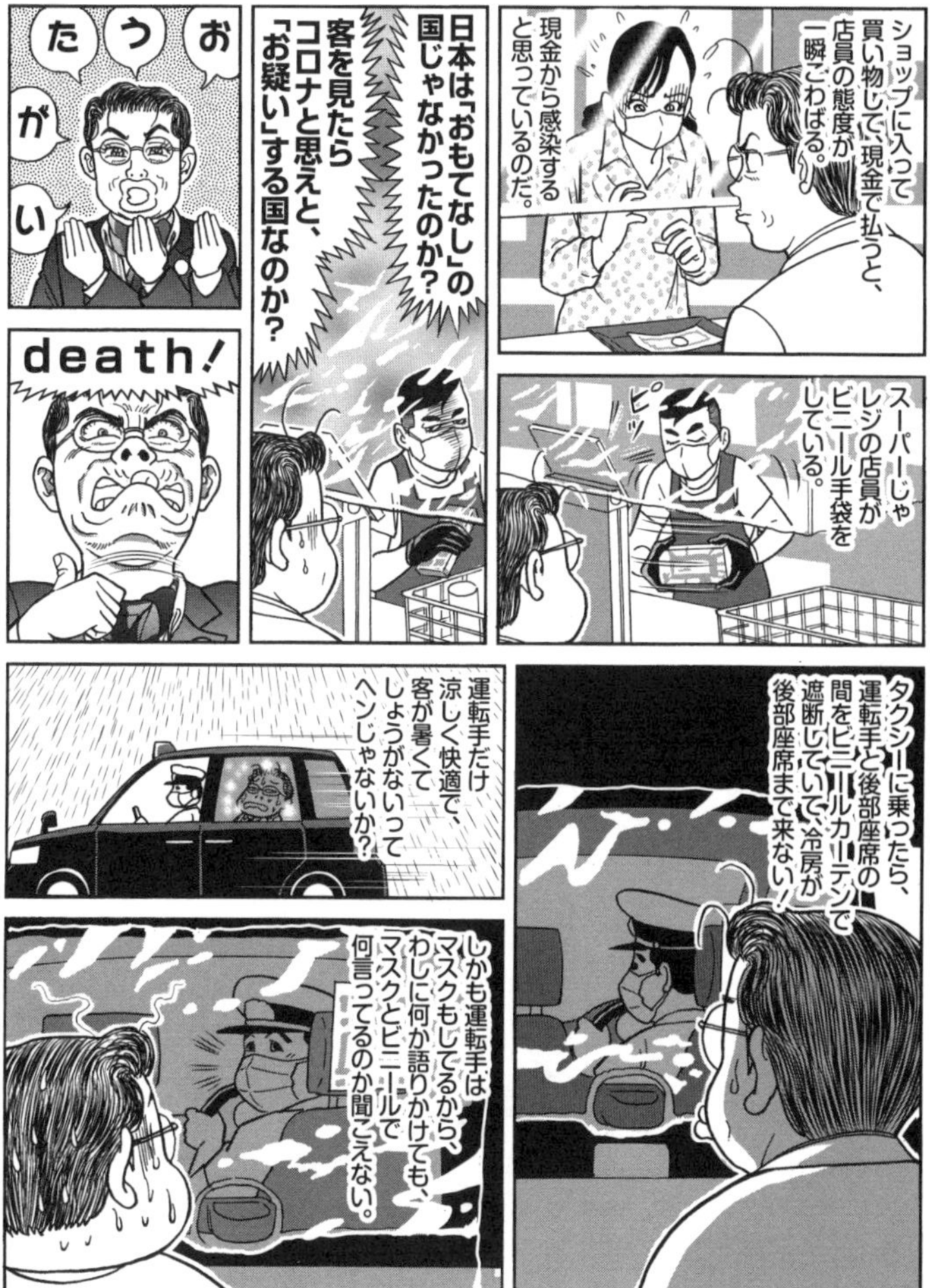

ショップに入って買い物して、現金で払うと、店員の態度が一瞬こわばる。
現金から感染すると思っているのだ。
スーパーじゃレジの店員がビニール手袋をしている。
ピッ
日本は「おもてなし」の国じゃなかったのか？
客を見たらコロナと思えと、「お疑い」する国なのか？
お
う
た
が
い
death！
タクシーに乗ったら、運転手と後部座席の間をビニールカーテンで遮断していて、冷房が後部座席まで来ない！
運転手だけ涼しく快適で、客が暑くてしょうがないってヘンじゃないか？
しかも運転手はマスクもしてるから、わしに何か語りかけても、マスクとビニールで何言ってるのか聞こえない。

博多の「一蘭」というラーメン屋は、ずっと前から隣席との間仕切りがあり、あれは1人で没頭して食うための店だ。知人と食べにくる普通の店で間仕切りするのは邪道である。

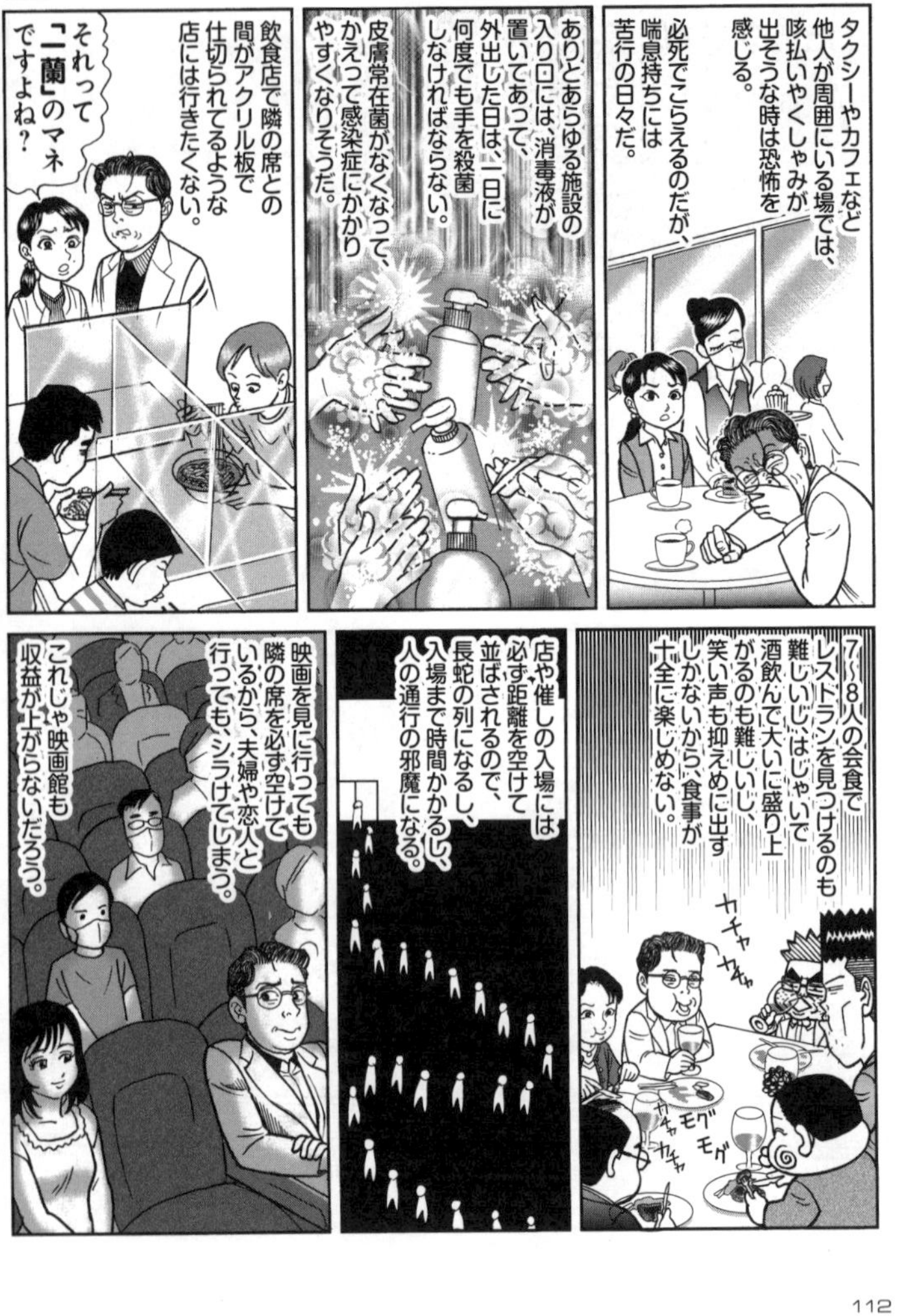

タクシーやカフェなど他人が周囲にいる場では、咳払いやくしゃみが出そうな時は恐怖を感じる。
必死でこらえるのだが、喘息持ちには苦行の日々だ。
ありとあらゆる施設の入り口には、消毒液が置いてあって、外出した日は、一日に何度でも手を殺菌しなければならない。
皮膚常在菌がなくなって、かえって感染症にかかりやすくなりそうだ。
飲食店で隣の席との間がアクリル板で仕切られてるような店には行きたくない。
それって「一蘭」のマネですよね？
7～8人の会食でレストランを見つけるのも難じいじ、はじゃいで酒飲んで大いに盛り上がるのも難じいじ、笑い声も抑えめに出すしかないから、食事が十全に楽しめない。
カチャ
カチャ
カチャ
カチャ
モグ
モグ
店や催しの入場には必ず距離を空けて並ばされるので、長蛇の列になるし、入場まで時間かかるし、人の通行の邪魔になる。
映画を見に行っても隣の席を必ず空けているから、夫婦や恋人と行っても、シラけてしまう。
これじゃ映画館も収益が上がらないだろう。

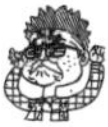

玉川徹は9月18日放送の「羽鳥慎一モーニングショー」で、「中国は自由がなくても豊かになっているからOK」「自由って何でも選べるから難しい。だから香港も中国化する」と放言！なぜこんなのが「リベラル」を自称して野放しにされている!? この超問題発言、webマガジン小林よしのりライジングで徹底追及!!

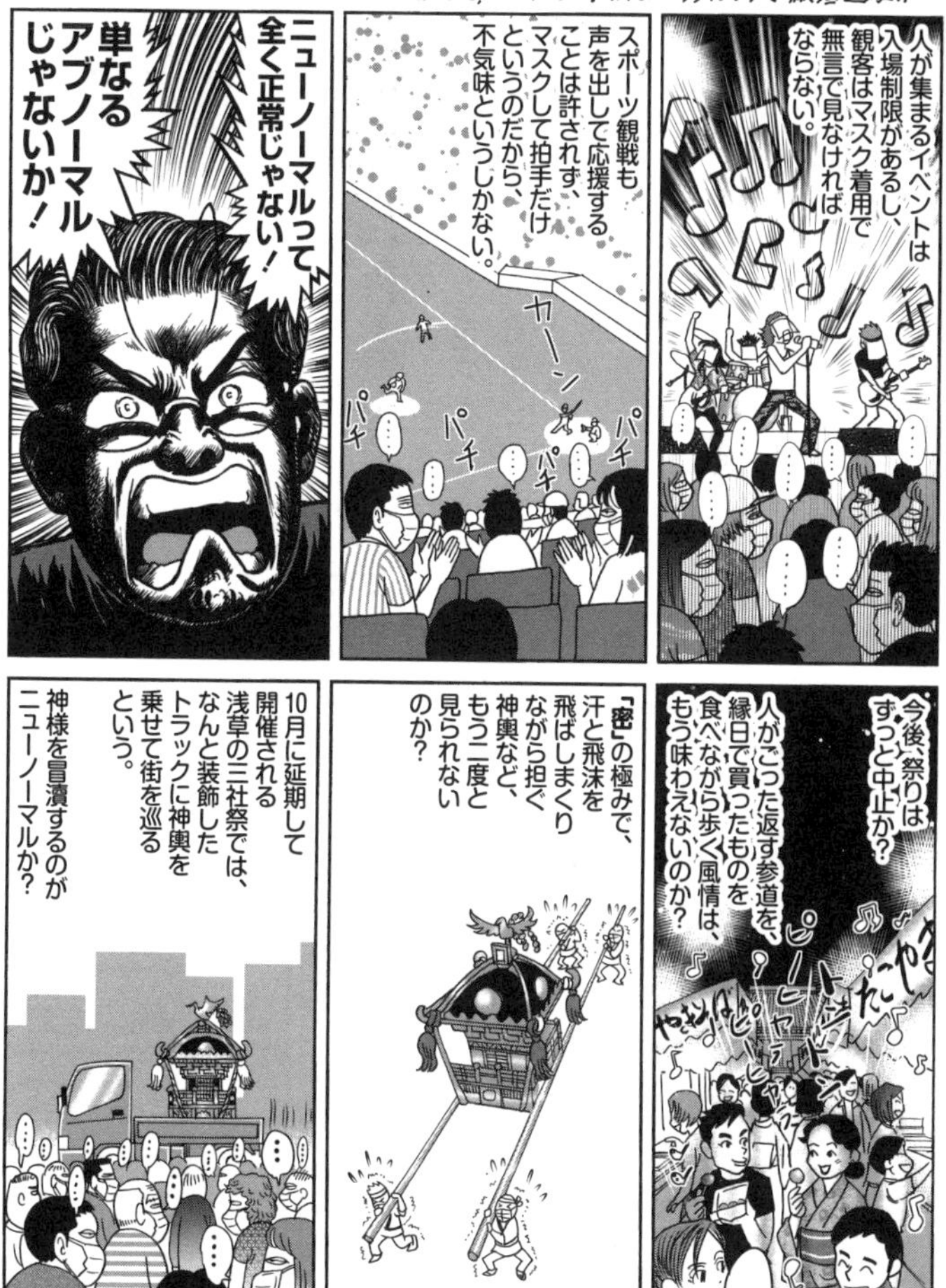
人が集まるイベントは入場制限があるし、観客はマスク着用で無言で見なければならない。
スポーツ観戦も声を出して応援することは許されず、マスクして拍手だけというのだから、不気味というしかない。
カーーン
パチ
パチ
パチ
パチ
ニューノーマルって全く正常じゃない！
単なるアブノーマルじゃないか！
今後、祭りはずっと中止か？
人がごった返す参道を、縁日で買ったものを食べながら歩く風情は、もう味わえないのか？
「密」の極みで、汗と飛沫を飛ばしまくりながら担ぐ神輿など、もう二度と見られないのか？
10月に延期して開催される浅草の三社祭では、なんと装飾したトラックに神輿を乗せて街を巡るという。
神様を冒涜するのがニューノーマルか？

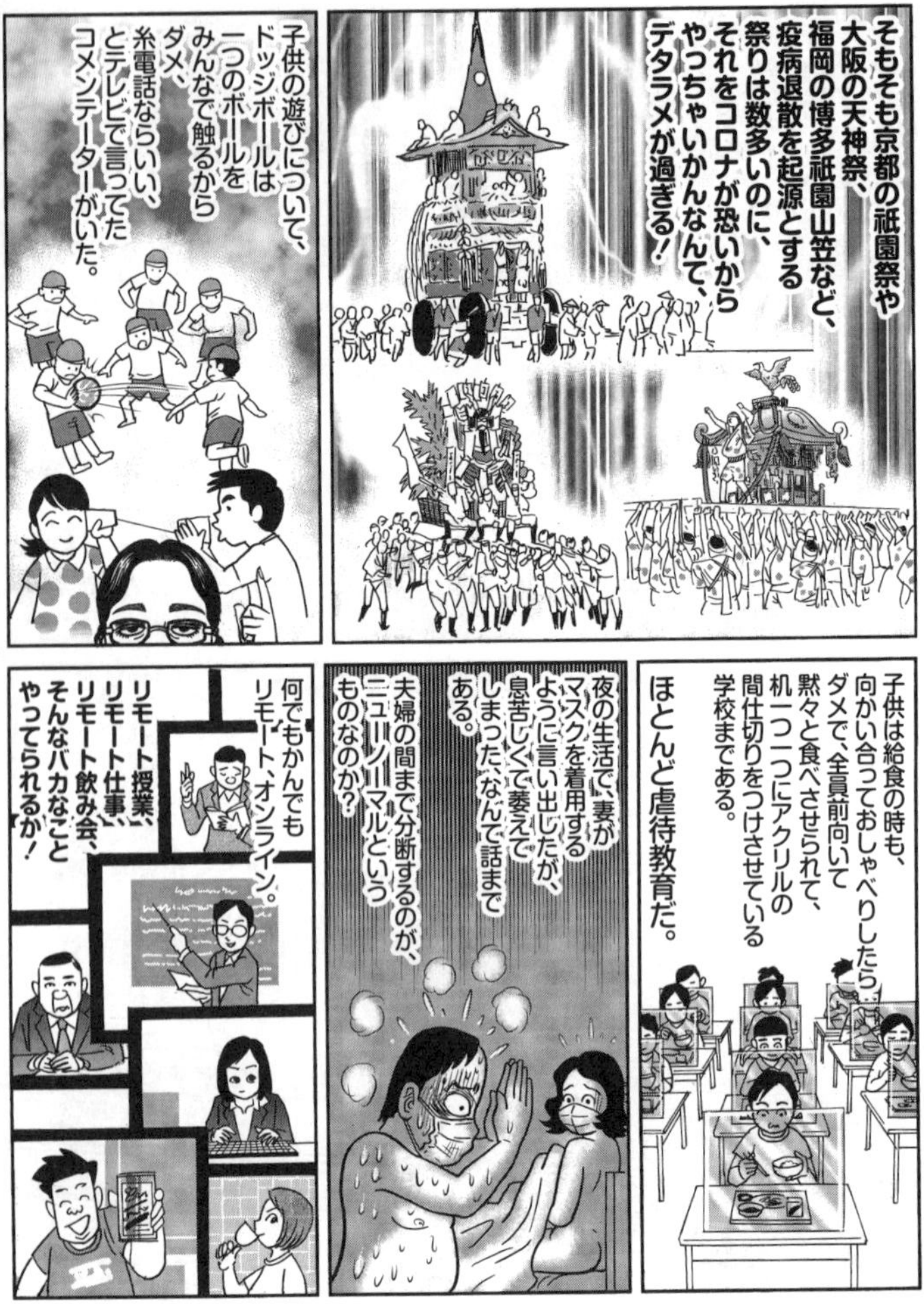
そもそも京都の祇園祭や
大阪の天神祭、
福岡の博多祇園山笠など、
疫病退散を起源とする
祭りは数多いのに、
それをコロナが恐いから
やっちゃいかんなんて、
デタラメが過ぎる！
子供の遊びについて、
ドッジボールは
一つのボールを
みんなで触るから
ダメ、
糸電話ならいい、
とテレビで言ってた
コメンテーターがいた。
子供は給食の時も、
向かい合っておしゃべりしたら
ダメで、全員前向いて
黙々と食べさせられて、
机一つ一つにアクリルの
間仕切りをつけさせている
学校まである。
ほとんど虐待教育だ。
夜の生活で、妻が
マスクを着用する
ように言い出したが、
息苦しくて萎えて
しまった、なんて話まで
ある。
夫婦の間まで分断するのが、
ニューノーマルという
ものなのか？
何でもかんでも
リモート、オンライン。
リモート授業、
リモート仕事、
リモート飲み会、
そんなバカなこと
やってられるか！

4刷り目の増刷が決定した『コロナ論』！この本は「新型コロナは日本では恐れる必要はない」ということを言っているだけの本ではありません。インフォデミックの問題、経済、自由と権力、死生観、哲学…といった深い問題にまで切り込んでいます。未読の方は在庫がある内に早めにゲットしてくださいねー！

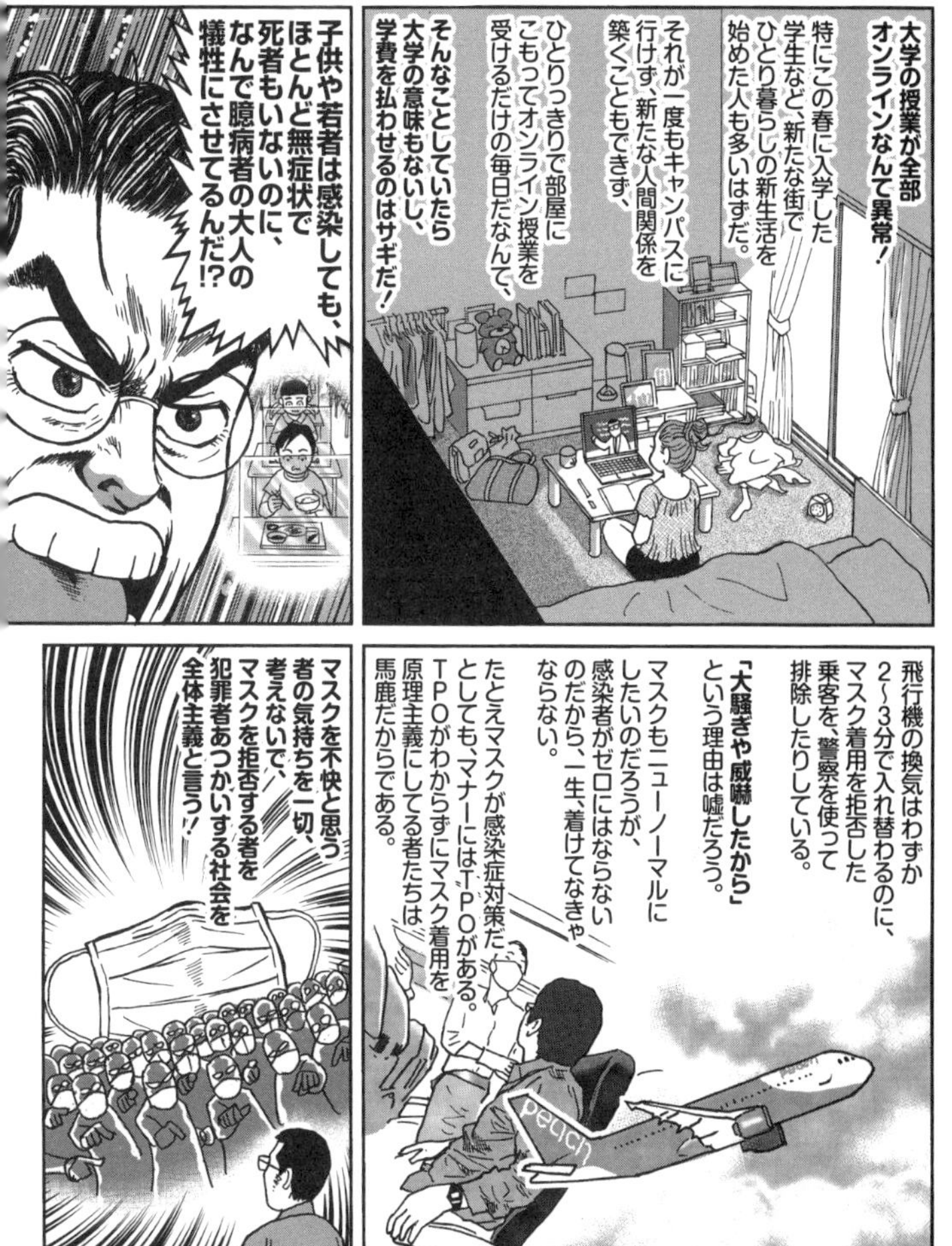

大学の授業が全部オンラインなんて異常！

特にこの春に入学した学生など、新たな街でひとり暮らしの新生活を始めた人も多いはずだ。

それが一度もキャンパスに行けず、新たな人間関係を築くこともできず、
ひとりっきりで部屋にこもってオンライン授業を受けるだけの毎日だなんて、
そんなことしていたら大学の意味もないし、学費を払わせるのはサギだ！

子供や若者は感染しても、ほとんど無症状で死者もいないのに、なんで臆病者の大人の犠牲にさせてるんだ!?

飛行機の換気はわずか2～3分で入れ替わるのに、マスク着用を拒否した乗客を、警察を使って排除したりしている。

「大騒ぎや威嚇したから」という理由は嘘だろう。

マスクもニューノーマルにしたいのだろうが、感染者がゼロにはならないのだから、一生、着けてなきゃならない。

たとえマスクが感染症対策だとしても、マナーにはTPOがある。TPOがわからずにマスク着用を原理主義にしてる者たちは馬鹿だからである。

peach
マスクを不快と思う者の気持ちを一切、考えないで、マスクを拒否する者を犯罪者あつかいする社会を全体主義と言う！

自宅の風呂で溺死する老人は年5000人である。新型コロナの死者数1500人より圧倒的に多い！

マスコミは毎日「速報」で、風呂溺死者数を流し、「老人は風呂に入るな！」と訴えるべきではないか？

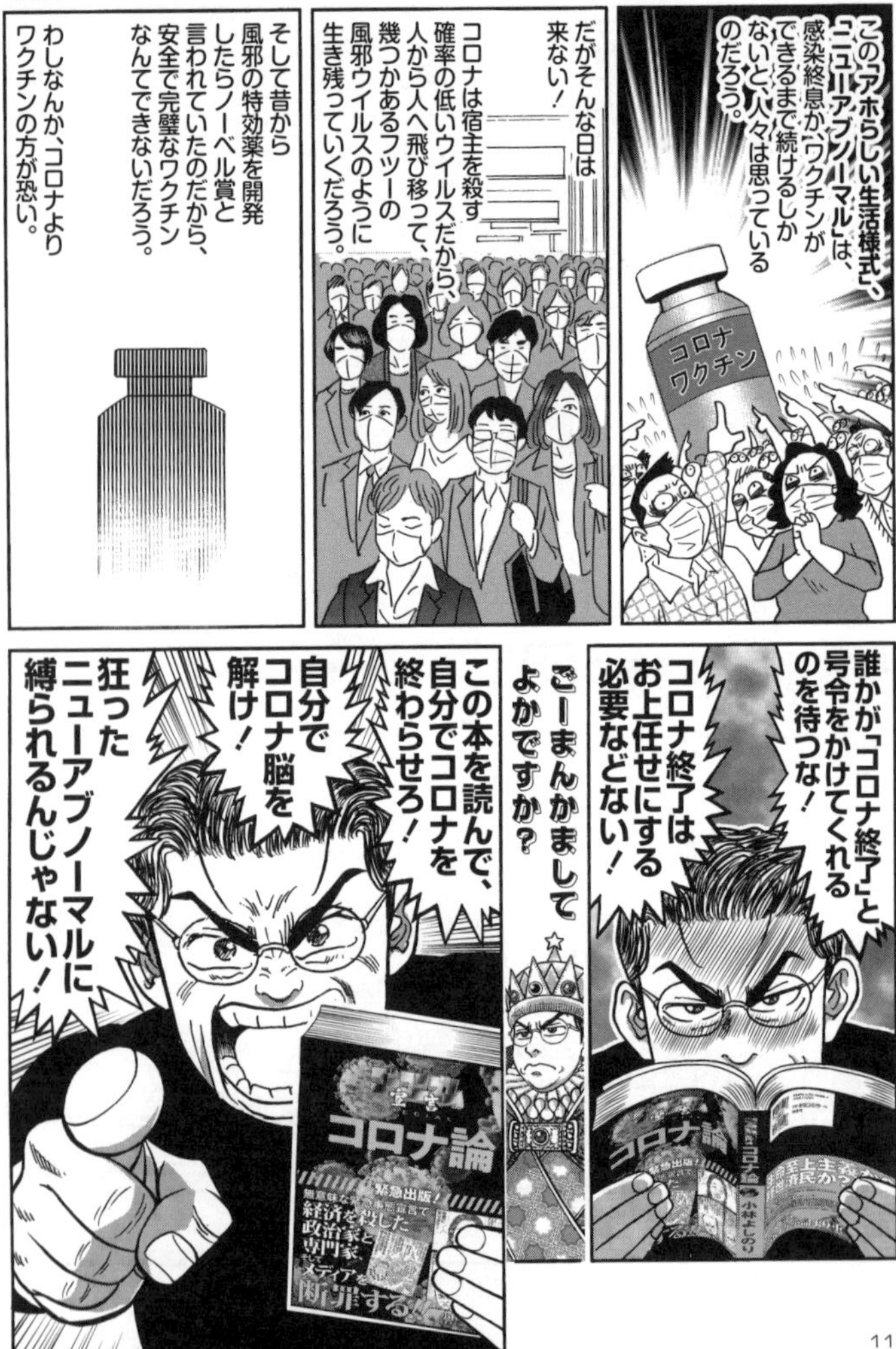

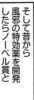

この「アホらしい生活様式」、「ニューアブノーマル」は、感染終息か、ワクチンができるまで続けるしかないと、人々は思っているのだろう。
コロナワクチン
だがそんな日は来ない！
コロナは宿主を殺す確率の低いウイルスだから、人から人へ飛び移って、幾つかあるフツーの風邪ウイルスのように生き残っていくだろう。
そして昔から風邪の特効薬を開発したらノーベル賞と言われていたのだから、安全で完璧なワクチンなんてできないだろう。
わしなんか、コロナよりワクチンの方が恐い。
誰かが「コロナ終了」と号令をかけてくれるのを待つな！
コロナ終了はお上任せにする必要などない！
ごーまんかましてよかですか？
この本を読んで、自分でコロナを終わらせろ！
自分でコロナ脳を解け！
狂ったニューアブノーマルに縛られるんじゃない！
コロナ論
緊急出版！
経済を殺した
政治家と
専門家
メディアを
断罪する！
小林よしのり

ゴーマニズム宣言 SPECIAL

コロナ論 02

第9章 ピーチ航空と全体主義

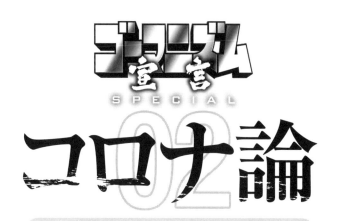

9月7日、釧路発関空行きのピーチ航空機が新潟空港に緊急着陸。
マスク着用を拒否した男性客が降ろされた。
peach
9月12日には、奥尻発函館行きのHAC(北海道エアシステム)機で、マスク着用を拒否した男性客が離陸前に降ろされた。
ピーチ、HACともに、マスク着用拒否が直接の原因ではなく、航空法73条の3で禁止されている「安全阻害行為等」があったためと説明している。
peach
HAC

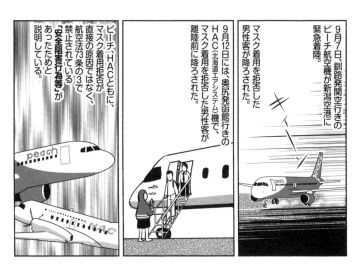

インフルエンザ流行時は1000万人に感染していたのだが、航空機はマスクを強要していなかった。これからはコロナもインフルも0にはならない世界になるのだから、航空機は永遠にマスク必着になるな。

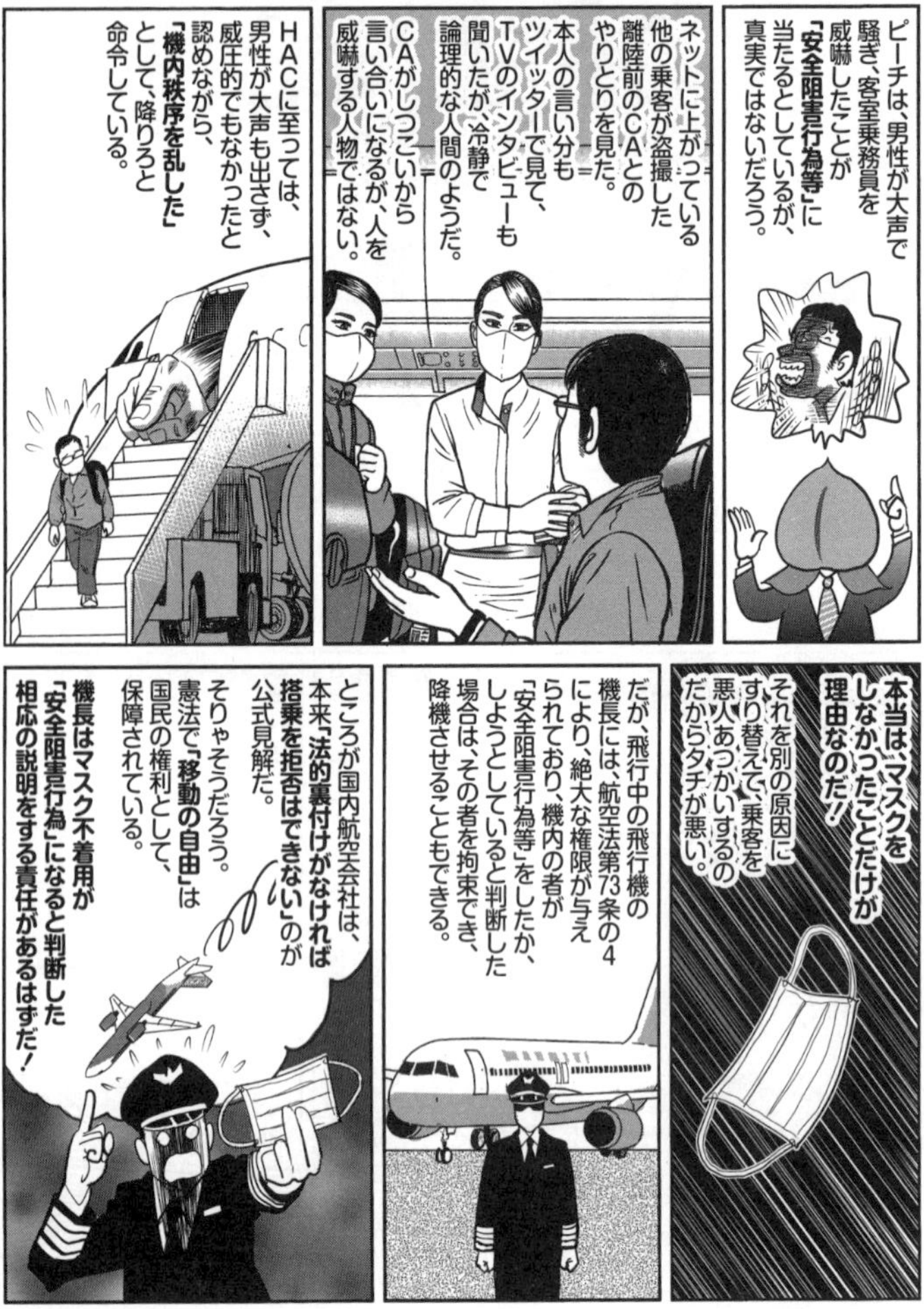

ピーチは、男性が大声で騒ぎ、客室乗務員を威嚇したことが「安全阻害行為等」に当たるとしているが、真実ではないだろう。

ネットに上がっている他の乗客が盗撮した離陸前のCAとのやりとりを見た。本人の言い分もツイッターで見て、TVのインタビューも聞いたが、冷静で論理的な人間のようだ。

CAがしつこいから言い合いになるが、人を威嚇する人物ではない。

HACに至っては、男性が大声も出さず、威圧的でもなかったと認めながら、「機内秩序を乱した」として、降りろと命令している。

本当は、マスクをしなかったことだけが理由なのだ！

それを別の原因にすり替えて、乗客を悪人あつかいするのだからタチが悪い。

だが、飛行中の飛行機の機長には、航空法第73条の4により、絶大な権限が与えられており、機内の者が「安全阻害行為等」をしたか、しようとしていると判断した場合は、その者を拘束でき、降機させることもできる。

ところが国内航空会社は、本来「法的裏付けがなければ搭乗を拒否はできない」のが公式見解だ。

そりゃそうだろう。憲法で「移動の自由」は国民の権利として、保障されている。

機長はマスク不着用が「安全阻害行為」になると判断した相応の説明をする責任があるはずだ！

「お願い」を言い続けるCAもコロナ脳なのだ。普通に国語力があれば『コロナ論』は読める。『コロナ論2』ではさらに凄い長編描き下ろしを発表するから、発売中の『コロナ論』は入門編として必ず読んでいてくれ。

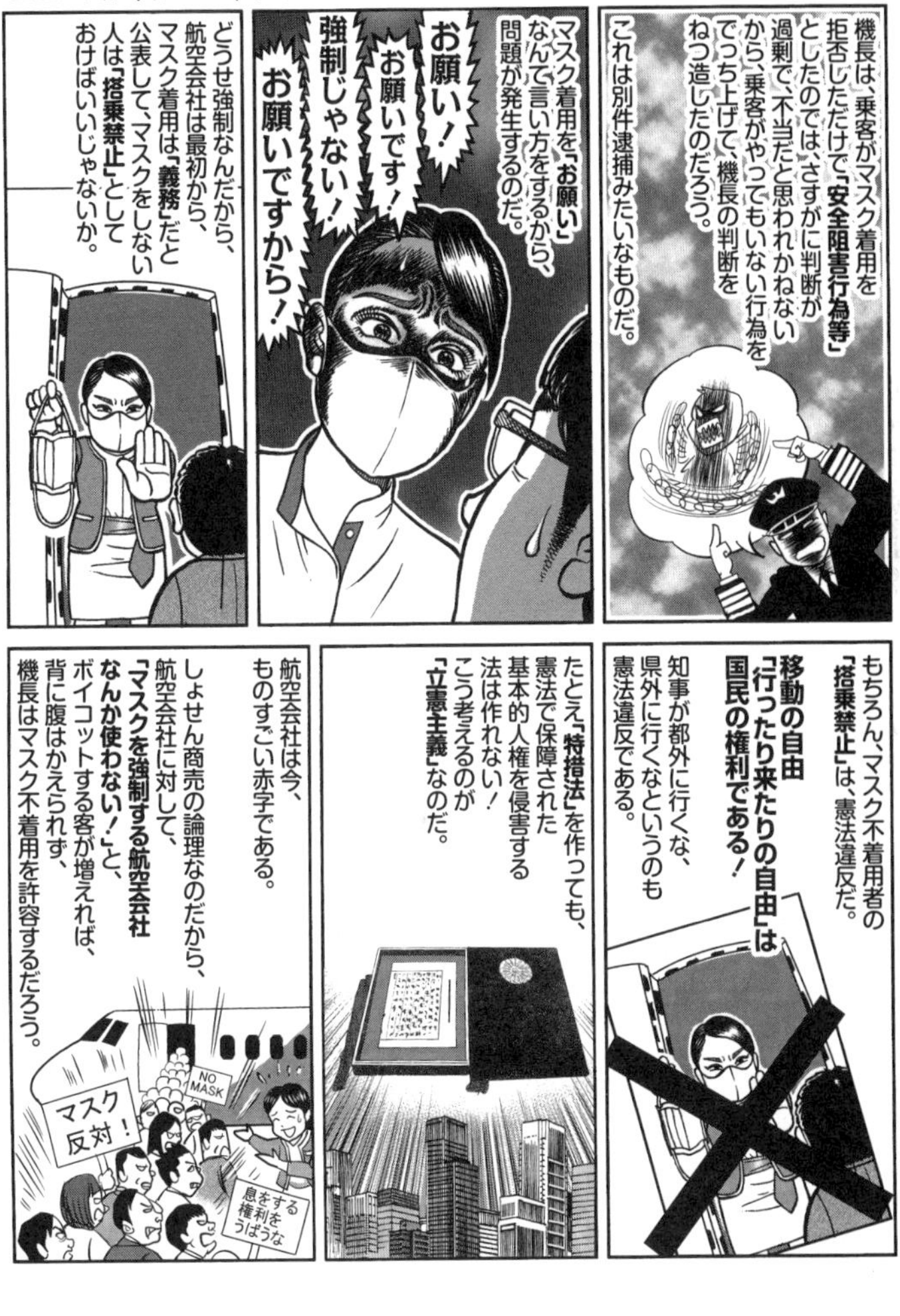

機長は、乗客がマスク着用を拒否しただけで「安全阻害行為等」としたのでは、さすがに判断が過剰で、不当だと思われかねないから、乗客がやってもいない行為をでっち上げて、機長の判断をねつ造したのだろう。

これは別件逮捕みたいなものだ。

マスク着用を「お願い」なんて言い方をするから、問題が発生するのだ。

お願い！

お願いです！

強制じゃない！

お願いですから！

どうせ強制なんだから、航空会社は最初から、マスク着用は「義務」だと公表して、マスクをしない人は「搭乗禁止」としておけばいいじゃないか。

もちろん、マスク不着用者の「搭乗禁止」は、憲法違反だ。

移動の自由「行ったり来たりの自由」は国民の権利である！

知事が都外に行くな、県外に行くなというのも憲法違反である。

たとえ「特措法」を作っても、憲法で保障された基本的人権を侵害する法は作れない！こう考えるのが「立憲主義」なのだ。

航空会社は今、ものすごい赤字である。

しょせん商売の論理なのだから、航空会社に対して、「マスクを強制する航空会社なんか使わない！」と、ボイコットする客が増えれば、背に腹はかえられず、機長はマスク不着用を許容するだろう。

NO MASK
マスク反対！

息をする権利をうばうな

マスクが海外で「マナー」とされていても、法律で必着とされていても、日本では「公益」とはならない。日本では新コロの「死者数」が圧倒的に少ないのだから、マスクを「マナー」にする必要がない！

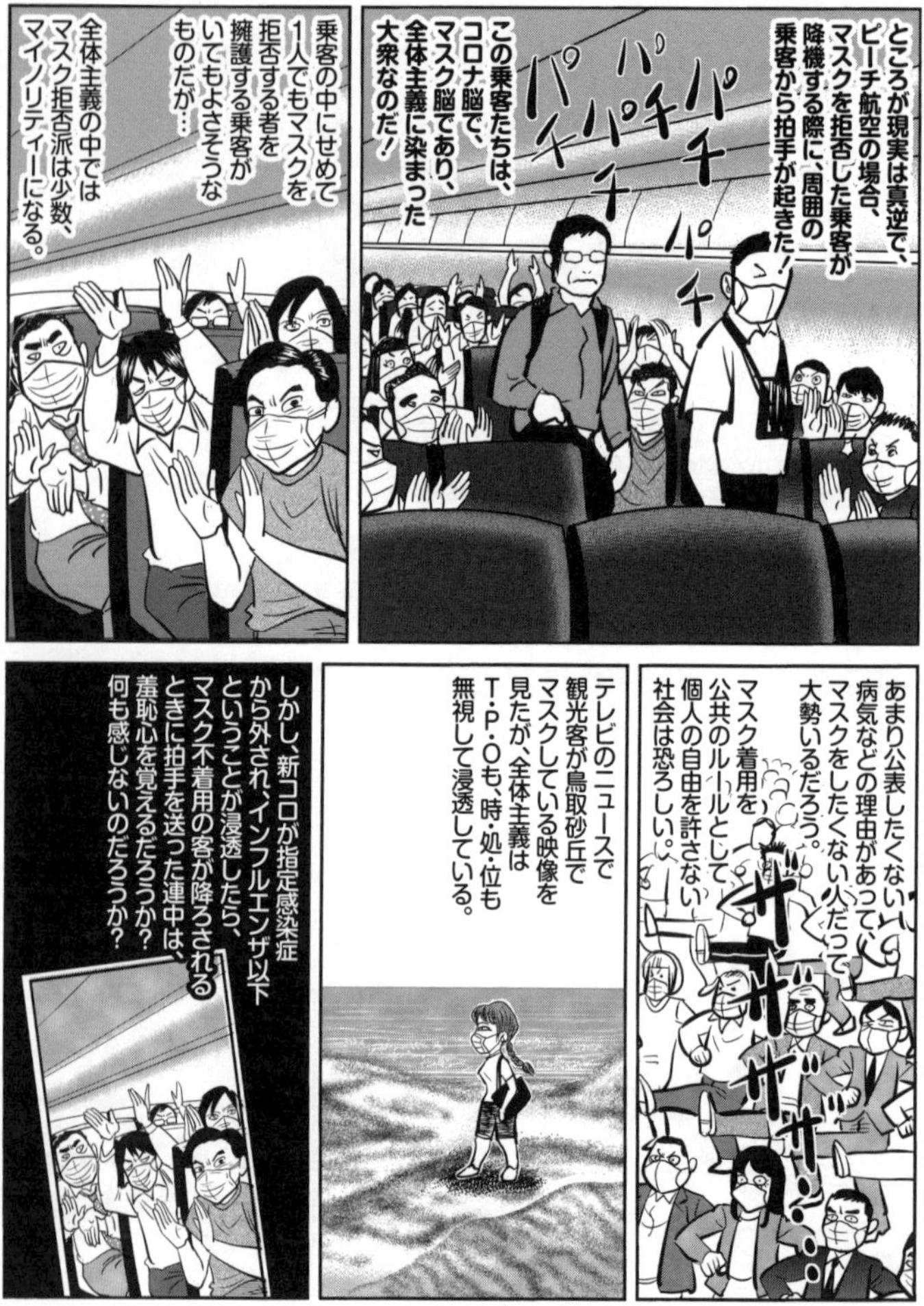
ところが現実は真逆で、ピーチ航空の場合、マスクを拒否した乗客が降機する際に、周囲の乗客から拍手が起きた！
パチパチ
パチパチ
パチ
パチ
この乗客たちは、コロナ脳で、マスク脳であり、全体主義に染まった大衆なのだ！
乗客の中にせめて1人でもマスクを拒否する者を擁護する乗客がいてもよさそうなものだが…
全体主義の中ではマスク拒否派は少数、マイノリティーになる。
あまり公表したくない病気などの理由があって、マスクをしたくない人だって大勢いるだろう。
マスク着用を公共のルールとして、個人の自由を許さない社会は恐ろしい。
ザザザザ…
テレビのニュースで観光客が鳥取砂丘でマスクしている映像を見たが、全体主義はT・P・Oも、時・処・位も無視して浸透している。
しかし、新コロが指定感染症から外され、インフルエンザ以下ということが浸透したら、マスク不着用の客が降ろされるときに拍手を送った連中は、羞恥心を覚えるだろうか？何も感じないのだろうか？

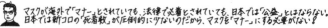

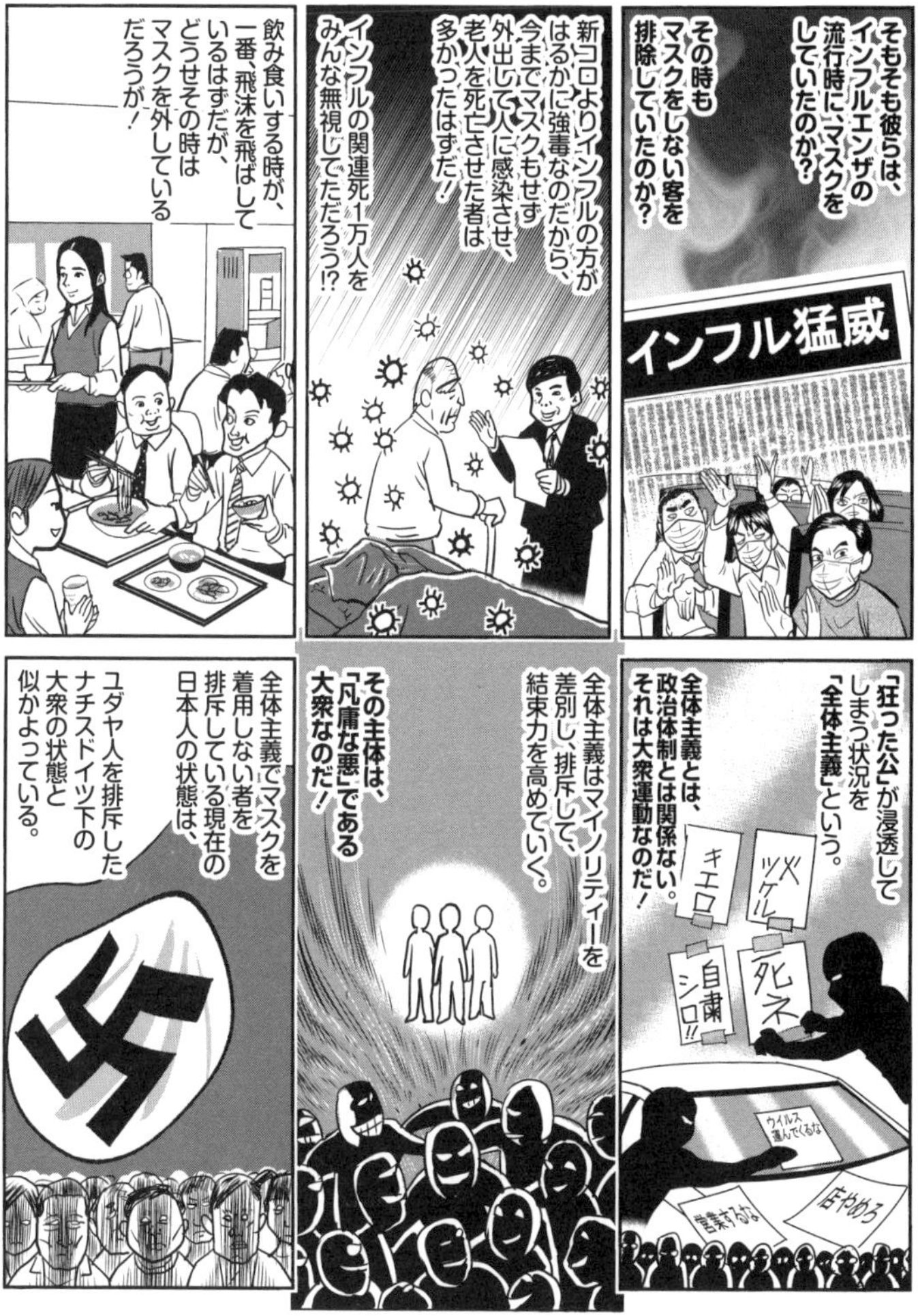
そもそも彼らは、インフルエンザの流行時に、マスクをしていたのか?
その時もマスクをしない客を排除していたのか?
インフル猛威
新コロよりインフルの方がはるかに強毒なのだから、今までマスクもせず外出して人に感染させ、老人を死亡させた者は多かったはずだ!
インフルの関連死1万人をみんな無視してただろう!?
飲み食いする時が、一番、飛沫を飛ばしているはずだが、どうせその時はマスクを外しているだろうが!
「狂った公」が浸透してしまう状況を「全体主義」という。
全体主義とは、政治体制とは関係ない。それは大衆運動なのだ!
火ツケル
キエロ
死ネ
自粛シロ!!
ウイルス運んでくるな
店やめろ
営業するな
全体主義はマイノリティーを差別し、排斥して、結束力を高めていく。
その主体は、「凡庸な悪」である大衆なのだ!
全体主義でマスクを着用しない者を排斥している現在の日本人の状態は、ユダヤ人を排斥したナチスドイツ下の大衆の状態と似かよっている。

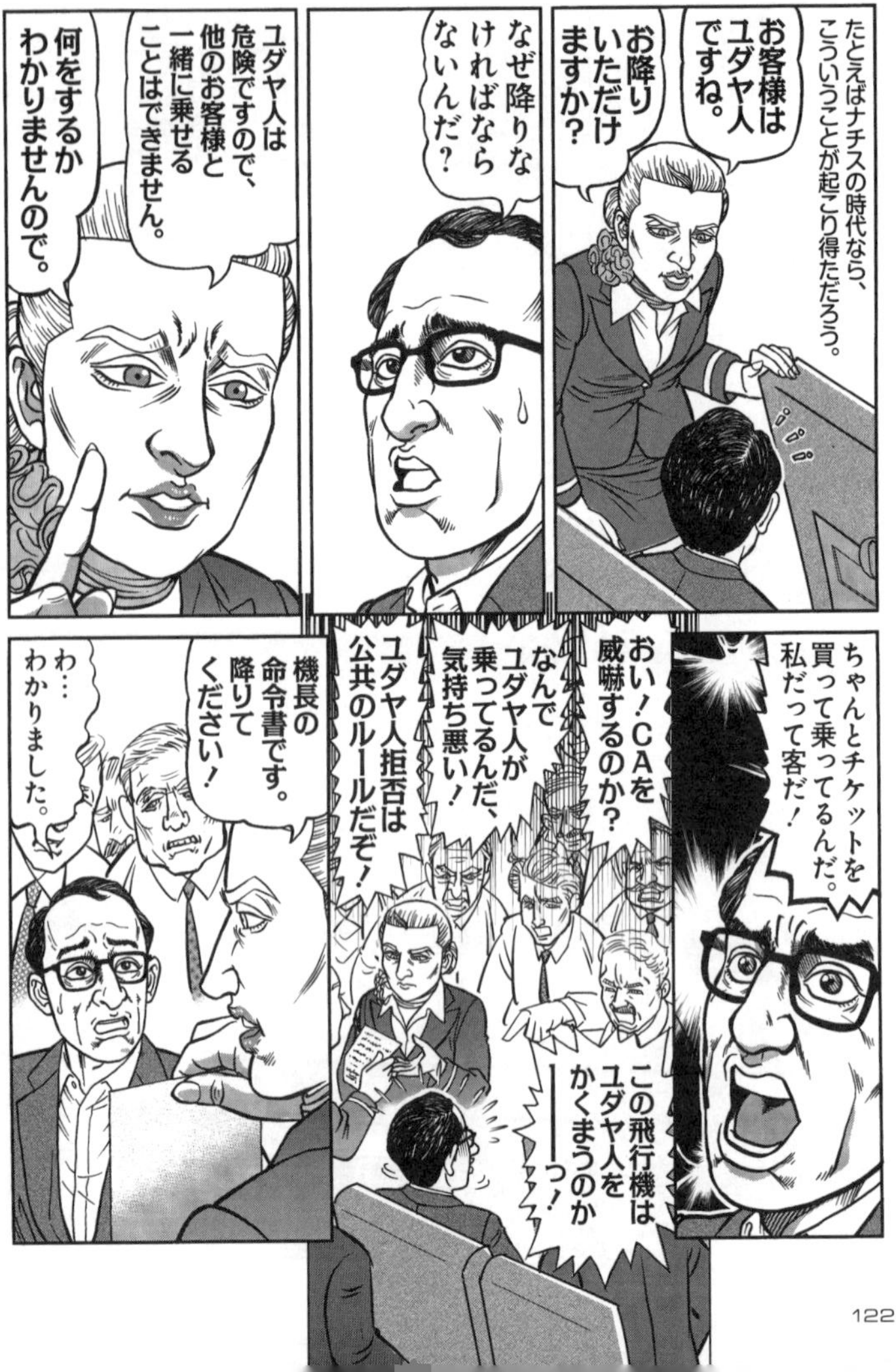

たとえばナチスの時代なら、こういうことが起こり得ただろう。
お客様はユダヤ人ですね。
お降りいただけますか？
なぜ降りなければならないんだ？
ユダヤ人は危険ですので、他のお客様と一緒に乗せることはできません。
何をするかわかりませんので。
ちゃんとチケットを買って乗ってるんだ。私だって客だ！
この飛行機はユダヤ人をかくまうのか——っ！
おい！CAを威嚇するのか？
なんでユダヤ人が乗ってるんだ、気持ち悪い！
ユダヤ人拒否は公共のルールだぞ！
機長の命令書です。降りてください！
わ…わかりました。

国民の99%がマスクしている状態で、それでもなおPCR陽性者は発見されている。マスクしても30%の飛沫は漏れるし、飲食ではマスクを外すし、家庭内での感染拡大が一番多いからだ。

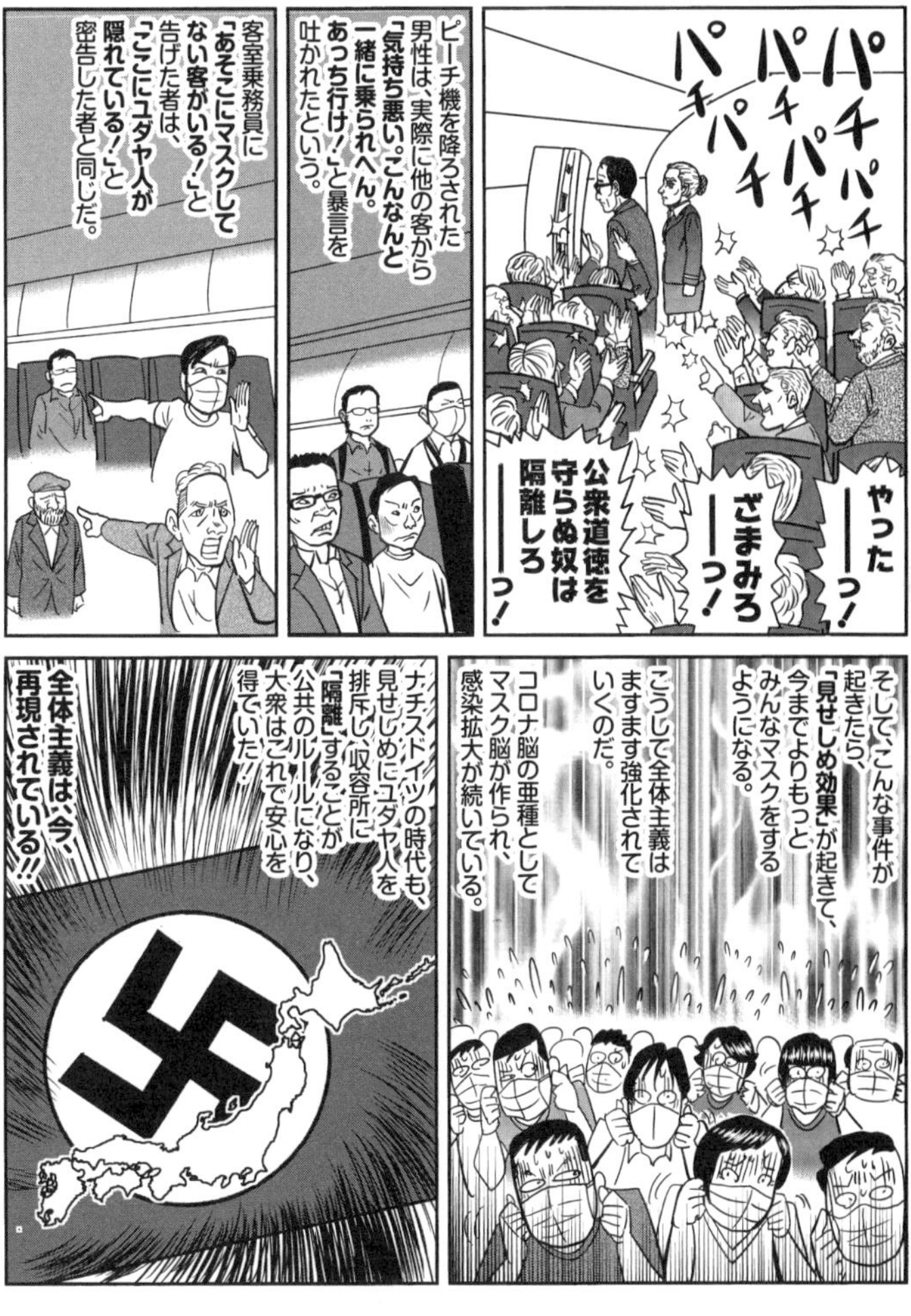
パチパチ
パチパチ
パチパチ
やった——っ!

ざまみろ——っ!

公衆道徳を守らぬ奴は隔離しろ——っ!

ピーチ機を降ろされた男性は、実際に他の客から「気持ち悪い。こんなんと一緒に乗られへん。あっち行け!」と暴言を吐かれたという。

客室乗務員に「あそこにマスクしてない客がいる!」と告げた者は、「ここにユダヤ人が隠れている!」と密告した者と同じだ。

そして、こんな事件が起きたら、「見せしめ効果」が起きて、今までよりもっとみんなマスクをするようになる。

こうして全体主義はますます強化されていくのだ。

コロナ脳の亜種としてマスク脳が作られ、感染拡大が続いている。

ナチスドイツの時代も、見せしめにユダヤ人を排斥し、収容所に「隔離」することが公共のルールになり、大衆はこれで安心を得ていた!!

全体主義は、今、再現されている!!

「全体主義」については、わしは昔からナチス・ドイツ下のユダヤ人迫害の映画を進んで見に行ってるし、ハンナ・アーレントも読んでるし、かなり詳しい。「言論の自由」で「全体主義」と戦うことができるかは、表現者としての覚悟の問題なのだ。

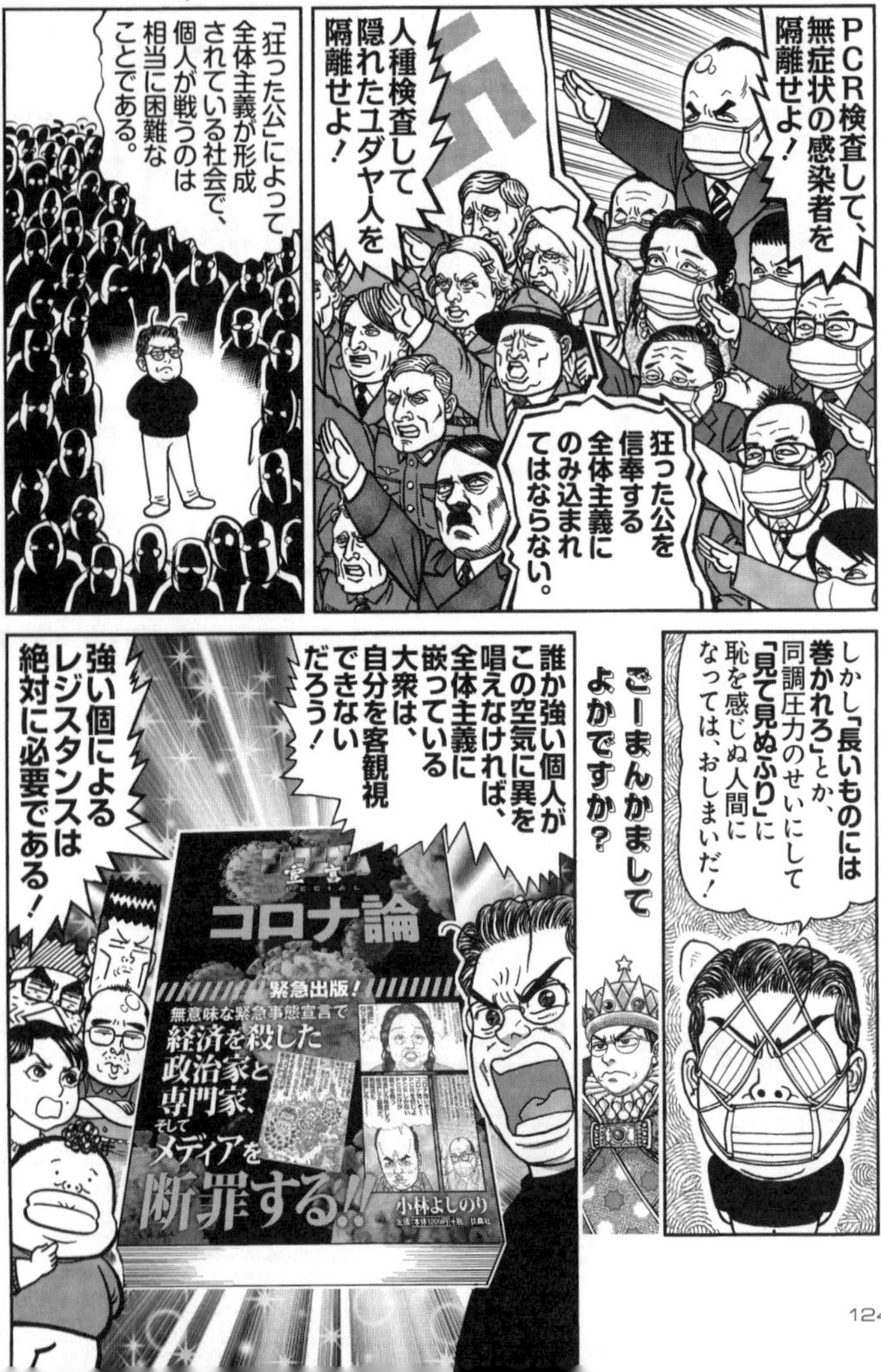

PCR検査して、無症状の感染者を隔離せよ！

人種検査して隠れたユダヤ人を隔離せよ！

狂った公を信奉する全体主義にのみ込まれてはならない。

「狂った公」によって全体主義が形成されている社会で、個人が戦うのは相当に困難なことである。

しかし「長いものには巻かれろ」とか、同調圧力のせいにして「見て見ぬふり」に恥を感じぬ人間になっては、おしまいだ！

ごーまんかましてよかですか？

誰か強い個人がこの空気に異を唱えなければ、全体主義に嵌っている大衆は、自分を客観視できないだろう！

強い個によるレジスタンスは絶対に必要である！

コロナ論
緊急出版！

無意味な緊急事態宣言で経済を殺した政治家と専門家、そしてメディアを断罪する!!

小林よしのり

闘論席　航空機搭乗拒否騒動が投げかけた波紋

『週刊エコノミスト』2020年10月13日号より

スウェーデンは世界で唯一、新型コロナに対してロックダウン（都市封鎖）などの強硬な抑圧策を採らず、結果的に集団免疫を達成することに成功したが、緩やかな制限にとどめた公式の理由は「憲法で国民の移動の自由は保障されている。子供の教育の機会は奪えない」というものだった。

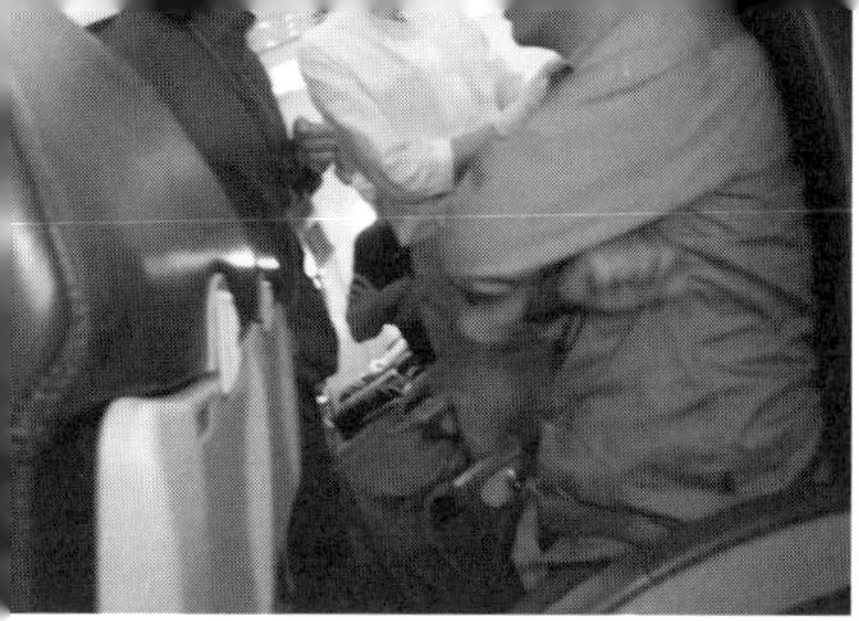

9月7日、格安航空会社ピーチ・アビエーションの機内で、マスクをしていなかった男性搭乗客と客室乗務員がマスクの着用を巡って押し問答となった。機長は航空法73条の「機内の秩序を乱す安全阻害行為」にあたると判断。新潟空港に臨時着陸し、男性客に飛行機から降りるよう促した　動画＝YouTubeより

　これは日本国憲法でも保障された基本的人権なのだが、立憲主義を知らない日本人は平然と憲法違反を行ない、権力が法的根拠のない「移動の自粛」を求め、子供の教育の機会を奪った。

　ピーチ・アビエーションの航空機が緊急着陸して乗客を降ろした件も個人の移動の自由を奪っているが、明らかに「マスク不着用」が理由のはずなのに、それが原因ではなく「安全阻害行為」があったためとしている機長の判断根拠は、極めて怪しい。

　ピーチの一件以来、全国的にマスク全体主義が強化され、マスクをせずに外出する人がほぼ皆無という状態だが、新型コロナよりも遥かに多くの死者を出すインフルエンザの流行期には、日本人はこんな異常行動はとっていなかった。

　これから秋冬を迎え、コロナとインフルの同時流行を恐れる大衆は、マスク全体主義を続けていくのだろう。狂った「公」が浸透してしまう状況を「全体主義」という。移動の自由も、営業の自由も、呼吸の自由も奪う全体主義に対して、レジスタンスを続ける気力はまだまだ持続させなければならない。

　現在、新型コロナの感染経路で最も多いのは「家庭内」だが、家でマスクをして過ごすわけにはいかないだろう。外出先でも、飲食する際にはどうせマスクを外すのだ。だから、いくらマスク全体主義ができあがり、外出時の着用率がほぼ100％でも、感染は続いているではないか。

ゴーマニズム宣言
SPECIAL

コロナ論02

第10章　予言乱発大洪水

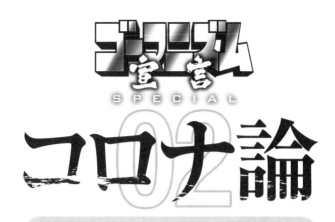

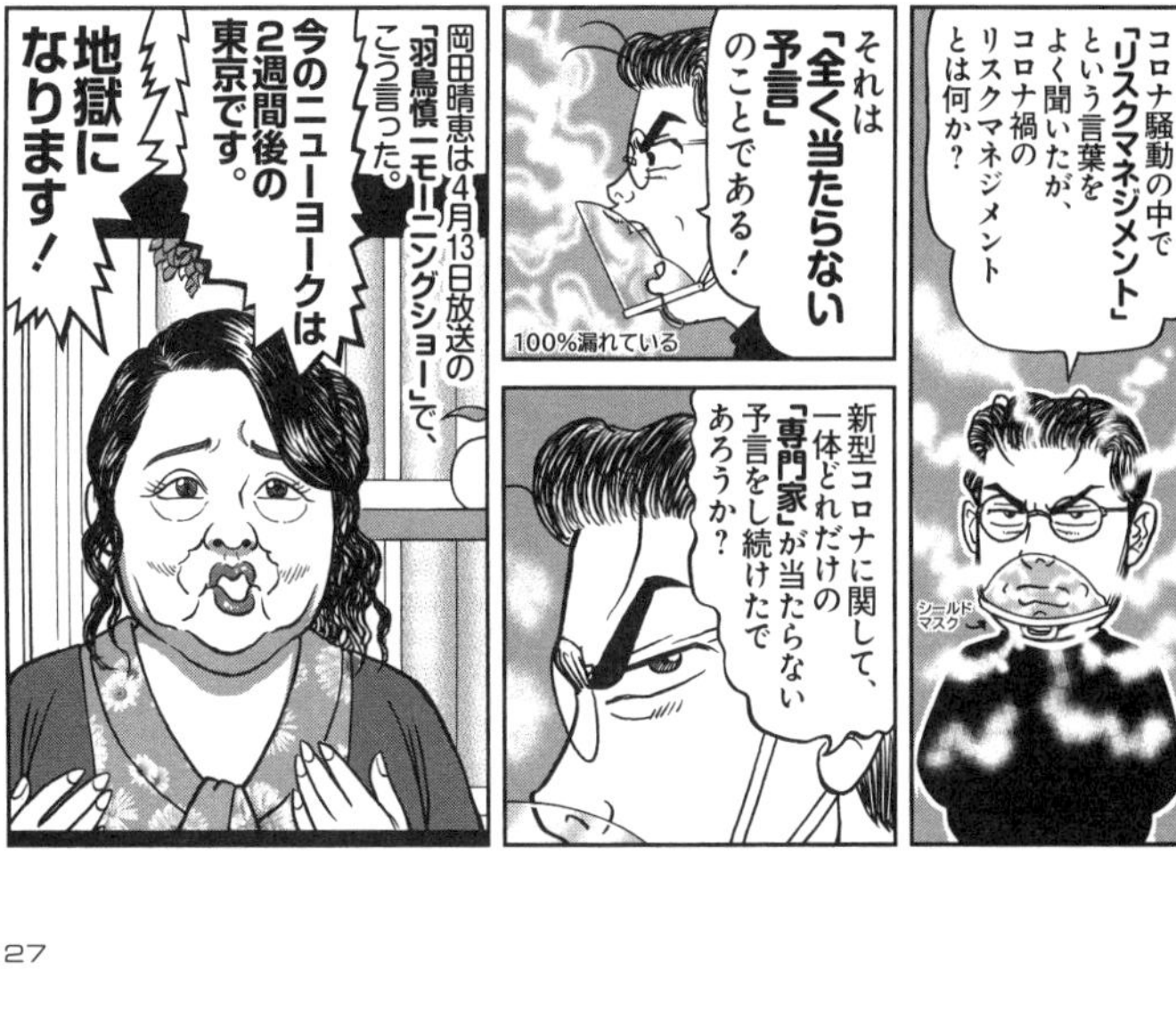

コロナ騒動の中で「リスクマネジメント」という言葉をよく聞いたが、コロナ禍のリスクマネジメントとは何か？

シールドマスク
それは「全く当たらない予言」のことである！

100%漏れている
新型コロナに関して、一体どれだけの「専門家」が当たらない予言をし続けたであろうか？

岡田晴恵は4月13日放送の「羽鳥慎一モーニングショー」で、こう言った。

今のニューヨークは2週間後の東京です。

地獄になります！

『コロナ論2』の製作が着々と進んでいる。『コロナ論1』は「経済の方が命より重い」というテーマを伝えるために緊急出版として発売した。今度は生命とウイルスの真実を解き明かすさらにパワーアップした内容になっている。

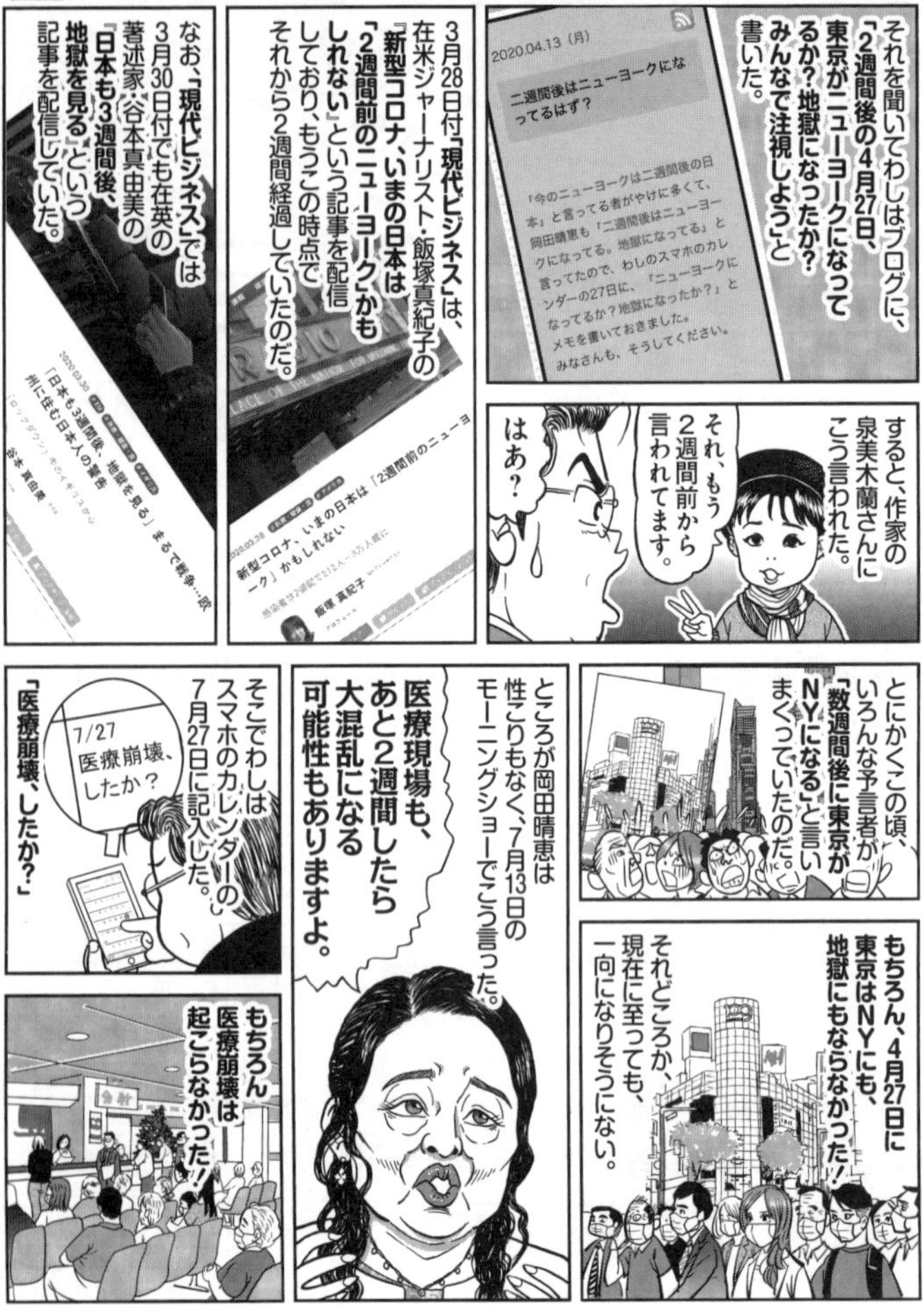
それを聞いてわしはブログに、「2週間後の4月27日、東京がニューヨークになってるか？地獄になったか？みんなで注視しよう」と書いた。

2020.04.13（月）

二週間後はニューヨークになってるはず？

「今のニューヨークは二週間後の日本」と言ってる者がやけに多くて、岡田晴恵も「二週間後はニューヨークになってる。地獄になってる」と言ってたので、わしのスマホのカレンダーの27日に、「ニューヨークになってるか？地獄になったか？」とメモを書いておきました。みなさんも、そうしてください。

3月28日付「現代ビジネス」は、在米ジャーナリスト・飯塚真紀子の『新型コロナ、いまの日本は「2週間前のニューヨーク」かもしれない』という記事を配信しており、もうこの時点でそれから2週間経過していたのだ。

新型コロナ、いまの日本は「2週間前のニューヨーク」かもしれない
飯塚 真紀子
なお、「現代ビジネス」では3月30日付でも在英の著述家・谷本真由美の『日本も3週間後、地獄を見る』という記事を配信していた。

「日本も3週間後、地獄を見る」まるで戦争…欧州に住む日本人の警告
谷本 真由美
すると、作家の泉美木蘭さんにこう言われた。

それ、もう2週間前から言われてます。

はあ？

とにかくこの頃、いろんな予言者が「数週間後に東京がNYになる」と言いまくっていたのだ。

もちろん、4月27日に東京はNYにも、地獄にもならなかった！

それどころか、現在に至っても、一向になりそうにない。

ところが岡田晴恵は性こりもなく、7月13日のモーニングショーでこう言った。

医療現場も、あと2週間したら大混乱になる可能性もありますよ。

そこでわしはスマホのカレンダーの7月27日に記入した。

7/27 医療崩壊、したか？

「医療崩壊、したか？」

もちろん医療崩壊は起こらなかった！

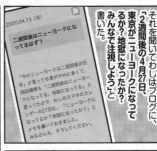

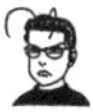

アメリカでは新型コロナで20万人が死んでいる。だが「日本では」たった1600人超である。欧米人はネアンデルタール人の遺伝子を持っていて、これが新コロの重症化を招いているという説もある。

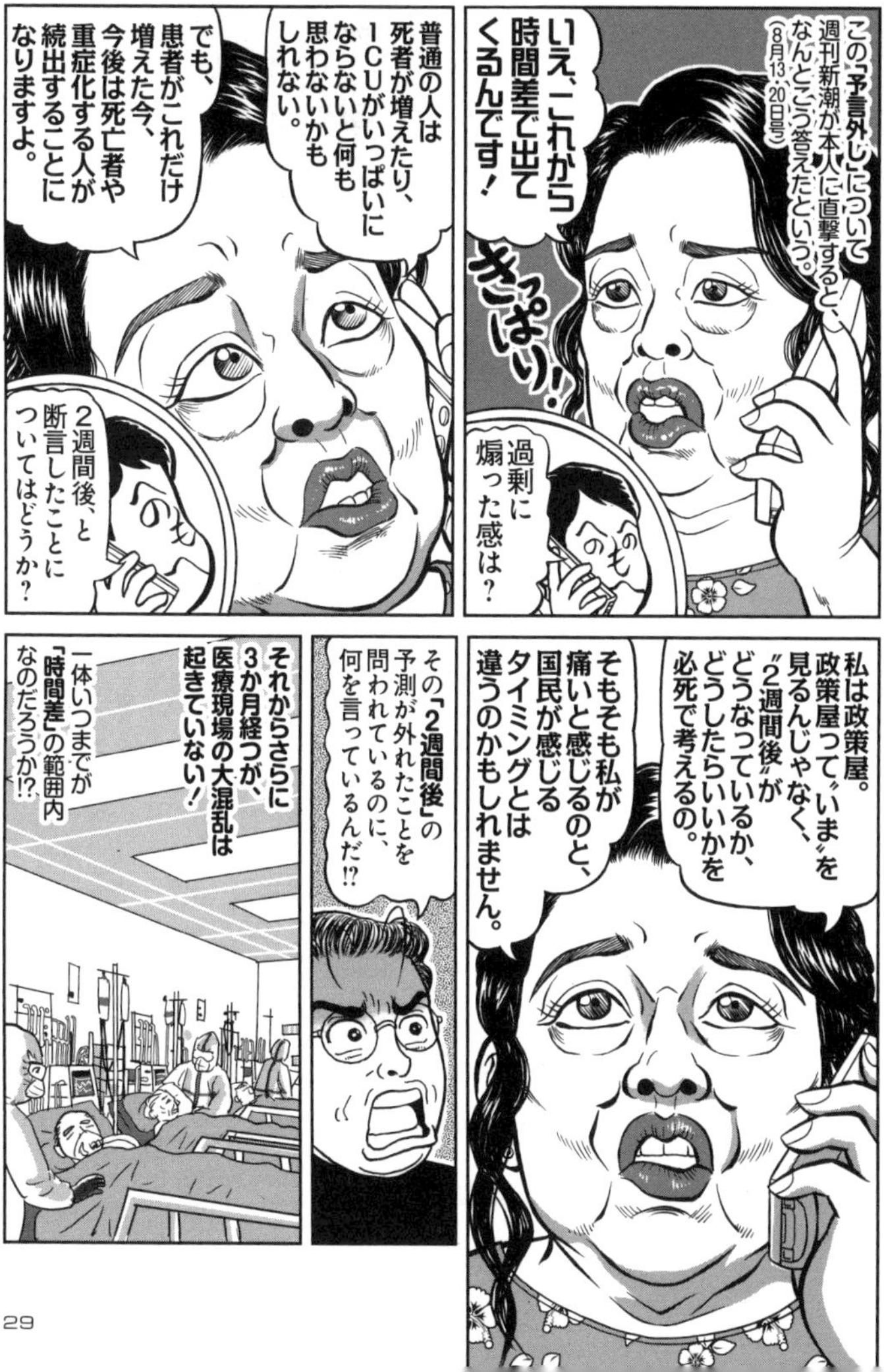
この「予言外し」について週刊新潮が本人に直撃すると、なんとこう答えたという。（8月13・20日号）

いえ、これから時間差で出てくるんです！

きっぱり！

過剰に煽った感は？

普通の人は死者が増えたり、ICUがいっぱいにならないと何も思わないかもしれない。

でも、患者がこれだけ増えた今、今後は死亡者や重症化する人が続出することになりますよ。

2週間後、と断言したことについてはどうか？

私は政策屋。政策屋って〝いま〟を見るんじゃなく、〝2週間後〟がどうなっているか、どうしたらいいかを必死で考えるの。

そもそも私が痛いと感じるのと、国民が感じるタイミングとは違うのかもしれません。

その「2週間後」の予測が外れたことを問われているのに、何を言っているんだ!?

それからさらに3か月経つが、医療現場の大混乱は起きていない！

一体いつまでが「時間差」の範囲内なのだろうか!?

ウィルスの影響力は、欧米人と日本人（東南アジア人）で大きく違う！欧米人は新コロに弱いが、日本人は強い。たったこれだけの真実が、どうしても日本人には分からない。分かりたくない理由が何かあるのだろう。

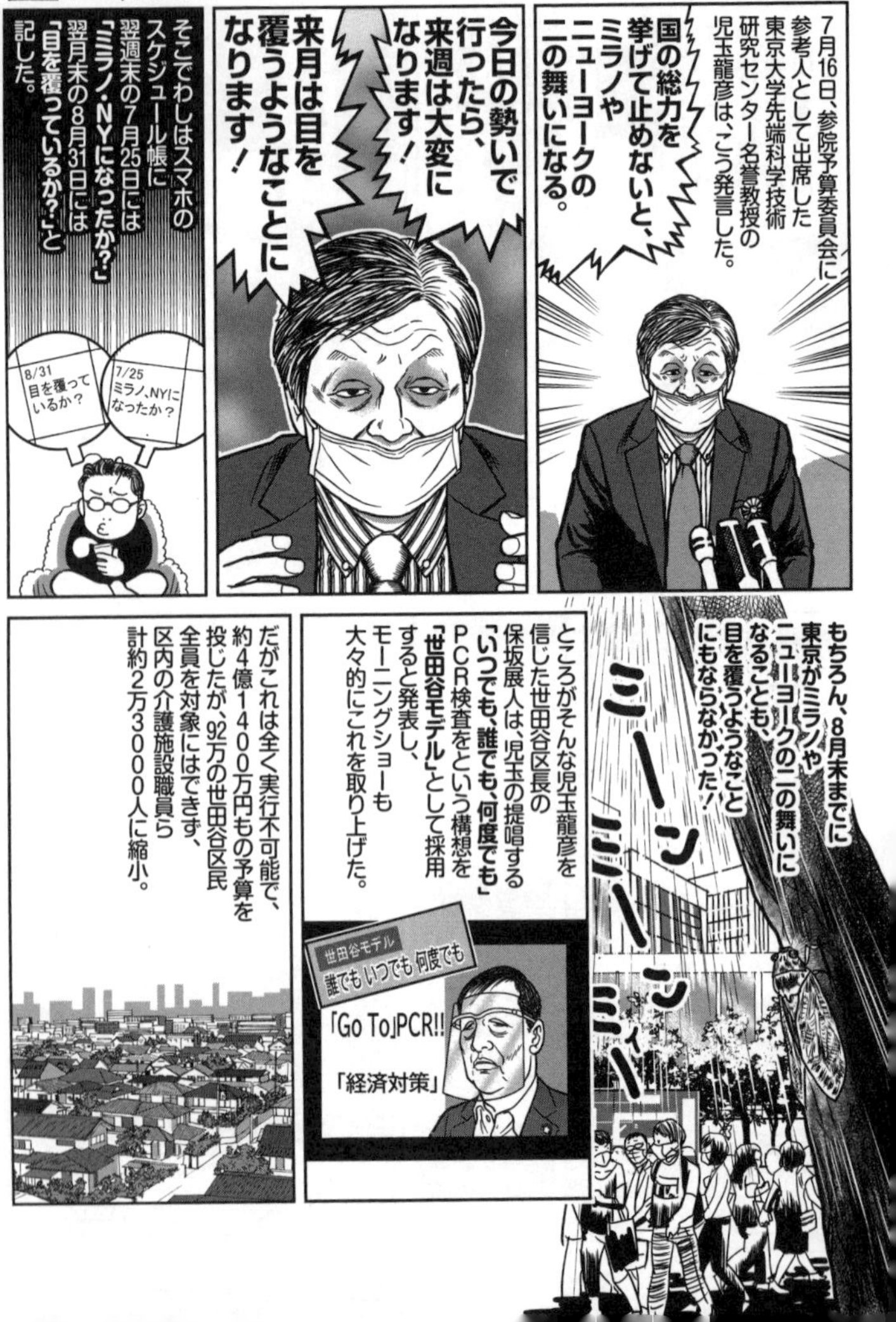

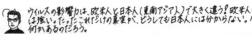

7月16日、参院予算委員会に参考人として出席した東京大学先端科学技術研究センター名誉教授の児玉龍彦は、こう発言した。
国の総力を挙げて止めないと、ミラノやニューヨークの二の舞いになる。
今日の勢いで行ったら、来週は大変になります！
来月は目を覆うようなことになります！
そこでわしはスマホのスケジュール帳に翌週末の7月25日には「ミラノ・NYになったか？」翌月末の8月31日には「目を覆っているか？」と記した。
7/25
ミラノ、NYになったか？
8/31
目を覆っているか？
もちろん、8月末までに東京がミラノやニューヨークの二の舞いになることも、目を覆うようなことにもならなかった！
ミーンミーンミィー
ところがそんな児玉龍彦を信じた世田谷区長の保坂展人は、児玉の提唱する「いつでも、誰でも、何度でも」PCR検査をという構想を「世田谷モデル」として採用すると発表し、モーニングショーも大々的にこれを取り上げた。
世田谷モデル
誰でも いつでも 何度でも
「Go To」PCR!!
「経済対策」
だがこれは全く実行不可能で、約4億1400万円もの予算を投じたが、92万の世田谷区民全員を対象にはできず、区内の介護施設職員ら計約2万3000人に縮小。

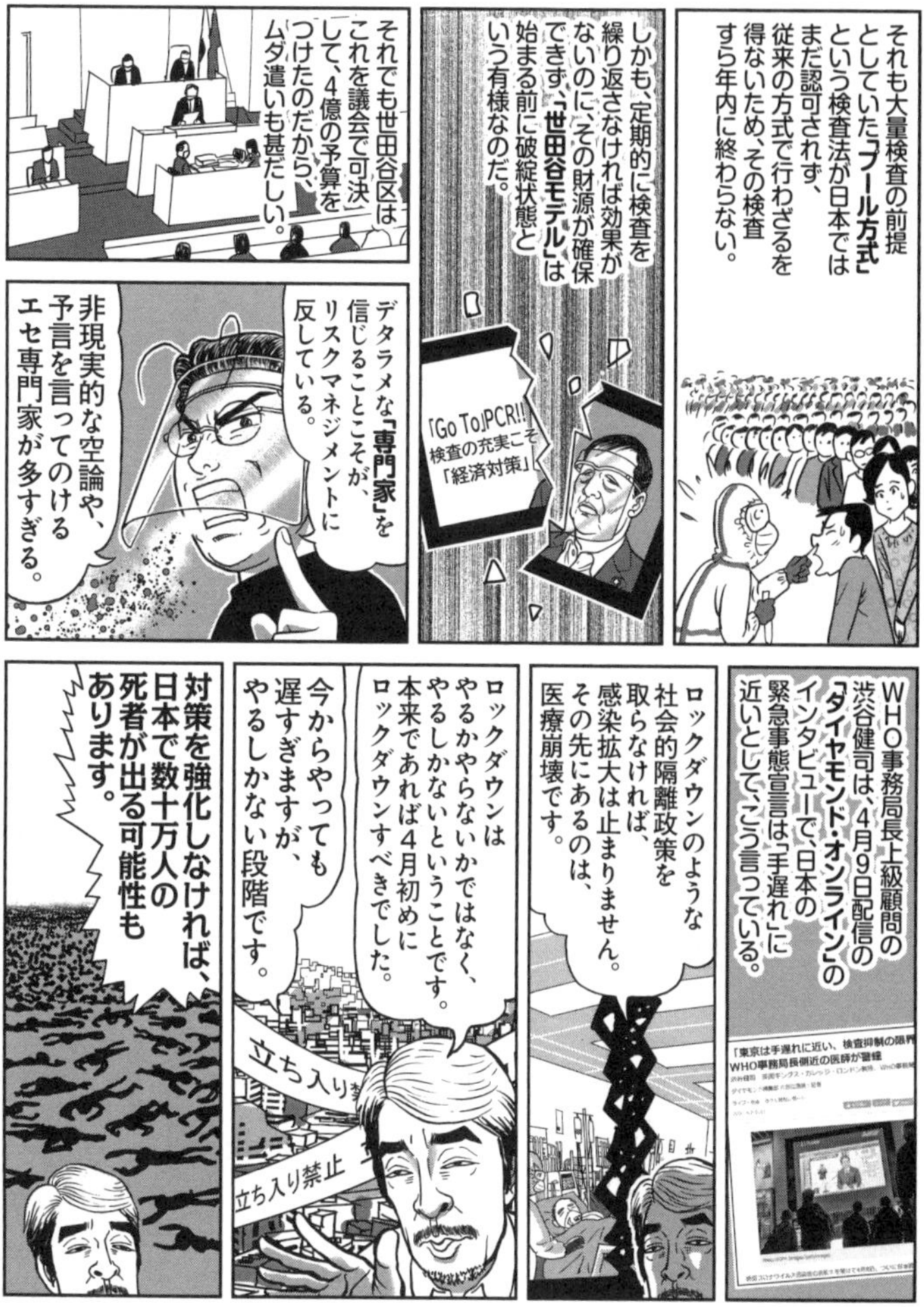
それも大量検査の前提としていた「プール方式」という検査法が日本ではまだ認可されず、従来の方式で行わざるを得ないため、その検査すら年内に終わらない。

しかも、定期的に検査を繰り返さなければ効果がないのに、その財源が確保できず、「世田谷モデル」は始まる前に破綻状態という有様なのだ。

それでも世田谷区はこれを議会で可決して、4億の予算をつけたのだから、ムダ遣いも甚だしい。

「Go To」PCR!! 検査の充実こそ「経済対策」

デタラメな「専門家」を信じることこそが、リスクマネジメントに反している。

非現実的な空論や、予言を言ってのけるエセ専門家が多すぎる。

WHO事務局長上級顧問の渋谷健司は、4月9日配信の「ダイヤモンド・オンライン」のインタビューで、日本の緊急事態宣言は「手遅れ」に近いとして、こう言っている。

「東京は手遅れに近い、検査抑制の限界
WHO事務局長側近の医師が警鐘
ロックダウンのような社会的隔離政策を取らなければ、感染拡大は止まりません。その先にあるのは、医療崩壊です。

ロックダウンはやるかやらないかではなく、やるしかないということです。本来であれば4月初めにロックダウンすべきでした。

今からやっても遅すぎますが、やるしかない段階です。

立ち入り禁止
立ち入り禁止
対策を強化しなければ、日本で数十万人の死者が出る可能性もあります。

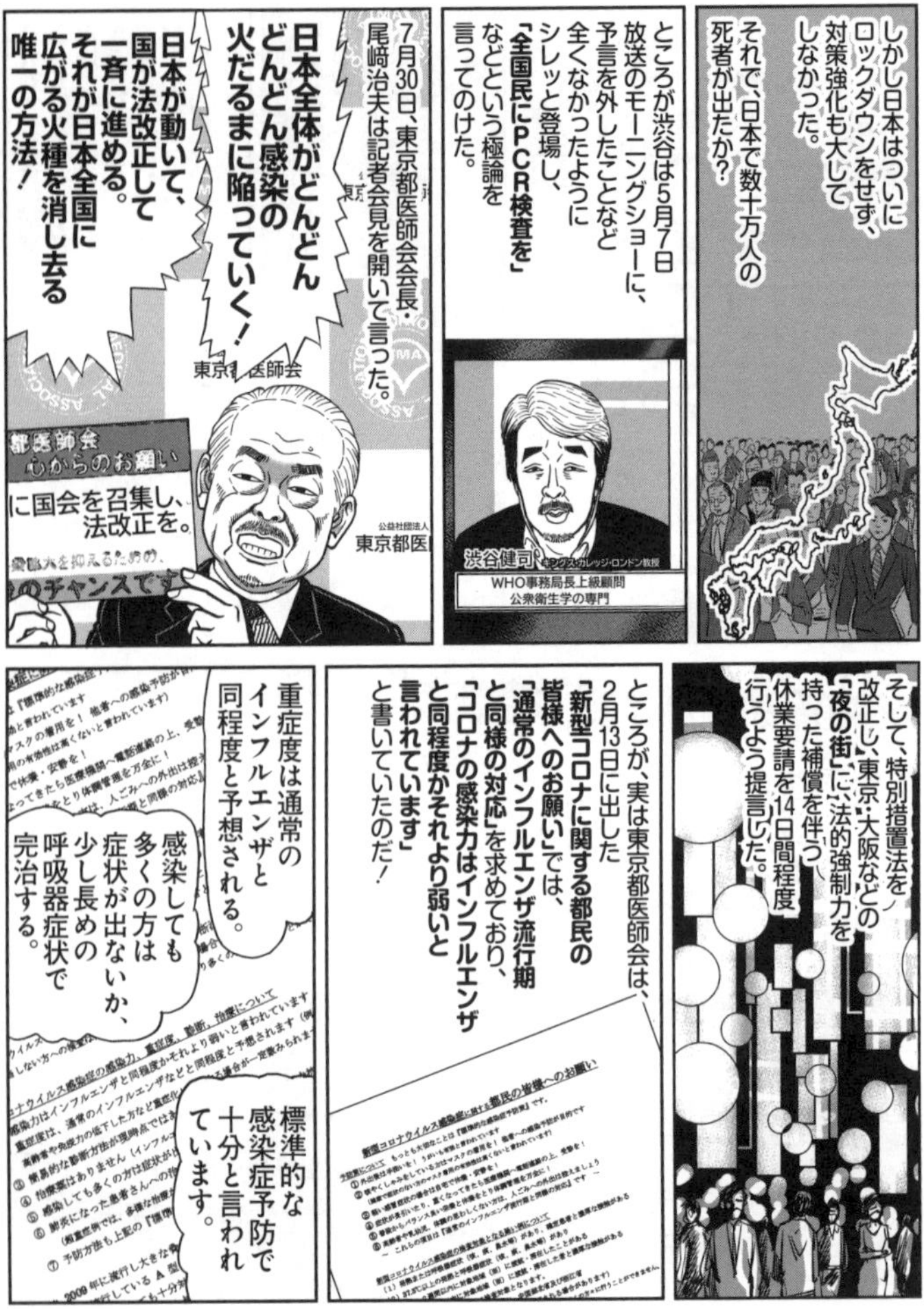
しかし日本はついに
ロックダウンをせず、
対策強化も大して
しなかった。
それで、日本で数十万人の
死者が出たか？
ところが渋谷は5月7日
放送のモーニングショーに、
予言を外したことなど
全くなかったように
シレッと登場し、
「全国民にPCR検査を」
などという極論を
言ってのけた。
渋谷健司 キングス・カレッジ・ロンドン教授
WHO事務局長上級顧問
公衆衛生学の専門
7月30日、東京都医師会会長・
尾崎治夫は記者会見を開いて言った。
日本全体がどんどん
どんどん感染の
火だるまに陥っていく！
日本が動いて、
国が法改正して
一斉に進める。
それが日本全国に
広がる火種を消し去る
唯一の方法！
に国会を召集し、
法改正を。
公益社団法人
そして、特別措置法を
改正し、東京・大阪などの
「夜の街」に、法的強制力を
持った補償を伴う
休業要請を14日間程度
行うよう提言した。
ところが、実は東京都医師会は、
2月13日に出した
「新型コロナに関する都民の
皆様へのお願い」では、
「通常のインフルエンザ流行期
と同様の対応」を求めており、
「コロナの感染力はインフルエンザ
と同程度かそれより弱いと
言われています」
と書いていたのだ！
重症度は通常の
インフルエンザと
同程度と予想される。
感染しても
多くの方は
症状が出ないか、
少し長めの
呼吸器症状で
完治する。
標準的な
感染症予防で
十分と言われ
ています。

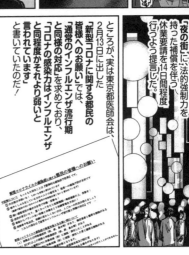

予言者、嘘つき、ペテン師が続々出演した「羽鳥慎一モーニングショー」がインフォデミックの元凶、日本社会を壊した極左テログループのようなものである。

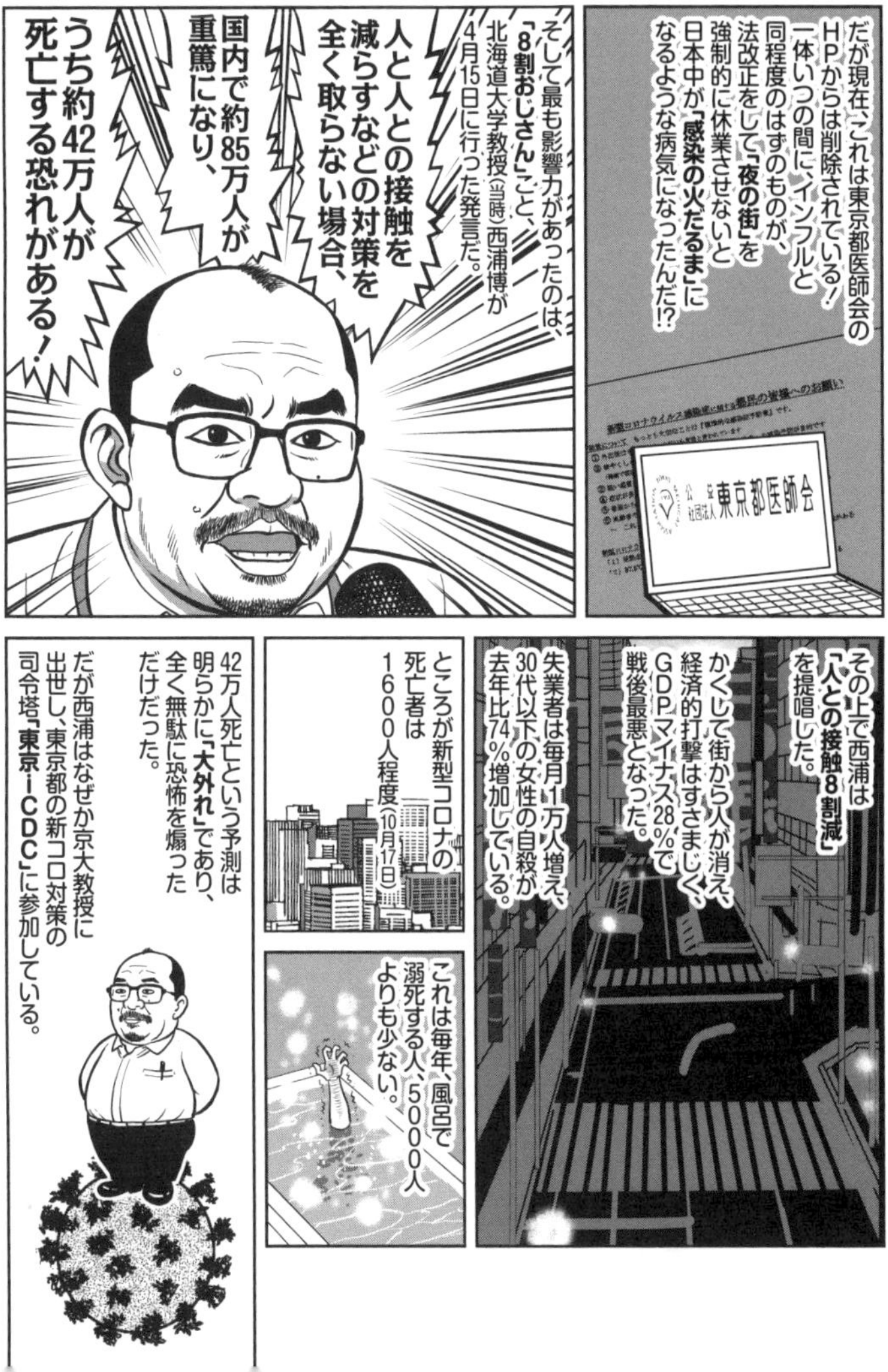

だが現在、これは東京都医師会のHPからは削除されている！
一体いつの間に、インフルと同程度のはずのものが、法改正をして「夜の街」を強制的に休業させないと日本中が「感染の火だるま」になるような病気になったんだ!?
公益社団法人東京都医師会
そして最も影響力があったのは、「8割おじさん」こと、北海道大学教授（当時）西浦博が4月15日に行った発言だ。
人と人との接触を減らすなどの対策を全く取らない場合、
国内で約85万人が重篤になり、
うち約42万人が死亡する恐れがある！
その上で西浦は「人との接触8割減」を提唱した。
かくして街から人が消え、経済的打撃はすさまじく、GDPマイナス28％で戦後最悪となった。
失業者は毎月1万人増え、30代以下の女性の自殺が去年比74％増加している。
ところが新型コロナの死亡者は1600人程度（10月17日）
これは毎年、風呂で溺死する人、5000人よりも少ない。
42万人死亡という予測は明らかに「大外れ」であり、全く無駄に恐怖を煽っただけだった。
だが西浦はなぜか京大教授に出世し、東京都の新コロ対策の司令塔「東京iCDC」に参加している。

ネットの時代とか言われたが、全然違う。テレビの影響はやはり圧倒的だ。1%＝100万人の威力でコロナ脳を作られたら、これはもう解除するのがとんでもなく難しい。

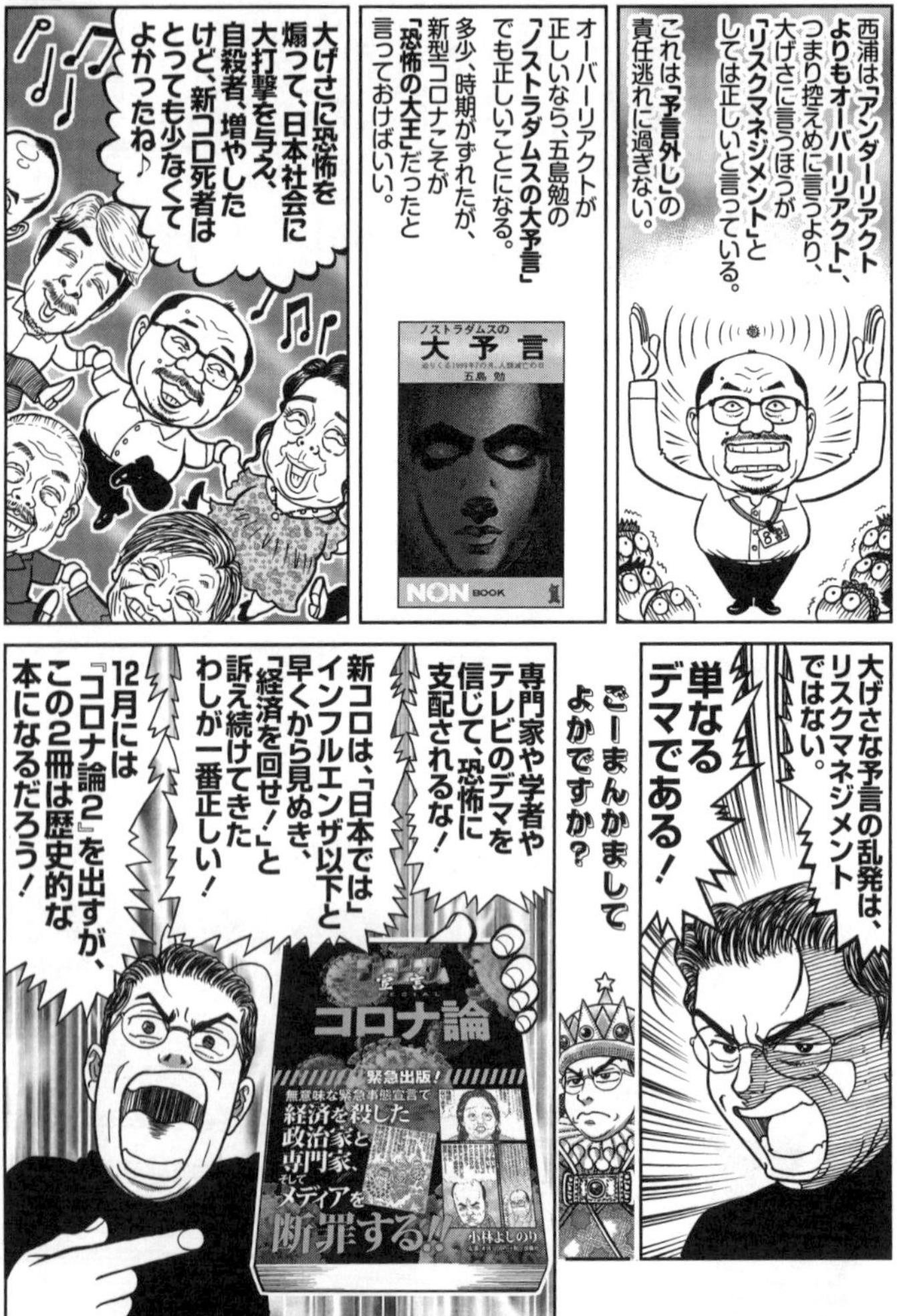
西浦は「アンダーリアクトよりもオーバーリアクト」、つまり控えめに言うより、大げさに言うほうが「リスクマネジメント」としては正しいと言っている。
これは「予言外し」の責任逃れに過ぎない。
オーバーリアクトが正しいなら、五島勉の「ノストラダムスの大予言」でも正しいことになる。
多少、時期がずれたが、新型コロナこそが「恐怖の大王」だったと言っておけばいい。
ノストラダムスの
大予言
五島 勉
NON BOOK
大げさに恐怖を煽って、日本社会に大打撃を与え、自殺者、増やしたけど、新コロ死者はとっても少なくてよかったね♪
大げさな予言の乱発は、リスクマネジメントではない。
単なるデマである！
ごーまんかましてよかですか？
専門家や学者やテレビのデマを信じて、恐怖に支配されるな！
新コロは、「日本では」インフルエンザ以下と早くから見ぬき、「経済を回せ！」と訴え続けてきたわしが一番正しい！
12月には『コロナ論2』を出すが、この2冊は歴史的な本になるだろう！
コロナ論
緊急出版！
無意味な緊急事態宣言で
経済を殺した政治家と専門家、そしてメディアを断罪する!!
小林よしのり

死因は持病か、ウイルスか、それとも…？

泉美木蘭

（幻冬舎plus連載「オオカミ少女に気をつけろ！」2020年9月17日配信より加筆修正）

インフルエンザには、ウイルスによって引き起こされる肺炎や脳症など、インフルエンザが直接の死因となった「直接死」と、インフルエンザに感染したことによって抵抗力が落ち、別の病原体に二次感染して肺炎や敗血症を起こしたり、もともと持っていた呼吸器疾患や心疾患などの持病が悪化して死亡したりした「間接死」という二つの概念がある。

新型コロナと季節性インフル「死者数」の割り出し方

死因がインフルエンザなのか、二次感染による肺炎なのか、死亡診断書の書き方は医師の裁量に任されてもいるため、正確な「インフルエンザによる死者」の統計をとることは難しい。そこで、インフルエンザが流行した

新型コロナウイルスを巡る自治体の「死者」の定義の違い

定義	自治体数	主な理由
感染者が死亡した場合、死因に関係なくすべて死者とする	44	「医師は死因を老衰などと判断した。感染が直接の死因ではないが、県としては陽性者の死亡を『死者』として発表している」（青森県）など
医師らが死因は別にあると判断したケースを除外する	13	「ウイルスの致死率にもかかわってくるので、コロナなのか、そうでないのかを医学的に区別するのは当然だ」（埼玉県）など
定義を決めていない	5	「これまでウイルスが原因の肺炎で亡くなった人しかいなかった。別の原因で亡くなるケースが発生した場合に決めたい」（和歌山県）など

※これまでに死者を公表した62自治体が対象。『読売新聞』2020年6月14日掲載記事を基に作成

ことによって死亡したと思われる人数を、統計上の計算によって導き出し、「インフルエンザの死者は、直接死がおよそ3000人、間接死を合わせると年間およそ1万人」と推計されている。

一方、2020年9月17日現在、日本で発表されている新型コロナウイルスの死者は、現時点では直接死と間接死は区別されておらず、さらに「PCR検査陽性」ならば、死因によらず、すべて「新型コロナウイルスによる死者」として厚生労働省に報告することになっている。そのため、直接死なのか間接死なのか、あるいは明らかに他の要因で死亡したのか、その区別が外側からはよく分からないという状態になっている。

当初は、PCR検査によって陽性であることが判明したとしても、医師の判断で、他の病気が死因とされている死者については区別して、統計に入れていなかった都道府県もあったのだが、2020年6月18日に厚生労働省から全国の自治体に通達があり、「新型コロナウイルス感染症の陽性者であって、入院中や療養中に亡くなった方については、厳密な死因を問わず、『死亡者数』として全数を公表する」ということになった。

「がん」が直接死因なのに「コロナ死」に含まれる不思議

厚生労働省は、すべての死者の死亡票を精査して最終的な死因を選択し、「人口動態調査」として統計をとって公表するが、これには一定の時間がかかる。そのため現段階では、できるだけ速やかに新型コロナに関連していると思われる死亡者数を把握するという目的で「陽性者ならすべて報告する」ということになっているのだ。

この通達に基づいて、例えば埼玉県では、がんや心不全など別の死因があり、統計からは除外していた死者を「新型コロナ死者」として13人を追加。この基準は、現在まで続いている。

看取って死亡診断書を書いた医師が「死因はがんだ」と判断しているのに、「新型コロナ陽性」の方が優先されて発表されるのはヘンな状態だし、これでは、例えば「新型コロナ陽性だけど、ちょっとした鼻風邪症状で気にもならない程度だった。だがその日、記録的な猛暑になり、重度の熱中症になって死亡した」というケースであっても「新型コロナ死者」とされることになってしまう。

しかも、新型コロナは「指定感染症」の二類相当に指定されていることもあって、「これで、死亡した感染者は○○人になりました」というふうにマスコミによって広く発表される。おかげで、2020年8月30日にはNHKほか各マスコミが「岡山県で新型コロナ感染者1人死亡、感染者死亡は県内初」というタイトルで報じたものの、その内容は、

岡山市は新型コロナウイルスの感染者1人が、8月29日に死亡したと発表しました。岡山県内で新型コロナウイルスの感染者が死亡するのは初めてです。市によりますと、死亡した人はもともと別の疾患で入院していて、死因は新型コロナウイルスではないとしています。

と、ほとんどズッコケそうな説明になっているという、おかしな状況が生まれてもいる。このケースでは、岡山市が「死因はコロナではない」ときちんと説明しているからツッコミも入れられるが、このような説明のない発表もある。それらの報道は、死者の実態とは異なった「死のウイルス」という世界観を膨らませ、じわじわと人々の心に作用して、萎縮させる原因になってきたのではないだろうか。

2020年11月15日現在、アメリカでは24万人以上もの新型コロナ死者が発表されているのだが、アメリカ疾病対策予防管理センター（CDC）が2020年8月までの死者についてその死因を精査したところ、「新

型コロナウイルスが唯一の死因であった死者」は、全体の6％で、他の死者については、平均で2・6件の別の疾患（高血圧、糖尿病、腎不全など）があったという。

この発表によって、アメリカでは一部に「94％はコロナじゃなかったんだ、コロナが流行しているなんてウソだった」という極端な発想に走ってしまう人々が現れて混乱したようだが、このデータは、アメリカにおける新型コロナによる直接死は6％程度で、あとは間接死の可能性が高く（もちろん、あくまで持病が死因の人が含まれている可能性もある）、アメリカにはもともと新型コロナに対してハイリスクな体を抱えていた人がそれほど多く、そういえばすごく肥満体の人が多いよな、という記憶も思い出されてきて、日本とは様相の異なる結果になったのだろうと解釈することができる。

アメリカとスウェーデン両国の新型コロナによる死者の内訳

しかも、CDCによれば、2020年2月12日～4月24日までに確認されたアメリカにおける新型コロナ死者の平均年齢は、白人で81歳、黒人やヒスパニックで71～72歳だったという。2017年時点でのアメリカの平均寿命は78・5歳、そのうち、白人は78・5歳、黒人は74・8歳、ヒスパニックは81・8歳だ。

白人に関しては、新型コロナによる死者の平均年齢が、平均寿命を2歳以上も上回っていて、ほぼ寿命が来ていたと考えてもよい高齢者が多かったのだろうと思われるし、黒人やヒスパニックに関しては、貧困が原因で、白人層よりも食生活や健康状態を良質に保てない環境に置かれがちで、国民皆保険もないアメリカにおいては、無保険のまま、適切な治療も受けられない境遇の人が多かったのだろうと想像できる。

死因や死者の平均年齢についての分析はスウェーデンでも行われている。スウェーデン公衆衛生庁が公表している死者統計のデータには、もともと「死因にかかわらず、検査で陽性であった人数を含む」という注意書きがついているのだが、スウェーデンの医学雑誌『Läkartidningen』によると、死者の死亡診断書を精査したところ、スウェーデンの平均寿命は82・4歳だが、新型コロナ死者の半数が88歳以上だったという。

さらに、死因を調べると、新型コロナが唯一の死因だった人は15%で、70%以上は持病が悪化したことによる間接死、さらに残りの15%についてはもともと患っていた心臓病が主な死因だったという。

また別の研究機関による分析によれば、ICU入院患者のうち7割は1つ以上の基礎疾患を抱えており、内訳は高血圧(37%)、糖尿病(25%)、新型コロナ肺炎流行以前からの慢性肺疾患(24%)、慢性呼吸器疾患(14%)、慢性心血管系疾患(11%)などと続く。

憲法を重んじたスウェーデン 憲法をないがしろにした日本

スウェーデンは、あくまでも憲法を重視して、国民の移動の自由や営業活動の自由を守り、子供たちには教育を受けさせることを守るために、厳しい都市封鎖は行わない緩和政策をとった。そのため、「あんなゆるい対策だから5000人も死者を出したんだ」とバッシングされてきたが、死者の年齢や、死因の分析を見ると、そう単純に叩けるものではなかったと感じるのではないだろうか。

一方、日本では、コロナ以前には「憲法守れ!」と叫んで

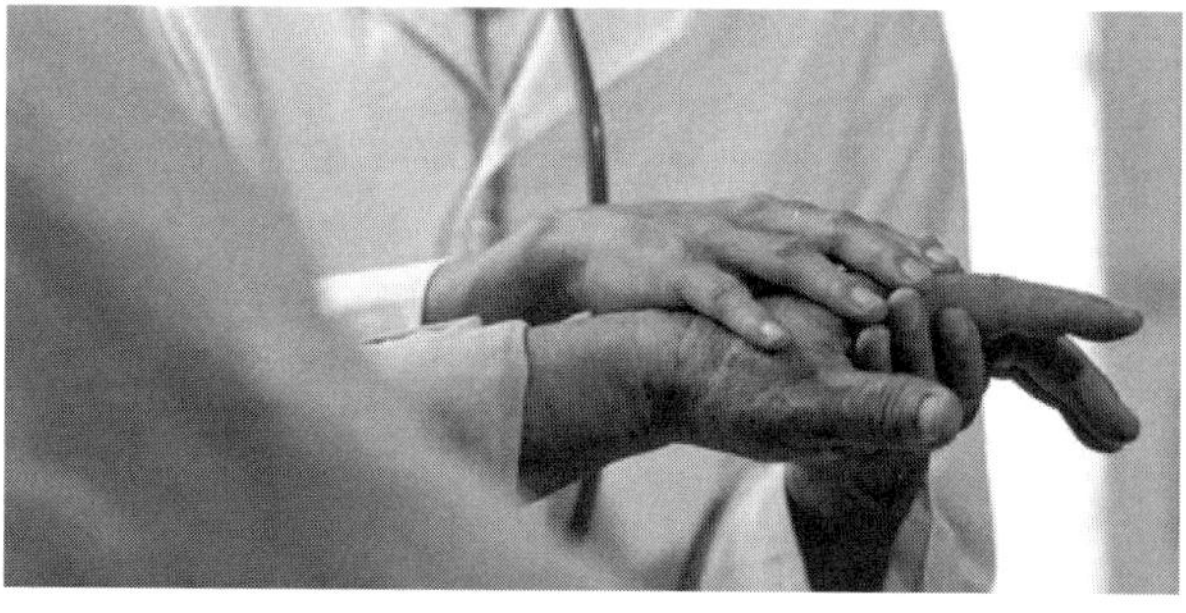

いた人々が大勢いたのに、突然「もっと厳しく自由を制限するべきだ」と考える人が急増した。あの「憲法守れ」ブームは一体なんだったんだろうという問いが、空回りするのであった。

アメリカの例、スウェーデンの例を紹介してきたが、日本でも実際の死因や、死者の平均年齢、基礎疾患、そもそもの寿命などを総合的に考えて、もっと冷静に新型コロナという感染症の実態を受け入れられるようになるといいと思う。

もちろん死者にも遺族にもプライバシーがあるのだから、どのような基礎疾患があったのか、正確な年齢は何歳なのかということまで個別に公表する必要はないと思う。

ただ、自治体なり厚労省なりが、しっかりとデータを精査したうえで、国民に向けてもう少し実態に即した説明をする必要はあるだろう。

「感染したら急変して死ぬかもしれない」とか「若者が動き回って感染を広げることによって、高齢者を死亡させることに繋がっている」というようなイメージばかりが先行して、社会活動が抑え込まれ、経済的な死に引きずり込まれている人がすでに大勢現れている。

2020年7月末の東京都の発表によれば、6月末までに「新型コロナ陽性」で死亡した人の平均年齢は79・3歳。90歳代と80歳代では感染が報告された人の30〜34%が死亡したが、50歳以下は0・5%にとどまっていたという。また、死者の70%以上は男性だったという報告もある。日本の平均寿命は、女性で87・4歳、男性で81・4歳だ。

死者の中には100歳以上の人も報告されているし、平均寿命付近の人がかなりいるということならば、そのすべてを「新型コロナによる悲惨な犠牲者」というような印象を持って伝えたり、そのように受け取ったりするよりも、「天寿をまっとうされた方々」として受け入れる方が自然ではないかと思うし、そのような気持ちに余裕を持てる社会に戻ってほしいと私は思っている。みなさんはいかがだろうか。

PCRサイクル数は40と回しすぎの秋。検査拡充・隔離を続けますか問題

泉美木蘭

（幻冬舎plus連載「オオカミ少女に気をつけろ！」2020年10月14日配信より加筆修正）

2020年9月28日の東京・世田谷区議会で、PCR検査の「いつでも・誰でも・何度でも」を謳っていた「世田谷モデル」を含む補正予算が可決成立した。保坂展人区長は、当初は、街頭で大量検査を行っているニューヨークを目指すと言っていたが、実際には規模を大幅に縮小して、介護施設や保育園、幼稚園で働く職員を対象に、症状がなくても定期的にPCR検査を行うというかたちで、約4億1000万円を計上することになったようだ。

NY市のPCR検査数と陽性者数の推移を見ると↓関係なさそう

保坂区長が目指そうとしたニューヨーク市は、感染者数28万人以上、死者数2万4000人以上（11月13日現在）という深刻な感染爆発が起きた地域だ。一方の世田谷区は、感染者数2917人、死者数23人（11月13日現在）。人口比を考慮し

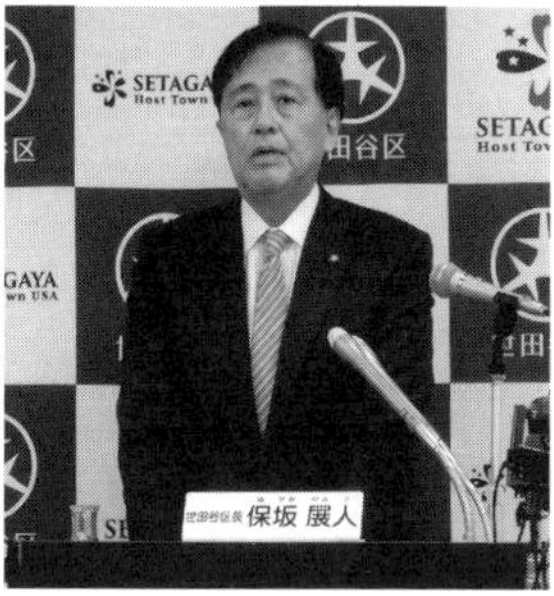

「いつでも、誰でも、何度でも」の掛け声の下、保坂展人世田谷区長が鳴り物入りで推し進めようとした区独自のPCR検査態勢。当初、区内の介護施設職員らを対象に検査を始める計画だったが、前提となっていた「プール方式」を採用できずのっけから躓いた　写真／朝日新聞社

たとしても、ニューヨーク市よりも世田谷区の方が安全と言えると思うのだが、なぜ、わざわざニューヨークをお手本にするのか、不思議でならない。

それに、ニューヨーク市で新型コロナの感染爆発が起きてから、希望者全員に無料のPCR検査を実施するようになった頃の「検査数」と「陽性者数」の推移に注目すると、131ページのようなグラフになる。

3月中旬から4月いっぱいにかけて、一日数千人単位の陽性者が出ていたが、4月6日にはピークとなり、その後はなだらかな右肩下がりで減少していったのだ。クオモ・ニューヨーク州知事は、4月19日の記者会見で「感染のピークは過ぎた」という認識を明らかにしてもいた。

検査を増やしたことが、感染を抑えることに影響するというなら、少なくともピークである4月6日の1週間前、3月30日頃には、猛烈な数の検査が行われていなければならないということになるが、そのような様子はない。

その後、抗体検査の結果が発表され、4月27日時点の抗体保有率は、ニューヨーク州全体で14・9%、ニューヨーク市内では24・7%に達していたことも分かっている。そして、PCR検査の態勢が拡充されて、希望者全員が無料で受けられるように拡充され始めたのは、グラフを見てお分かりのとおり、その後、5月以降のことなのだ。

このグラフと抗体検査の結果からは、ニューヨーク市において感染爆発が収まった主たる要因は、いわゆる「集団免疫」の状態を得て、ウイルスがそれ以上感染しづらくなったことではないかという可能性が見えてくる。さらに、新型コロナの抗体は、3か月〜数か月程度で消失し始めることも分かってきたが、ニューヨーク市では、9月下旬から再びじわじわと陽性者が増えて騒ぎになってもいる。本当にPCR検査の拡充と隔離で人為的に封じ込めることなどできていたのか、かなり疑わしい。

付け加えておくと、日本では「隔離」とは、指定医療機関やホテルの一室に隔離することを言うが、人権感覚の強いニューヨークでは「自己隔離」、つまり「自宅療養」だ。日本ではマスコミが正確に報じてこなかったが、根本的に、患者に対する対応も違うのである。

「陽性」の基準が高かった米国PCRサイクルは「37〜40」

さて、PCR検査が超拡充されているニューヨークだが、実は大問題が報じられてもいる。

2020年8月29日、ニューヨーク・タイムズ紙がPCR検査の「感度」に関する衝撃的な記事を掲載したのだ。

「Your Coronavirus Test Is Positive. Maybe It Shouldn't be」(あなたのコロナウイルス検査結果は、陽性。ではないかもしれない)と題された報告によると、アメリカで行われているPCR検査は、伝染性のない、取るに足らない量のウイルスしか持たない数の人々を、膨大に「陽性」として判定しているという。

特に、マサチューセッツ、ニューヨーク、ネバダの3州の当局者によってまとめられたデータを分析すると、「陽性」と判定された人の最大90%が、ほとんどウイルスを持っていないことが明らかになったというのだ。これらの人々は、他人に感染させる可能性もかなり低かったという。これは一体どういうことなのか?

PCR検査(新型コロナの場合はRT-PCR検査)とは、検体に含まれている極めて微量なウイルスの遺伝子を、2本から4本へ、4本から8本へと複製させるサイクルを繰り返すことで、検出可能な数にまで増幅させて陽性判定を行うものだ(参考:大阪大学微生物病研究所)。

ウイルスの量が多ければ、少ないサイクル数で検出できて、逆にウイルスの量が少なければ、多くのサイクル数が必要になるという反比例の関係になっている。そして、何回目のサイクルで「陽性」と「陰性」とを区別するのかという基準値(Ct値)は、検査機器や国によって異なるという。

例えば、台湾の基準値は35サイクルだ(中央感染症指揮センター公表値)。したがって、35回未満のサイクル数で検出されるウイルスの量であれば、「陽

ニューヨーク市のCOVID-19検査数と陽性者数推移

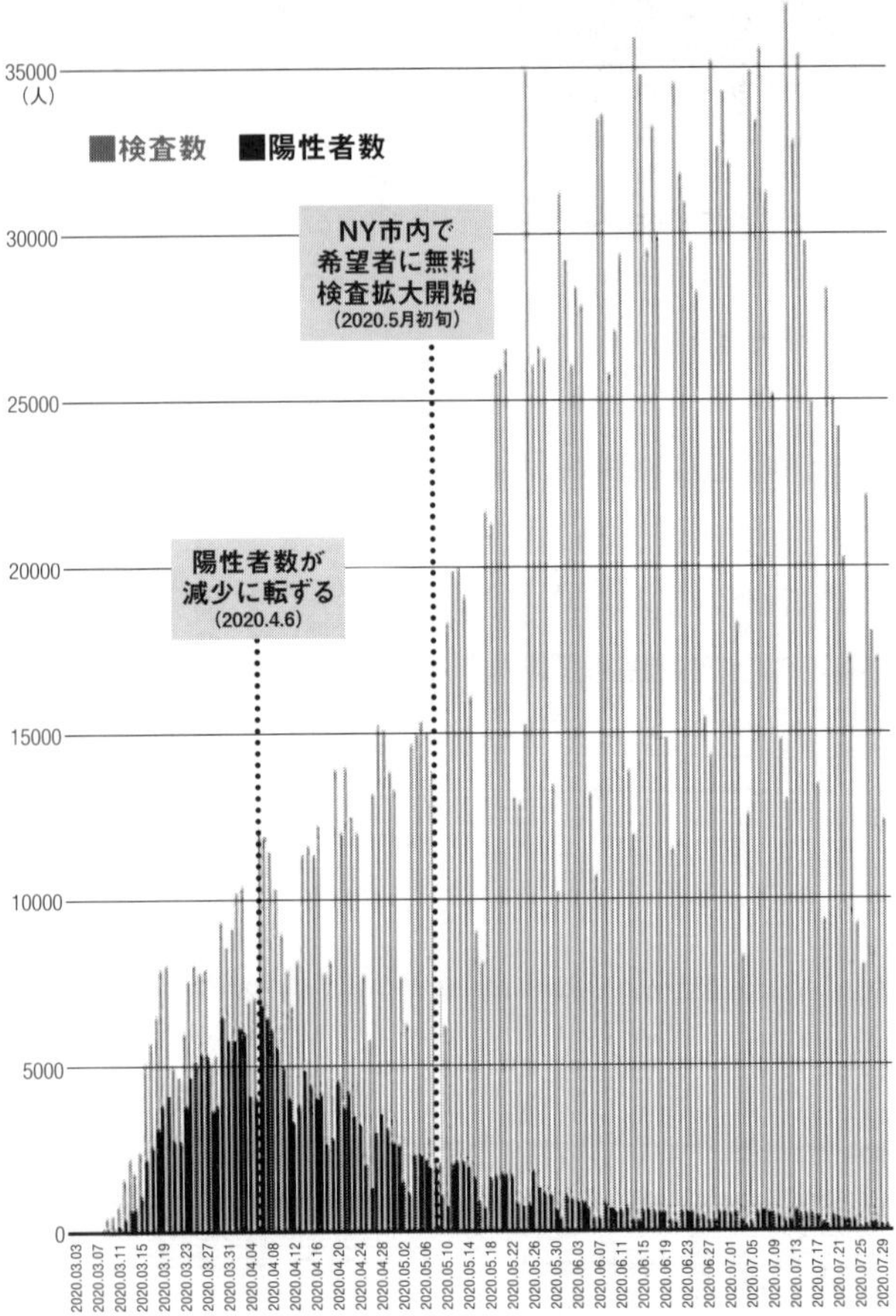

期間:2020.3.3-7.30　データ:NY市公式
https://www1.nyc.gov/site/doh/covid/covid-19-data.page

性」と判定されている。しかし、日本の基準値は台湾よりも厳しく、国立感染症研究所が各検査機関向けに作成した「病原体検出マニュアル 2019-nCoV Ver.2.9.1」の検出手順には、40または45サイクルと記載されている。同じ人でも、台湾では「陰性」だが、日本では「陽性」ということがあり得るのだ。実際に、台湾から帰国した日本人が、日台両国でそれぞれ違う判断を受けたケースも起きている。

人が立ち去ったあとの部屋でその人の髪の毛を拾うような話

ニューヨーク・タイムズ紙によれば、アメリカでは、PCR検査機の製造メーカーや検査機関が独自の基準値を設けており、37〜40サイクルに設定されているという。ところが、このサイクル数でウイルスの遺伝子の増幅を繰り返してしまうと、感染後、すでに体内で退治されたあとのウイルスの残骸までをも検出してしまい、「陽性」として判定されることが発覚。これは、「人が立ち去ったあとの部屋の中で、その人の髪の毛を拾うような話だ」という。

また、アメリカ疾病予防管理センター（CDC）が行った独自の計算では、33サイクルを超えたサンプルからは、生きたウイルス、つまり、感染力のあるウイルスを検出することはほぼ困難だったことも分かった。

ニューヨーク・タイムズ紙の要請を受けて、陽性者のデータを分析したニューヨーク州立ワーズワース研究所では、2020年7月に40サイクルで872人を「陽性」と判定していたが、基準値が35サイクルであれば、そのうちの約43％が「陰性」に、30サイクルであれば約63％が「陰性」であったという。同様の分析をマサチューセッツ州で行うと、同月に「陽性」と判定された人の85〜90％は、基準値が30サイクルであったならば「陰性」だったという。

カリフォルニア大学のウイルス学者ジュリエット・モリソン氏は、「40サイクルで『陽性』と考える人々がいることにショックを受けた」「合理的な基準値は30〜35サイクルだろう」と述べている。

基準が40サイクルの日本で「陽性」の結果が出たら?

40~45サイクルで「陽性」と判定され、無症状であっても、仕事や文化活動を急に制限されてしまう事例が相次いでいる日本人としてはショックな話だが、PCR検査のサイクル数と、患者が持つウイルスの量の関係についての検証は、実はすでに4月頃から言及されていた。

例えば、フランス・マルセイユのメディテラネ感染症大学病院研究所が、入院患者の検体を培養して分析した研究論文によれば、サイクル数が34以上になると、その患者からは感染性のあるウイルスは検出されなくなり、「退院させることが可能」と報告されている。

日本では、民間の大企業が「格安PCR検査」事業を立ち上げるなど、どんどんPCR検査の増強に力を入れる一方だが、大丈夫なのだろうか。

冒頭の「世田谷モデル」では、介護施設や保育園、幼稚園の職員に検査を受けさせるという。症状もなく、感染性のあるウイルスも持っていないのに「陽性」と判定された場合、今の日本では、その職員は働くことができなくなるし、施設を一時閉鎖するという話にもなってしまうだろう。そうなれば、その施設にお世話になることで日常生活が成り立っている利用者にも多大な影響が及ぶし、何より施設で働く人々に対して、過大な圧迫

PCR検査による遺伝子の増幅

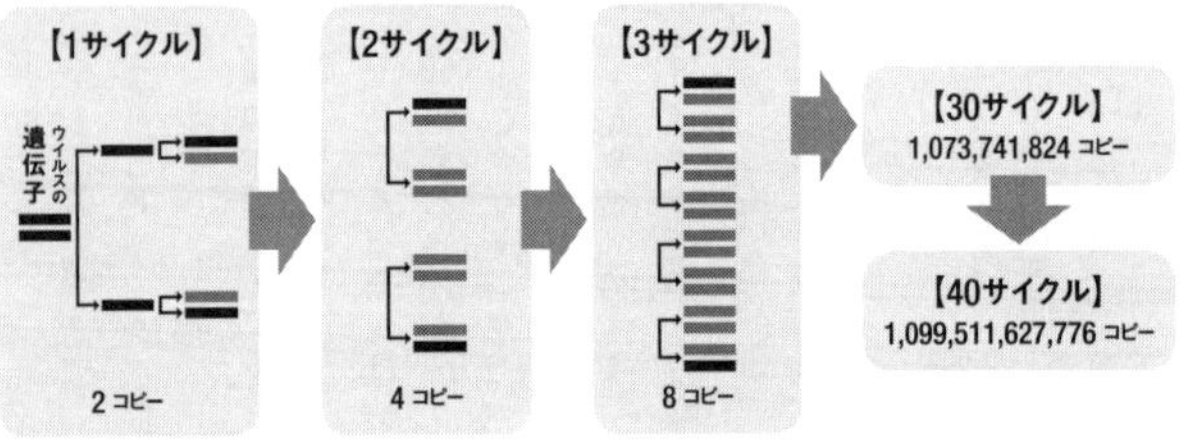

【1サイクル】
ウイルスの遺伝子
2 コピー
【2サイクル】
4 コピー
【3サイクル】
8 コピー
【30サイクル】
1,073,741,824 コピー
【40サイクル】
1,099,511,627,776 コピー

参考:大阪大学微生物研究所解説
http://www.biken.osaka-u.ac.jp/news_topics/detail/1092　作成:泉美木蘭

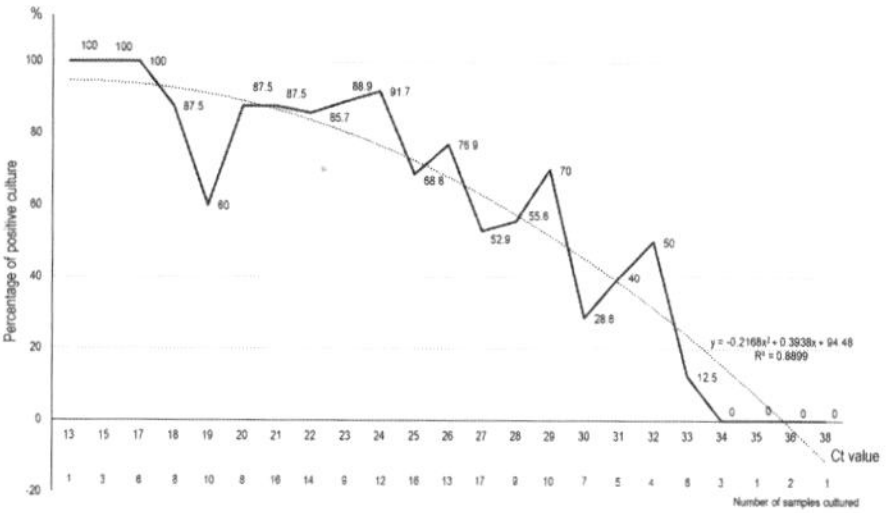

横軸がサイクル数、縦軸がウイルスの培養陽性率。34サイクル以降は、ウイルスはゼロになっており、感染性は認められなくなる

出典:"Viral RNA load as determined by cell culture as a management tool for discharge of SARS-CoV-2 patients from infectious disease wards"

感や緊張感を強いることになるだけではないだろうか。

しかも、PCR検査は「治療」ではない。そのときは「陰性」だったとしても、検体を採取し終えた次の瞬間から「陽性」になるかもしれない日常が続くわけで、決して「陰性」を証明できるようなものでもないのだ。

メディアでは、PCR検査を「安心のために多くの人がやるべきだ」という言説がよく聞かれるが、一体、誰のための「安心」なのか？　それは本当の「安心」なのだろうか？　そして、政策を立案するリーダーは、ニューヨークにはニューヨークの、日本には日本の状況に即したやり方があるということを、もっと真剣に考えるべきだろう。他国ばかりを見て、自国に不必要な施策を持ち込み、それに巨額の税金を投入されても困る。PCR検査強化一辺倒に向かう今、新しいデータを用いて、現状を検証し直すべきだろう。

【PROFILE】
泉美木蘭（いずみ・もくれん）

1977年、三重県生まれ。作家。小説『会社ごっこ』（太田出版）、『オンナ部』（バジリコ）、『エム女の手帖』（幻冬舎）、『AiLARA「ナジャ」と「アイララ」の半世紀』（Echell-1）等のほか、近著に小林よしのり氏との共著『新型コロナ-専門家を問い質す』（光文社）がある。「小林よしのりライジング」にて社会時評「泉美木蘭のトンデモ見聞録」を、幻冬舎Plusにて「オオカミ少女に気をつけろ!～欲望と世論とフェイクニュース」を連載中。東洋経済オンラインでも定期的に記事を執筆している。TOKYO MX『モーニングCROSS』コメンテーター

ゴーマニズム宣言

SPECIAL

コロナ論 02

第11章 ｜ 集団免疫策の見直し

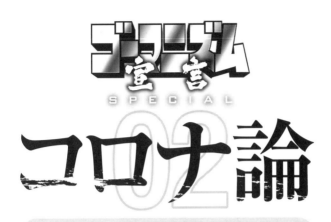

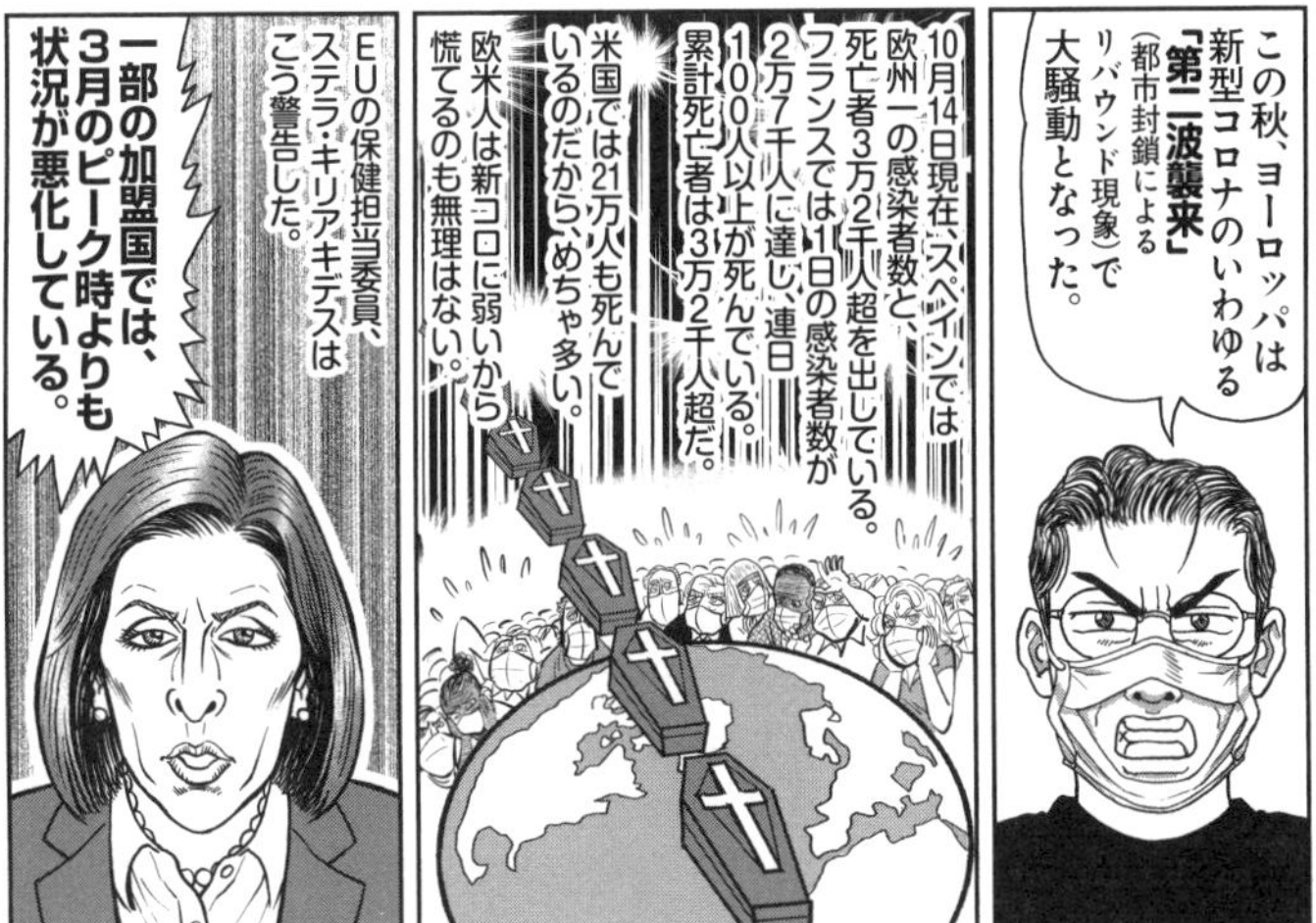
この秋、ヨーロッパは
新型コロナのいわゆる
「第二波襲来」
(都市封鎖による
リバウンド現象)で
大騒動となった。
10月14日現在、スペインでは
欧州一の感染者数と、
死亡者3万2千人超を出している。
フランスでは1日の感染者数が
2万7千人に達し、連日
100人以上が死んでいる。
累計死亡者は3万2千人超だ。
米国では21万人も死んで
いるのだから、めちゃ多い。
欧米人は新コロに弱いから
慌てるのも無理はない。
EUの保健担当委員、
ステラ・キリアキデスは
こう警告した。
一部の加盟国では、
3月のピーク時よりも
状況が悪化している。

PCR検査は台湾では30サイクルだが、日本では40サイクル回している。台湾で「陰性」の人が、日本で「陽性」になることはあり得る。回し過ぎて何に反応してるのか分からなくなっている。

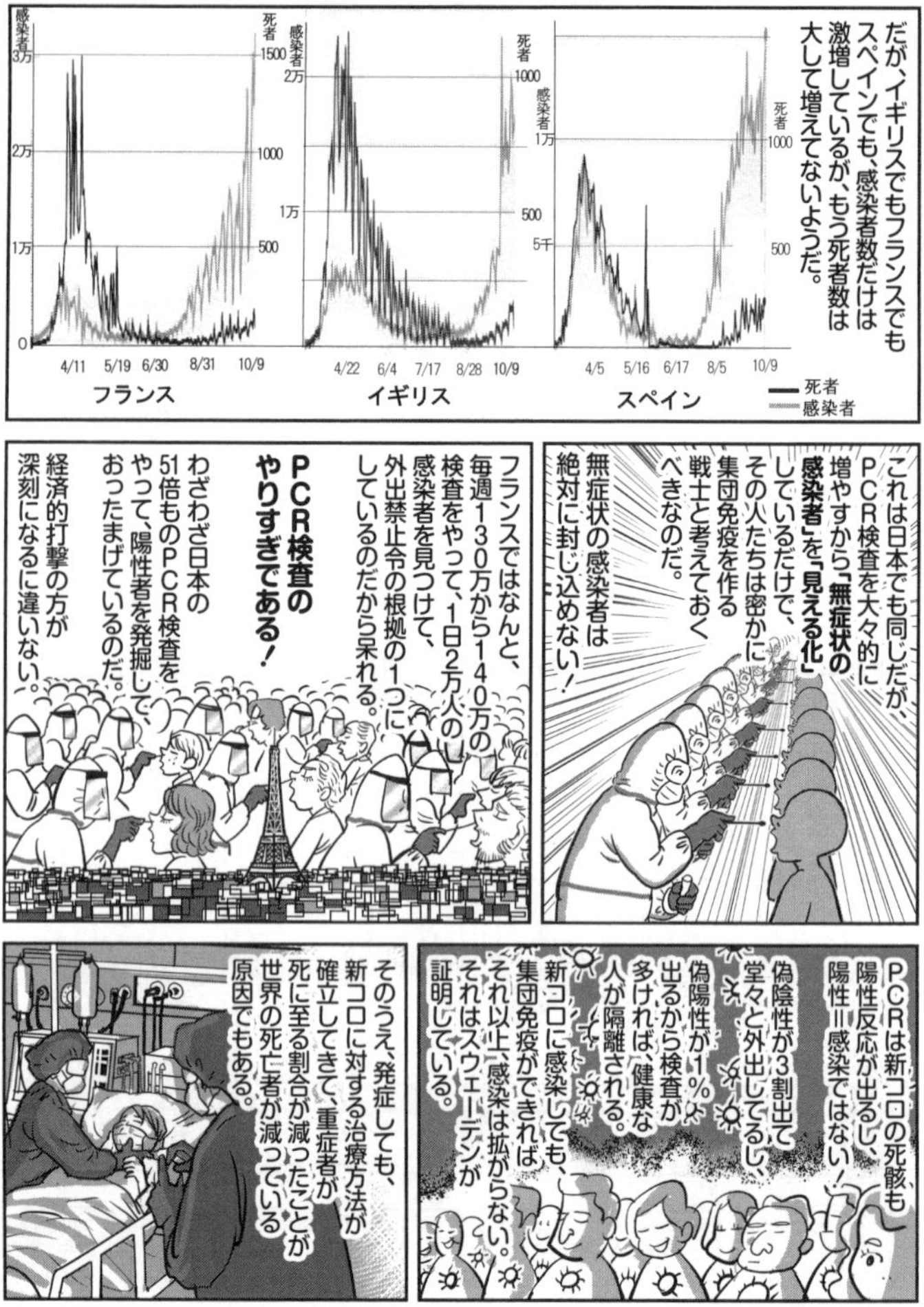
だが、イギリスでもフランスでもスペインでも、感染者数だけは激増しているが、もう死者数は大して増えてないようだ。
感染者 3万 2万 1万 0
死者 1500 1000 500
4/11 5/19 6/30 8/31 10/9
フランス
感染者 2万 1万
死者 1000 500
4/22 6/4 7/17 8/28 10/9
イギリス
感染者 1万 5千
死者 1000 500
4/5 5/16 6/17 8/5 10/9
スペイン
死者
感染者
これは日本でも同じだが、PCR検査を大々的に増やすから「無症状の感染者」を「見える化」しているだけで、その人たちは密かに集団免疫を作る戦士と考えておくべきなのだ。
無症状の感染者は絶対に封じ込めない！
フランスではなんと、毎週130万から140万の検査をやって、1日2万人の感染者を見つけて、外出禁止令の根拠の1つにしているのだから呆れる。
PCR検査のやりすぎである！
わざわざ日本の51倍ものPCR検査をやって、陽性者を発掘して、おったまげているのだ。
経済的打撃の方が深刻になるに違いない。
PCRは新コロの死骸も陽性反応が出るし、陽性＝感染ではない！
偽陰性が3割出て堂々と外出してるし、偽陽性が1％出るから検査が多ければ、健康な人が隔離される。
新コロに感染しても、集団免疫ができればそれ以上、感染は拡がらない。それはスウェーデンが証明している。
そのうえ、発症しても、新コロに対する治療方法が確立してきて、重症者が死に至る割合が減ったことが世界の死亡者が減っている原因でもある。

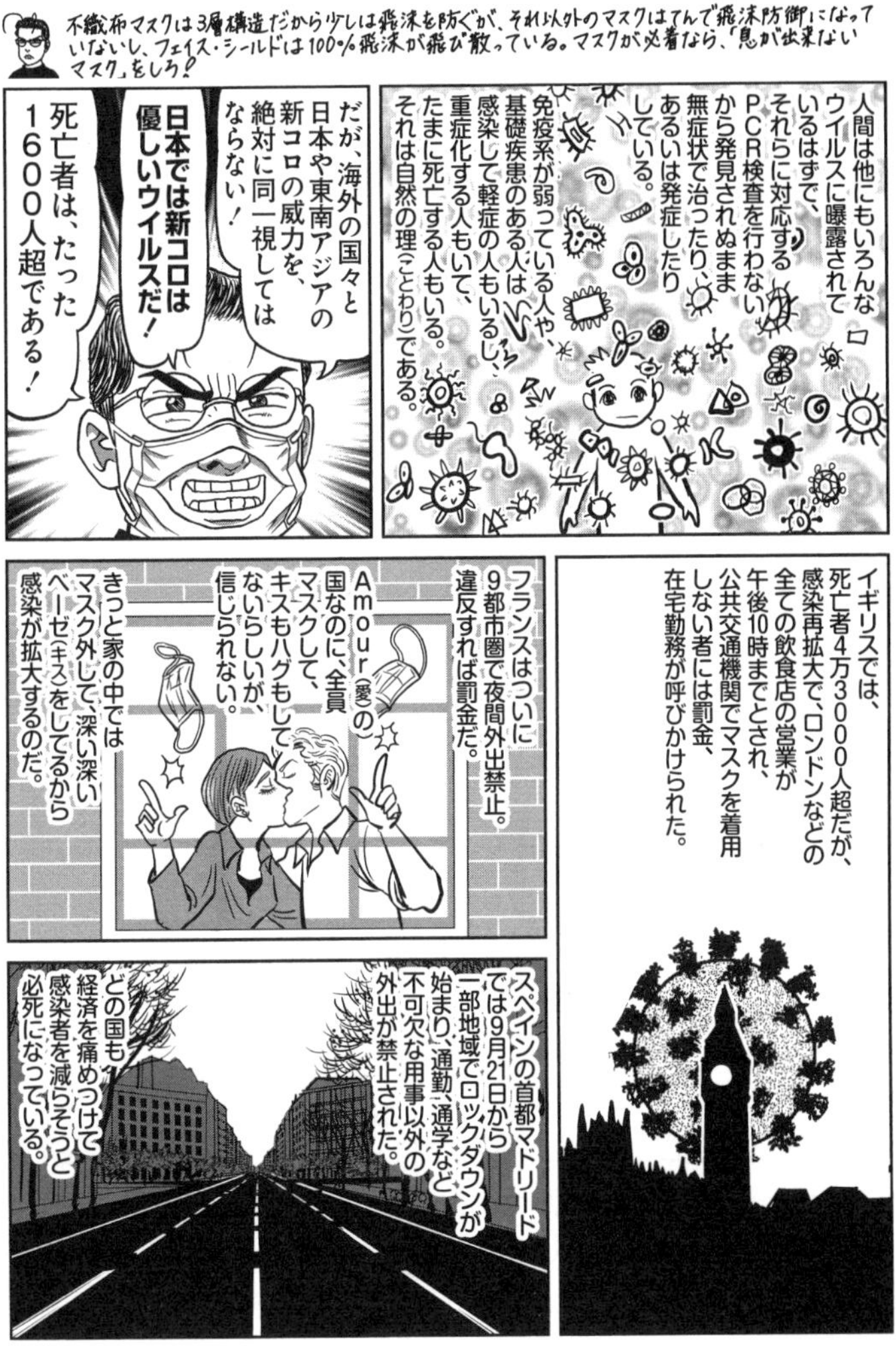
不織布マスクは3層構造だから少しは飛沫を防ぐが、それ以外のマスクはてんで飛沫防御になっていないし、フェイス・シールドは100%飛沫が飛び散っている。マスクが必着なら、「息が出来ないマスク」をしろ!

人間は他にもいろんなウイルスに曝露されているはずで、それらに対応するPCR検査を行わないから発見されぬまま無症状で治ったり、あるいは発症したりしている。

免疫系が弱っている人や、基礎疾患のある人は感染して軽症の人もいるし、重症化する人もいて、たまに死亡する人もいる。それは自然の理(ことわり)である。

だが、海外の国々と日本や東南アジアの新コロの威力を、絶対に同一視してはならない!

日本では新コロは優しいウイルスだ!

死亡者は、たった1600人超である!

イギリスでは、死亡者4万3000人超だが、感染再拡大で、ロンドンなどの全ての飲食店の営業が午後10時までとされ、公共交通機関でマスクを着用しない者には罰金、在宅勤務が呼びかけられた。

フランスはついに9都市圏で夜間外出禁止。違反すれば罰金だ。

Amour(愛)の国なのに、全員マスクして、キスもハグもしてないらしいが、信じられない。

きっと家の中ではマスク外して、深い深いベーゼ(キス)をしてるから感染が拡大するのだ。

スペインの首都マドリードでは9月21日から一部地域でロックダウンが始まり、通勤、通学など不可欠な用事以外の外出が禁止された。

どの国も経済を痛めつけて感染者を減らそうと必死になっている。

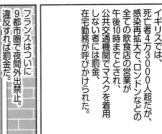

岡田晴恵はテレビに出なくなったが、のうのうと「自分がテレビで警告したから被害が少なくて済んだ」と言っている。大嘘だ！もともと新コロは日本では大したウイルスではなかった。無駄な恐怖を煽り、不要な自粛をさせて経済・社会に大損害を与えたのは岡田晴恵だ！真実は全て『ゴーマニズム宣言SPECIALコロナ論』にある!!

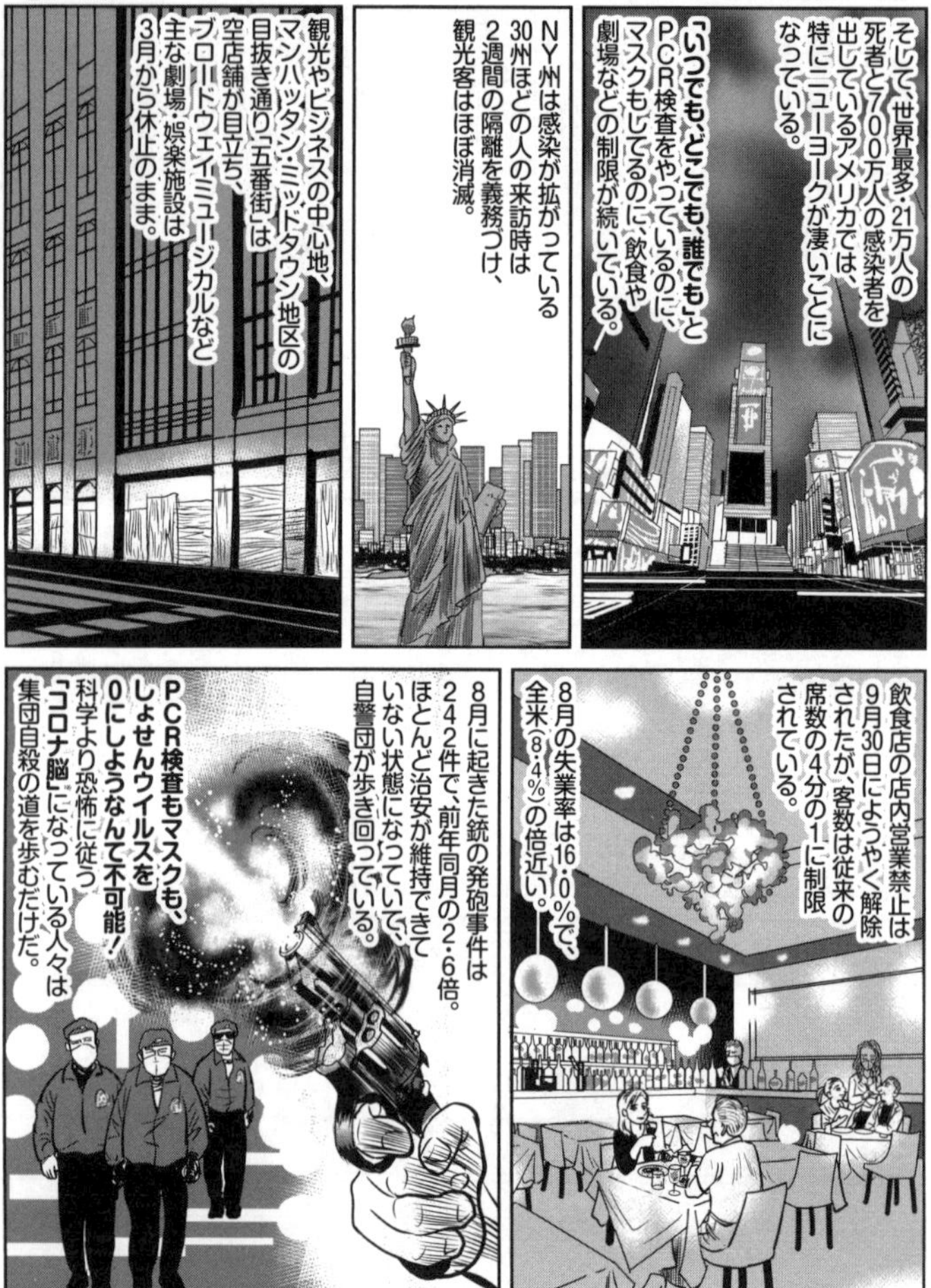

そして、世界最多・21万人の死者と700万人の感染者を出しているアメリカでは、特にニューヨークが凄いことになっている。

「いつでも、どこでも、誰でも」とPCR検査をやっているのに、マスクもしてるのに、飲食や劇場などの制限が続いている。

NY州は感染が拡がっている30州ほどの人の来訪時は2週間の隔離を義務づけ、観光客はほぼ消滅。

観光やビジネスの中心地、マンハッタン・ミッドタウン地区の目抜き通り「五番街」は空店舗が目立ち、ブロードウェイミュージカルなど主な劇場・娯楽施設は3月から休止のまま。

飲食店の店内営業禁止は9月30日にようやく解除されたが、客数は従来の席数の4分の1に制限されている。

8月の失業率は16・0%で、全米(8・4%)の倍近い。

8月に起きた銃の発砲事件は242件で、前年同月の2・6倍。ほとんど治安が維持できていない状態になっていて、自警団が歩き回っている。

PCR検査もマスクも、しょせんウイルスを0にしようなんて不可能！

科学より恐怖に従う「コロナ脳」になっている人々は集団自殺の道を歩むだけだ。

大衆は「忖度官僚」に憤るが、自分たちがそうしたんじゃないか！官僚の不祥事や汚職をなくせと「官から民へ」「官僚支配打破」「政治主導」を大合唱し、その結果、「官僚一流、政治三流」と言われた官僚を政治に従属させ「政治三流、官僚四流」の国にしたんだぞ！不都合な事実を忘れないwebマガジン小林よしのりライジング配信中！

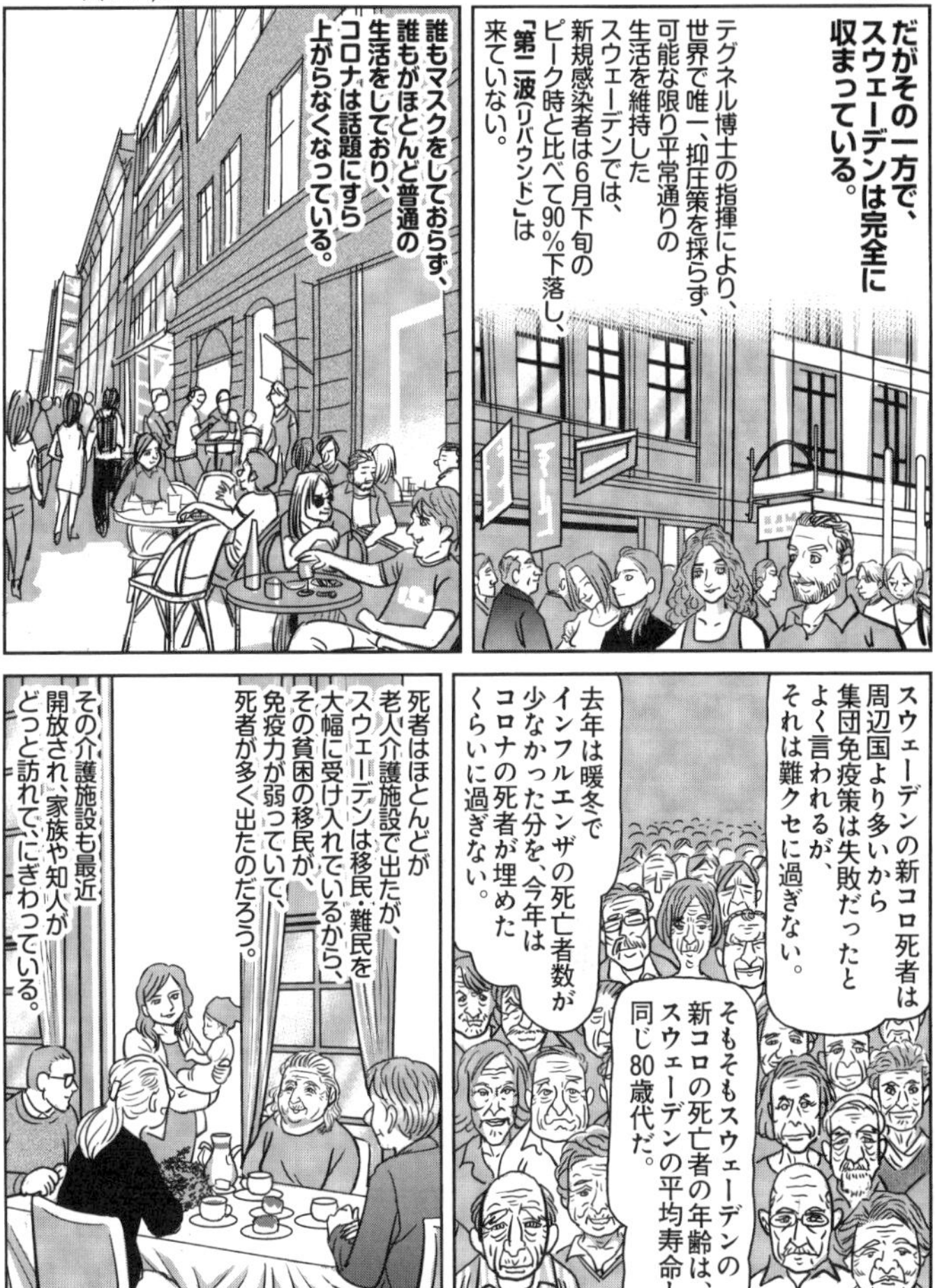
だがその一方で、スウェーデンは完全に収まっている。

テグネル博士の指揮により、世界で唯一、抑圧策を採らず、可能な限り平常通りの生活を維持したスウェーデンでは、新規感染者は6月下旬のピーク時と比べて90％下落し、「第二波(リバウンド)」は来ていない。

誰もマスクをしておらず、誰もがほとんど普通の生活をしており、コロナは話題にすら上がらなくなっている。

スウェーデンの新コロ死者は周辺国より多いから集団免疫策は失敗だったとよく言われるが、それは難クセに過ぎない。

去年は暖冬でインフルエンザの死亡者数が少なかった分を、今年はコロナの死者が埋めたくらいに過ぎない。

そもそも新コロの死亡者の年齢は、スウェーデンの平均寿命と同じ80歳代だ。

死者はほとんどが老人介護施設で出たが、スウェーデンは移民・難民を大幅に受け入れているから、その貧困の移民が、免疫力が弱っていて、死者が多く出たのだろう。

その介護施設も最近開放され、家族や知人がどっと訪れて、にぎわっている。

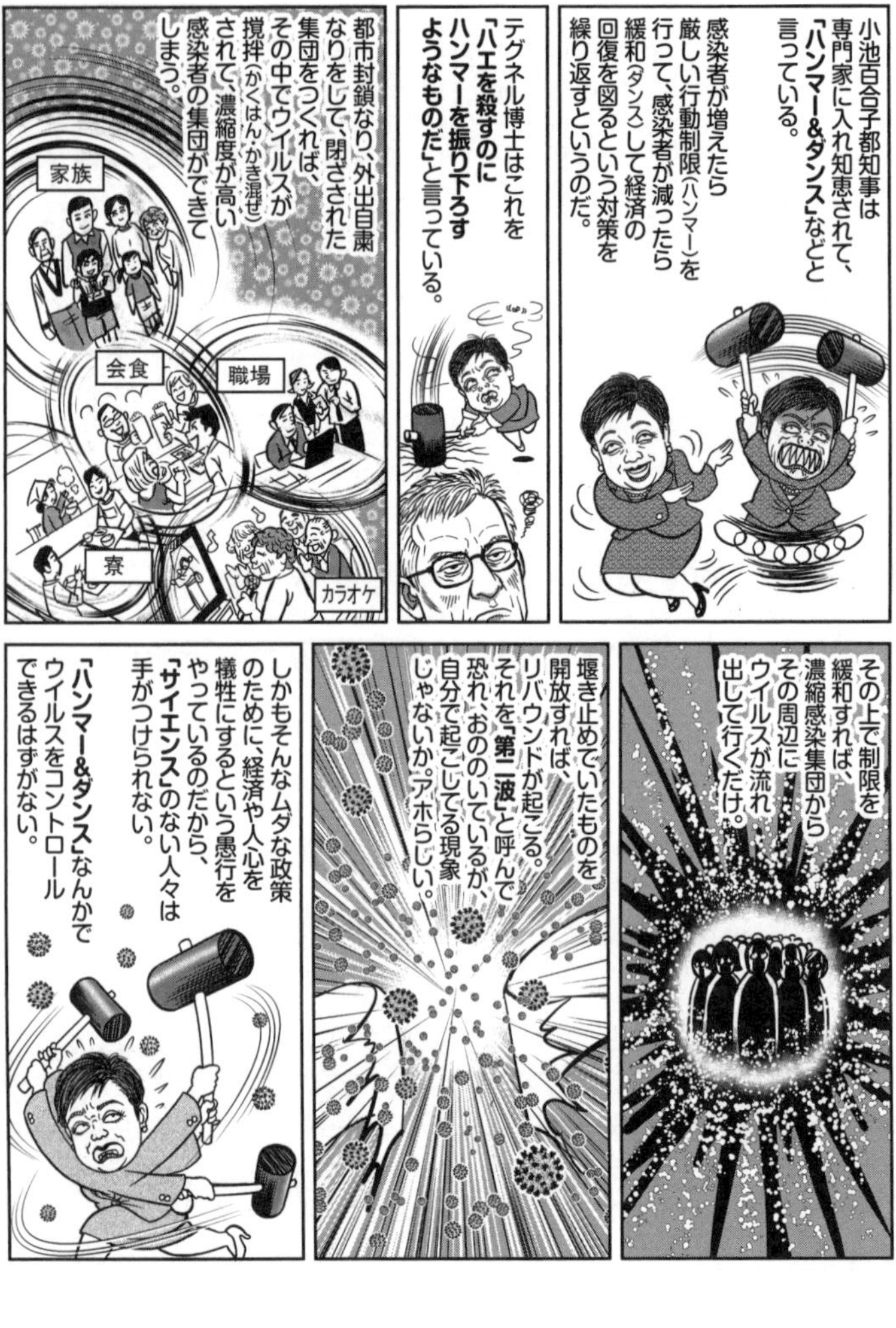

小池百合子都知事は専門家に入れ知恵されて、「ハンマー&ダンス」などと言っている。
感染者が増えたら厳しい行動制限(ハンマー)を行って、感染者が減ったら緩和(ダンス)して経済の回復を図るという対策を繰り返すというのだ。
テグネル博士はこれを「ハエを殺すのにハンマーを振り下ろすようなものだ」と言っている。
都市封鎖なり、外出自粛なりをして、閉ざされた集団をつくれば、その中でウイルスが撹拌(かくはん・かき混ぜ)されて、濃縮度が高い感染者の集団ができてしまう。
家族
職場
会食
寮
カラオケ
その上で制限を緩和すれば、濃縮感染集団からその周辺にウイルスが流れ出して行くだけ。
堰き止めていたものを開放すれば、リバウンドが起こる。それを「第二波」と呼んで恐れ、おののいているが、自分で起こしてる現象じゃないか。アホらしい。
しかもそんなムダな政策のために、経済や人心を犠牲にするという愚行をやっているのだから、「サイエンス」のない人々は手がつけられない。
「ハンマー&ダンス」なんかでウイルスをコントロールできるはずがない。

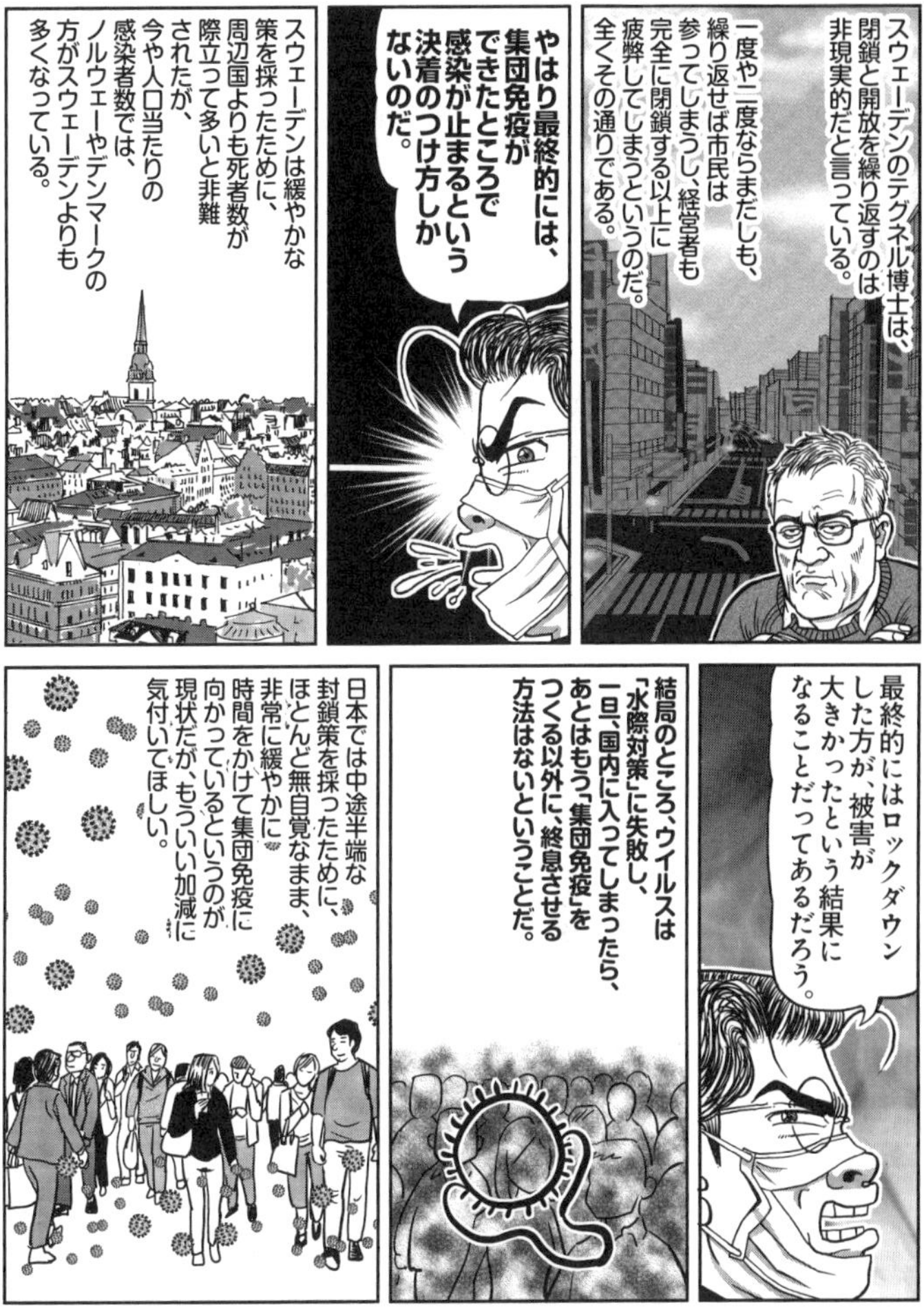
スウェーデンのテグネル博士は、閉鎖と開放を繰り返すのは非現実的だと言っている。

一度や二度ならまだしも、繰り返せば市民は参ってしまうし、経営者も完全に閉鎖する以上に疲弊してしまうというのだ。全くその通りである。

やはり最終的には、集団免疫ができたところで感染が止まるという決着のつけ方しかないのだ。

スウェーデンは緩やかな策を採ったために、周辺国よりも死者数が際立って多いと非難されたが、今や人口当たりの感染者数では、ノルウェーやデンマークの方がスウェーデンよりも多くなっている。

最終的にはロックダウンした方が、被害が大きかったという結果になることだってあるだろう。

結局のところ、ウイルスは「水際対策」に失敗し、一旦、国内に入ってしまったら、あとはもう「集団免疫」をつくる以外に、終息させる方法はないということだ。

日本では中途半端な封鎖策を採ったために、ほとんど無自覚なまま、非常に緩やかに時間をかけて集団免疫に向かっているというのが現状だが、もういい加減に気付いてほしい。

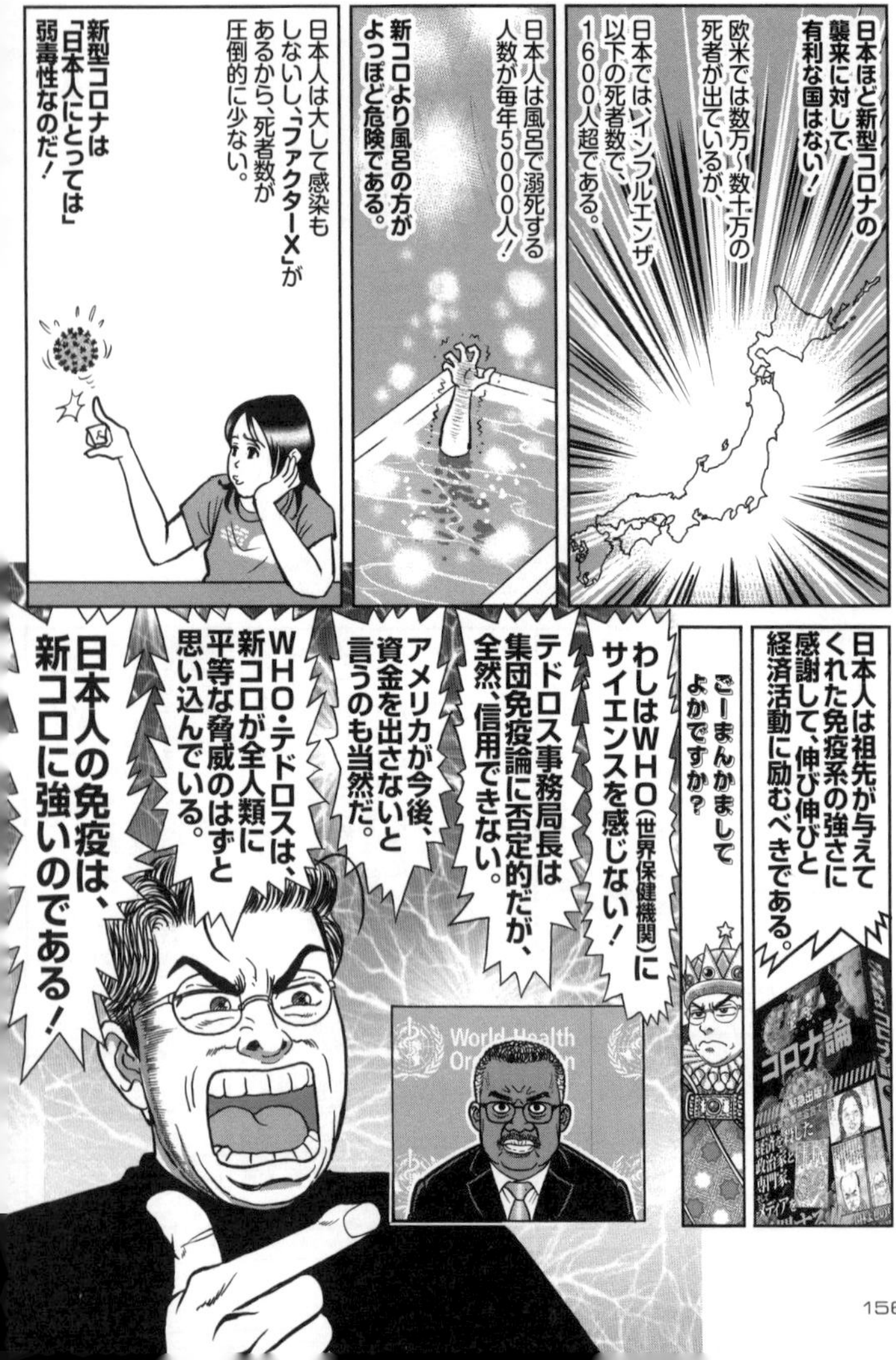
日本ほど新型コロナの襲来に対して有利な国はない！

欧米では数万～数十万の死者が出ているが、
日本では、インフルエンザ以下の死者数で、1600人超である。

日本人は風呂で溺死する人数が毎年5000人！

新コロより風呂の方がよっぽど危険である。

日本人は大して感染もしないし、「ファクターX」があるから、死者数が圧倒的に少ない。

新型コロナは「日本人にとっては」弱毒性なのだ！

日本人は祖先が与えてくれた免疫系の強さに感謝して、伸び伸びと経済活動に励むべきである。

コロナ論
ごーまんかましてよかですか？

わしはWHO（世界保健機関）にサイエンスを感じない！

テドロス事務局長は集団免疫論に否定的だが、全然、信用できない。

アメリカが今後、資金を出さないと言うのも当然だ。

WHO・テドロスは、新コロが全人類に平等な脅威のはずと思い込んでいる。

日本人の免疫は、新コロに強いのである！

ゴーマニズム宣言 SPECIAL

コロナ論02

第12章 言論の自由なきユーチューブ

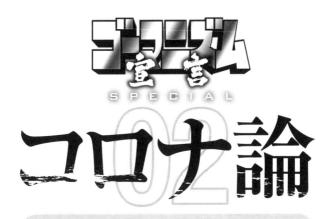

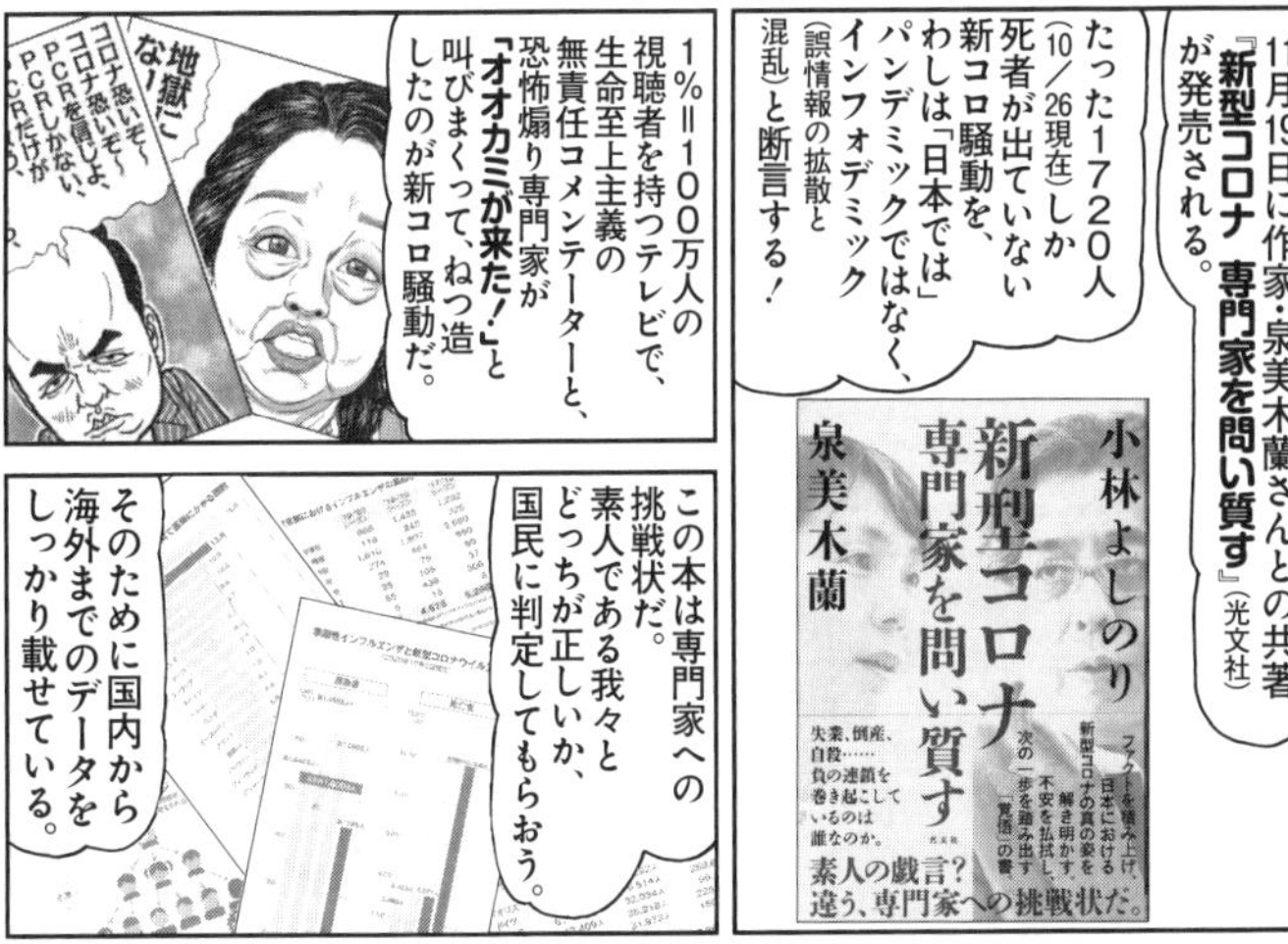

11月19日に作家・泉美木蘭さんとの共著『新型コロナ 専門家を問い質す』（光文社）が発売される。
たった1720人（10／26現在）しか死者が出ていない新コロ騒動を、わしは「日本では」パンデミックではなく、インフォデミック（誤情報の拡散と混乱）と断言する！
小林よしのり
新型コロナ 専門家を問い質す
泉美木蘭
ファクトを積み上げ、日本における新型コロナの真の姿を解き明かす。不安を払拭し、次の一歩を踏み出す「覚悟」の書。
失業、倒産、自殺……負の連鎖を巻き起こしているのは誰なのか。
素人の戯言？違う、専門家への挑戦状だ。
1％＝100万人の視聴者を持つテレビで、生命至上主義の無責任コメンテーターと、恐怖煽り専門家が「オオカミが来た！」と叫びまくって、ねつ造したのが新コロ騒動だ。
地獄になる！
コロナ恐いぞ～コロナ恐いぞ～PCRを信じよ、PCRしかない、PCRだけが
この本は専門家への挑戦状だ。素人である我々とどっちが正しいか、国民に判定してもらおう。
そのために国内から海外までのデータをしっかり載せている。

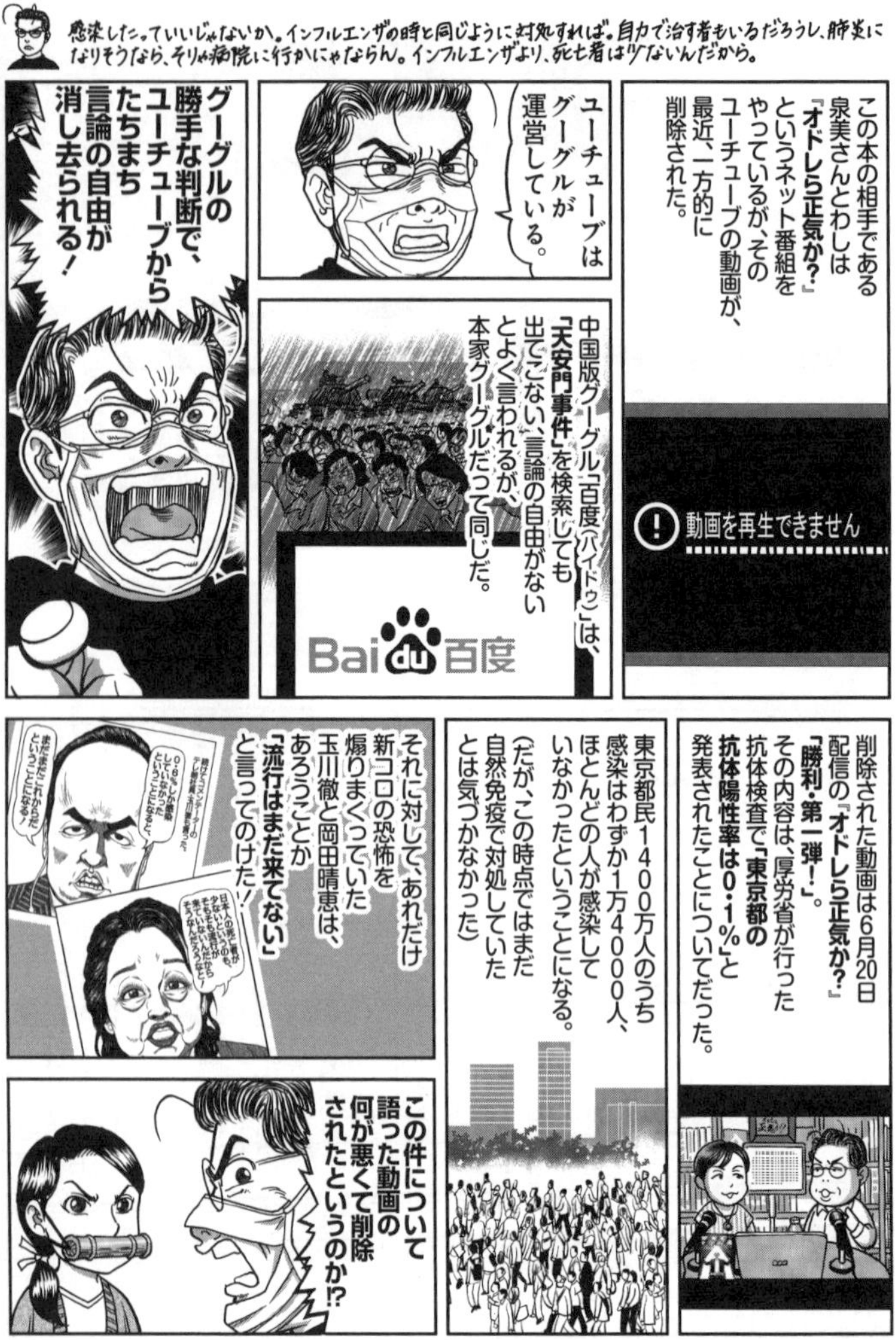
感染したっていいじゃないか。インフルエンザの時と同じように対処すれば。自力で治す者もいるだろうし、肺炎になりそうなら、そりゃ病院に行かにゃならん。インフルエンザより、死亡者は少ないんだから。

この本の相手である泉美さんとわしは『オドレら正気か?』というネット番組をやっているが、その最近、ユーチューブの動画が、一方的に削除された。

動画を再生できません
ユーチューブはグーグルが運営している。

中国版グーグル「百度(バイドゥ)」は、「天安門事件」を検索しても出てこない、言論の自由がないとよく言われるが、本家グーグルだって同じだ。

Baidu百度
グーグルの勝手な判断で、ユーチューブからたちまち言論の自由が消し去られる!

削除された動画は6月20日配信の『オドレら正気か?「勝利・第一弾!」』。その内容は、厚労省が行った抗体検査で「東京都の抗体陽性率は0・1%」と発表されたことについてだった。

東京都民1400万人のうち感染はわずか1万4000人、ほとんどの人が感染していなかったということになる。

(だが、この時点ではまだ自然免疫で対処していたとは気づかなかった)

それに対して、あれだけ新コロの恐怖を煽りまくっていた玉川徹と岡田晴恵は、あろうことか「流行はまだ来てない」と言ってのけた!

続けてコメンテーターのテレ朝社員・玉川徹も言った。

0・6%しか感染していなかったということになると、
まだまだこれからだということになる!

日本人の死亡者が少ないというのも、そもそも流行が来ていないんだからそうなんだろうなと!

この件について語った動画の何が悪くて削除されたというのか!?

真の「言論の自由」は『コロナ論』にある!! 科学的なデータに基づいて、一つ一つ丁寧に正しく分析しているのはもちろんですが、この本の真価は別にあります。「あえて言う。経済の方が命より重いのだ!」…果たしてどれだけの人がこれを理解できるのか? コロナを終わらせるためには必読の書です!

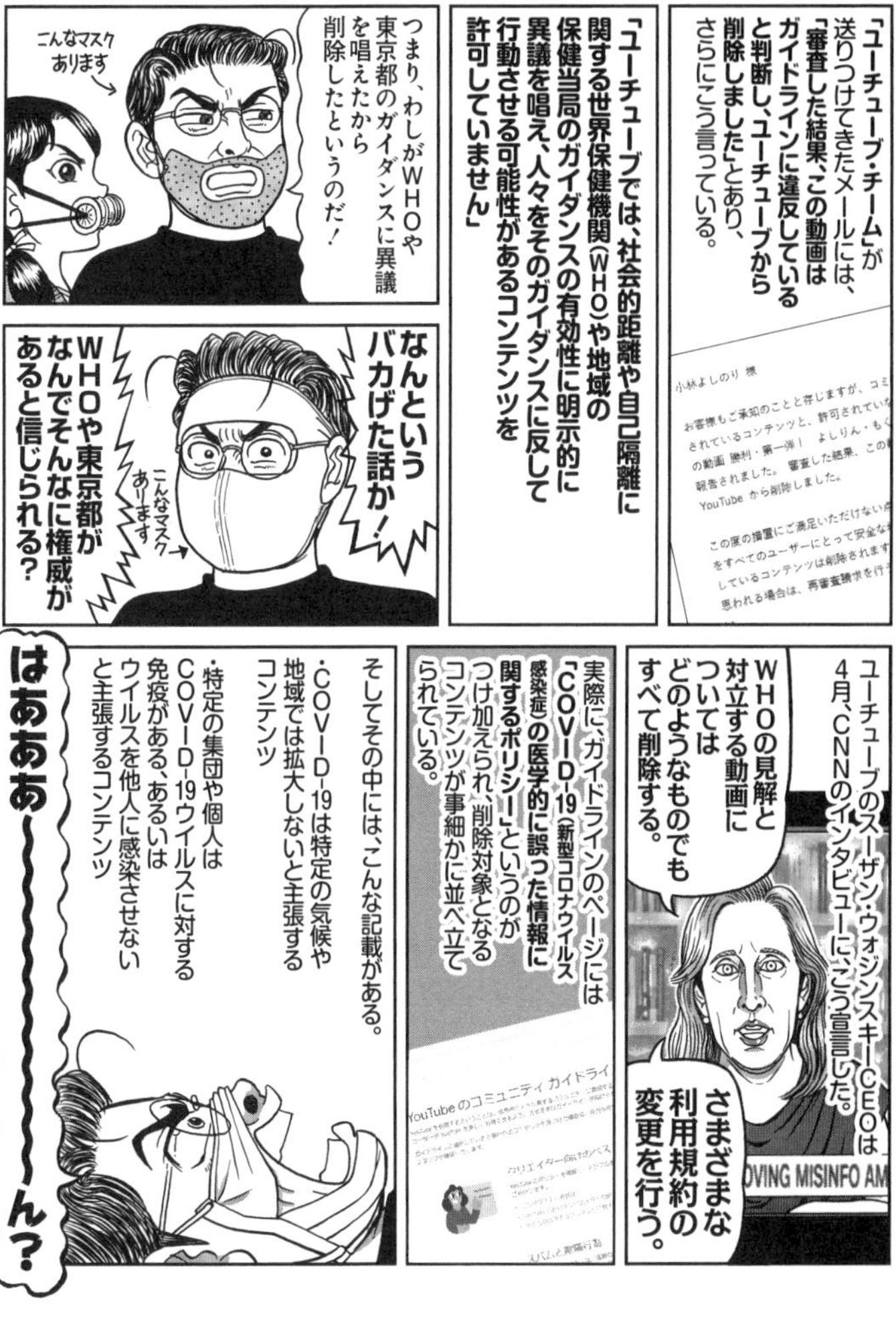
「ユーチューブ・チーム」が送りつけてきたメールには、「審査した結果、この動画はガイドラインに違反していると判断し、ユーチューブから削除しました」とあり、さらにこう言っている。
小林よしのり 様
お客様もご承知のことと存じますが、コミ
されているコンテンツと、許可されていな
の動画 勝利・第一弾! よしりん・もく
報告されました。 審査した結果、この
YouTube から削除しました。
この度の措置にご満足いただけない
をすべてのユーザーにとって安全な
しているコンテンツは削除されます
思われる場合は、再審査請求を行
「ユーチューブでは、社会的距離や自己隔離に関する世界保健機関(WHO)や地域の保健当局のガイダンスの有効性に明示的に異議を唱え、人々をそのガイダンスに反して行動させる可能性があるコンテンツを許可していません」
つまり、わしがWHOや東京都のガイダンスに異議を唱えたから削除したというのだ!
こんなマスクあります
なんというバカげた話か!
WHOや東京都がなんでそんなに権威があると信じられる?
こんなマスクあります
ユーチューブのスーザン・ウォジンスキーCEOは4月、CNNのインタビューに、こう宣言した。
WHOの見解と対立する動画についてはどのようなものでもすべて削除する。
さまざまな利用規約の変更を行う。
OVING MISINFO AM
実際に、ガイドラインのページには「COVID-19(新型コロナウイルス感染症)の医学的に誤った情報に関するポリシー」というのがつけ加えられ、削除対象となるコンテンツが事細かに並べ立てられている。
YouTube のコミュニティ ガイドライ
そしてその中には、こんな記載がある。
・COVID-19は特定の気候や地域では拡大しないと主張するコンテンツ
・特定の集団や個人はCOVID-19ウイルスに対する免疫がある、あるいはウイルスを他人に感染させないと主張するコンテンツ
はあああ~~~~~~んっ?

誰も彼もがコロナにしか関心を持っていないどさくさに紛れて、菅政権は小泉構造改革路線に回帰し、日本の中小企業の半分を潰そうとしている。こういうのを、ショック・ドクトリンという! 警戒監視を怠るな! webマガジン「小林よしのりライジング」の目はごまかせない! 毎週火曜日配信中!

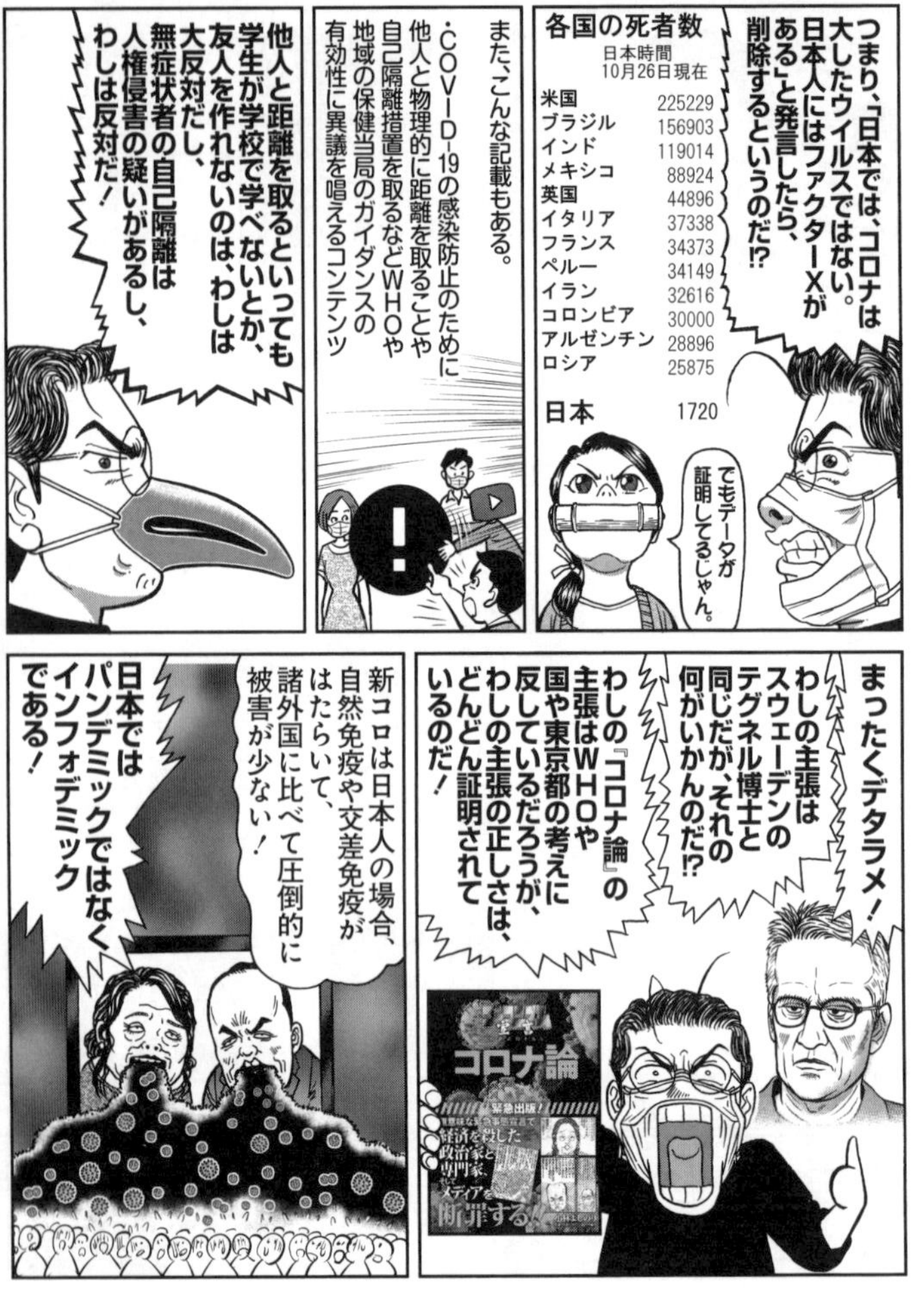

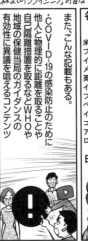

つまり、「日本では、コロナは大したウイルスではない。日本人にはファクターXがある」と発言したら、削除するというのだ!?
各国の死者数
日本時間
10月26日現在
米国 225229
ブラジル 156903
インド 119014
メキシコ 88924
英国 44896
イタリア 37338
フランス 34373
ペルー 34149
イラン 32616
コロンビア 30000
アルゼンチン 28896
ロシア 25875
日本 1720
でもデータが証明してるじゃん。
また、こんな記載もある。
・COVID-19の感染防止のために他人と物理的に距離を取ることや自己隔離措置を取るなどWHOや地域の保健当局のガイダンスの有効性に異議を唱えるコンテンツ
他人と距離を取るといっても学生が学校で学べないとか、友人を作れないのは、わしは大反対だし、無症状者の自己隔離は人権侵害の疑いがあるし、わしは反対だ!

まったくデタラメ!

わしの主張はスウェーデンのテグネル博士と同じだが、それの何がいかんのだ!?

わしの『コロナ論』の主張はWHOや国や東京都の考えに反しているだろうが、わしの主張の正しさは、どんどん証明されているのだ!

コロナ論
緊急出版!

経済を殺した政治家と専門家、そしてメディアを断罪する!

新コロは日本人の場合、自然免疫や交差免疫がはたらいて、諸外国に比べて圧倒的に被害が少ない!

日本ではパンデミックではなくインフォデミックである!

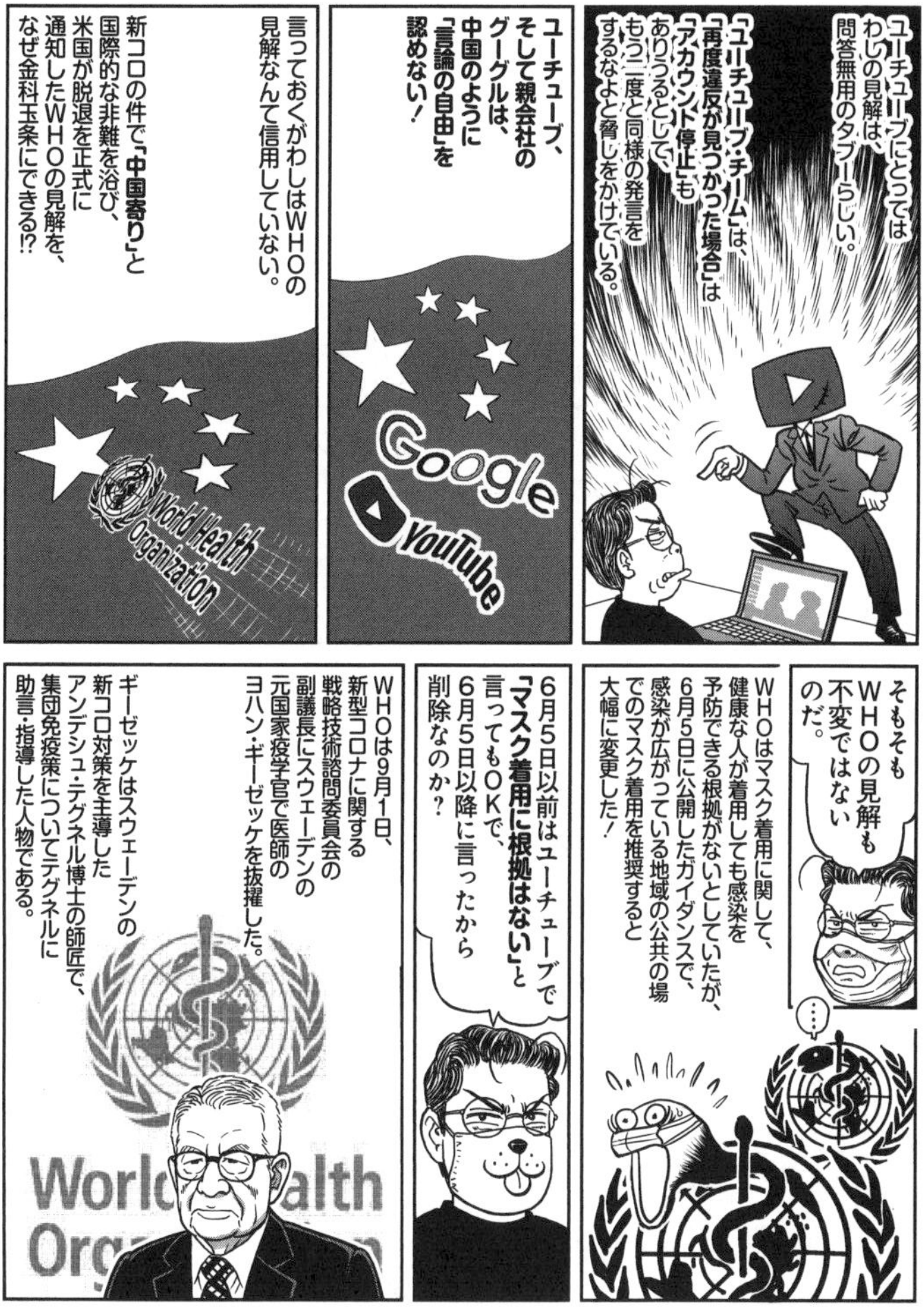
ユーチューブにとっては
わしの見解は、
問答無用のタブーらしい。
「ユーチューブ・チーム」は、
「再度違反が見つかった場合」は
「アカウント停止」も
ありうるとして、
もう二度と同様の発言を
するなと脅しをかけている。
ユーチューブ、
そして親会社の
グーグルは、
中国のように
「言論の自由」を
認めない！
Google
YouTube
言っておくがわしはWHOの
見解なんて信用していない。
新コロの件で「中国寄り」と
国際的な非難を浴び、
米国が脱退を正式に
通知したWHOの見解を、
なぜ金科玉条にできる!?
World Health
Organization
そもそも
WHOの見解も
不変ではない
のだ。
WHOはマスク着用に関して、
健康な人が着用しても感染を
予防できる根拠がないとしていたが、
6月5日に公開したガイダンスで、
感染が広がっている地域の公共の場
でのマスク着用を推奨すると
大幅に変更した！
……
6月5日以前はユーチューブで
「マスク着用に根拠はない」と
言ってもOKで、
6月5日以降に言ったから
削除なのか？
WHOは9月1日、
新型コロナに関する
戦略技術諮問委員会の
副議長にスウェーデンの
元国家疫学官で医師の
ヨハン・ギーゼッケを抜擢した。
ギーゼッケはスウェーデンの
新コロ対策を主導した
アンデシュ・テグネル博士の師匠で、
集団免疫策についてテグネルに
助言・指導した人物である。

「危険なビーナス」の吉高がたまらん。「相棒」また面白くなった。「ルパンの娘」深キョン控えめにセクシーで最高。「24 JAPAN」もスリル満点だ。「35歳の少女」毎回、面白くて、泣かせる。橋本愛が狂ってて面白い。

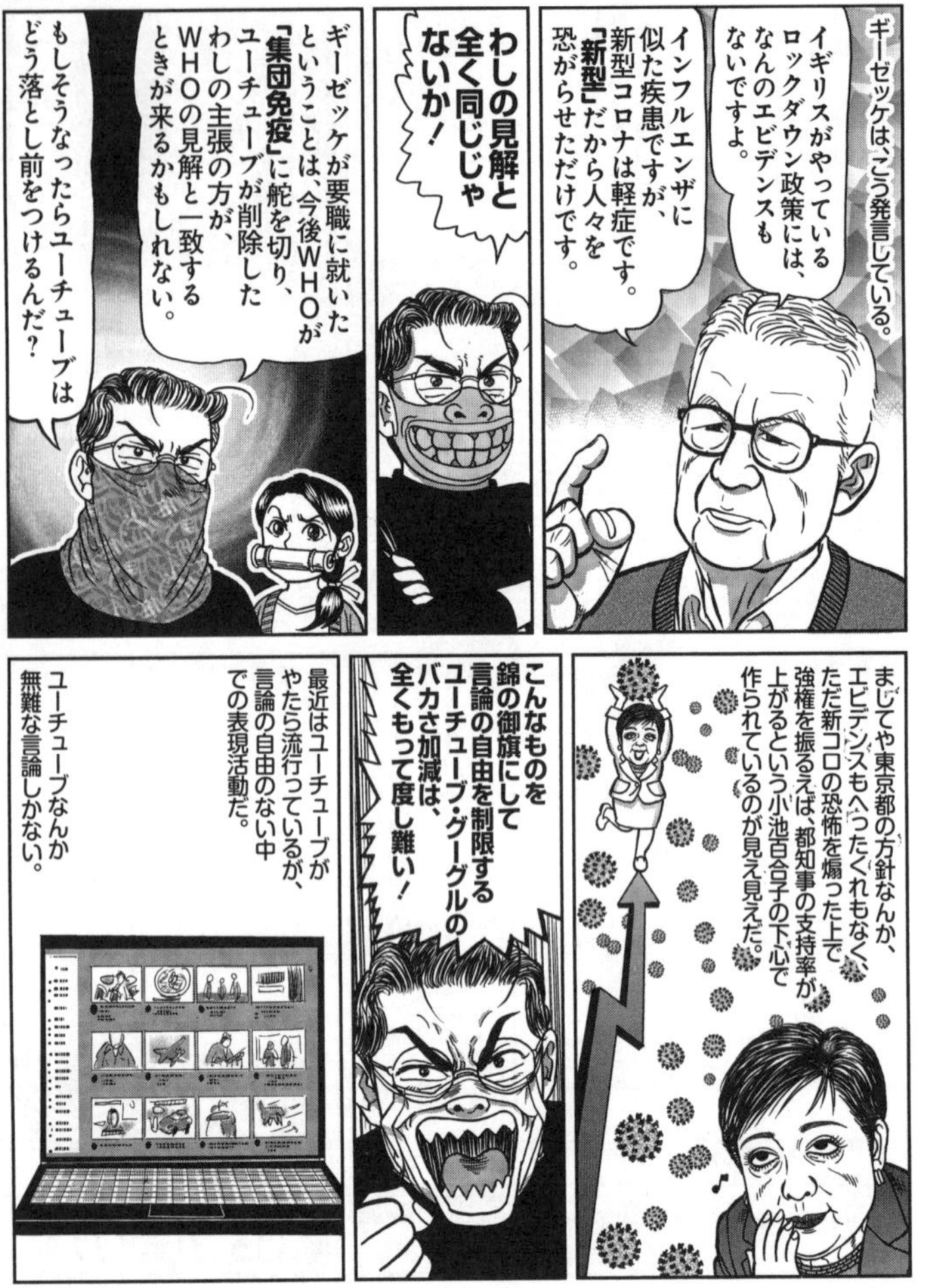
ギーゼッケは、こう発言している。

イギリスがやっているロックダウン政策には、なんのエビデンスもないですよ。

インフルエンザに似た疾患ですが、新型コロナは軽症です。「新型」だから人々を恐がらせただけです。

わしの見解と全く同じじゃないか！

ギーゼッケが要職に就いたということは、今後WHOが「集団免疫」に舵を切り、ユーチューブが削除したわしの主張の方がWHOの見解と一致するときが来るかもしれない。

もしそうなったらユーチューブはどう落とし前をつけるんだ？

ましてや東京都の方針なんか、エビデンスもへったくれもなく、ただ新コロの恐怖を煽った上で強権を振るえば、都知事の支持率が上がるという小池百合子の下心で作られているのが見え見えだ。

こんなものを錦の御旗にして言論の自由を制限するユーチューブ・グーグルのバカさ加減は、全くもって度し難い！

最近はユーチューブがやたら流行っているが、言論の自由のない中での表現活動だ。

ユーチューブなんか無難な言論しかない。

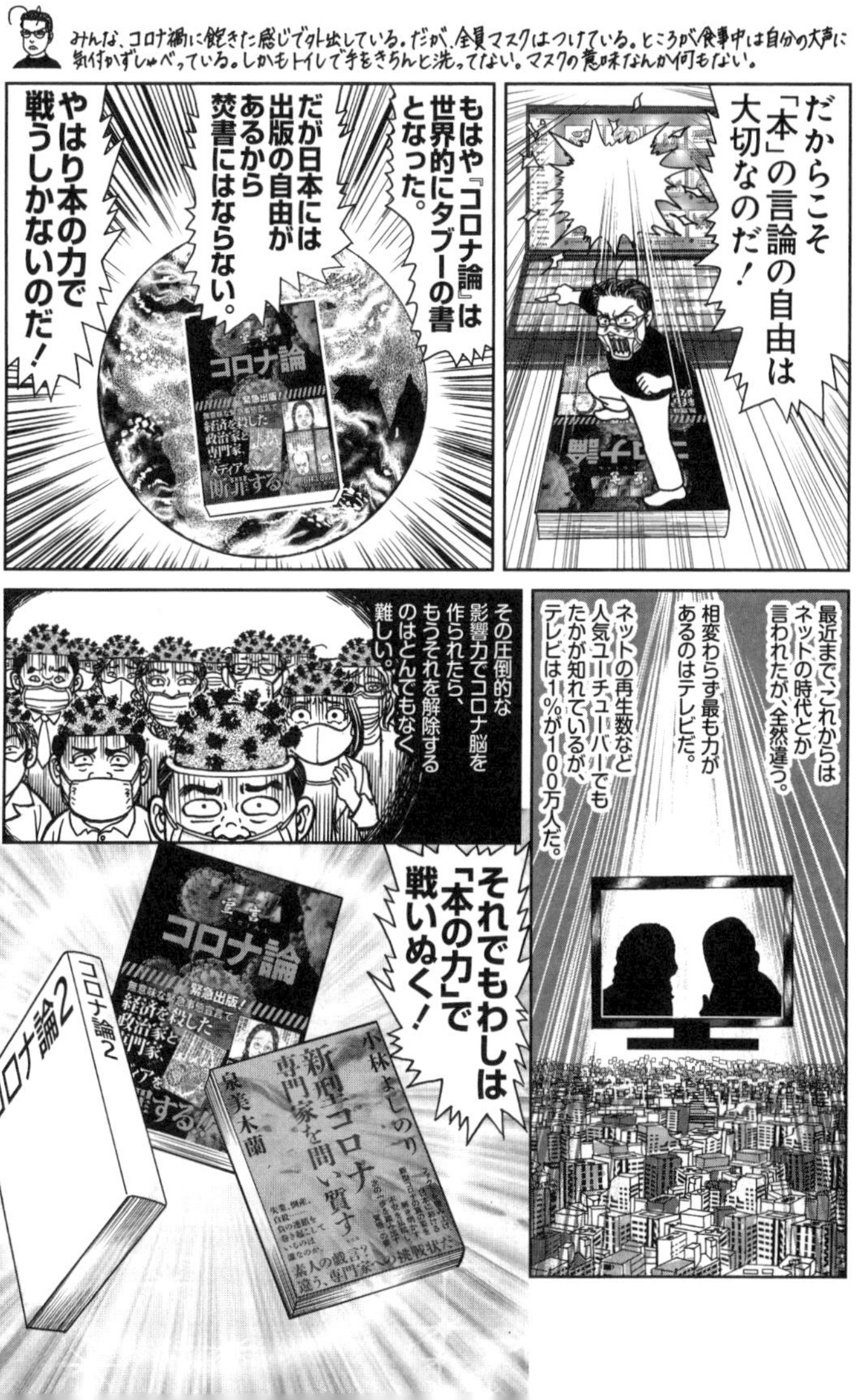
みんな、コロナ禍に飽きた感じで外出している。だが、全員マスクはつけている。ところが食事中は自分の大声に気付かずしゃべっている。しかもトイレで手をきちんと洗ってない。マスクの意味なんか何もない。
だからこそ「本」の言論の自由は大切なのだ！
もはや『コロナ論』は世界的にタブーの書となった。
だが日本には出版の自由があるから焚書にはならない。
やはり本の力で戦うしかないのだ！
コロナ論
緊急出版！
経済を殺した政治家と専門家、メディアを断罪する
最近まで、これからはネットの時代とか言われたが、全然違う。
相変わらず最も力があるのはテレビだ。
ネットの再生数など人気ユーチューバーでもたかが知れているが、テレビは1％が100万人だ。
その圧倒的な影響力でコロナ脳を作られたら、もうそれを解除するのはとんでもなく難しい。
それでもわしは「本の力」で戦いぬく！
コロナ論2
新型コロナ専門家を問い質す
小林よしのり
泉美木蘭
素人の戯言？
違う、専門家への挑戦状だ

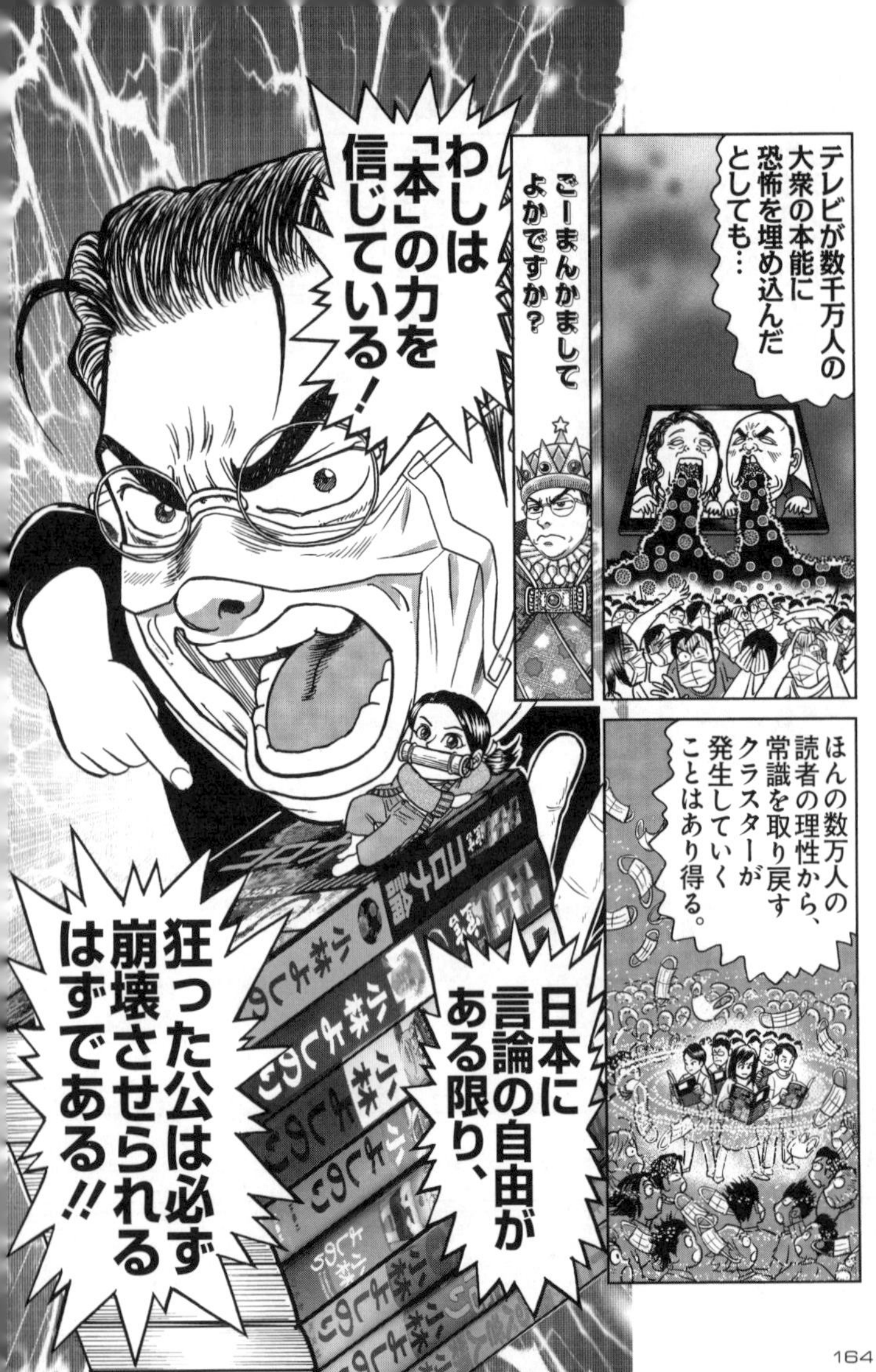
テレビが数千万人の大衆の本能に恐怖を埋め込んだとしても…

ごーまんかましてよかですか？

わしは「本」の力を信じている！

ほんの数万人の読者の理性から、常識を取り戻すクラスターが発生していくことはあり得る。

日本に言論の自由がある限り、
狂った公は必ず崩壊させられるはずである!!

コロナ論
小林よしのり

ゴーマニズム宣言 SPECIAL

コロナ論 02

第13章 | 実験ではマスクの効果は限定的

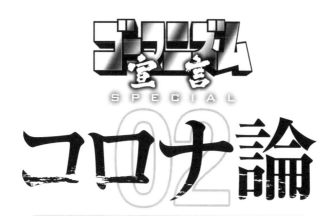

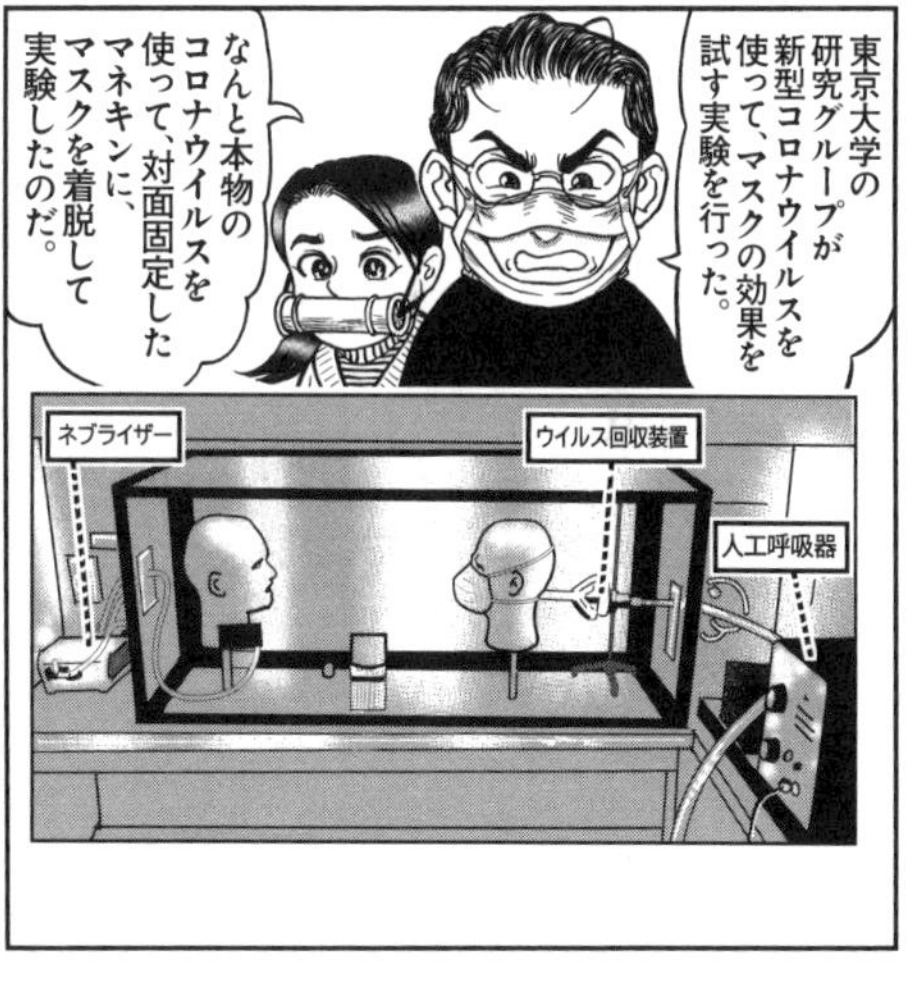
東京大学の研究グループが新型コロナウイルスを使って、マスクの効果を試す実験を行った。
なんと本物のコロナウイルスを使って、対面固定したマネキンに、マスクを着脱して実験したのだ。
ネブライザー
ウイルス回収装置
人工呼吸器

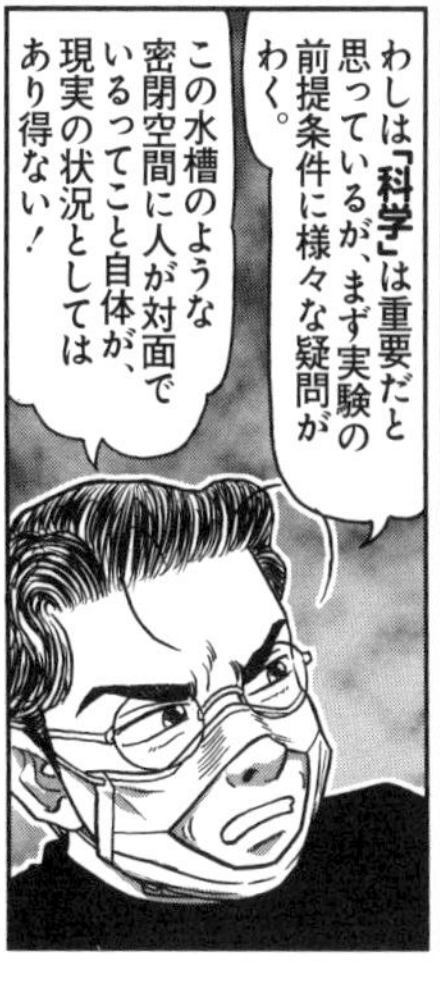
わしは「科学」は重要だと思っているが、まず実験の前提条件に様々な疑問がわく。
この水槽のような密閉空間に人が対面でいるってこと自体が、現実の状況としてはあり得ない！

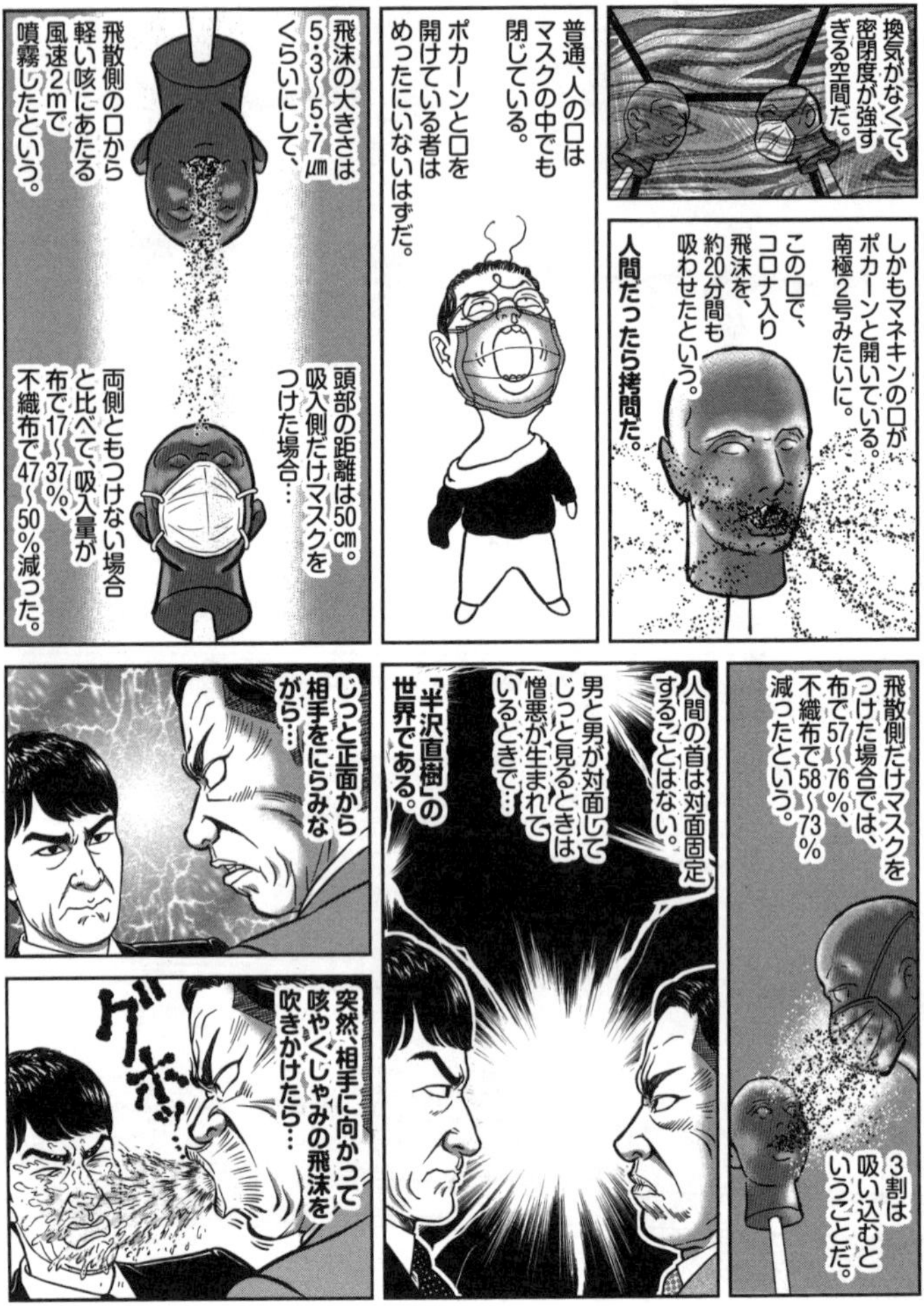
換気がなくて、密閉度が強すぎる空間だ。

しかもマネキンの口がポカーンと開いている。南極2号みたいに。

この口で、コロナ入り飛沫を、約20分間も吸わせたという。

人間だったら拷問だ。

普通、人の口はマスクの中でも閉じている。

ポカーンと口を開けている者はめったにいないはずだ。

飛沫の大きさは5・3～5・7μmくらいにして、
飛散側の口から軽い咳にあたる風速2mで噴霧したという。

頭部の距離は50㎝。吸入側だけマスクをつけた場合…

両側ともつけない場合と比べて、吸入量が布で17～37%、不織布で47～50%減った。

飛散側だけマスクをつけた場合では、布で57～76%、不織布で58～73%減ったという。

3割は吸い込むということだ。

人間の首は対面固定することはない。

男と男が対面してじっと見るときは憎悪が生まれているときで…

「半沢直樹」の世界である。

じっと正面から相手をにらみながら…

突然、相手に向かって咳やくしゃみの飛沫を吹きかけたら…

ゲホッ!

東大の実験と、富岳のシミュレーションを見て、なんでマスクに「効果あり」とマスコミが報じているのか、さっぱりわからない。論文読んでないな。フェイクだよ！フェイク報道に国民は騙されている。

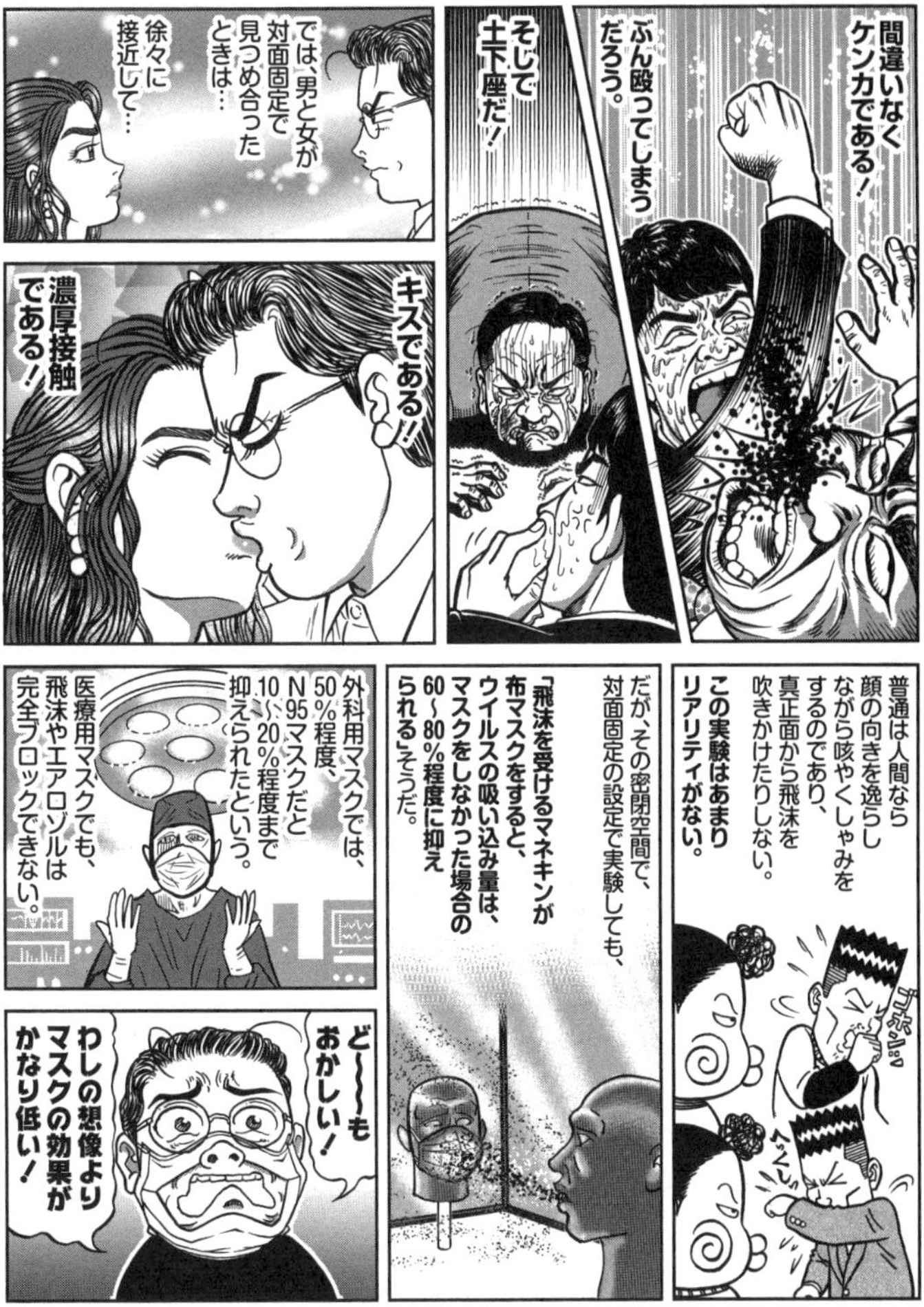
間違いなくケンカである！

ぶん殴ってしまうだろう。

そして土下座だ！

では、男と女が対面固定で見つめ合ったときは…

徐々に接近して…

キスである！

濃厚接触である！

普通は人間なら顔の向きを逸らしながら咳やくしゃみをするのであり、真正面から飛沫を吹きかけたりしない。

この実験はあまりリアリティがない。

ゴホン!!

へっくし
だが、その密閉空間で、対面固定の設定で実験しても、

「飛沫を受けるマネキンが布マスクをすると、ウイルスの吸い込み量は、マスクをしなかった場合の60～80%程度に抑えられる」そうだ。

外科用マスクでは、50%程度、N95マスクだと10～20%程度まで抑えられたという。

医療用マスクでも、飛沫やエアロゾルは完全ブロックできない。

ど～～～もおかしい！

わしの想像よりマスクの効果がかなり低い！

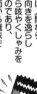

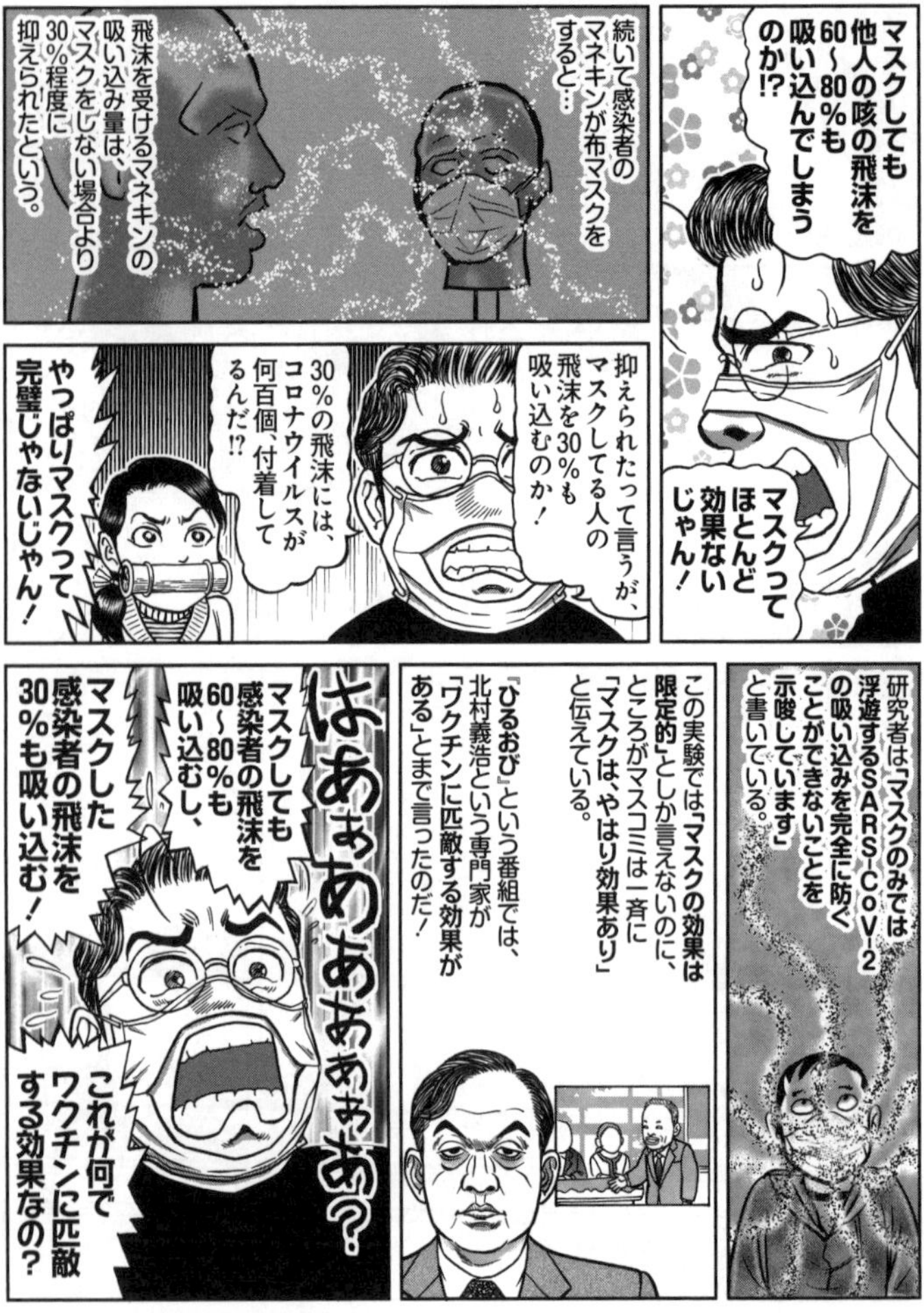
マスクしても他人の咳の飛沫を60～80％も吸い込んでしまうのか!?

マスクってほとんど効果ないじゃん！

続いて感染者のマネキンが布マスクをすると…

飛沫を受けるマネキンの吸い込み量は、マスクをしない場合より30％程度に抑えられたという。

抑えられたって言うが、マスクしてる人の飛沫を30％も吸い込むのか！

30％の飛沫には、コロナウイルスが何百個、付着してるんだ!?

やっぱりマスクって完璧じゃないじゃん！

研究者は「マスクのみでは浮遊するSARS-CoV-2の吸い込みを完全に防ぐことができないことを示唆しています」と書いている。

この実験では「マスクの効果は限定的」としか言えないのに、ところがマスコミは一斉に「マスクは、やはり効果あり」と伝えている。

『ひるおび』という番組では、北村義浩という専門家が「ワクチンに匹敵する効果がある」とまで言ったのだ！

はぁあああああぁあ？

マスクしても感染者の飛沫を60～80％も吸い込むし、マスクした感染者の飛沫を30％も吸い込む！

これが何でワクチンに匹敵する効果なの？

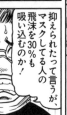

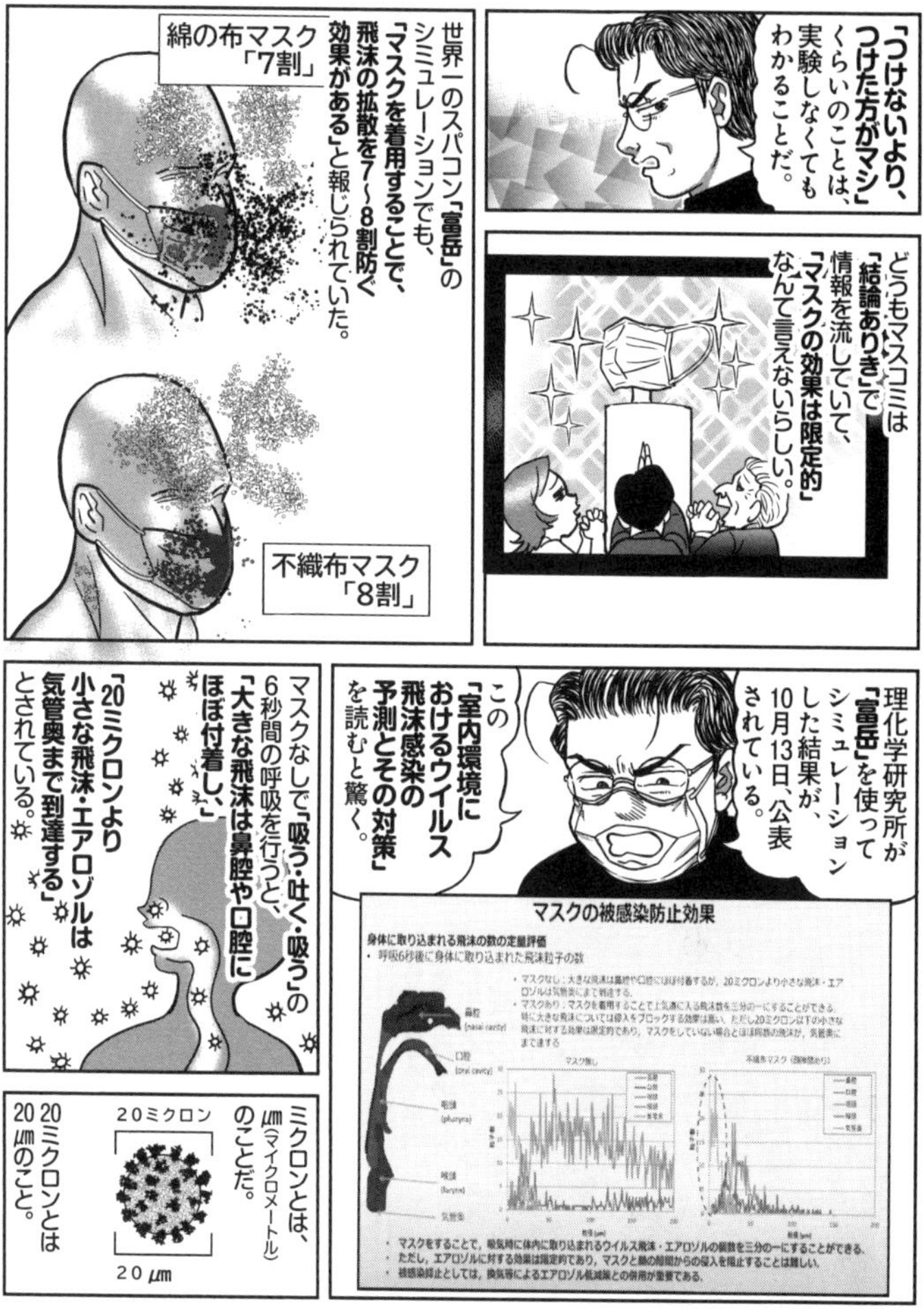
「つけないより、つけた方がマシ」くらいのことは、実験しなくてもわかることだ。

どうもマスコミは「結論ありき」で情報を流していて、「マスクの効果は限定的」なんて言えないらしい。

世界一のスパコン「富岳」のシミュレーションでも、「マスクを着用することで、飛沫の拡散を7～8割防ぐ効果がある」と報じられていた。

綿の布マスク「7割」

不織布マスク「8割」

理化学研究所が「富岳」を使ってシミュレーションした結果が、10月13日、公表されている。

この「室内環境におけるウイルス飛沫感染の予測とその対策」を読むと驚く。

マスクの被感染防止効果
身体に取り込まれる飛沫の数の定量評価
・呼吸6秒後に身体に取り込まれた飛沫粒子の数
鼻腔 (nasal cavity)
口腔 (oral cavity)
咽頭 (pharynx)
喉頭 (larynx)
マスク無し
・マスクをすることで、吸気時に体内に取り込まれるウイルス飛沫・エアロゾルの個数を三分の一にすることができる。
・ただし、エアロゾルに対する効果は限定的であり、マスクと顔の隙間からの侵入を阻止することは難しい。
・被感染防止としては、換気等によるエアロゾル低減策との併用が重要である。
マスクなしで「吸う・吐く・吸う」の6秒間の呼吸を行うと、「大きな飛沫は鼻腔や口腔にほぼ付着し、」「20ミクロンより小さな飛沫・エアロゾルは気管奥まで到達する」とされている。

ミクロンとは、㎛(マイクロメートル)のことだ。

20ミクロン
20 ㎛
20ミクロンとは20㎛のこと。

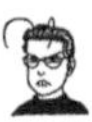

あのな、新コロなんか全然恐くないの！わかる？こんなに死者が少ない年はないよ。新コロのおかげで今年は老人が死なない一年だったね。経済は最悪になったけどね。

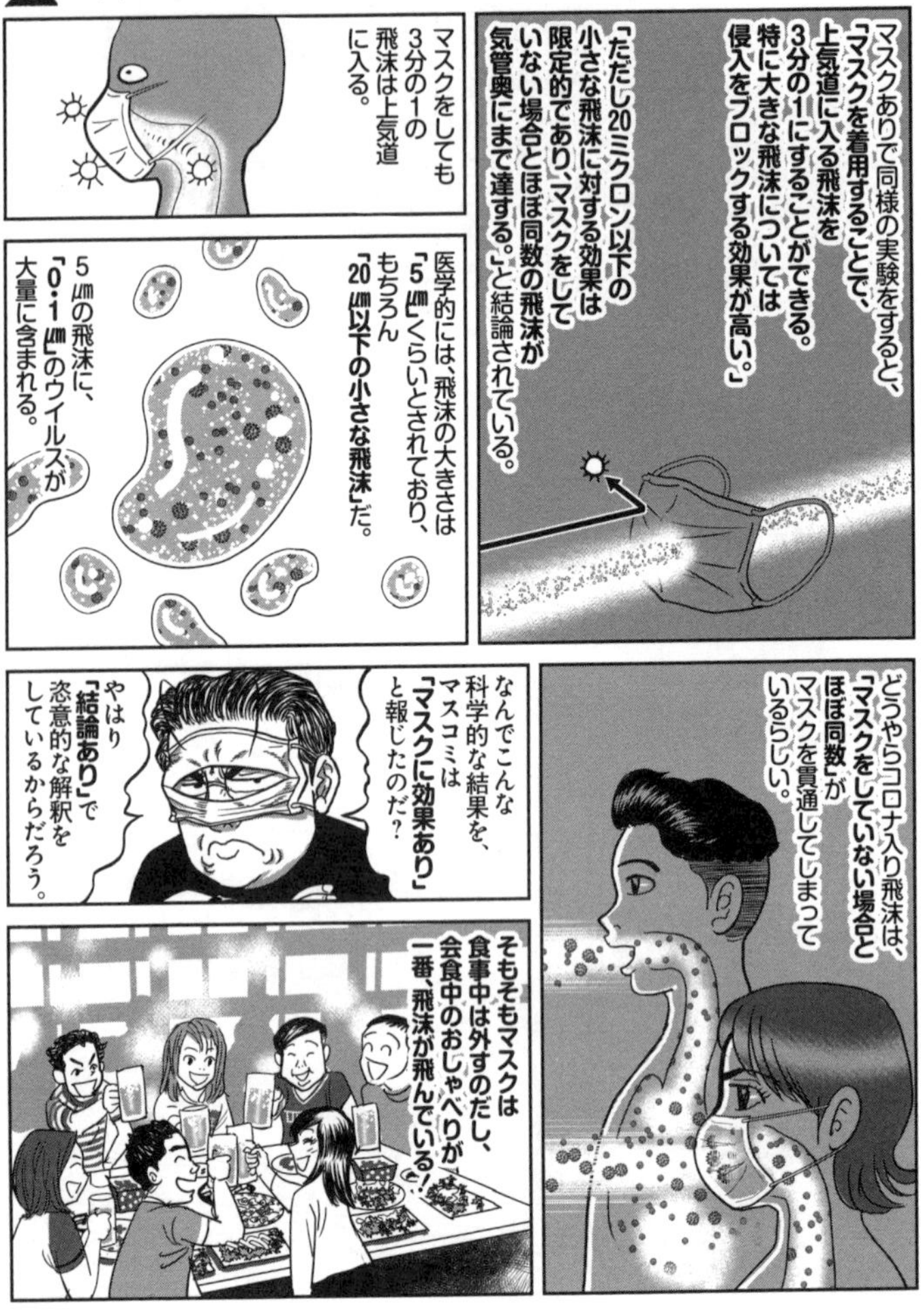
マスクありで同様の実験をすると、「マスクを着用することで、上気道に入る飛沫を3分の1にすることができる。特に大きな飛沫については侵入をブロックする効果が高い。」「ただし20ミクロン以下の小さな飛沫に対する効果は限定的であり、マスクをしていない場合とほぼ同数の飛沫が気管奥にまで達する。」と結論されている。

マスクをしても3分の1の飛沫は上気道に入る。

医学的には、飛沫の大きさは「5㎛」くらいとされており、もちろん「20㎛以下の小さな飛沫」だ。

5㎛の飛沫に、「0・1㎛」のウイルスが大量に含まれる。

どうやらコロナ入り飛沫は、「マスクをしていない場合とほぼ同数」がマスクを貫通してしまっているらしい。

なんでこんな科学的な結果を、マスコミは「マスクに効果あり」と報じたのだ？

やはり「結論あり」で恣意的な解釈をしているからだろう。

そもそもマスクは食事中は外すのだし、会食中のおしゃべりが一番、飛沫が飛んでいる！

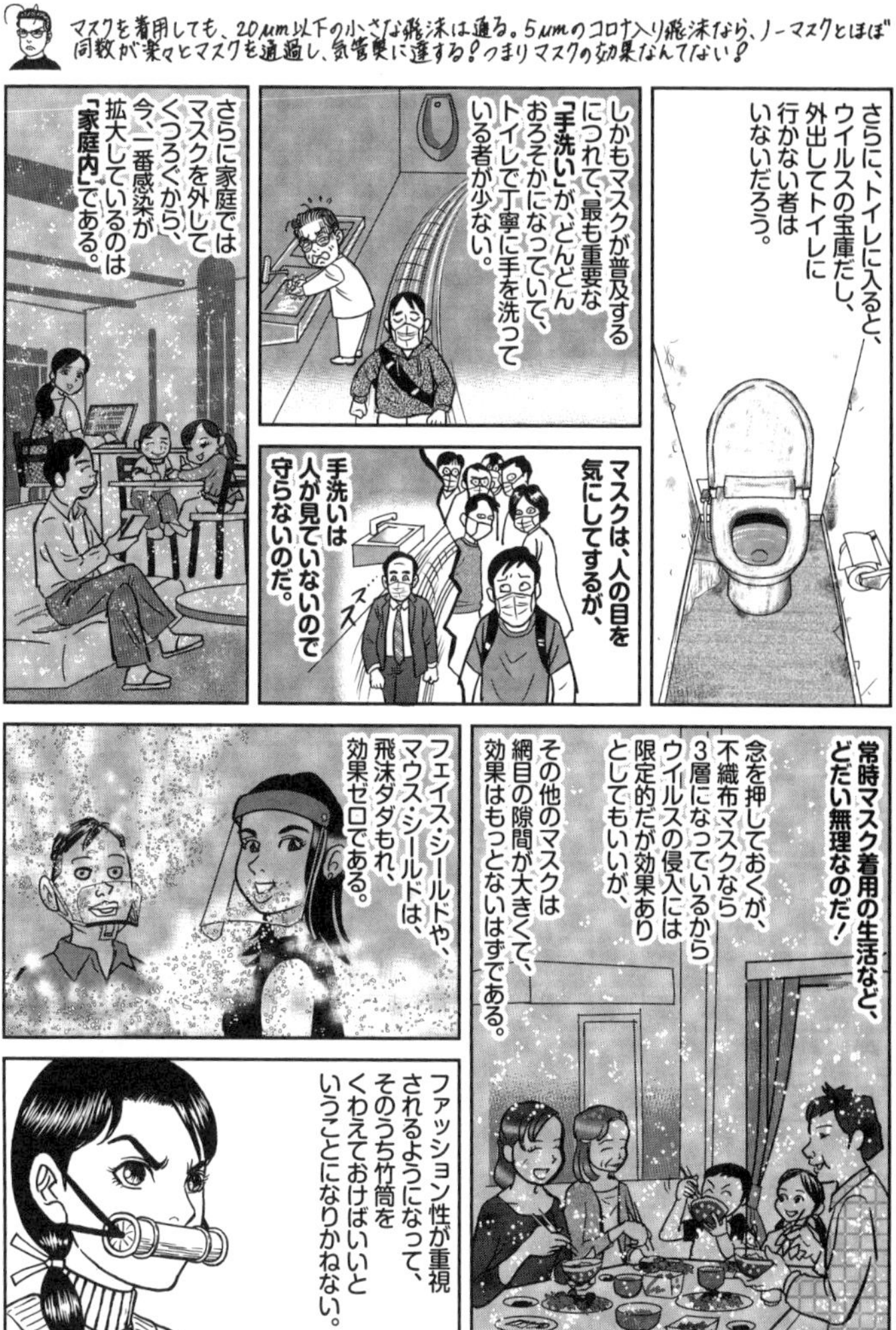
マスクを着用しても、20μm以下の小さな飛沫は通る。5μmのコロナ入り飛沫なら、ノーマスクとほぼ同数が楽々とマスクを通過し、気管支に達する！つまりマスクの効果なんてない！

さらに、トイレに入ると、ウイルスの宝庫だし、外出してトイレに行かない者はいないだろう。

しかもマスクが普及するにつれて、最も重要な「手洗い」が、どんどんおろそかになっていて、トイレで丁寧に手を洗っている者が少ない。

マスクは、人の目を気にしてするが、
手洗いは人が見ていないので守らないのだ。

さらに家庭ではマスクを外してくつろぐから、今、一番感染が拡大しているのは「家庭内」である。

常時マスク着用の生活など、どだい無理なのだ！

念を押しておくが、不織布マスクなら3層になっているからウイルスの侵入には限定的だが効果ありとしてもいいが、
その他のマスクは網目の隙間が大きくて、効果はもっとないはずである。

フェイス・シールドや、マウス・シールドは、飛沫ダダもれ、効果ゼロである。

ファッション性が重視されるようになって、そのうち竹筒をくわえておけばいいということになりかねない。

マスク全体主義をやめろ！非科学的だ！マスコミに騙されるな！マスクは個人の自由でいい！

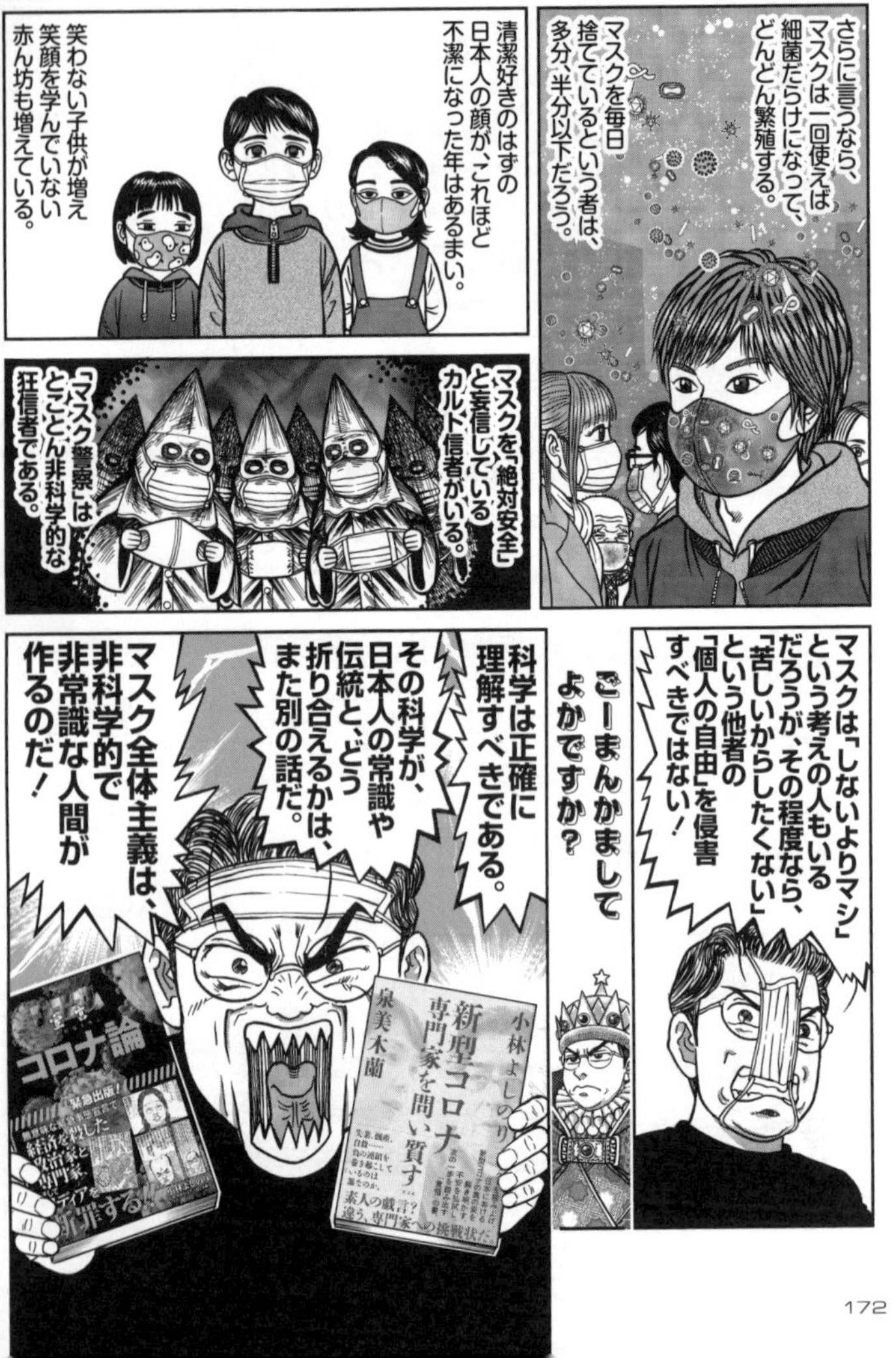

さらに言うなら、マスクは一回使えば細菌だらけになって、どんどん繁殖する。

マスクを毎日捨てているという者は、多分、半分以下だろう。

清潔好きのはずの日本人の顔が、これほど不潔になった年はあるまい。

笑わない子供が増え笑顔を学んでいない赤ん坊も増えている。

マスクを「絶対安全」と妄信しているカルト信者がいる。

「マスク警察」はとことん非科学的な狂信者である。

マスクは「しないよりマシ」という考えの人もいるだろうが、その程度なら、「苦しいからしたくない」という他者の「個人の自由」を侵害すべきではない！

ごーまんかましてよかですか？

科学は正確に理解すべきである。

その科学が、日本人の常識や伝統と、どう折り合えるかは、また別の話だ。

マスク全体主義は、非科学的で非常識な人間が作るのだ！

新型コロナ 専門家を問い質す
小林よしのり
泉美木蘭
素人の戯言？違う、専門家への挑戦状だ。

コロナ論
緊急出版！

「抑圧政策」に固執し続けるWHO

「パンデミック（世界的流行）を抑制する取り組みの断念は危険だ」

2020年10月26日、WHO（世界保健機関）のテドロス事務局長はこう話し、各国政府に再び「抑圧政策」に方向転換するよう呼びかけた。

背景には、前日の米政府高官の発言があった。25日、メドウズ大統領首席補佐官が「我われはワクチンや治療法の確立によって感染拡大をコントロールする」と主張したからだ。これは米政府が「人類がウイルスを制御することは不可能」という事実を受け入れたことにほかならないが、一方のWHO側にサイエンスはあるのか？

7月31日、テドロス氏は「最悪の事態を脱したと思った国が、新たな感染拡大に対抗している」と経済活動を再開した国に対して懸念を表明。また、「抗体検査の結果は、世界人口の大半がウイルスに感染しやすいことを示している」としたが、日本の多くの学者が指摘しているように、新型コロナは毒性が弱く人間がもともと持っている自然免疫で十分対抗できるため、感染して完治した人の多くは抗体ができない。

こうした冷静な分析に基づけば、安易に集団免疫獲得を否定するテドロス氏の姿勢は、非科学的なものと言わざるを得ないだろう。

そもそも、WHOは新型コロナの流行当初、数々の失敗を重ねている。WHOが武漢で発生した原因不明の肺炎について報告を受けたのは2019年12月31日だったが、当初は「ヒトからヒトへの感染は限定的」との見方を示し、国境をまたぐ渡航制限にも否定的だった。その後、中国がひと通り対策を打ち終えるのを待っていたかのようなタイミングでようやく緊急事態の宣言に至ったが、最初の報告から実に1か月が経過して

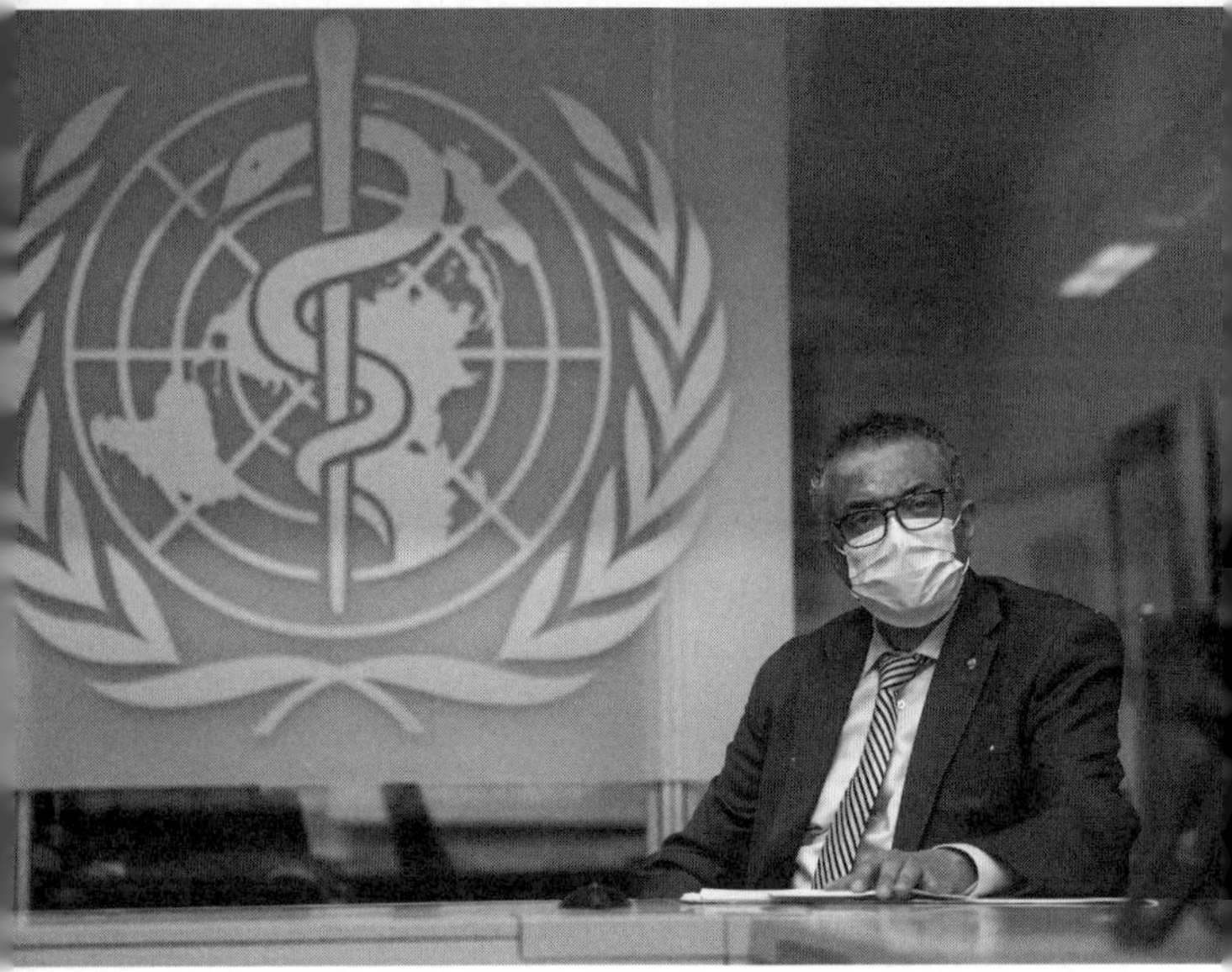

WHOのテドロス事務局長は2020年10月23日の記者会見でも「我われは流行の重大局面にある」と警告。データに基づく感染状況の分析をはじめ、さらなるパンデミックを防ぐために、各国は徹底して対策に乗り出すよう強く求めていた……
写真／EPA＝時事

いた……。

こうした失策の背景には、WHOの中国寄りの姿勢があるといわれている。テドロス氏の母国・エチオピアは中国から巨額の経済支援を受けており、当初から「中国の対応はかつてないほど素晴らしい」などと再三にわたって賛辞を送っていたほどだ。緊急事態宣言の発出が遅れたのも、経済損失を防ぎたい中国を忖度したと見ていいだろう。

そんなWHOに批判を強めているのが、予算の15％を担う最大の分担金拠出国・米国だ。トランプ大統領（当時）は中国寄りの姿勢をあからさまにするWHOを繰り返し批判し、7月にはWHOからの脱退を通知。トランプが再選を果たしていたら、脱退は不可避だった。今後、WHOの姿勢は変わるのか？

特別対談

萬田緑平×小林よしのり

在宅緩和ケア専門医・緩和ケア萬田診療所院長

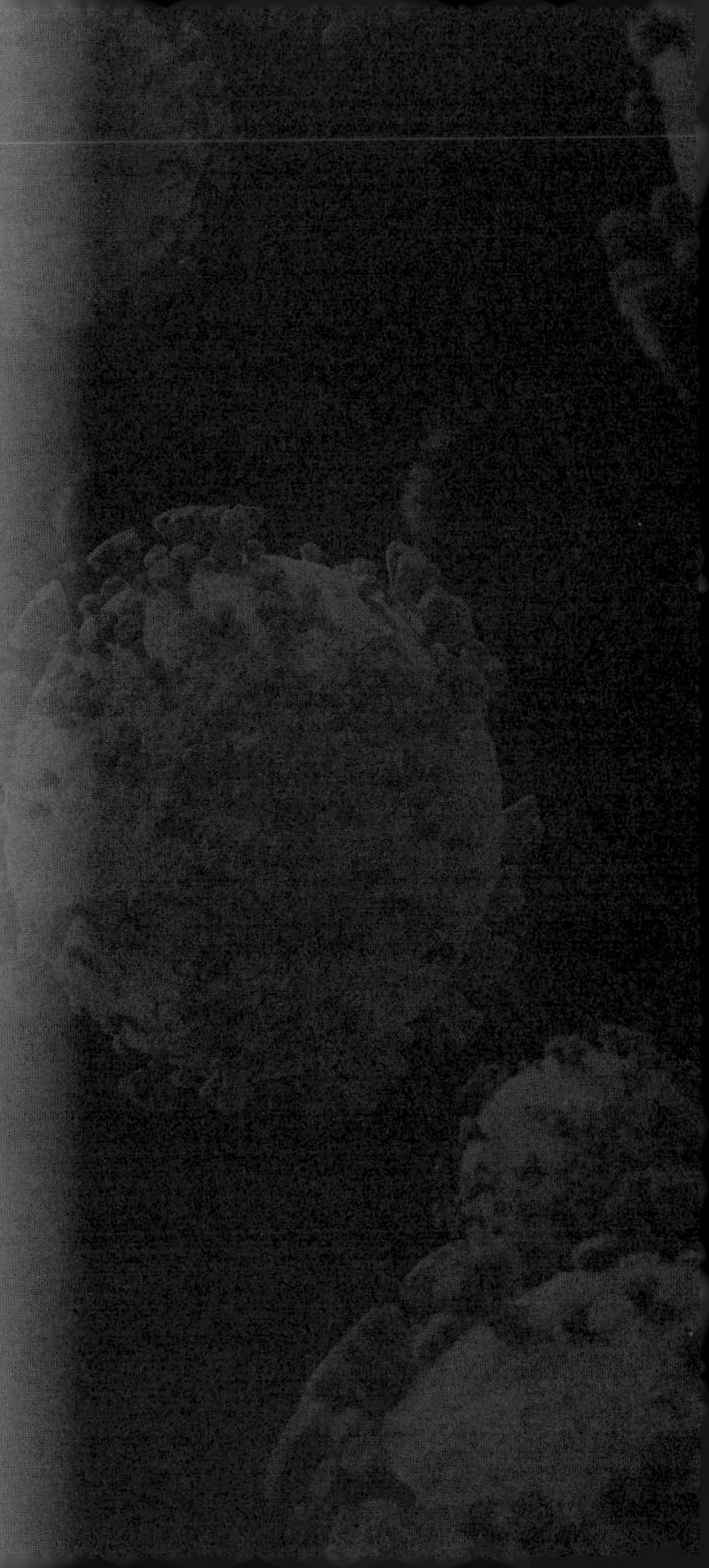

た日本人の死生観

小林よしのり

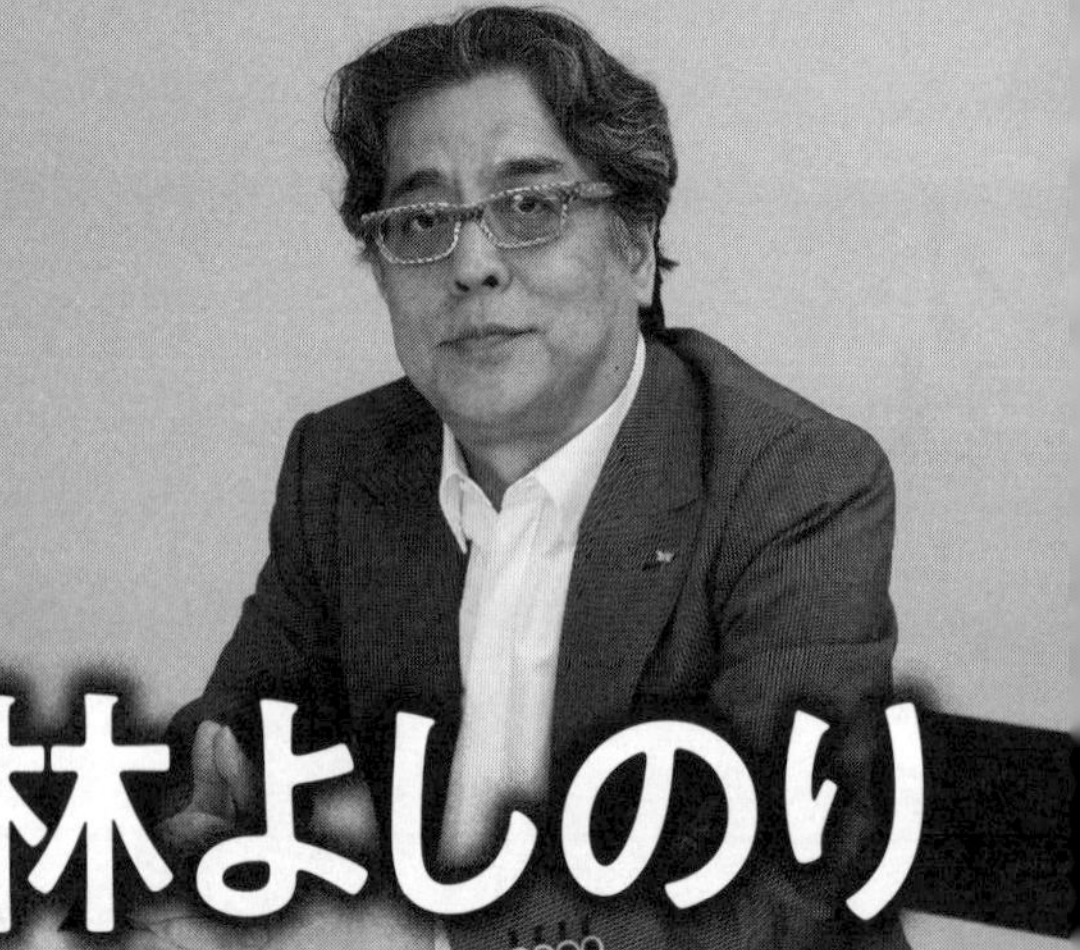

前作『ゴーマニズム宣言SPECIAL コロナ論』の初巻では、ウイルスが引き起こしたパニックによって、図らずも日本人の「死生観」が炙り出されたことが描かれている。

「コロナをうつされるくらいなら、日常を失っても、権利や自由を奪われても仕方がない」

健康のためなら死んでもいい……そんなブラックジョークを思い起こさせるような「生命至上主義」という価値観がそれだ。

八百万の神々がいると言われる一方で、時に「宗教を持たない国」とも揶揄される日本。確たる「死生観」が醸成されないまま、いつしか私たちの国は男女とも平均寿命80歳を優に超える「世界一の長寿大国」と呼ばれるまでになった。しかし、「死」は日常から排除されただけで、1分1秒でも長く心臓を動かすことに価値を見いだす医療の下、多くの人は凄絶な闘病生活に疲弊しきって病室で死を迎える。

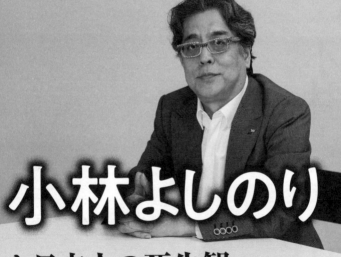

人は誰しも死ぬ。致死率100%と言い換えてもいい。死が平等ならば、命を全うする目的が「ただ生き永らえる」ことになってし

まっては、あまりにも意味がないのではないか……。

今回、在宅緩和ケア専門医の萬田緑平氏をゲストとして招いた。終末期医療に携わり、これまでに1500人以上の患者を看取ってきた萬田氏が培った死生観は、「いかに自分らしく、人生の最期まで生き抜くか」を軸に据えている。

コロナを経て、日本人の死生観はどう変わったのか？　120分にわたる2人の対話をここに収録する。

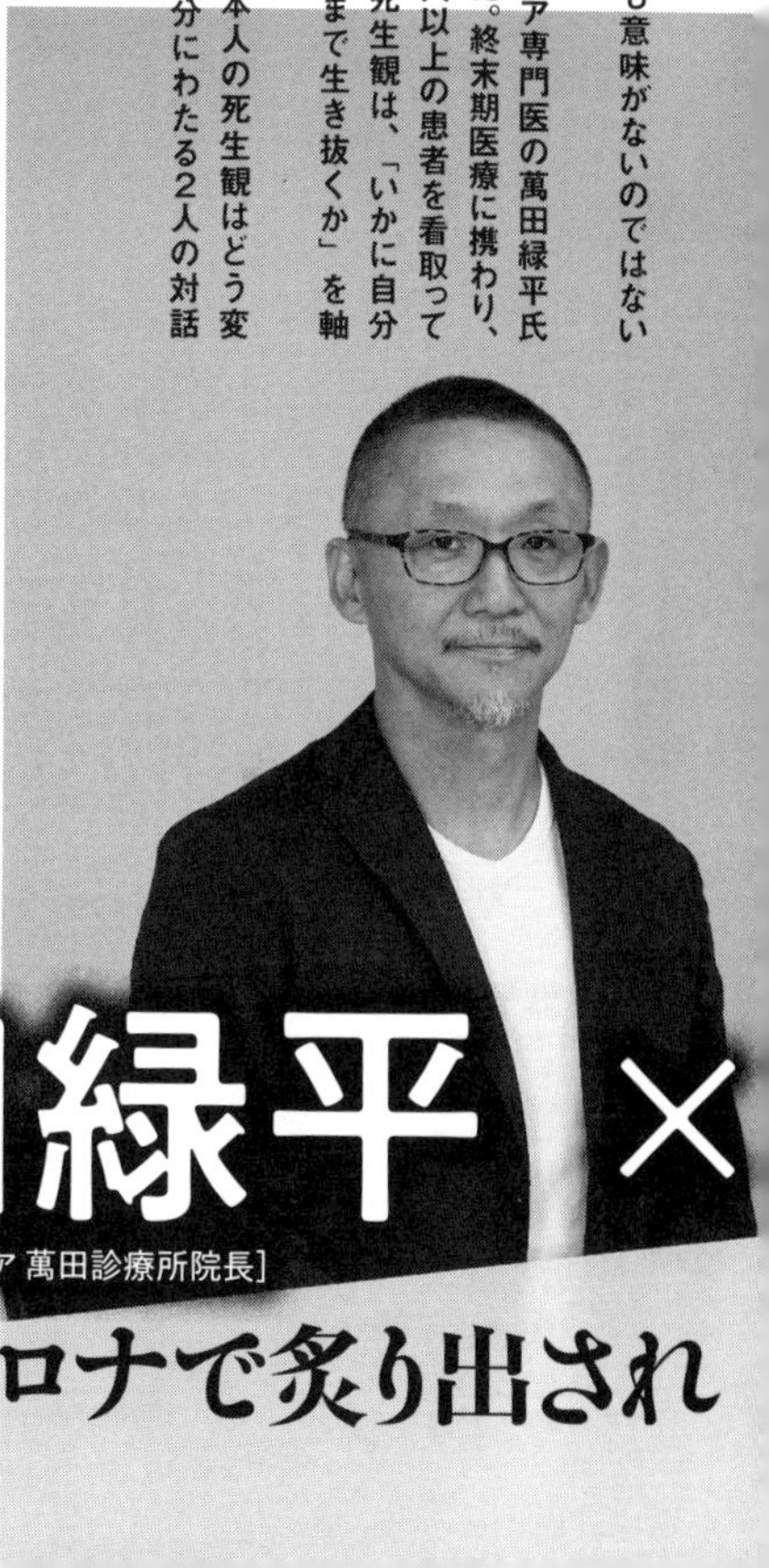

特別対談

萬田緑平 ×

[在宅緩和ケア専門医・緩和ケア 萬田診療所院長]

コロナで炙り出され

小林　萬田さんは長年にわたって、緩和ケア専門の医師として終末期の患者を大勢看取ってきています。これまでに書かれた著書やブログを読んで、自らの死を受け入れた患者が、余命いくばくもない人生を見つめ直し、「いかに生きるか」について逡巡する姿に心打たれたし、そんな多くの人たちを支えてきた萬田さんが、確固とした死生観の持ち主であることがよく分かった。新型コロナの感染が広がって以降、メディアに登場する医師は、闇雲に「命を守れ！」「感染を防げ！」と繰り返すばかりで、「いかに生きるか」という視点が丸ごと抜け落ちていたと言っていい。『羽鳥慎一モーニングショー』（テレビ朝日系）に出演していた「コロナの女王」こと岡田晴恵・白鴎大学教授などはその代表格で、人は「ただ生きてさえいればいい」という〝生命至上主義〟を繰り返し喧伝するばかり……。そんな状況に憤りにも似た違和感を覚えていたわしにとって、ようやく見つけたまともな医師が萬田さんだったんです。

萬田　それにしても、テレビはなぜあそこまでコロナの恐怖を煽るのでしょう？

小林　『モーニングショー』がコロナ報道の最盛期に15％近くの視聴率をとったことで、他局もこれに引っ張られていった。その結果、多くの番組で恐怖を煽る演出が定番化したのでしょう。これらの番組は今も、老人と主婦の視聴者層に媚びを売り続けています。この手の番組に出演する政治家や学者までもが引きずられて、少しずつ「コロナは恐い」という空気が日本中を覆い尽くすことになってしまったが、こうした世論が醸成されたのは、死を過剰に怖がり、「ただ生きていたい」と考える日本人の狂った死生観が背景にある、とわしは見ているんです。一方、萬田さんの死生観は、多くの日本人が死に対して抱いている考えとは一線を画しているように

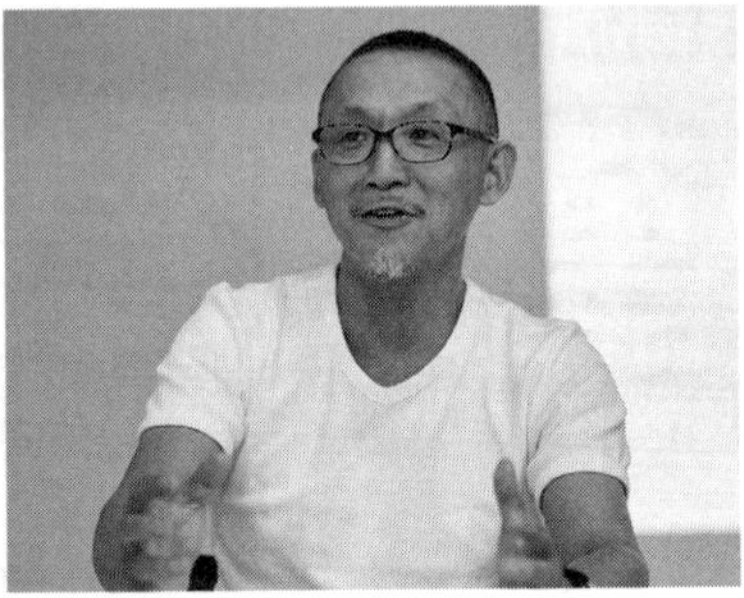

【PROFILE】
萬田緑平（まんだ・りょくへい）
1964年生まれ。在宅緩和ケア専門医。群馬大学医学部卒業後、群馬大学附属病院第一外科を経て、群馬県高崎市の「緩和ケア診療所いっぽ」で終末期の患者を担当。2017年、「緩和ケア　萬田診療所」を開院し、院長として患者が自宅で人生の最期まで幸せに生き抜く支援を続けている。著書に『穏やかな死に医療はいらない』（朝日新書）、『家に帰ろう　～在宅緩和ケア医が見た旅立つ命の奇跡～』など。在宅緩和ケアをテーマに年間50回の講演を精力的に行う

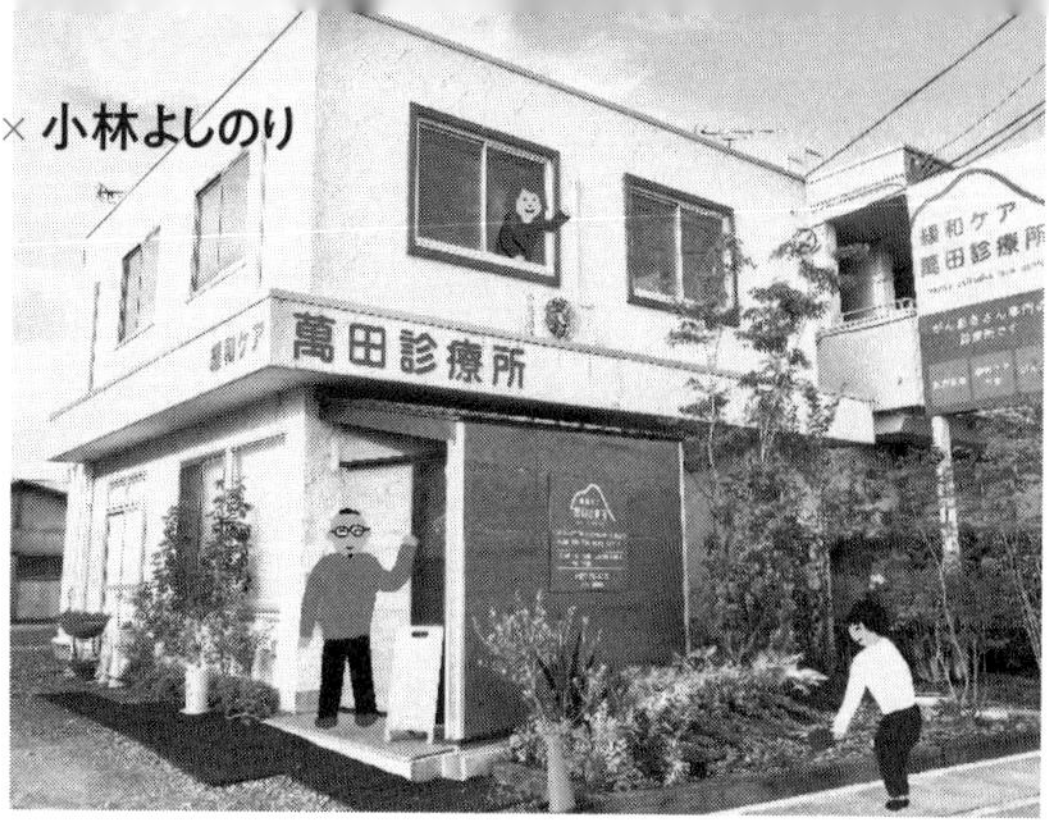

がん患者を専門に外来診療・訪問診療を行う「緩和ケア 萬田診療所」。予約制の外来は紹介状不要だという。通院が困難な場合、訪問診療によって自宅で生きることを支え、患者の家族も支援する

見えますが、やはり、医師として現場を数多く経験してきたことが大きかったんですか？

萬田　僕はもともと外科医だったんですが、2008年から在宅緩和ケア医として1500人以上の患者さんの人生の最期に関わり、看取りに携わってきました。「緩和ケア」とは、鎮痛剤や医療用麻薬を適切に使って苦痛を和らげるケアのことで、近年では進行がんの患者さんに早期からの緩和ケアが推奨されています。ただ、誤解がいまだに多い。うちの診療所に初めて来る患者さんも「治療法がなくなって最後に辿り着くところ」とか「生きるのを諦めるところ」みたいに、絶望的なイメージがついているようで……（苦笑）。

でも実は、末期がんでも痛みを上手に抑えて、ゴルフや旅行など、好きなことをやりながら何年も生きる人は大勢いるし、早期から緩和ケアを受けた方が、余命が長くなるという著名な論文もある。だから、初めてうちに来た患者さんも、そういった説明を聞くと笑顔で帰っていく（笑）。在宅緩和ケア医の仕事とは、患者さんが人生の最期まで、自宅で自分らしく生き抜くことをお宅に伺って支援すること、そう僕は考えている。だから、自分では「生き抜き屋」と名乗っているんです（笑）。

小林　ほう。「生き抜き屋」っていいなぁ。でも、がん患者が病院から自宅に帰ることなんて現実的にできるものなの？

萬田　どんな状態の患者さんでも可能ですよ。実際、僕が病院の主治医にちゃんと説明して、自宅に戻った患者さんは何百人もいます。ただ、おっしゃるように、現在の日本の医療システムでは、在宅の緩和ケアを引き受ける医師や診療所がほとんど見当たらないのが実情です。というのも、今や日本では2人に1人ががんになるけれど、患者さんの家族は「死なないようにしてください」「1分1秒でも長く生かしてください」と医者に懇願し、医者はがん患者に「治療しないと大変なことになる」と脅しめいた言葉を繰り返すので、怖くなった患者さんは家に帰りたいのに病院を出られない……。そんな医療現場の現状は、メディアが新型コロナの恐怖を煽った結果、コロナで死ぬのを日本人が過剰に怖がっている今の状況と酷似している。それでコロナに関する情報発信を始めたんです。

小林　感染拡大のニュースが過剰になるにつれて、死を恐がる以上に感染そのものを恐がるようになった。生き甲斐よりも、延命のみにしがみついている日本人があまりに多くて唖然とさせられたよ。

萬田　コロナを巡っては、〝日の丸治療薬〟として期待された安倍晋三首相（＝当時）肝煎りの抗ウイルス薬「アビガン」が、2020年5月に「患者数が少ないため、有効性の有無は確認できなかった」とする臨床試験の結果が明らかになり、日本医師会有識者会議も「有効というエビデンスはない」と発表しました。

小林　アビガンには催奇形性という重大な副作用がある。わしは、認可を得てない治療薬は信じないし、コロナのワクチンも打たないつもりですよ。子供の頃から喘息持ちだけど、インフルエンザに罹っても、薬なんて飲まずに、高熱を出して布団をかぶって、医者なんか行かずに自力で治してきたから（笑）、薬は必要ない。

萬田　素晴らしい！　でも、「効果なし」とされたアビガンは、同年9月23日、国内の臨床試験で新型コロナの症状を早期に改善する「統計的有意差を確認した」として、一転、10月に承認を申請しました。

小林　そもそも、アビガンを巡ってはメディアがさも効果があるように報道してきた経緯がある。感染が芸能界にまで拡がった時期には著名人も相次いでコロナに罹ったが、脚本家の宮藤官九郎や俳優の石田純一が「アビガンで回復！」などとこぞって報じてきた。その後、藤田医科大学の臨床で「効果なし」と発表され、最近はまた「効果があった」……って、いったいどういうことなんだ？

萬田　当初、「効果なし」だったのは臨床試験の数があまりに少なかったからで、臨床データを増やしたら効果が認められたとしていますが、本当は、製薬会社と厚労省が利権で繋がっているからではないのか。もともとアビガンは新型インフルエンザの薬として開発され、政府は2017年に3万人分、2018年に191万人分を備蓄用として購入済みで、さらに2020年4月、安倍首相が備蓄量を3倍の200万人分まで拡大する方針を示し、予算が計上されている。そもそも、アビガンを開発した富士フイルムホールディングスの古森重隆代表取締役会長兼CEOと安倍首相はゴルフ友達で、2016年の年末にゴルフを楽しんだ直後に厚労省がアビガンの大量購入を決めた……何をか言わんやです。効果の検証さえされていない時期に「有効」と強調されてきたアビ

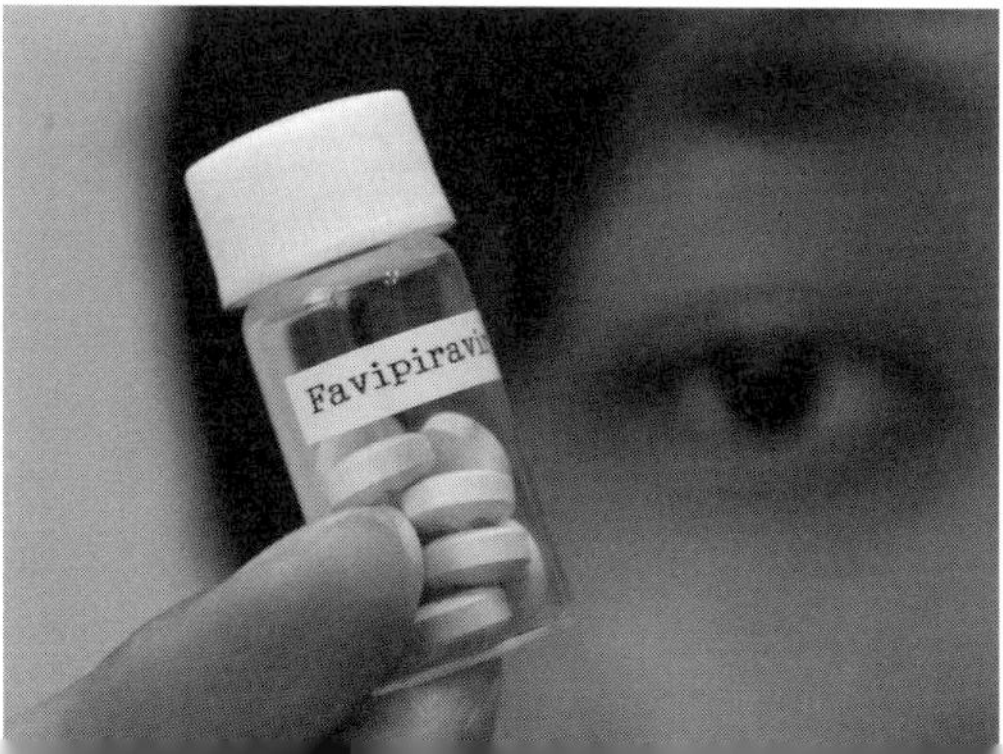

脚本家・宮藤官九郎、俳優・石田純一など、新型コロナに感染した著名人が「（服用して）劇的に症状が改善した」とされる治療薬「アビガン」（一般名・ファビピラビル）。以前から催奇形性の副作用があることは知られている

ガンと同様に、かねてより「大量にやるべき」「いや、必要ない」と論争が起きているPCR検査にも同じにおいを感じます。コロナを巡って医療業界で起きていることは、すべて利権絡みなのではないかとさえ勘ぐってしまう。

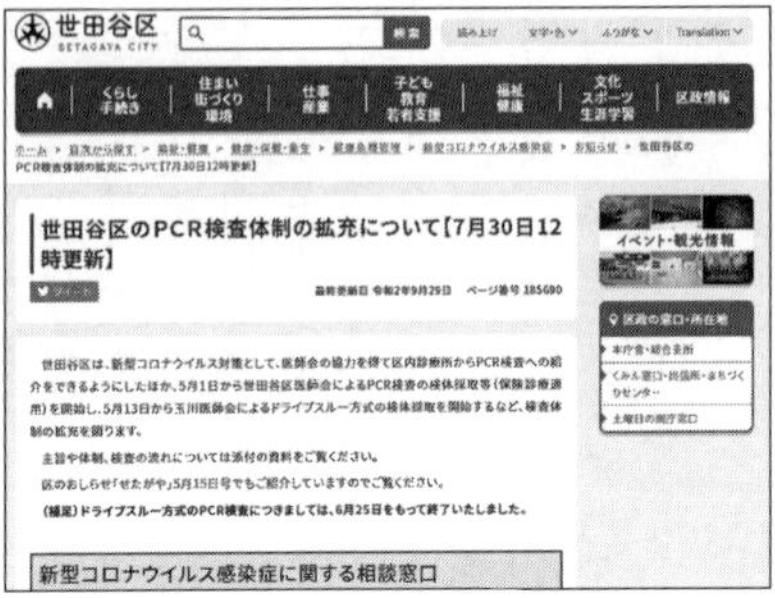

東京・世田谷区の保坂展人区長が「いつでも、誰でも、何度でも」と自賛した独自のPCR検査体制「世田谷モデル」。その後、区議会で追及され、実施規模の縮小を余儀なくされることに……

小林　東京・世田谷区の保坂展人区長がPCR検査を「いつでも、誰でも、何度でも」と謳った「世田谷モデル」が注目を集めているが、いざやろうとしても膨大なマンパワーと予算が必要で、できるわけがない。実際、2020年9月28日の世田谷区議会で、PCR検査拡充のための議案は可決されたものの、「症状がなくても定期的にPCR検査を行う事業」の対象は介護施設や保育園、幼稚園で働く職員に限られ、当初掲げていた規模から大幅に縮小された。全然「誰でも」じゃない代物になっている（苦笑）。とはいえ、小規模といえども可決されたことは、大いに疑問だよ。

萬田　僕は若い頃、DNAやRNAといった遺伝子を研究していたので、RNAサンプルを用いるPCR検査がどの程度正確なのかを知っています。実際にPCR検査をやったことがなければ、いくら論文や書物で勉強したところで、きちんと理解はできないし、現実にPCR検査の経験がある医師は、実は100人に1人もいないのです。ところが、テレビでは医師という肩書きだけで、PCR検査をしたり顔で語り、「検査を増やせ」と主張していたりする。

小林　よく知りもしないのに、PCR検査について解説していたのか！

萬田　こうしたことはＰＣＲ検査だけにとどまりません。ウイルスやワクチンについて知らない医師が、コロナ対策や政策についてテレビで解説する……おかしなことになっているのです。新型コロナウイルスは、いわゆる風邪のウイルスだが、がんなどのような死に至る病気の専門家にならなければ、医療の世界では偉くなれません。だから、風邪の専門家はほとんどいないし、同じ理由でウイルスの専門家も非常に少ない。今回、メディアに登場している多くの「専門家」は感染症を専門にしているが、彼らは風邪やウイルスについて知らないから、昔の結核と同じレベルで新型コロナを語っていたりする（苦笑）。ただ、日本人の多くがワイドショーの影響でコロナを過剰に恐がっていることは間違いないでしょう。ＰＣＲ検査の拡大を求める人が多いのも、無理からぬことなのかもしれません。

小林　民間調査会社のモニター調査では、８割の人がコロナを「恐い」と感じており、時事通信が9月に行った世論調査でも「人との間隔を十分とれない会話ではマスクを着ける」ことを実行している人が8割超に上った。やはり、日本人の8割は恐がっているんだよ。

萬田　こうした人たちは、おそらくテレビでしか情報を得ておらず、ウイルスと細菌の違いさえ理解していないし、免疫についてもよく分かっていないでしょう。逆に言えば、この層に向けてコロナの情報を発信しても届かない……。

小林　わしが『コロナ論』を描いたのは、テレビメディアに疑問を抱く人々に自信をつけてもらうためです。ただ、テレビの視聴率は1％＝１００万人だから、影響力は圧倒的に大きい。数千万人がすでに洗脳されて、〝コロナ脳〟になっているわけで、それに比べれば数万部の漫画じゃ太刀打ちできない。しかも『ゴー宣』はマンガにしては情報量が多いので、活字を読む忍耐力が読者に求められる。

萬田　確かに、忍耐力や読解力は必要ですが、漫画というフォーマットは読者に届きやすいでしょうね。『コロナ論』を1冊贈っていただきましたが、その後、自分で4冊買い増しして、今は患者さんの家族に配ってみんなで回し読みしています。この本を読んで一般の人たちの理解がどのくらい進むか、過剰に恐がることをやめられるか、調査したところ、文字が多く、難しくて読み進められない……ということが分かった（涙）。今や日本人の半数近くが、1か月に一冊の本も読まなくなっている。テレビからしか情報を得ない人が「テレビを信じるな！」と言われると、自分が信仰する宗教を冒瀆された気持ちになるようです……。

小林　わしが『新・ゴーマニズム宣言SPECIAL 戦争論』（1998年・幻冬舎刊）のヒットから悟ったのは、世の中の「空気」を変えるには発行部数が10万部を超えて、ようやく影響力が出てくるということ。この水準を突破すると、世の中である程度の影響力を持つ層が読み始め、そこから拡散していくんだが……。

萬田　一般の人たちがコロナを過剰に恐がらないようになるためには、内容を分かりやすくしなければなりません。もっと簡単にできませんか？

小林　それは無理です。学習漫画のように描いたら、学者や専門家の反論に耐えられなくなる。ファクトやデータの裏付けがないものには、知的な読者が食いつかないので説得力が要るんで

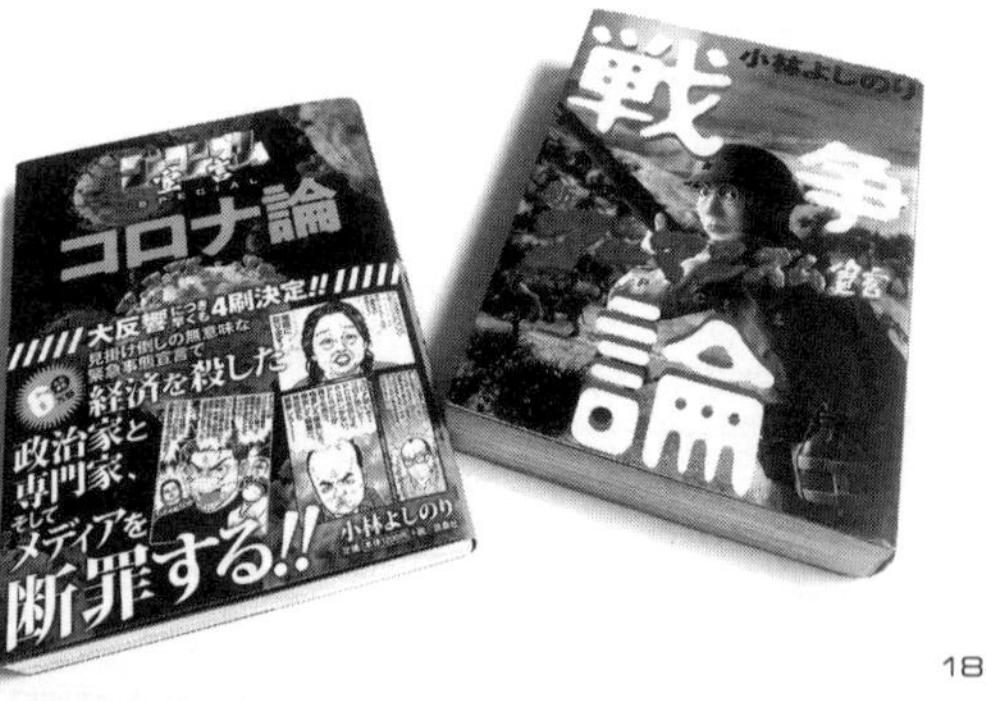

『新・ゴーマニズム宣言SPECIAL 戦争論』では、大東亜戦争を独自の歴史観で描き、90万部を超える大ベストセラーに。その反響は凄まじく、米ニューヨーク・タイムズ紙や仏ル・モンド紙も紹介。国内にとどまらず、大論争を巻き起こした

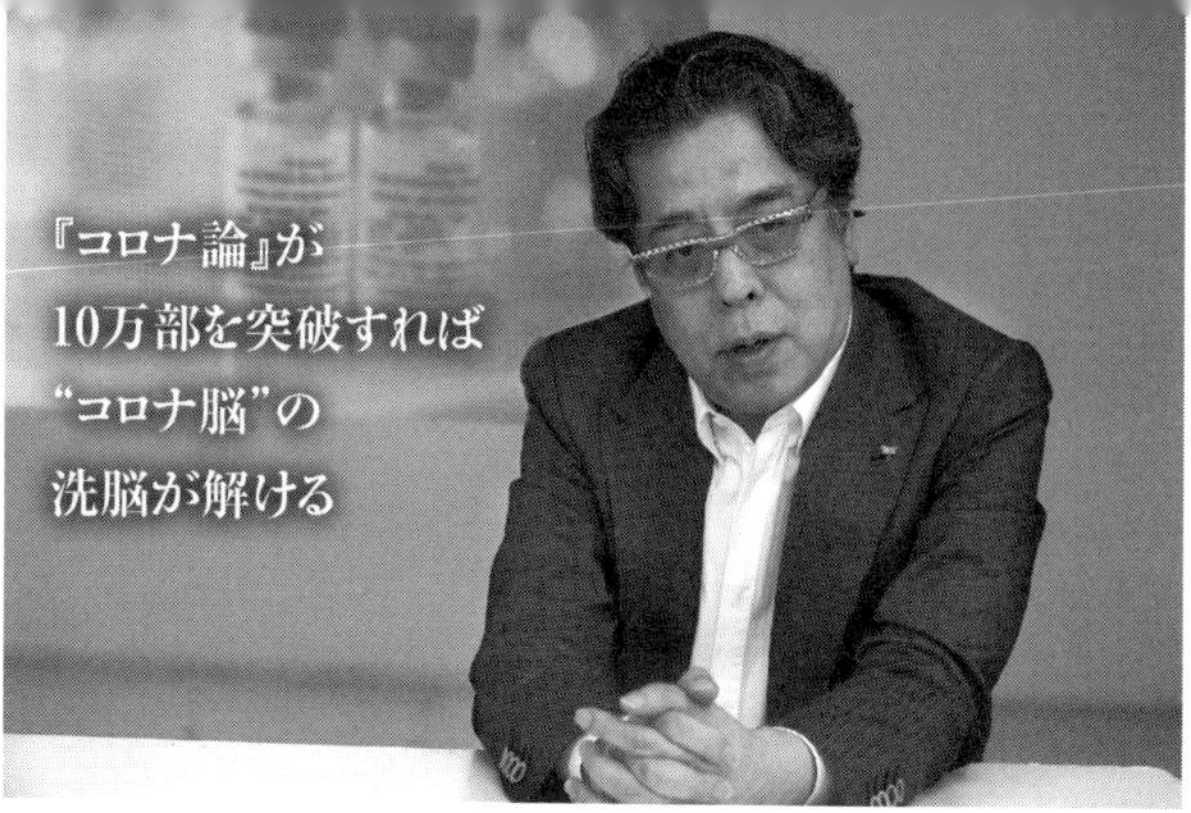

『コロナ論』が10万部を突破すれば“コロナ脳”の洗脳が解ける

す。科学だけでなく、法学や哲学も含めた総合力で描かねばならない。実は、わしの読者には医師もいて、わしの意見に100％賛同して鼓舞してくれたり、わしが間違えたときは正してくれる人もいる。彼らの助言からわしも勉強しているけれど、こうした医師がテレビに出ることはない。逆に、ファクトを無視し、コロナの恐怖を煽る偏った考えの医師ばかりが登場しているのが、今のテレビなんです。テレビがいまだに「コロナ恐いぞ」と恐怖を煽っているのは、「コロナは恐くない」と言うと視聴率がとれなくなるからに尽きる。それに、「コロナは風邪だ」と番組で言ったら、テレビ局には抗議が殺到するからね。わしのところにだって「専門家でもないのに、いい加減なことを言うな！」と抗議が来ているし、わしのユーチューブ・チャンネルに「コロナは恐くない」と主張する動画をアップしたら削除される憂き目にもあった……。「コロナは恐い」と洗脳された〝コロナ脳〟の連中がユーチューブに抗議した結果なんだろうが、もはや言論統制ですよ。一方、テレビ局は危険を煽ったほうが数字がとれるし、抗議も来ないので万々歳。そんなテレビに日本人が引っ張られている現状は大問題だよ。

萬田　僕が発信したところで、肝心の〝コロナ脳〟の人たちには届かない……。たいした力になれないので（苦笑）、小林先生にはパワーアップしてほしい。

小林　発信し続けないと現状を変えられないから、泉美木蘭さんという作家と共著の『新型コロナ―専門家を問い質す』（光文社・刊）という本を出したり、『コロナ論』の続編として本書を出版したりしているんです。コロナが季節性インフルエンザより遥かにリスクが低い感染症であるにもかかわらず、日本人が「コロナ怖い」と過剰に恐怖するのは、単に死を恐れているからでしょうが、新型コロナの死者数は1700人超（2020年11月初旬時点）なのに対して、風呂で溺死する日本人は年間5000人に上り、餅を喉に詰まらせての窒息死は毎年1月だけで1300人を超える。死を恐がるのであれば、コロナよりも風呂場の浴槽で溺れることを恐れなければならないのに、そんな人をわしは見たことがない。つまり、メディアにクローズアップされ、分かりやすく可視化された「コロナによる死」だけがフォーカスされ、みんな恐がっているわけです。こうした心理が働くのは、日本人に確固とした死生観がないからなのではないか。緩和ケア医として、いたずらに死を恐れたりしない患者さんと日々接している萬田さんから見たら、今の日本の状況はかなり異様に映るんでしょうね。

萬田　もちろんです。でも、10年ほど前からこうなっても不思議はないな、と予感していまし

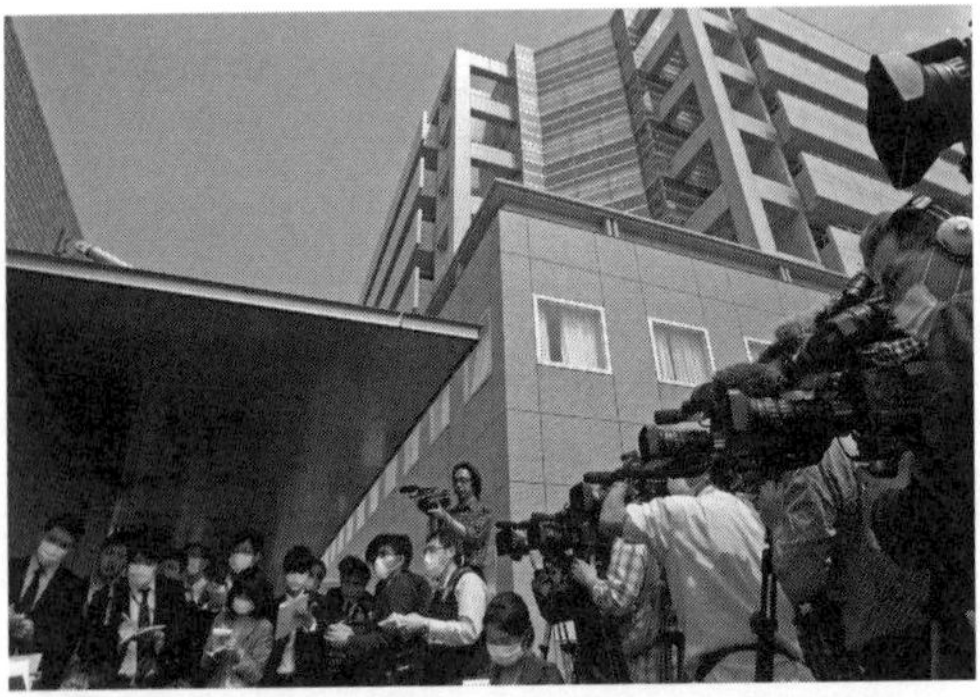

2009年、新型インフルエンザ（H1N1）が世界的に流行すると、現在の新型コロナと同様に、政府は過剰な対策を次々と実施。メディアは感染者が入院する病院に殺到し、連日のように恐怖を煽る報道を続けた。900万人を超える感染者を出したものの、死者は約200人に抑えられている

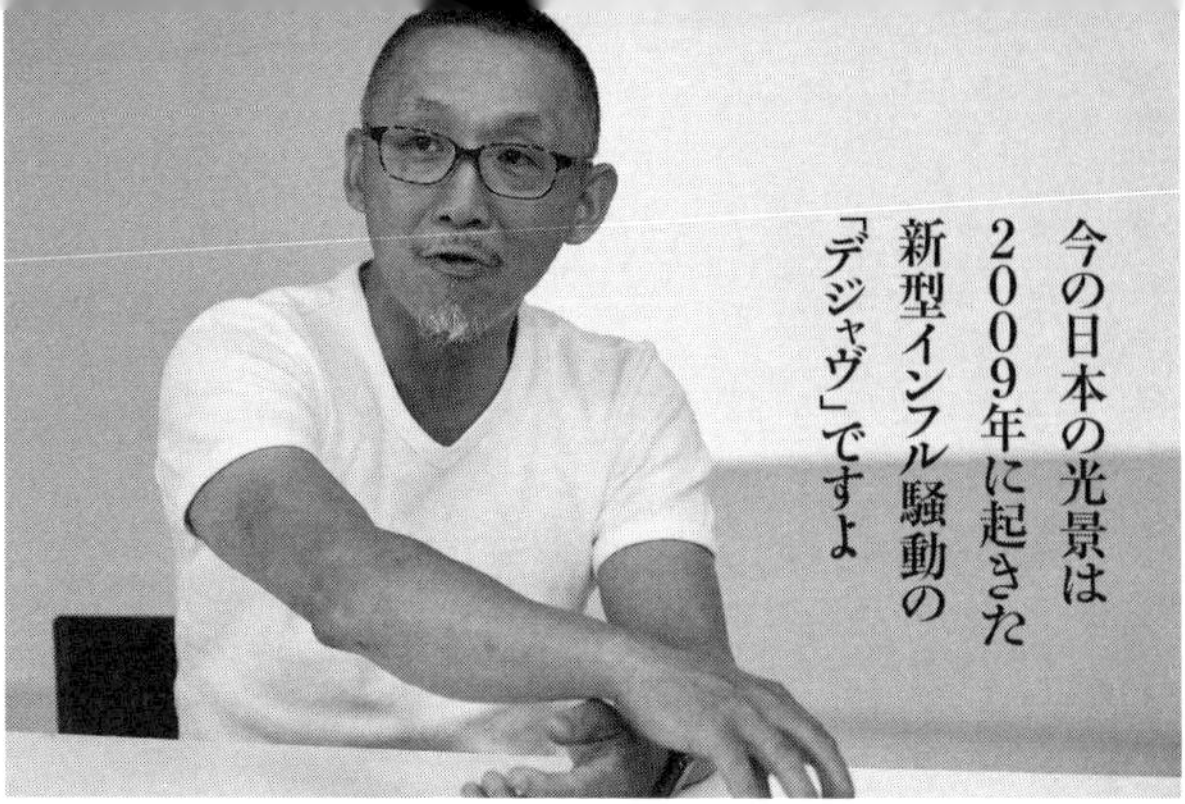

今の日本の光景は2009年に起きた新型インフル騒動の「デジャヴ」ですよ

た。新型インフルエンザがパンデミックを引き起こした2009年のことです。日本でも感染者が900万人を超えたけれど、今回の新型コロナと同じように、米国の死者が1万2000人に上ったのに対して日本では200人ほどとごく少数にとどまった。にもかかわらず、当時の政府やメディアの対応はかなり大袈裟だったと言っていい。つまり、今と同じようなことが、すでに10年以上も前に日本で起きていたのです。当時も政府の対応は、まず「死なないように」と死を遠ざけることばかりに躍起になっていました。

小林　当時も厚労省は成田空港での水際対策を徹底し、航空機内での検疫まで行った。そして、海外からの帰国便の機内検疫で国内初の感染者が出ると、周囲にいた乗客も宿泊施設に半ば強制的に隔離する停留措置をとっています。搭乗客の中にいた外国人も巻き込まれ、この過剰な対応には諸外国はもちろん、WHO（世界保健機関）からも批判が浴びせられた。その後、海外への渡航歴がない感染者が多数見つかり、水際作戦に効果がないことが明らかになっている。一方、メディアも今と同じように、たいして意味がない空港でのサーモグラフィ検査や、防護服を着用した検疫官が忙しく仕事にあたる様子を、連日大々的に報じて恐怖を煽っていた……。

萬田　今の日本の光景は、まるで「デジャヴ」です。日本の感染症対策が目指しているのは、とにかく延命、延命、延命……で、10年前からはワクチンを打ち、抗インフルエンザ薬を飲むようになり、そして現在では人との接触を避け、ついには隔離するまでになった……。抗インフルエンザ薬として有名なタミフルについて、全世界の消費量の75%を日本が占めているという事実はあまり知られていません。これほど莫大な量が使われているのは、インフルエンザは健康な人なら自力で治るのに、健康な人にもタミフルが処方されているからで、背景には死を過剰に恐れる日本人の特質があるのでしょう。語弊を恐れずに言えば、高齢者や基礎疾患を持つ「死にそうな人」が亡くなっていくのはある意味、自然なことなのです。にもかかわらず、感染したら「死にそうな人」にウイルスをうつさないために、罹患しても「死なない人」が大勢隔離を強いられている。例えば、健康な人が風邪をひかないようにすると、感染しないのだから免疫的には当然弱くなっていく。マスクをつけてソーシャル・ディスタンスを保ち、隔離状態に身を置けば、確かにそのときはコロナに感染しない可能性は高まるけれど、次から次へと新型のウイルスが来るのだから、人類が逃げ切れるわけはない。ならば、早めに感染しておいた方がいいのです。

小林　感染が犯罪であるかのように扱う報道が溢れ、感染者は差別されていますからね。一方、国家としても、日本はもちろん、世界の大多数の国はコロナに感染しないように、ロックダウンや外出禁止令などの「抑圧政策」をとってきた。

萬田　日本の感染症対策はとにかく死を遠ざけるために抑圧政策に舵を切っており、日本人が免疫を獲得するのを妨げてきたに等しい。僕に言わせれば〝命のキャリーオーバー〟をずっと続けているようなものです。宝くじのキャリーオーバーは、当選者がいなければ賞金は次回に上乗せされる。これと一緒で、問題の先送りを続けるほど、抑圧政策が限界に達したときに感染症の死者数は爆発的に激増するでしょう。現在でさえ死亡リ

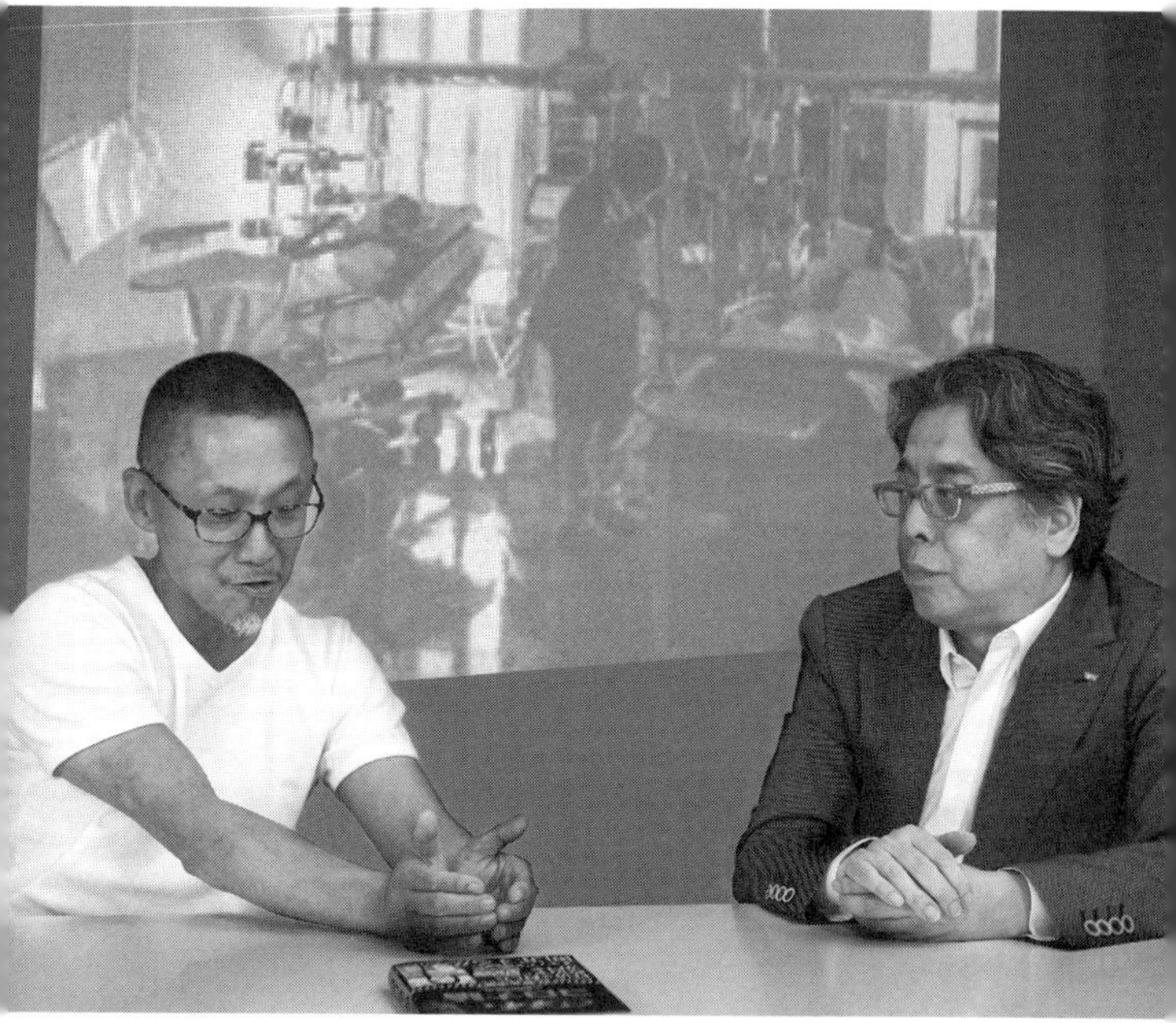

スクがもっとも高い高齢者や基礎疾患を持つ人を事実上、隔離しているのだから、こうした層に感染すれば死者が膨大な数に上っても不思議ではない。

小林　ただ現実には、日本を含めたアジア諸国の感染者数、死者数が欧米に比べ圧倒的に少ないのは周知の事実です。学者や専門家はその理由が分からないとして「ファクターX」などとそれらしい名前をつけたが、単に日本人が免疫を持っていたからと考えれば合理的に説明できる。そもそも、今回の新型コロナが流行する前から、日本人は（旧型）コロナウイルスに何度も感染してきたし、我われの祖先は大昔から長きにわたって、大陸からやって来るウイルスに晒されてきた。それと同様に、東南アジアも衛生環境が芳しくない分、免疫的に強いはず。変にデオドラントしすぎるのが、逆によくない。わしだって子供の頃から、風邪をはじめ何度ウイルスに感染したか、分かったもんじゃないよ。

萬田　ウイルスは膨大な種類が存在します。僕らが思い当たる節もないのに何か調子が悪いなと感じるときは、たいてい何かのウイルスに感染していると考えていい。現在も、未確認で名前のついていないウイルスがたくさんあるのは、誰も見つけようとしないから。つまり、医者は感染症を研究しても偉くなれないからです。だから今、感染症専門の研究者にとって「コロナは死に至る恐い病気」でなければならない。彼らはコロナ・バブルの中でフィーバー状態ですよ。

小林　これまでわしは風邪やインフルを自力で治してきた。経験と自負があるから、予防接種もしない。

萬田　大変結構ですね！　僕もインフルエンザの予防注射なんて打たないし、健康診断だって一度も受けたことがない。

小林　え⁉　医者なのに本当？

萬田　だって、自分で治したほうが免疫が強くなる。これは僕が外科医だったときによく耳にした医療現場の〝都市伝説〟のような話ですが、「がんの手術に失敗した人は再発が少ないのでは」と言われていた。手術で繋いだ箇所が、縫合不全などで漏れてしまうリークが起きると、患者は高熱を出し瀕死の状態になる。ところがリークを起こした患者は、高熱によって何らかの効果がもたらされるのか、がんの再発が少ないイメージがあります。もちろんデータ的な裏付けなどないし、だからこそ都市伝説なのですが、医療関係者の間には経験的に実感があったのも事実です。がん患者に限らず、人間はときどき高熱を出すことで、不要だったり、害を及ぼしたりする細胞を殺して体内をリセットしている、と僕は考えています。熱は下げるべきものとは限らない。人間にとって必要なものかもしれない。

小林　おおー！　わしの風邪の

治し方と一緒！　奥さんが解熱剤を絶対くれないから！（笑）

萬田　そもそも、ごくふつうの風邪だって、流行するのはいつも新型のウイルスで、旧型はやって来ない。風邪でもインフルエンザでも流行るのはいつも新型で、3年ほど感染が広がった後、集団免疫が達成され、ウイルスは広まらなくなっていく。現在の新型コロナは武漢型という意見もあるが、新型コロナには多くの種類が存在し、その中の一つが武漢型であるにすぎない。それなのに遺伝子を調べるPCR検査で、どうして陽性と判断できるのか。PCR検査で武漢型を同定するには、厳密には3万個の遺伝子配列がぴったり一致しなければならない。でも、武漢型を含むすべてのウイルスはどんどん変異していく。武漢型と発表された新型コロナと同じ遺伝子配列のウイルスは、現在、存在しない可能性が高い。

小林　では、今実施されているPCR検査はどのよう手法なんですか？

萬田　武漢型が確認されて以降、大部分の遺伝子配列が判明しており、そのうち200～300個の配列が一致したら「陽性」の診断となります。問題なのは、武漢型が陽性なのか、欧州型が陽性なのか、あるいは新型コロナ以前に毎年流行っていたコロナウイルスの陽性なのか、はたまたかつて罹ったことがあるコロナの陽性なのか……こんなことすら分かっていないのです。

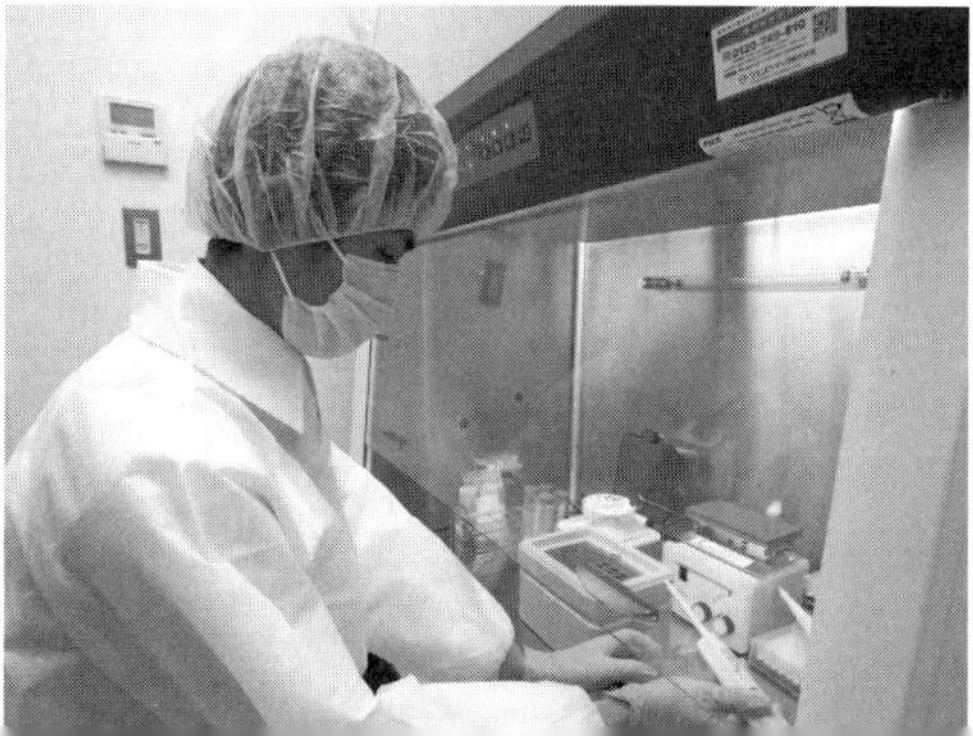

PCR検査の感度は約7割とされる。被験者の3割が偽陰性となり、検査をすり抜けてしまうにもかかわらず、新型コロナの確定診断に利用されているのが実情だ。また、検査技師には豊富な経験と高いスキルが求められ、「検査数を増やせ」という意見は現実的ではない

3万個の遺伝子のうち、どの200~300個と一致するか、設定によって診断は変わってしまう。3万個の遺伝子配列すべてを同定すれば、新型コロナの陽性と確実に判定できるが、とてつもない時間と労力と費用がかかる。また、たとえ3万個すべての遺伝子配列を調べたとしても、どこからどこまでが新型コロナウイルスで、どこからどこまでが武漢型なのか、定義すらないのが実情です。もちろん、テレビに出ている専門家は分かっていないし、昨年流行した(旧型)コロナとの違いさえ分からない。仮に、すべての遺伝子配列を調べて、そのうち10個が一致しない場合、「陰性」でいいのか? では、20個だったら「陽性」なのか……キリがないのです(苦笑)。

小林 PCR検査を増やせという人たちは、こうした事実を知らんのだろうな。

萬田 そもそも、ウイルスは3万種くらい確認されているが、それでも人類が知っているのはごく一部ともいわれ、除菌するのが不可能なほどたくさん存在する。そして、人間は日常的にウイルスに感染しているが、一度感染したウイルスに再び感染することはまずない。だから、子供の頃はちょくちょく風邪をひいたりするけれど、成長とともにひかなくなるわけです。それに、小さな子供がいる家庭では、よく親が子供から風邪をもらうが、これは親が幼少期に獲得した免疫が弱くなっているからで、子供から風邪をうつされることでまた一段階免疫が強化される。こうしてウイルスに日常的に感染していけば、さまざまな免疫が備わっていくのです。新型コロナの感染拡大当初、子供は感染しにくく、感染したとしても無症状の場合が多く、高齢者の死亡率が高いということが明らかになった。それを知って僕は「なーんだ、ただの風邪じゃん!」って思ってましたよ(笑)。

小林 「殺人ウイルス」と一部メディアが騒ぎ立てても、実態はケタ外れに弱かった(笑)。だが、今でも多くの医師や医療機関が「ただの風邪」であることを否定して、そのように扱って

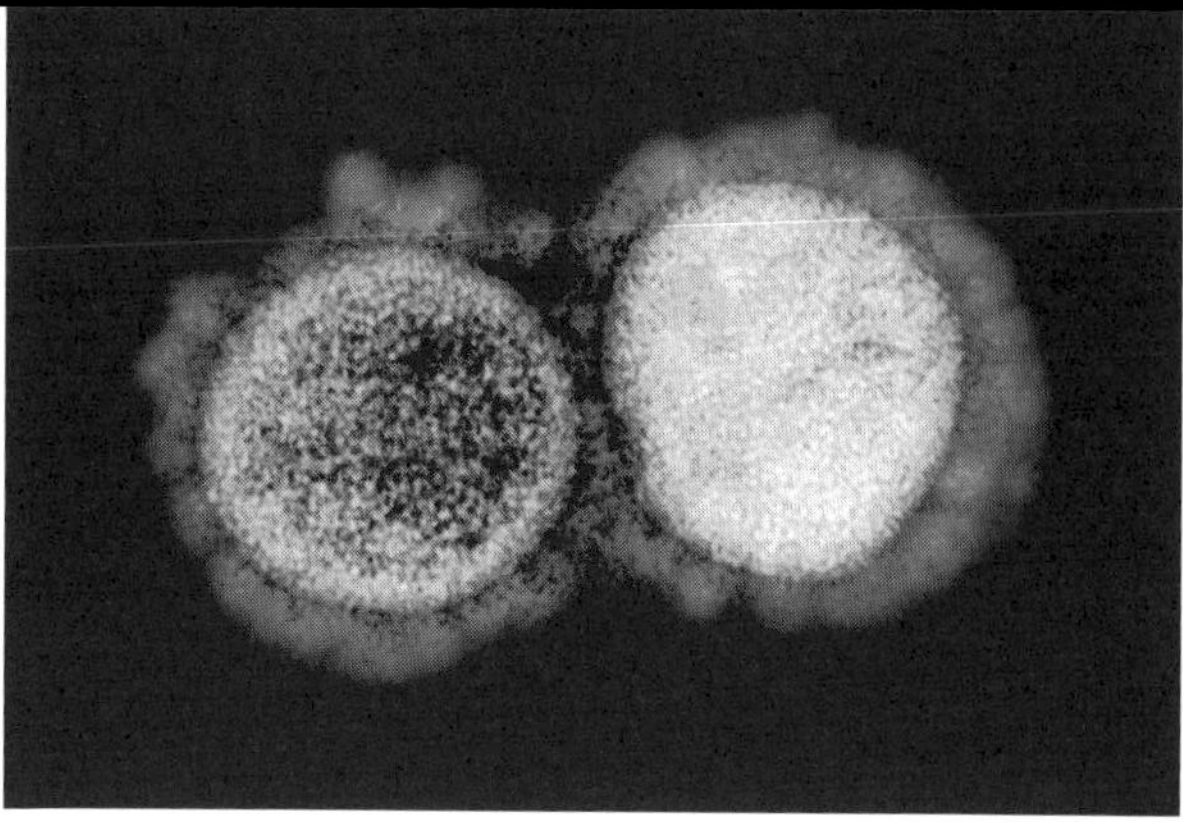

いないのはどういうわけなのだろう。

萬田　一人の医師の発言よりテレビの方が正しいと多くの人が信じている現状で、病院や開業医の看板を背負っているのに、コロナを「ただの風邪」などと言ったら、患者さんが離れてしまう……というのもあるでしょう。僕も開業医ですが、仕事内容がかなり特殊でニッチな仕事なので、患者さんのニーズは揺るがない。だから、何を言おうが影響はありません。極端な話、僕が金髪にしようが、耳にごついピアスをしようが患者さんは来てくれると思ってます（笑）。患者が減ったり、経営にゆき詰まる心配がないので、自由に発信できるんです。逆に言えば、ほとんどの医師はこうした心配を抱えているので誰も発信しない。一方、すでにある程度の地位にある名の知れた医者は、学会での発信力はあるが、ＳＮＳなど、一般市民への発信チャンネルを持っていない。こうした事情があり、「コロナは恐くない」と考えている医師の声が世間に届くことはないのです。

小林　テレビにいい加減な学者ばかりが登場するわけだ……。

萬田　医者だけではありません。感染症の専門家や研究者も「コロナは恐い」という空気を醸成するのに加担している。前にも述べたように、彼らにとって新型コロナは恐いウイルスでなければならない。普段、風邪の研究なんてまったく注目されず、脚光を浴びるのは死をもたらすがんなどの恐い病気の研究ばかり。死にそうな病気を治す研究でなければ、学者としてのステータスは上がらない。感染症の研究者にすれば、新型コロナが死をもたらすウイルスであった方が都合がいいんです。同じ理由で、コロナが恐いことを示す実験データしか表には出てきません。

小林　私利私欲のために、こんなことをしているのか？

萬田　というより、医者ってみんながむしゃらに頑張るんですよ。世間の抱くイメージのように、頭がいいから医者になるのではなく、頑張るから医者なんです。論文の執筆なんて本当に大変。僕はもう書きたくないけど（苦笑）。

小林　わしは思想的には保守なので、経験則でものを考える。季節性インフルエンザに罹らないよう気をつけるのも、もし感染したら、漫画の締め切りに間に合わなくなってしまうから。また、経験則から幼少期を振り返れば、インフルエンザが流行して学級閉鎖になるときは、クラスの誰かがウイルスを持ち込んでいるんだよね。ところが今、新型コロナの感染が拡大しているといわれているのに、わしの周囲には感染した人が誰一人としていない。コロナの恐がり方が分からないくらいだよ（苦笑）。

萬田　たぶん、新型コロナウイルスの前に、毎年のように流行した（旧型）コロナにみんなす

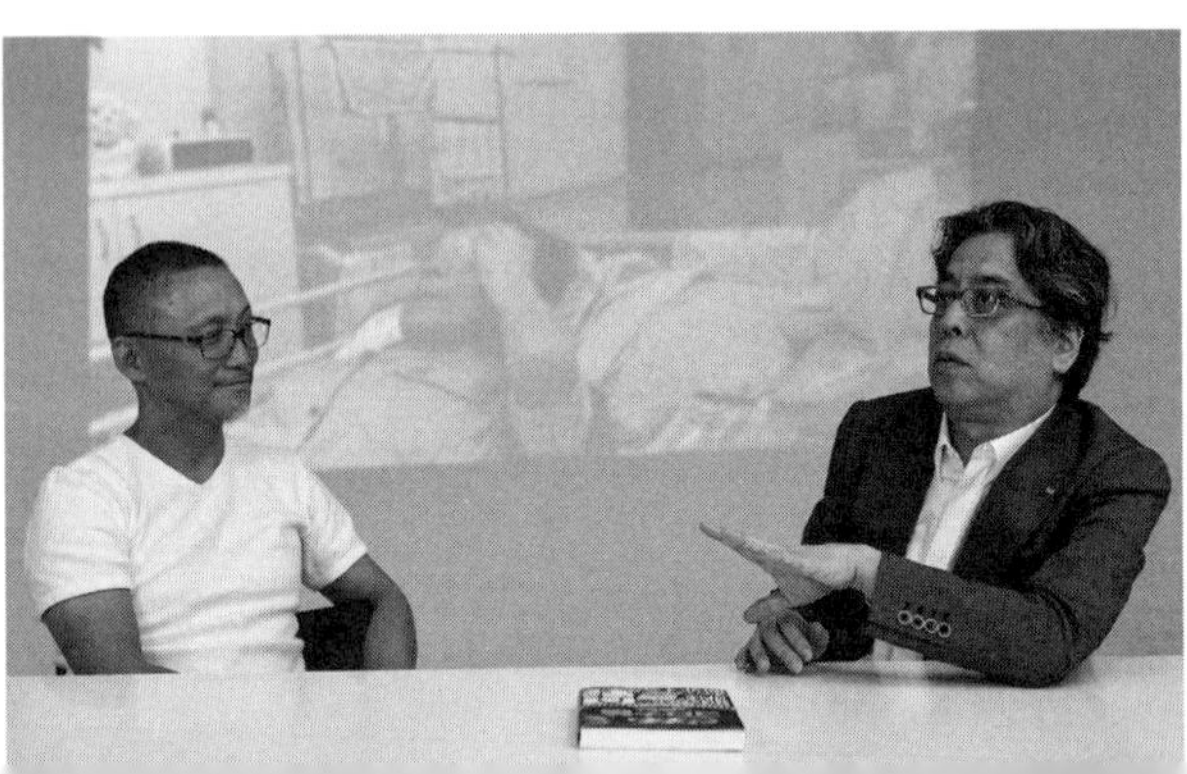

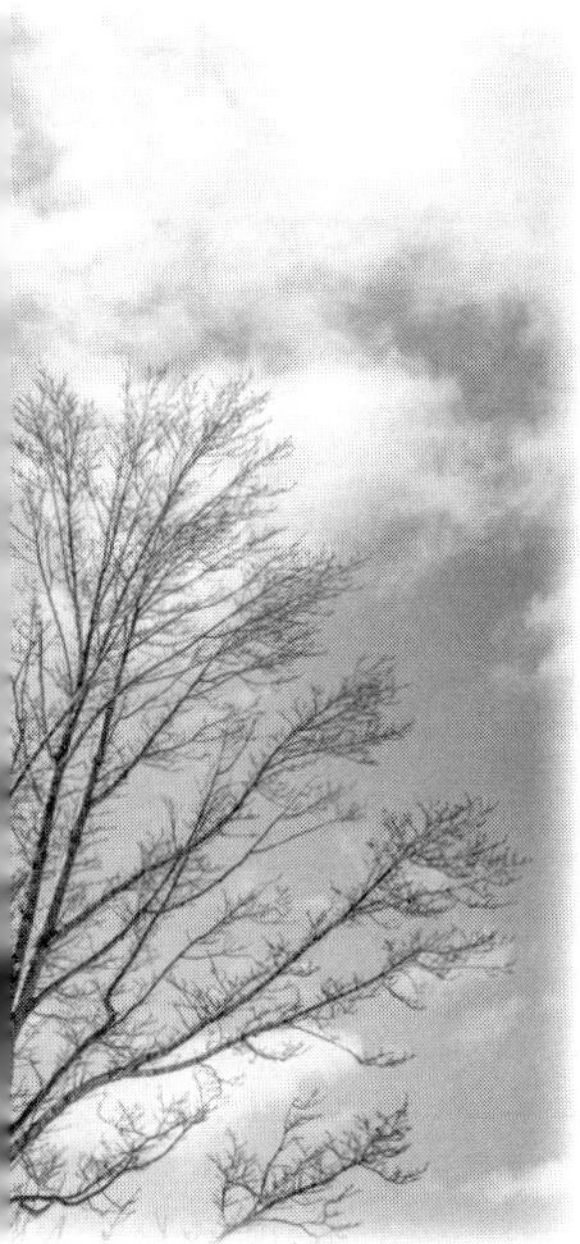

でに感染しているんですよ。特に、子供はたいてい罹っているし、子供のいる家庭の親もすでに感染済みでしょう。だから、日本人は新型コロナの免疫がなくても、それよりいくつか前のコロナウイルスの免疫を持っているんだと思います。だから、たとえ感染しても症状が軽い。ただ、小林先生の場合、インフルエンザの感染を予防しているわけですが、インフルエンザだけではなく、コロナを含むすべてのウイルスから逃げていることになってしまう。インフルエンザに感染しないために手洗いやうがいを励行していると、すでに罹っていてもおかしくないコロナにも感染しにくくなる。繰り返しになりますが、人間はウイルスから逃げ切ることはできません。ならば、感染するのを先送りにせず、早めに罹っておいた方がいい。日本の死者数が少ないのは、すでに新型コロナに近いかたちのコロナウイルスの集団免疫を獲得しているからでしょう。

小林　なるほど！　じゃあ、そろそろインフルエンザに罹る時期かな（笑）。いまだにテレビが連日、速報扱いで報じているが、感染者数とは、正確には「PCR検査の陽性者数」のことで、PCR検査をやらなければ、コロナの感染が拡大してもほとんどの人は気づかない。毎年、流行する季節性インフルエンザに対しても、コロナ同様にPCR検査を行えば、毎日5000人くらいの感染者がカウントされ、死者が多数出ていることを大々的に報じられるでしょう。ところが、実際にはインフルエンザのPCR陽性者数がテレビで報じられることはないので、コロナよりリスクが高いにもかかわらず、インフルエンザは恐れられていない。PCR検査の陽性者数を日々発表すること自体が、日本人がコロナを恐がる大きな要因になっているわけだ。

萬田　そもそも、感染すると死ぬこともあり、恐いものだから新型コロナを「殺人ウイルス」と呼んだりするけれど、ウイルス論の観点からは、人を殺す目的のウイルスなど存在しないと考えられます。むしろウイルスには人体に必要な役割があるはずで、ただ解明されていないだけなのです。

小林　それはわしも同感だ。ウイルスは宿主に病気や死をもたらすこともあるが、人類の進化のために受容した方がいい側面も併せ持っている。拒絶するのではなく、共生を目指した方がより強靭な人類に進化できる。こうした視点が完全に見落とされている。

萬田　実際、人体を解剖してさまざまな臓器を観察すると、脾臓にコロナウイルスが多く存在することが分かっており、遺伝子の発現に関わっているという報告もある。つまり、コロナウイルスも人体に対して何らかの役割があるのです。もともとウイルスは人体に入り込める仕組みになっており、これは宿主である人間が招き入れているとも考えられる。体内に侵入したウイルスは何らかの役割を果たしているが、このときに基礎疾患があったり、体の弱い人は病気や死といった反応を引き起こす。こんなことを言うと、「優生思想」と批判されそうですが、ウイルス感染症による死は、弱者を淘汰する自然のメカニズムの一つだと思うのです。ところが日本では、自然の摂理を拒み、医療現場では日頃から患者が死なないように必要以上に手を尽くしている。一見いいことに思えるが、本来、亡くなってもおかしくない身体的弱者も医療の力で生き永らえさせている。日本人の平均寿命は世界的にも高い水準ですが、医療によって生み出された砂上の楼閣のようなものです。こうして人類だけ自然淘汰が働かなくなり、生物的な弱者が増えているのです。他の動物は、自然淘汰により種そのものが強化されるが、人類は自ら絶滅への道を歩んでいるようなものです。そして新型コロナの感染拡大に伴って、こうした流れはさらに加速している……。「新しい生活様式」はその実、箱に入って閉じこもって生きることに等しい。果たして、それで生きていると言えるのでしょうか。

小林　延命を第一に考える日本の医療の問題点が、コロナによって鮮明に浮かび上がったわけだけど、萬田さんの診療所では、人生の最期を迎える患者さんにどう対応しているんですか？

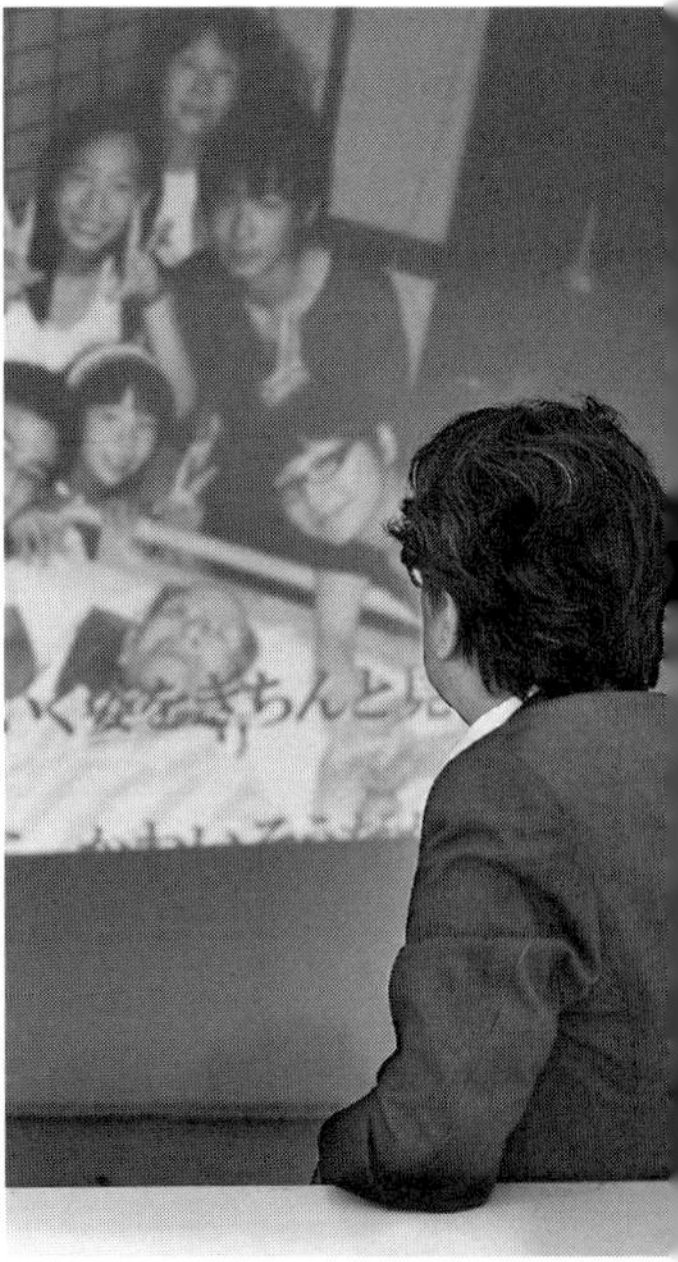

萬田　多くの日本人の死生観では、お年寄りは「健康で長生きしたい」と言うけれど、100歳まで生きてご飯を食べて、歩いてトイレに行けて、自分のことを自分でできる人はごく稀です。前日まで元気で好きなことをやって、翌朝には死んでいた……「ピンピンコロリ」をみんな望むけれど、そんな最期を迎えられる日本人は実は1％もいません。

小林　なぜ、そんなに少ないの？

萬田　まず、高齢者のほとんどが、ピンピンコロリにならない薬を飲んでいるからです。そして、医者がもっとも嫌がるのもピンピンコロリなんですよ。医療はデータを基に成り立ってお

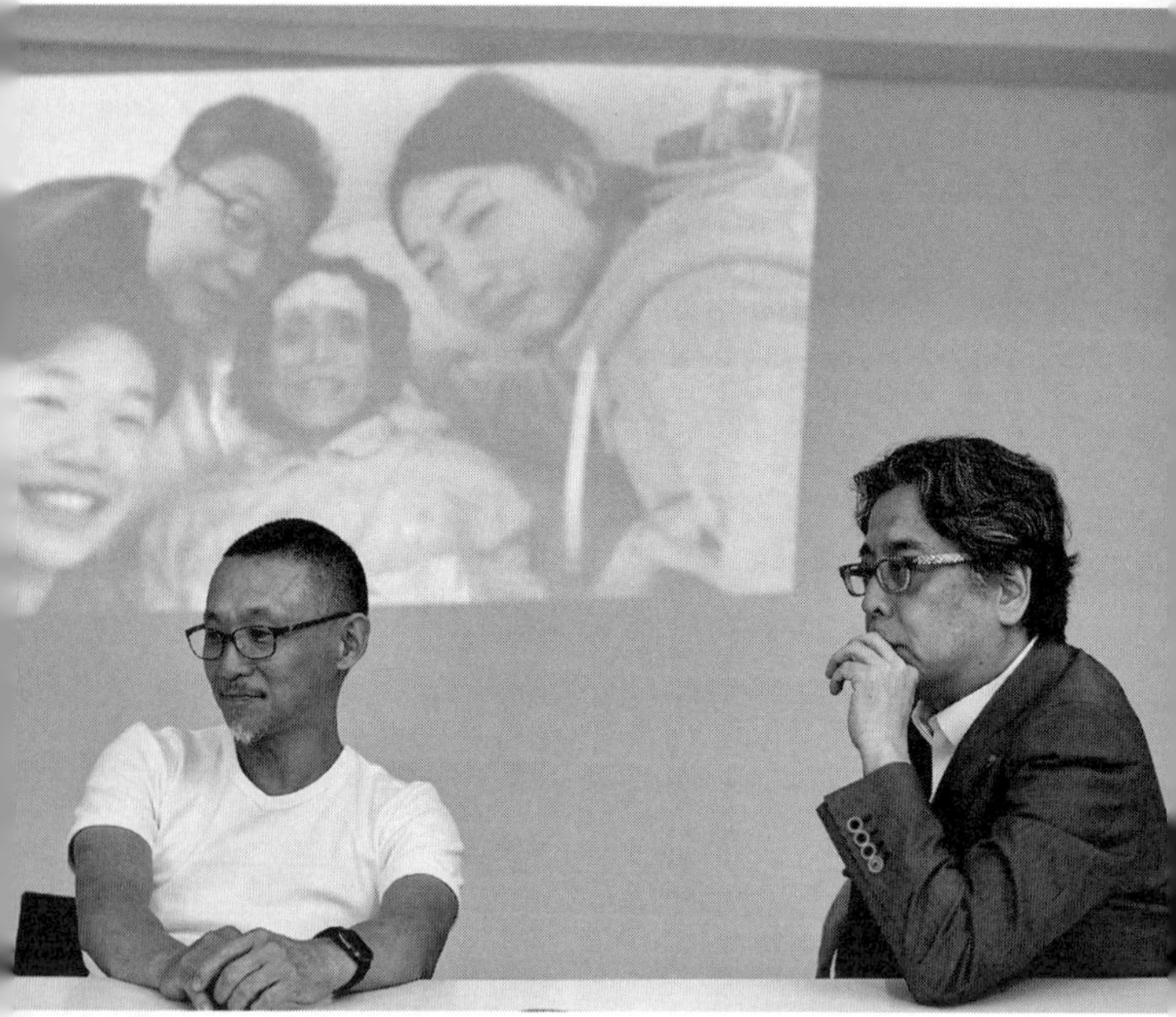

り、死亡率が低く、生存率が高いのがいい治療とされる。これも一見よさそうに思えるが、実情は、「患者の心臓さえ動いていればいい」ということになっている。医療の世界では患者が大きな苦痛を感じていようが、認知症になろうが、心臓さえ動いていれば生きていることになるんです。そして、心臓が動いている時間が長ければ長いほど、医者は「あなたはこの治療を続けるべきだ」と患者を説き伏せるようになる。だから、日本の医療システムの中では、お年寄りが「健康で長生きしたい」と願って、その願いが最高にうまくいった場合、大きな病気にはなりません。しかし、脳は老化するので、生き永らえれば「認

知症になるまで、長生きできました」ということになる……。みなさんの「健康で長生き」という願いのゴールは、「認知症になるまで生きられた」ということなのです。

小林　認知症にだけは絶対になりたくないなぁ……。

萬田　医者は患者を認知症にしようとしているわけではなく、患者を救おうと日夜、頑張っているのも事実です。ところが、日本の医療ではたいていい同じゴールに行きついてしまう……。皮肉な言い方ですが、日本では認知症になれるくらい、患者は長く生きていられる。例えば、高齢になると血圧を下げる薬を飲むようになりますよね。だけど、加齢によって血管が硬化してしまい、血圧を上げないと脳のすみずみまで血液は流れず、認知症になりやすくなってしまう。一方、心臓は血圧を下げた方が長く動いてくれる。医者は患者を救いたいので、とにかく長く生きていてほしいし、そのためには心臓が動いてくれなければならない。そこで、心臓のために薬で血圧を下げる……日本で認知症が増えるのは当然の結果です。日本人の2人に1人はがんになるので、2分の1の確率でがんになるが、がんにならない残り半分は認知症になれるということ。身も蓋もない言い方だけど、ピンピンコロリなんて、日本の医療システムでは医者がもっとも嫌う死に方なので不可能です。でも、僕の患者さんはがん患者がほとんどですが、みんなピンピンコロリを目指して、半数は亡くなる前日まで歩いているし、喋っているし、好きなことをしてます。

小林　何だか楽しげで、わしが想像していた終末医療のイメージと全然違う。

萬田　知らないだけで、そういう世界もあるということです。日本では進行がんの患者さんは、たとえ本人が「家に帰りたい」と望んでもほとんどの場合、許してもらえませんが、僕の患者さんはそれを家族が許してくれた幸せな人ばかり。割合にすれば、進行がん患者全体の数パーセントでしょうね。

小林　本人が望んでいるんだから、家に帰らせてあげればいいじゃないか。

萬田　少しでも長く生きさせることが使命になっているので、医者はいい顔はしませんよ。ただ、意外かもしれませんが、実は、医者より患者さんの家族の方が「少しでも長生きしてもらいたいから」と、自宅に帰るのを引き止めている。患者さんが辛いと感じているのは、がんの苦痛でも、死そのものが辛いからでもなく、好きなように生きられていないことなんです。僕は患者さんに好きなことを自由にやってもらっているので、「辛い」とか「もう死にたい」とかは言わず、「もっと生きたい」と目を輝かせます。実際、医者が宣告した余命よりもかなり長く生きることがほとんどなんですよ。

小林　ただ長く生きるのではなく、本当に好きなことをしているから嬉しそうだよね。亡くなる数日前の動画で、患者さんがビールやタバコをうまそうにのんでいるのにはかなり驚いたけど（笑）。

萬田　病院に入院していれば当然、酒やタバコは禁じられるし、風呂にさえ入れなかったりします。それは医者が患者の心臓がただ動いていることを目指しているからで、延命のリスクになるようなことは絶対にさせないんです。患者さん本人の人生なのに、大事な人生の最終章のシナリオを本人に書かせずに、「少しでも長生きしてほしいから」と家族が取り上げて、医者に渡

入院していた病院から自宅に戻り、医師に禁じられていたビールを美味しそうに飲む末期がんの患者。萬田医師は、自分の患者が望む行動を許し、最後までその人らしく人生を生きることを支援している

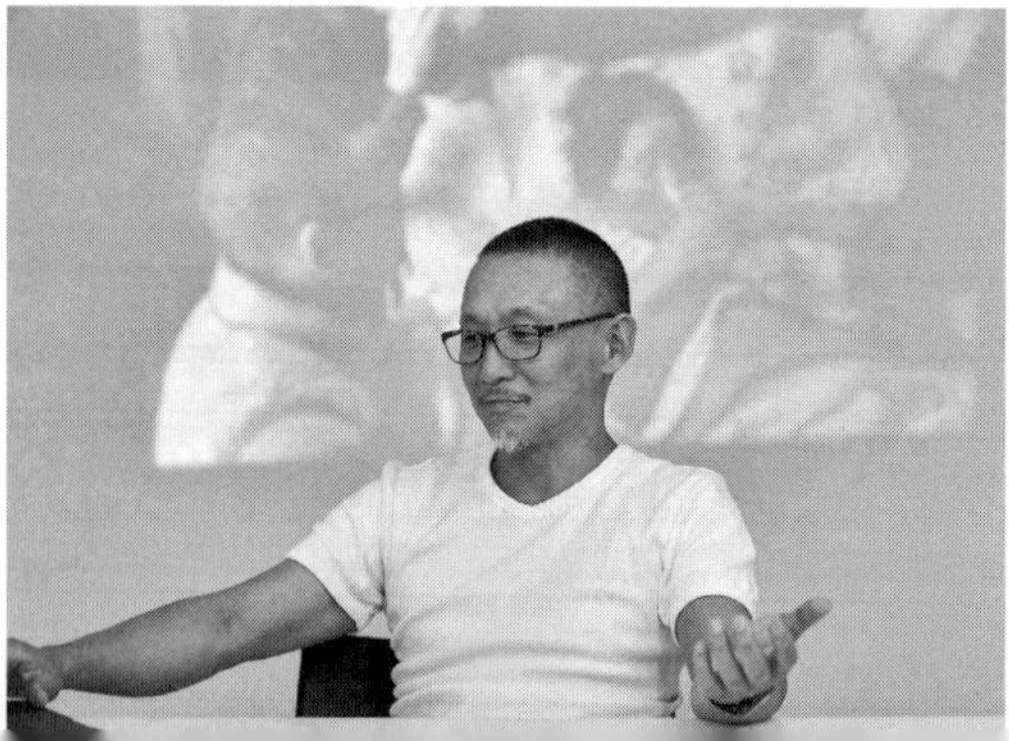

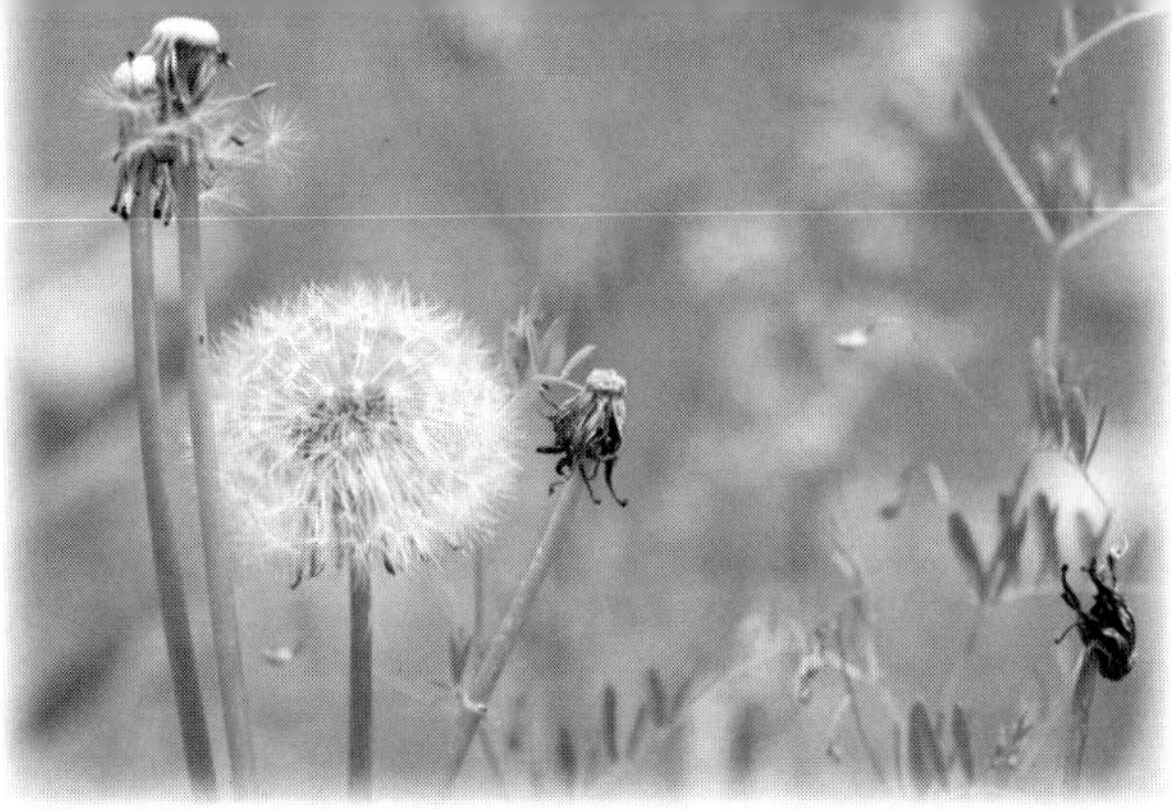

してしまう……これが日本人の大多数の人生最期に起きている現実なのです。でも、当然ですが、死なないシナリオが成功した試しなんてなく、日本人の95％は人生最期のシナリオがうまくいかず失敗し、辛い思いを抱えて死んでいく。だから、僕は患者さん自身にシナリオを書いてもらい、徹底的に本人の好きにさせている。亡くなる直前に奥さんと広島へ3泊4日の旅行に出掛けた患者さんもいました。腹部から出血が止まらないし、旅先で逝ってしまわないかと心配もしたけれど、人間ってたいしたものでちゃんと帰ってくるんですよ。そして、帰宅した翌日に亡くなった。人生を最期まで生き抜くとは、こういうことを言うんでしょうね。本人の好きにさせようとすると、患者さんの家族は「認知症だから」「高齢で判断力が落ちているから」と反対する場合が多いけれど、イエスかノーかを本人が言えれば、記憶力は低下していても判断力はある。本人の意志を聞いてあげないのは可哀想ですよ。

小林　旅行から帰った患者が亡くなった直後、家族が涙しながらも、みんな笑顔だった動画が印象的です。家族の死をきちんと受け入れたからなんでしょうね。生への執着を持ちすぎる方が苦しむことになるんじゃないか。一方、患者さん本人も旅行から無事に帰ってきたら翌日に亡くなる……まるで計ったかのような人生の最終章だな。

萬田　人間は老化すれば体も衰えるし、がんの一つくらいできます。それなのに、健康診断やがん検診で、それほど問題ではないのに「病気」というレッテルを貼ることは、無理に病人に転落させているようなもの。もちろん、若い人や検査を望む人はがん検診を受けて、早期発見・早期治療した方がいいが、70歳以上の高齢者には勧めません。本人が希望するなら検診すればいいが、国民全員を受診させてがんを撲滅しようとするのはどうかな、と思います。がんは人が亡くなっていくための〝時限爆弾〟みたいなもので、亡くなるのにちょうどいい頃合いにがんに罹る。僕からすれば、高齢になればなるほど、がんにならない人のほうが可哀想なくらい。それに、たとえ外科手術で切除しても、がんは基本的に転移するものだし、術後に問題が起きるリスクを抱えることになる。抗がん剤に至っては、がん細胞以外の健康な細胞まで殺してしまう。その結果、手術が成功しても患者は日に日に弱っていき、衰弱死してしまうことが多い。僕は外科医だった若い頃、病院でこうした辛く悲しい死をたくさん見てきました。そして、がんと闘わないこと、辛いのなら治療をやめてもいいことを患者さんに教わりました。自然に任せていても、がんでのたうち回って死ぬことなんてないし、苦痛があるなら、和らげる薬もある。結局、医者に「治療しないと大変なことになる」と脅されているだけです。医者の言う「大変なこと」って「死」なんです。治療しなくても人は死ぬけど、では、治療をすれば死なないんですか？　これでは詐欺ですよ。一方で、がん治療の大変さや辛さを知っているので「自分は検査や手術は受けない」という医者は多い。それでも、がんの手術や治療を受ける患者が大多数なのは、やはり死ぬのが恐いからでしょうね。

小林　専門家である医師に「大変なことになる」と、医療の素人である一般人が言われたら、そりゃ恐しいだろうな。

萬田　厚労省は健康診断やがん検診を受けるよう促しているけ

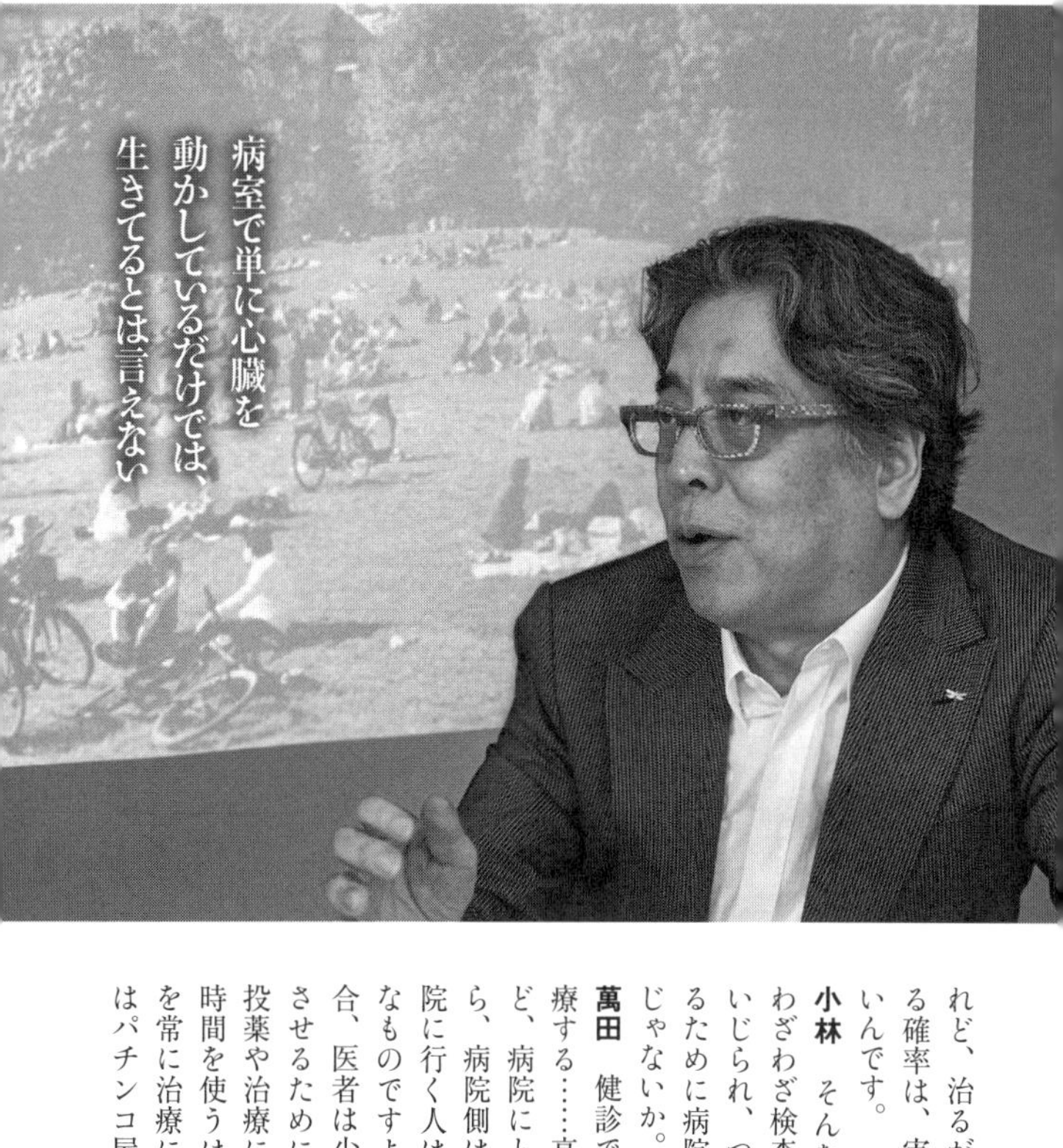
病室で単に心臓を
動かしているだけでは、
生きてるとは言えない

れど、治るがんが検査で見つかる確率は、実は1%にも満たないんです。

小林　そんな低い確率なのに、わざわざ検査を受けて、体中をいじられ、ついには切り取られるために病院に行くようなものじゃないか。

萬田　健診で病気を見つけ、治療する……高齢になればなるほど、病院にとっては金づるだから、病院側は大歓迎ですよ。病院に行く人は、貢いでいるようなものですよね。進行がんの場合、医者は少しでも生き永らえさせるために、抗がん剤などの投薬や治療に患者さんの残りの時間を使うけれど、稼いだ時間を常に治療に費やしているさまはパチンコ屋にずっといるようなものです。フィーバー（大当たり）を期待しながら、玉がなくなるまでパチンコをやり続けるように……亡くなるまで治療が続く。一方、僕の患者さんは今ある玉（余命）を、自宅で一日1個ずつ使っていき、玉がなくなったら人生を終える。そんなイメージです。

小林　今の日本では、病院で死ぬことが当たり前になりすぎているが、病院にいると単に心臓を動かしているだけで、生きているとはとても言えない。

萬田　入院している患者に、家族は「頑張れ」と言い、患者が頑張ると「もっと頑張れ」と言う。最後には、家族は掛ける言葉がなくなり、患者はいくら頑張っても終わりが見えないから、家族と話さなくなる。バカらしくなってしまうんですね。こんな人生の最終章では「いい人生だった」なんてとてもじゃないが思えませんよ。僕は、患者さんが生きているうちにきちんと「ありがとう」を言って、お別れすることが大事だと思っています。これが言えないと、家族は患者さんに少しでも長く生きてほしいという考えから離れられない。「頑張れ」しか言えないより、「ありがとう」のひと言が言えれば、いろんなことをしてあげられるのに。

小林　なぜ、日本人はこれほど死を恐れるようになったのか？

萬田　そもそも、日本人は死について考えたくないようです。多くの国ではいつ死んでしまうか分からない環境に人々が生きているから、宗教が暮らしの中に根ざし、国民の信仰心も厚い。ところが、日本では戦争が起きたり、突然誰かに殺されたりする心配がほとんどないから、諸外国のように宗教がなくても平気です。日本では理不尽な死に方で突然人生が終わることは稀だから幸せかもしれないけれど、その分、死について考えていないから「こんなはずじゃなかった」と、人生の最期は辛くなってしまう。内戦中の国や発展途上国では、そもそも死が日常に潜んでいるから身近で、それゆえに人々は確固たる死生観を持っている。何かあっても延命治療なんてされないので、人生の最期はある意味ラクですよ。

小林　もともと、わしは生に執着していない。喘息持ちで、子供の頃に親から「あんたは20歳まで生きられない」と言われ続けてきたからね。だから、『モーニングショー』の玉川徹（テレビ朝日報道局員）が主張する「生命至上主義」は正直、まったく理解できないんだよ。

萬田　何をもって「生きる」と定義するか。ただ、心臓が動いていればいいのなら、患者の人生を否定してしまう病院の医療と大差ありません。とはいえ、日本の医者は、各々の専門領域で患者を救うために使命感をもって頑張っているのも事実。医者になっているくらいだから、弱い者に寄り添いたいし、目の前の患者を一生懸命救おうとする。ただ、患者の人生の一瞬一瞬でいくら救っても、最後には必ず死ぬということを、自分の専門領域でしか患者に接しない医者たちはあまり理解していない。その結果、医者は「救っていれば患者は死なない」と考えるようになり、日本の医療に延命治療が蔓延することになった。個々の医者は仕事を全うしているし、それは間違っていない。ところが、各論は合っているのに、総論では不正解となる「合成の誤謬」を招いているわけです。仮に、一人の患者に一人の医者が専任となり、患者の人生の最期まで面倒を見ると考えれば、こうしたことにはならないでしょうね。

小林　前作『コロナ論01』で展開した「コロナは恐くない」という主張には反論もあったが、論理的なものはほとんどなく、感情論ばかりが目立った。〝コロナ脳〟の人からすれば、コロナが恐くないウイルスで人々が普段どおりに活動すると、自分の生命を脅かされたような気持ちになるんだろうね。ここにも日本人の自分さえ生き永らえればいいという、エゴイスティックな死生観が見てとれる。前作では、日本とは正反対に世界で唯一、コロナに対して「緩和政策」を続けるスウェーデンの死生観にも着目した。彼の国では日本と違って延命治療はせず、自分の口で食事ができなくなった高齢者には、徹底した嚥下訓練が行われる。介護施設ではお洒落を楽しむのはもちろん、酒が飲みたい人はよほどの健康上の理由がない限り、飲んでも構わない。そして食事がとれなくなった高齢者には、無理な食事介助や水分補給を行わず、自然なかたちで最期を看取る……萬田さんとほぼ同じことをやっているわけです！　死は自然現象の一部であり、ただ生き永らえるのを是とせず、恐れることなく死を自然なかたちで受け入れる死生観が、こうした高齢者福祉を実現させている。

萬田　僕が在宅緩和ケア医として築いてきた死生観は、自分のオリジナルのつもりでしたが、スウェーデン人の死生観には通底するものを感じますね。

小林　スウェーデンは感染拡大当初こそ、高齢者施設で多くの死者を出したが、コロナの収束を受けて現在では施設を開放し、お年寄りが外で楽しそうに遊んでいる。スウェーデンでは今やマスクをつけている人なんて一人もいないし、過剰なソーシャル・ディスタンスを取ることもなく、日常を取り戻している。ところが、こうした事実はまったく報道されない。

萬田　コロナに対して多くの問題を先送りしてきた日本は、スウェーデンの成功例を知っていても、感染症対策を180度変えることはできないから敢えて触れないようにしているのでしょう。春にスウェーデンがコロナに対して、他の欧州諸国のようにロックダウンはせず、緩和政策を行っているのを知り、僕はスウェーデンの一人勝ちになるだろうと思っていました。ところが、一時的に死者が増えた2020年4～5月頃にEU諸国から激しく批判され、7月にスウェーデン公衆衛生庁が首都ストックホルムで集団免疫を獲得したことを宣言すると、今度は一転して黙殺した。それでもスウェーデンの姿勢は揺るがない。ある意味一人勝ち状態ですが、日本のテレビや専門家も認めませんね。

小林　わしが一番腹が立ったのは、「若者が仕事や遊びのために外出すると、高齢者に感染させる」と、テレビで批判していたことだ。まったく逆だよ！　活動的な若者にはどんどん働き、遊んでもらって経済を回し、集団免疫を獲得してもらうべきだ。同時に重症化リスクの高い高齢者を心配する人は、彼らを自己隔離させればいい。若者の行動を諌めて、社会全体の活力を奪ってどうする！

萬田　そうですね。逃げたい人は自己隔離して、逃げればいい。でも、若者やコロナを恐れていない人まで巻き添えにしないでほしい。日本では政治家も投票に行く有権者も高齢者だから、高齢者優先の政策にならざるを得ない。日本の感染症対策はスウェーデンと正反対ですからね。問題を先送りしているから、コロナの収束は世界でもっとも遅くなる可能性すらあります。

小林　それは困る！　あまりに普段の生活が息苦しいし、世間に蔓延する「コロナ恐い全体主義」の空気に辟易しているんだから。

萬田　経済が相当落ち込んだら、日本の空気も変わるかもしれません。ただ、そうなってからでは、すでに手遅れでしょう……。そうならないためにも、小林先生には頑張ってもらわないと！

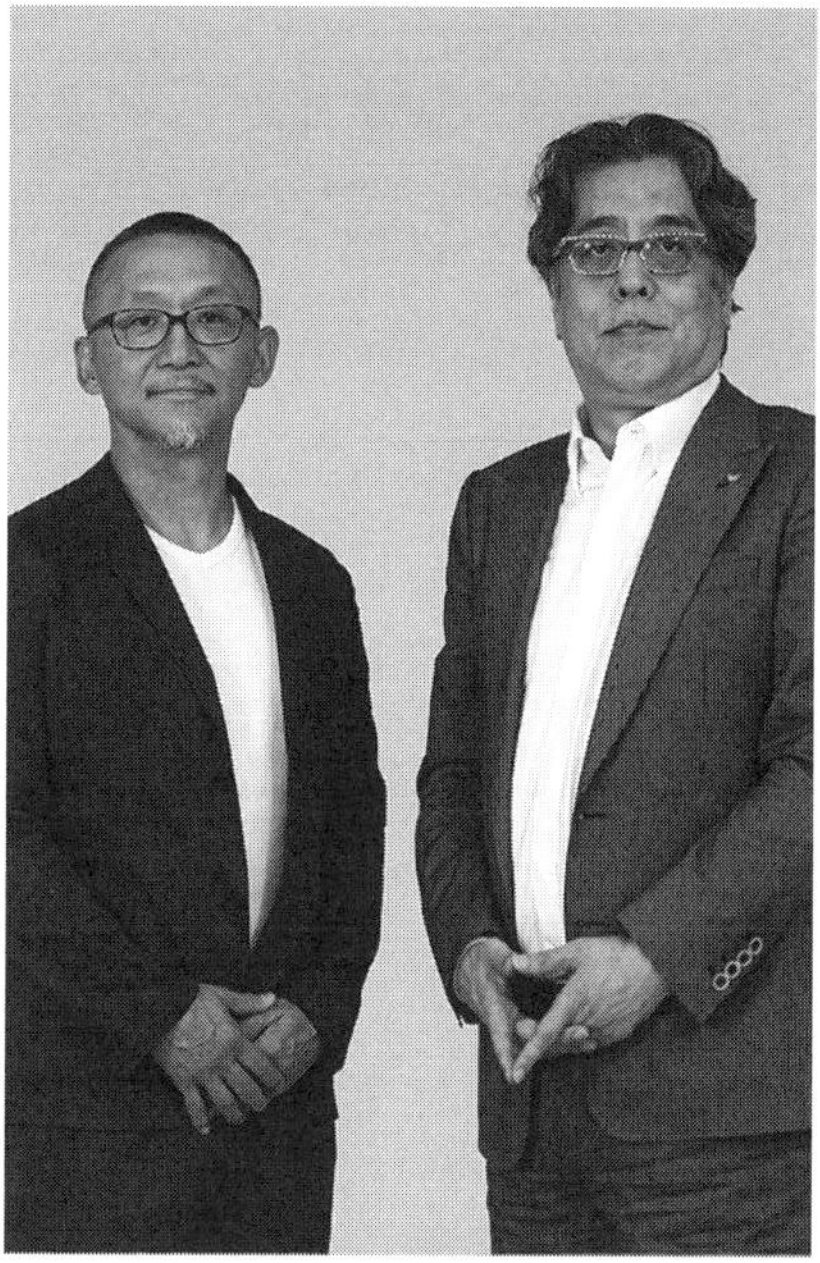

構成／齊藤武宏　撮影／八尋研吾　写真／EPA=時事　朝日新聞社　産経新聞社　AFP=時事

ゴーマニズム宣言 SPECIAL

コロナ論02

第14章　神の与え賜うし呼吸

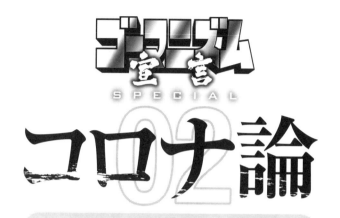

アメリカ人は基本的にマスクが嫌いだ。

マスク姿には病弱なイメージがあって、日本人がマスクをしているのを馬鹿にしていた。

トランプ大統領は新コロを侮っていたし、マスクはリーダーとしての雄々しさがなくなるから絶対しなかった。

そもそも欧米人は相手の口もとを見て発音を確認しながら会話をするから、マスクで口もとを隠すのは不安を感じる。

マスクをするのは強盗のイメージになる。

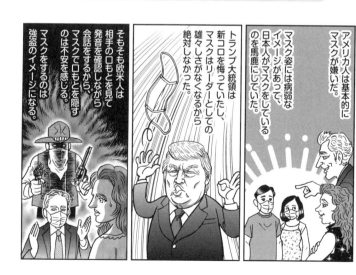

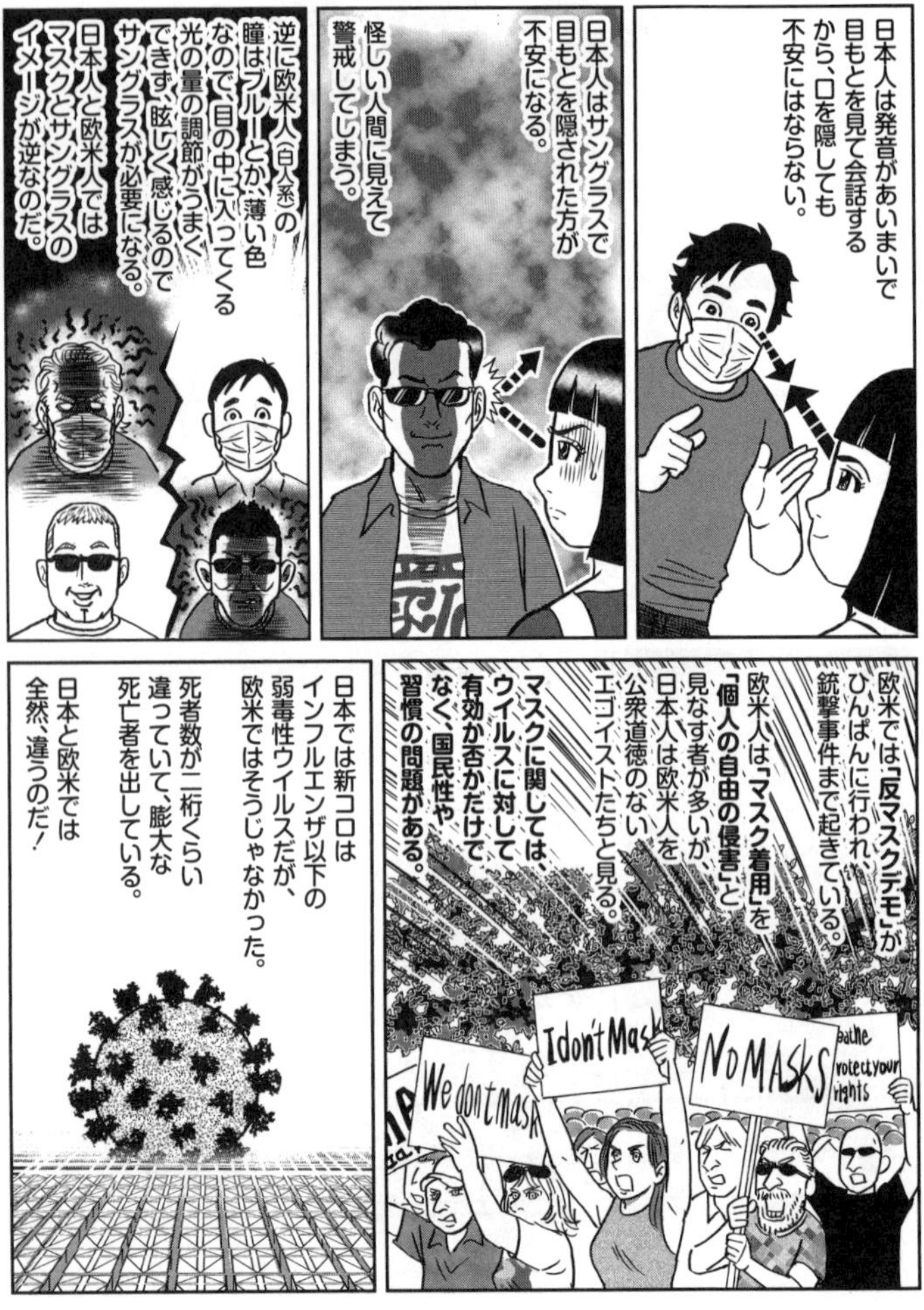
日本人は発音があいまいで目もとを見て会話するから、口を隠しても不安にはならない。

日本人はサングラスで目もとを隠された方が不安になる。

怪しい人間に見えて警戒してしまう。

逆に欧米人(白人系)の瞳はブルーとか、薄い色なので、目の中に入ってくる光の量の調節がうまくできず、眩しく感じるのでサングラスが必要になる。

日本人と欧米人ではマスクとサングラスのイメージが逆なのだ。

欧米では「反マスクデモ」がひんぱんに行われ、銃撃事件まで起きている。

欧米人は「マスク着用」を「個人の自由の侵害」と見なす者が多いが、日本人は欧米人を公衆道徳のないエゴイストたちと見る。

マスクに関しては、ウイルスに対して有効か否かだけでなく、国民性や習慣の問題がある。

NO MASKS
I don't Mask
We dont mask
日本では新コロはインフルエンザ以下の弱毒性ウイルスだが、欧米ではそうじゃなかった。

死者数が二桁くらい違っていて、膨大な死亡者を出している。

日本と欧米では全然、違うのだ！

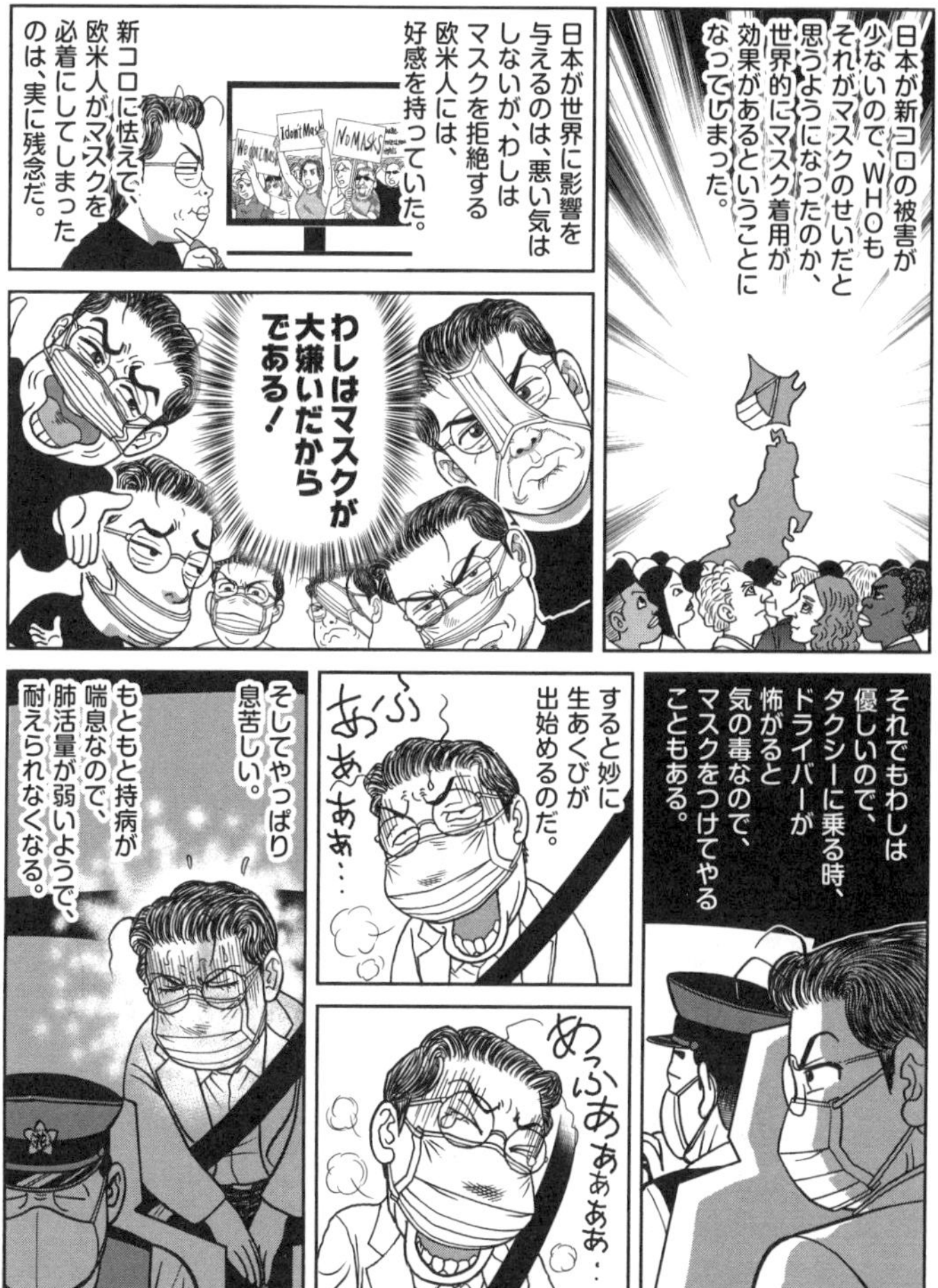
日本が新コロの被害が少ないので、WHOもそれがマスクのせいだと思うようになったのか、世界的にマスク着用が効果があるということになってしまった。

日本が世界に影響を与えるのは、悪い気はしないが、わしはマスクを拒絶する欧米人には、好感を持っていた。

新コロに怯えて、欧米人がマスクを必着にしてしまったのは、実に残念だ。

わしはマスクが大嫌いだからである！

それでもわしは優しいので、タクシーに乗る時、ドライバーが怖がると気の毒なので、マスクをつけてやることもある。

すると妙に生あくびが出始めるのだ。

あふあああ…

めっふあああああ…

そしてやっぱり息苦しい。

もともと持病が喘息なので、肺活量が弱いようで、耐えられなくなる。

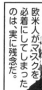

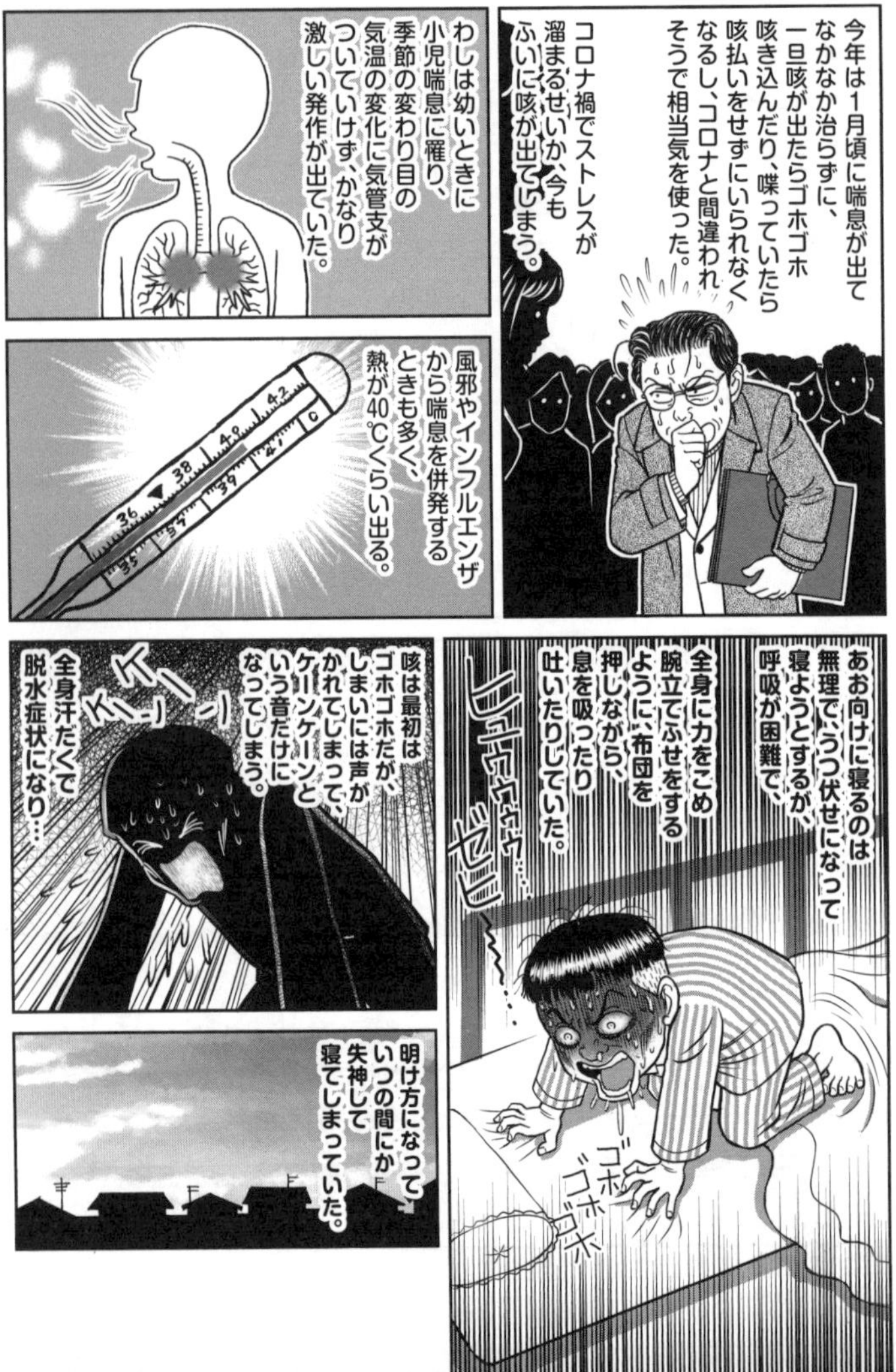
今年は1月頃に喘息が出てなかなか治らずに、一旦咳が出たらゴホゴホ咳き込んだり、喋っていたら咳払いをせずにいられなくなるし、コロナと間違われそうで相当気を使った。

コロナ禍でストレスが溜まるせいか、今もふいに咳が出てしまう。

わしは幼いときに小児喘息に罹り、季節の変わり目の気温の変化に気管支がついていけず、かなり激しい発作が出ていた。

風邪やインフルエンザから喘息を併発するときも多く、熱が40℃くらい出る。

あお向けに寝るのは無理で、うつ伏せになって寝ようとするが、呼吸が困難で、
全身に力をこめ腕立てふせをするように、布団を押しながら、息を吸ったり吐いたりしていた。

ヒュウウウウ…

ゼヒ〜…

ゴホゴホゴホ
咳は最初はゴホゴホだが、かれてしまって、しまいには声がケーンケーンという音だけになってしまう。

全身汗だくで脱水症状になり…

明け方になっていつの間にか失神して寝てしまっていた。

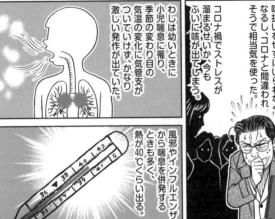

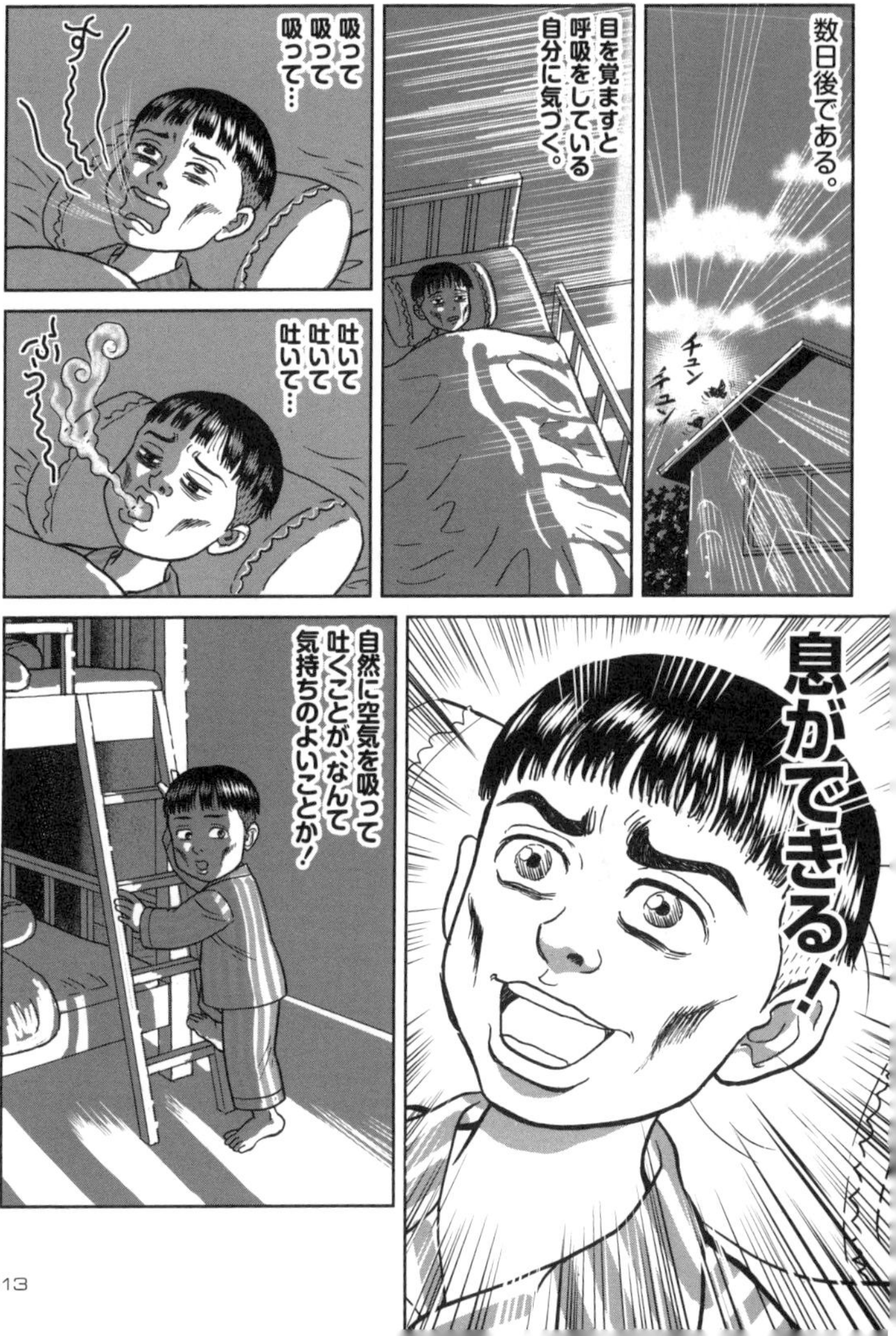

数日後である。
チュン
チュン
目を覚ますと呼吸をしている自分に気づく。
吸って吸って吸って…
す〜〜〜
吐いて吐いて吐いて…
ふう〜〜〜
息ができる！
自然に空気を吸って吐くことが、なんて気持ちのよいことか！

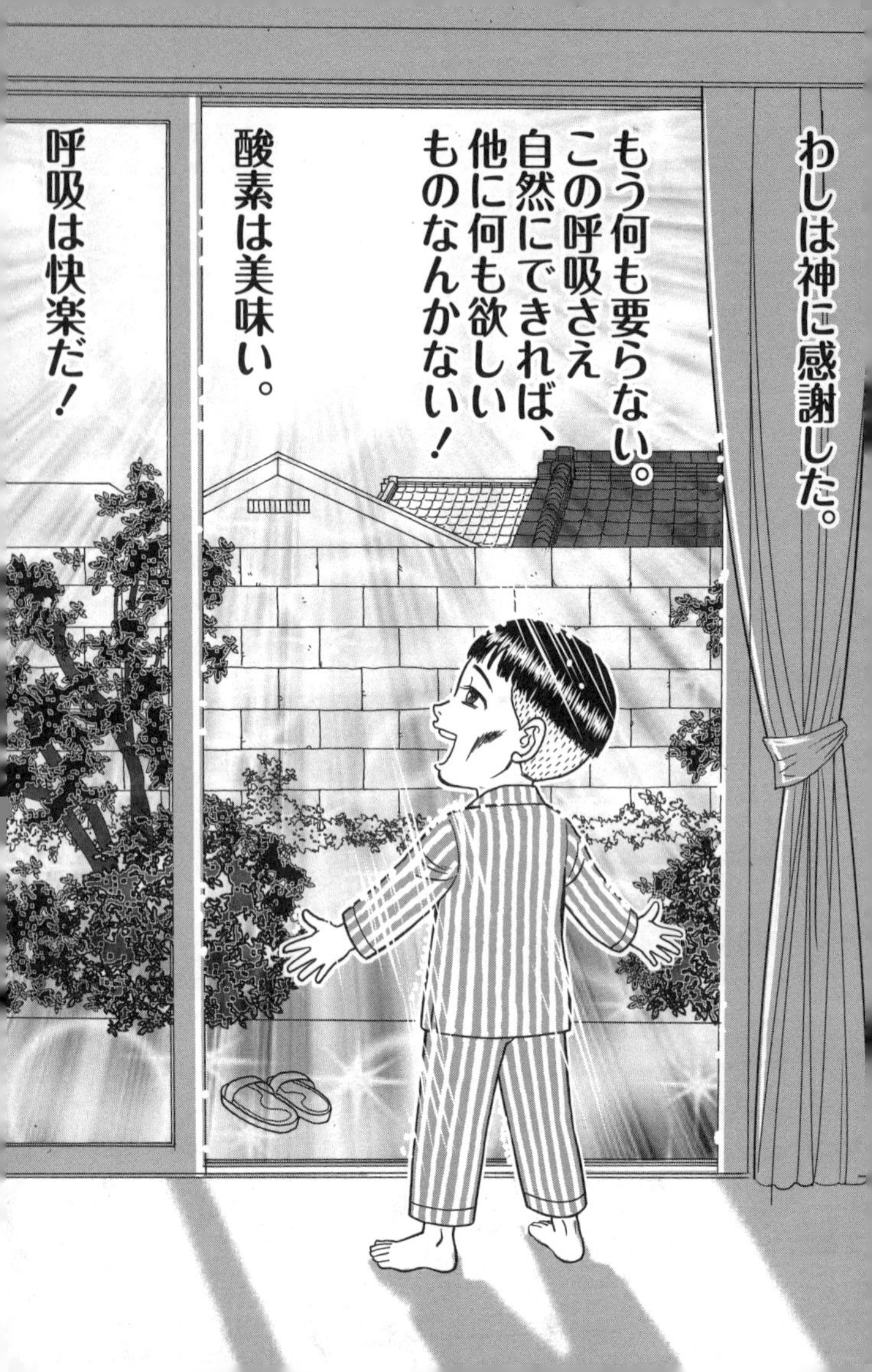
わしは神に感謝した。
もう何も要らない。
この呼吸さえ
自然にできれば、
他に何も欲しい
ものなんかない！
酸素は美味い。
呼吸は快楽だ！

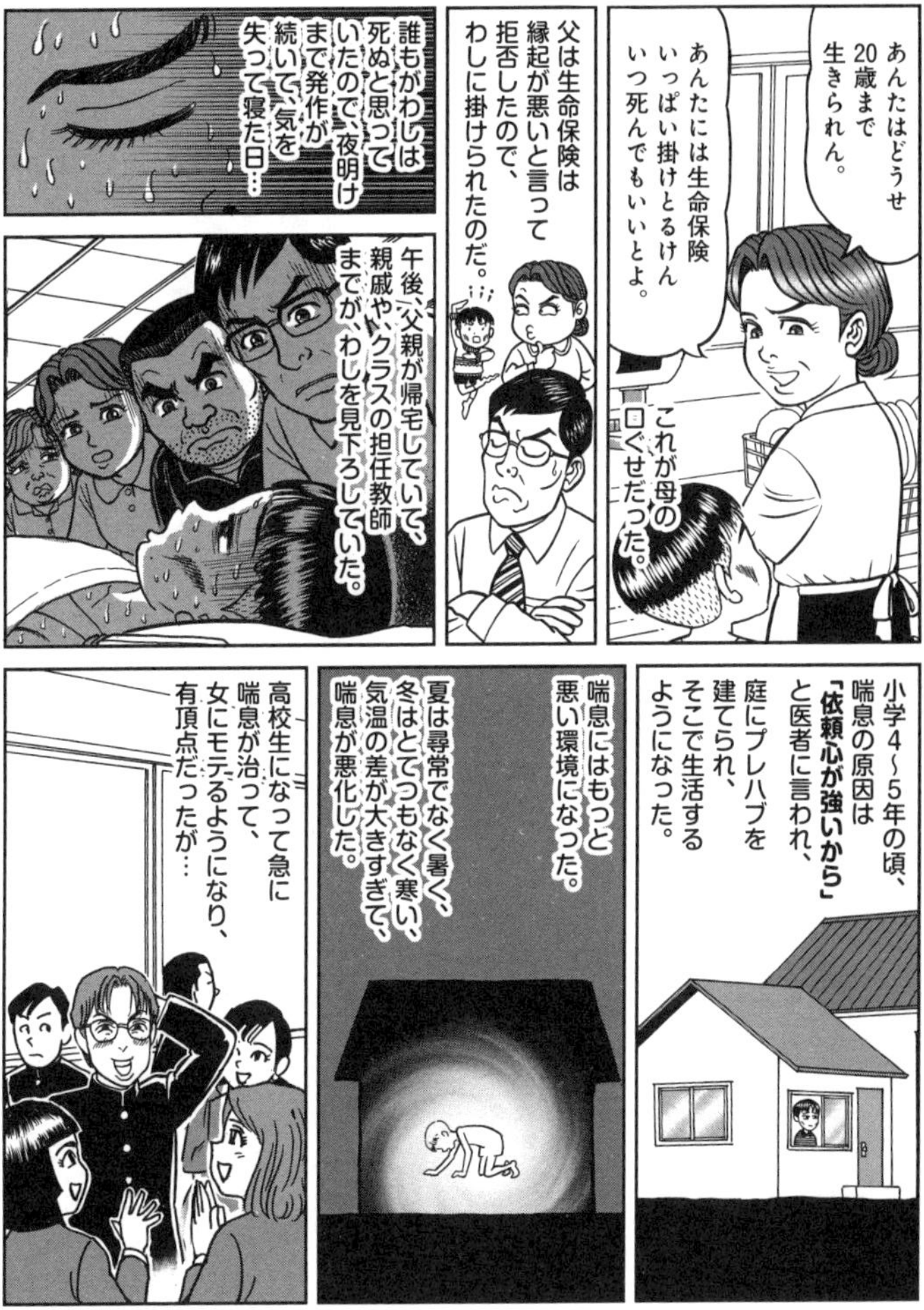

あんたはどうせ20歳まで生きられん。

あんたには生命保険いっぱい掛けとるけんいつ死んでもいいとよ。

これが母の口ぐせだった。

父は生命保険は縁起が悪いと言って拒否したので、わしに掛けられたのだ。

誰もがわしは死ぬと思っていたので、夜明けまで発作が続いて、気を失って寝た日…

午後、父親が帰宅していて、親戚や、クラスの担任教師までが、わしを見下ろしていた。

小学4～5年の頃、喘息の原因は「依頼心が強いから」と医者に言われ、庭にプレハブを建てられ、そこで生活するようになった。

喘息にはもっと悪い環境になった。

夏は尋常でなく暑く、冬はとてつもなく寒い、気温の差が大きすぎて、喘息が悪化した。

高校生になって急に喘息が治って、女にモテるようになり、有頂点だったが…

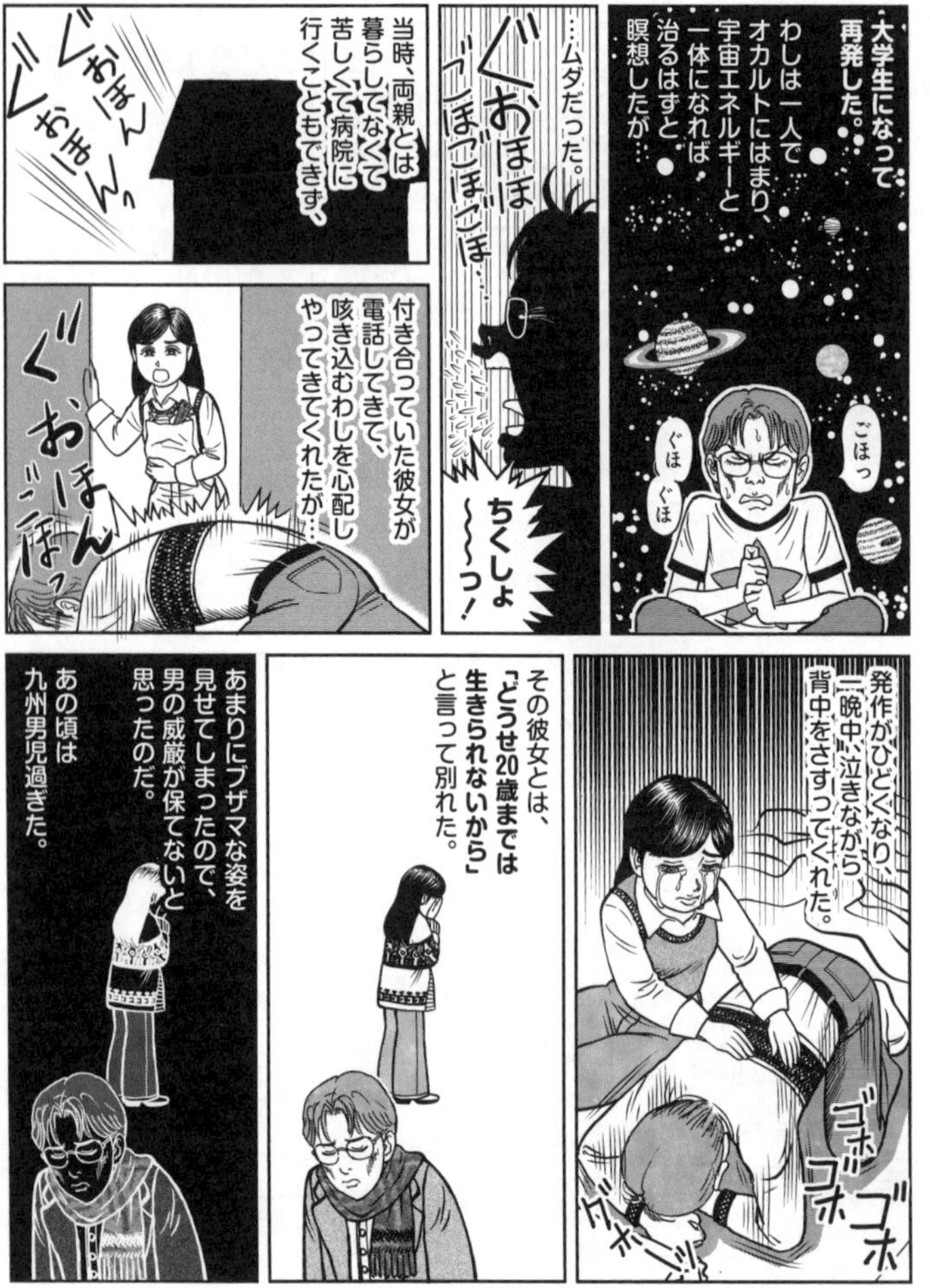
大学生になって再発した。
わしは一人でオカルトにはまり、宇宙エネルギーと一体になれば治るはずと瞑想したが…
ごほっ
ぐほ ぐほ
…ムダだった。
ぐおほほごほごほごほ…
ちくしょ〜〜〜っ！
当時、両親とは暮らしてなくて苦しくて病院に行くこともできず、
ぐおほん
ぐおほん
付き合っていた彼女が電話してきて、咳き込むわしを心配しやってきてくれたが…
ぐおほん
発作がひどくなり、一晩中、泣きながら背中をさすってくれた。
ゴホゴホゴホ
その彼女とは、「どうせ20歳までは生きられないから」と言って別れた。
あまりにブザマな姿を見せてしまったので、男の威厳が保てないと思ったのだ。
あの頃は九州男児過ぎた。

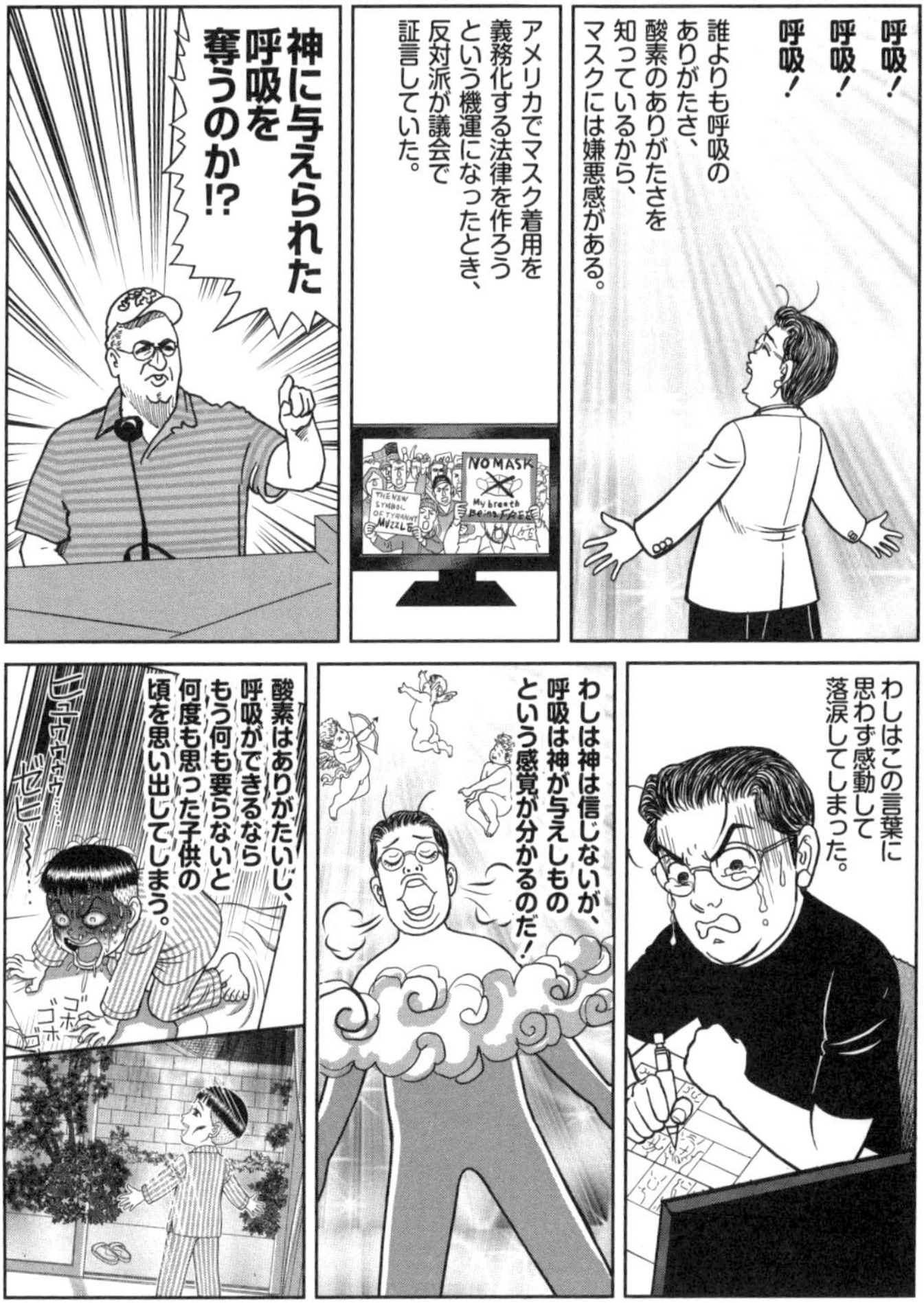

呼吸！

呼吸！

呼吸！

誰よりも呼吸のありがたさ、酸素のありがたさを知っているから、マスクには嫌悪感がある。

アメリカでマスク着用を義務化する法律を作ろうという機運になったとき、反対派が議会で証言していた。

NO MASK
THE NEW SYMBOL OF TYRANNY MUZZLE
神に与えられた呼吸を奪うのか!?

わしはこの言葉に思わず感動して落涙してしまった。

わしは神は信じないが、呼吸は神が与えしものという感覚が分かるのだ！

ヒュウウウウ…

ゼヒ～…

ゴホ ゴホ
酸素はありがたいじ、呼吸ができるならもう何も要らないと何度も思った子供の頃を思い出してしまう。

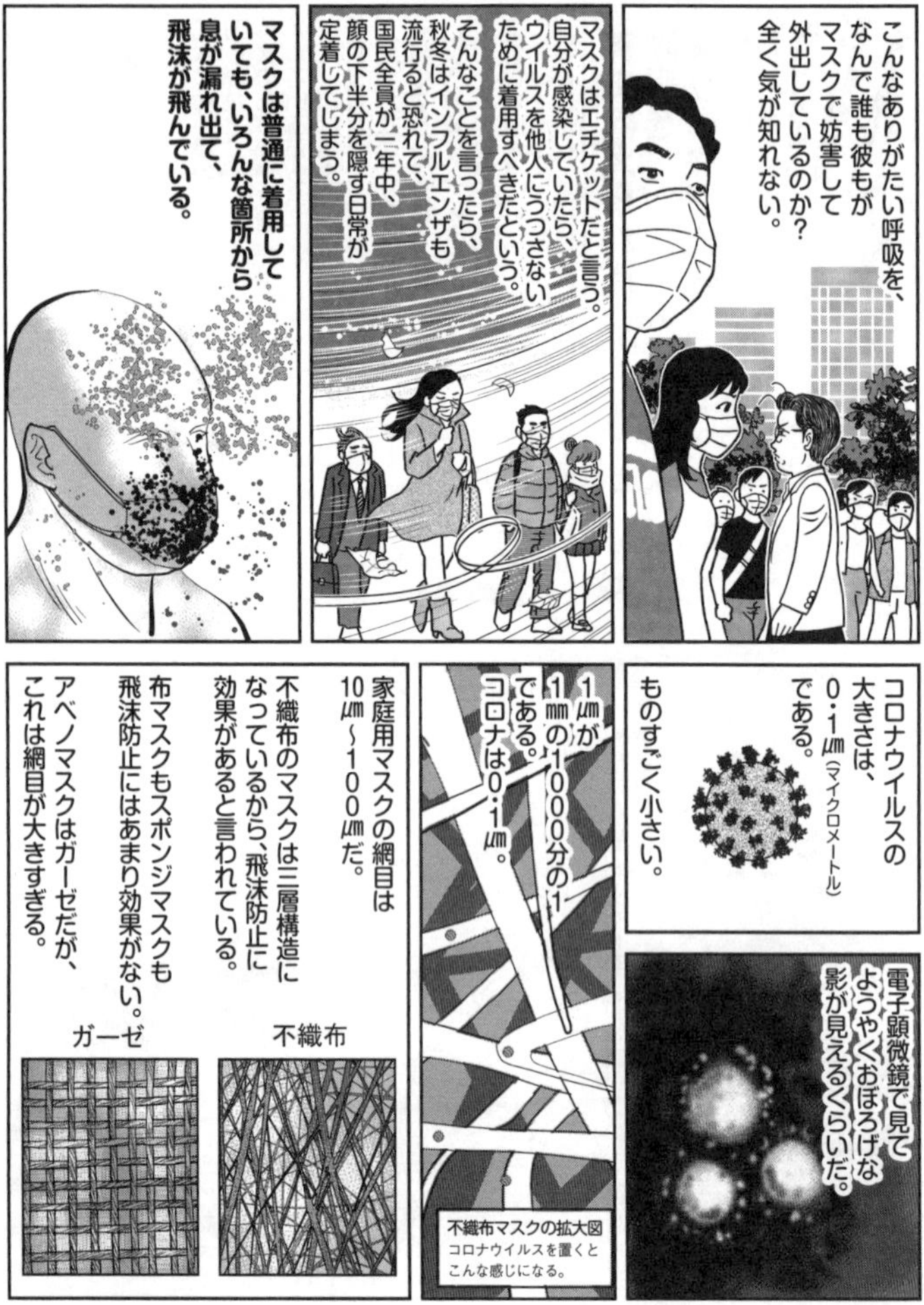
こんなありがたい呼吸を、
なんで誰も彼もが
マスクで妨害して
外出しているのか？
全く気が知れない。
マスクはエチケットだと言う。
自分が感染していたら、
ウイルスを他人にうつさない
ために着用すべきだという。
そんなことを言ったら、
秋冬はインフルエンザも
流行ると恐れて、
国民全員が一年中、
顔の下半分を隠す日常が
定着してしまう。
マスクは普通に着用して
いても、いろんな箇所から
息が漏れ出て、
飛沫が飛んでいる。
コロナウイルスの
大きさは、
0・1㎛（マイクロメートル）
である。
ものすごく小さい。
電子顕微鏡で見て
ようやくおぼろげな
影が見えるくらいだ。
1㎛が
1㎜の1000分の1
である。
コロナは0・1㎛。
不織布マスクの拡大図
コロナウイルスを置くと
こんな感じになる。
家庭用マスクの網目は
10㎛～100㎛だ。
不織布のマスクは三層構造に
なっているから、飛沫防止に
効果があると言われている。
布マスクもスポンジマスクも
飛沫防止にはあまり効果がない。
アベノマスクはガーゼだが、
これは網目が大きすぎる。
不織布
ガーゼ

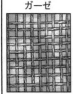

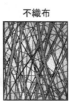

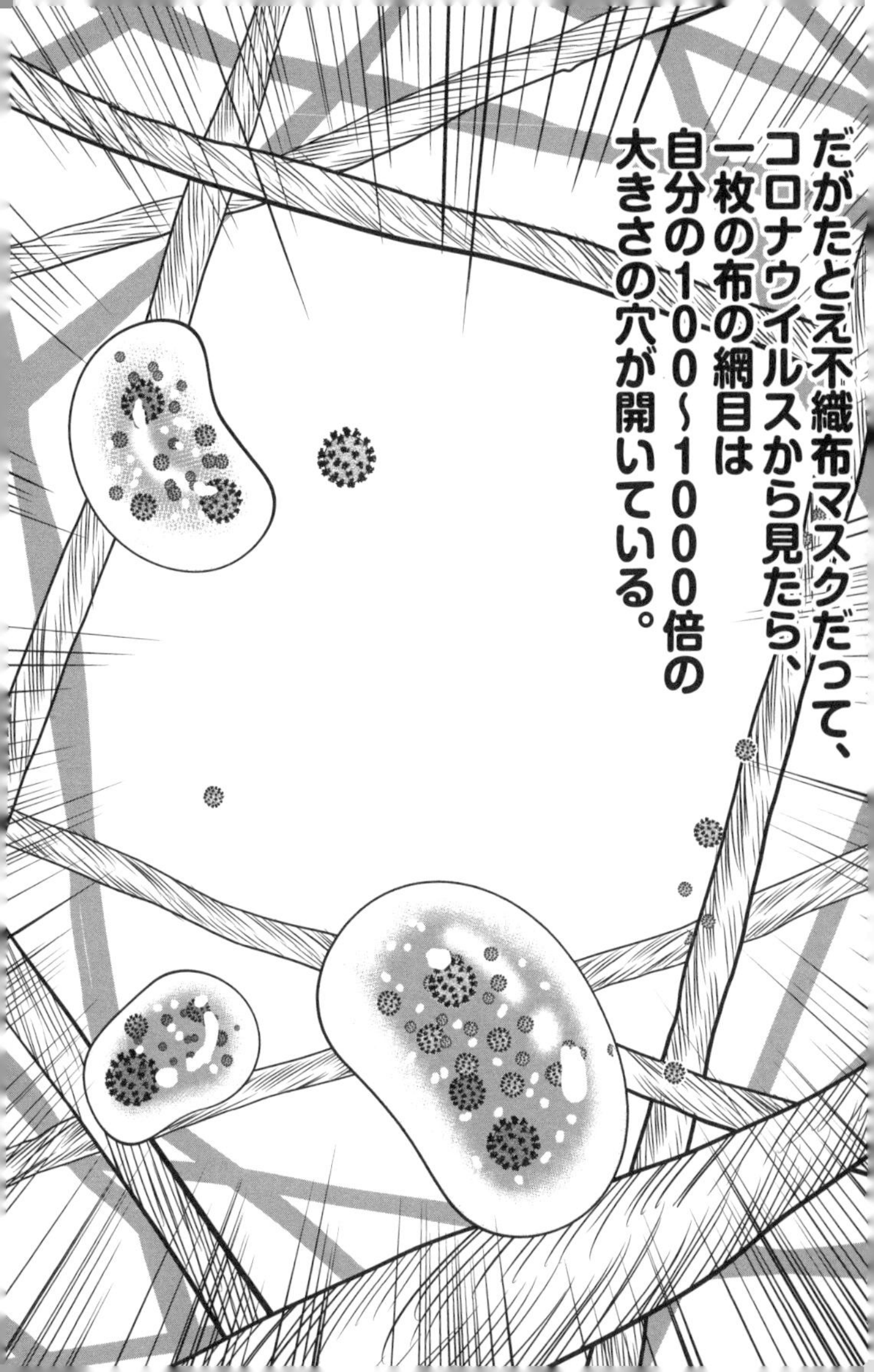
だがたとえ不織布マスクだって、
コロナウイルスから見たら、
一枚の布の網目は
自分の100~1000倍の
大きさの穴が開いている。

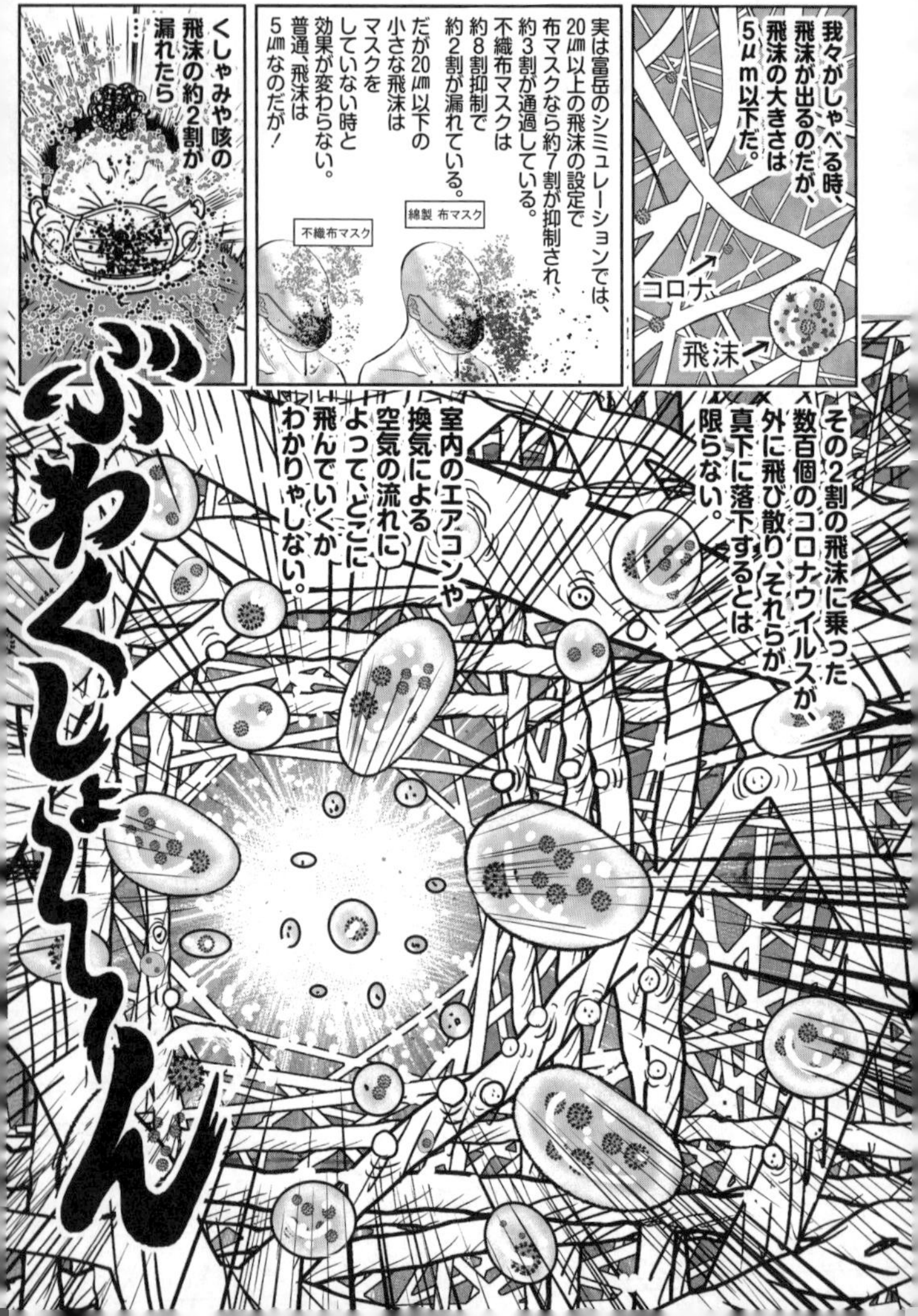
我々がしゃべる時、飛沫が出るのだが、飛沫の大きさは5μm以下だ。
コロナ
飛沫
実は富岳のシミュレーションでは、20μm以上の飛沫の設定で布マスクなら約7割が抑制され、約3割が通過している。不織布マスクは約8割抑制で約2割が漏れている。
だが20μm以下の小さな飛沫はマスクをしていない時と効果が変わらない。普通、飛沫は5μmなのだが！
綿製 布マスク
不織布マスク
くしゃみや咳の飛沫の約2割が漏れたら……
その2割の飛沫に乗った数百個のコロナウイルスが、外に飛び散り、それらが真下に落下するとは限らない。
室内のエアコンや換気による空気の流れによって、どこに飛んでいくかわかりゃしない。
ぶわくしょ〜〜ん

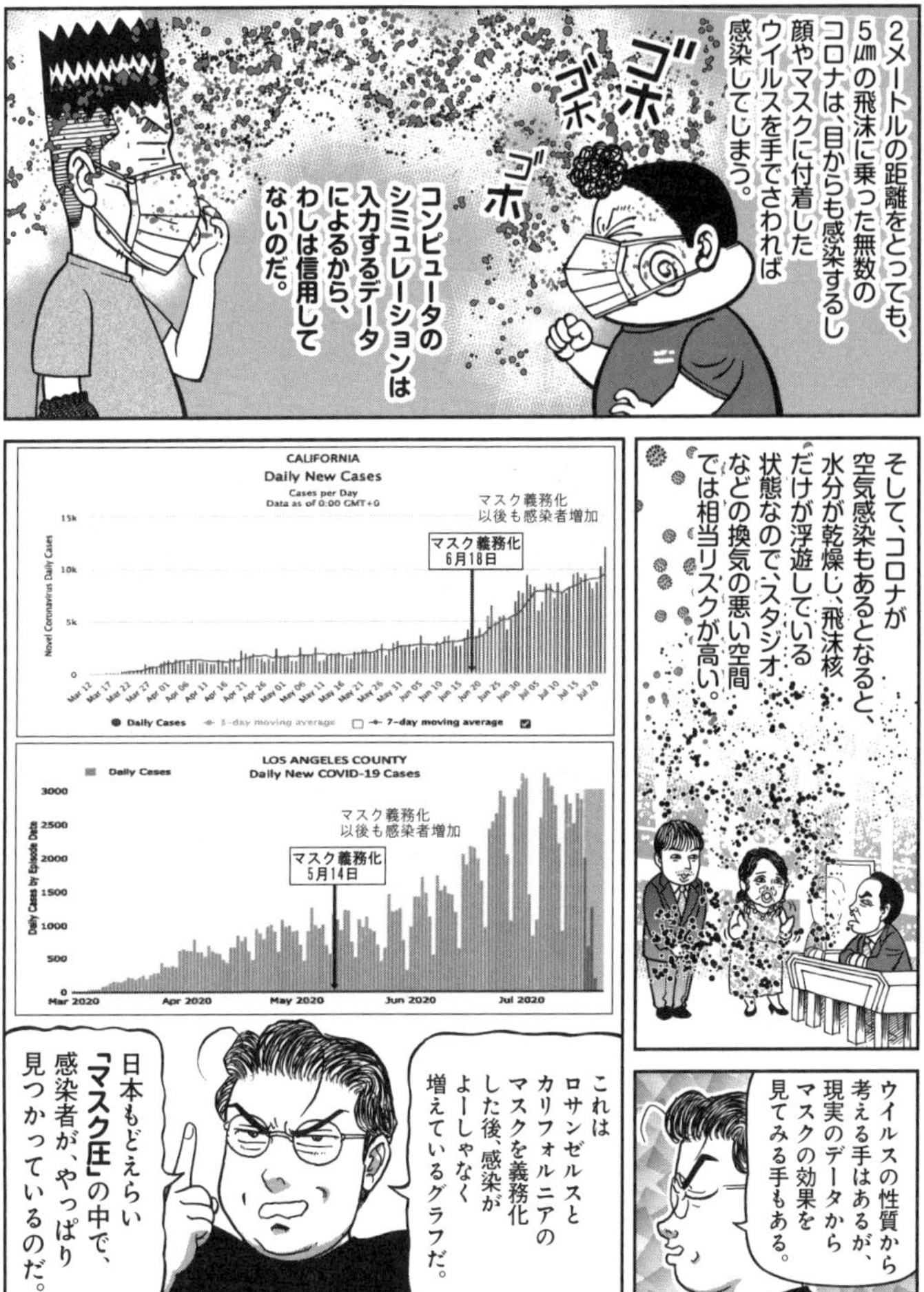
2メートルの距離をとっても、5㎛の飛沫に乗った無数のコロナは、目からも感染するし顔やマスクに付着したウイルスを手でさわれば感染してしまう。
ゴホ
ゴホ
ゴホ
コンピュータのシミュレーションは入力するデータによるから、わしは信用してないのだ。
そして、コロナが空気感染もあるとなると、水分が乾燥し、飛沫核だけが浮遊している状態なので、スタジオなどの換気の悪い空間では相当リスクが高い。
CALIFORNIA
Daily New Cases
Cases per Day
Data as of 0:00 GMT+0
Novel Coronavirus Daily Cases
15k
10k
5k
0
Mar 12 Mar 17 Mar 22 Mar 27 Apr 01 Apr 06 Apr 11 Apr 16 Apr 21 Apr 26 May 01 May 06 May 11 May 16 May 21 May 26 May 31 Jun 05 Jun 10 Jun 15 Jun 20 Jun 25 Jun 30 Jul 05 Jul 10 Jul 15 Jul 20
Daily Cases
3-day moving average
7-day moving average
マスク義務化
以後も感染者増加
マスク義務化
6月18日
LOS ANGELES COUNTY
Daily New COVID-19 Cases
Daily Cases
Daily Cases by Episode Date
3000
2500
2000
1500
1000
500
0
Mar 2020
Apr 2020
May 2020
Jun 2020
Jul 2020
マスク義務化
以後も感染者増加
マスク義務化
5月14日
ウイルスの性質から考える手はあるが、現実のデータからマスクの効果を見てみる手もある。
これはロサンゼルスとカリフォルニアのマスクを義務化した後、感染がよーしゃなく増えているグラフだ。
日本もどえらい「マスク圧」の中で、感染者が、やっぱり見つかっているのだ。

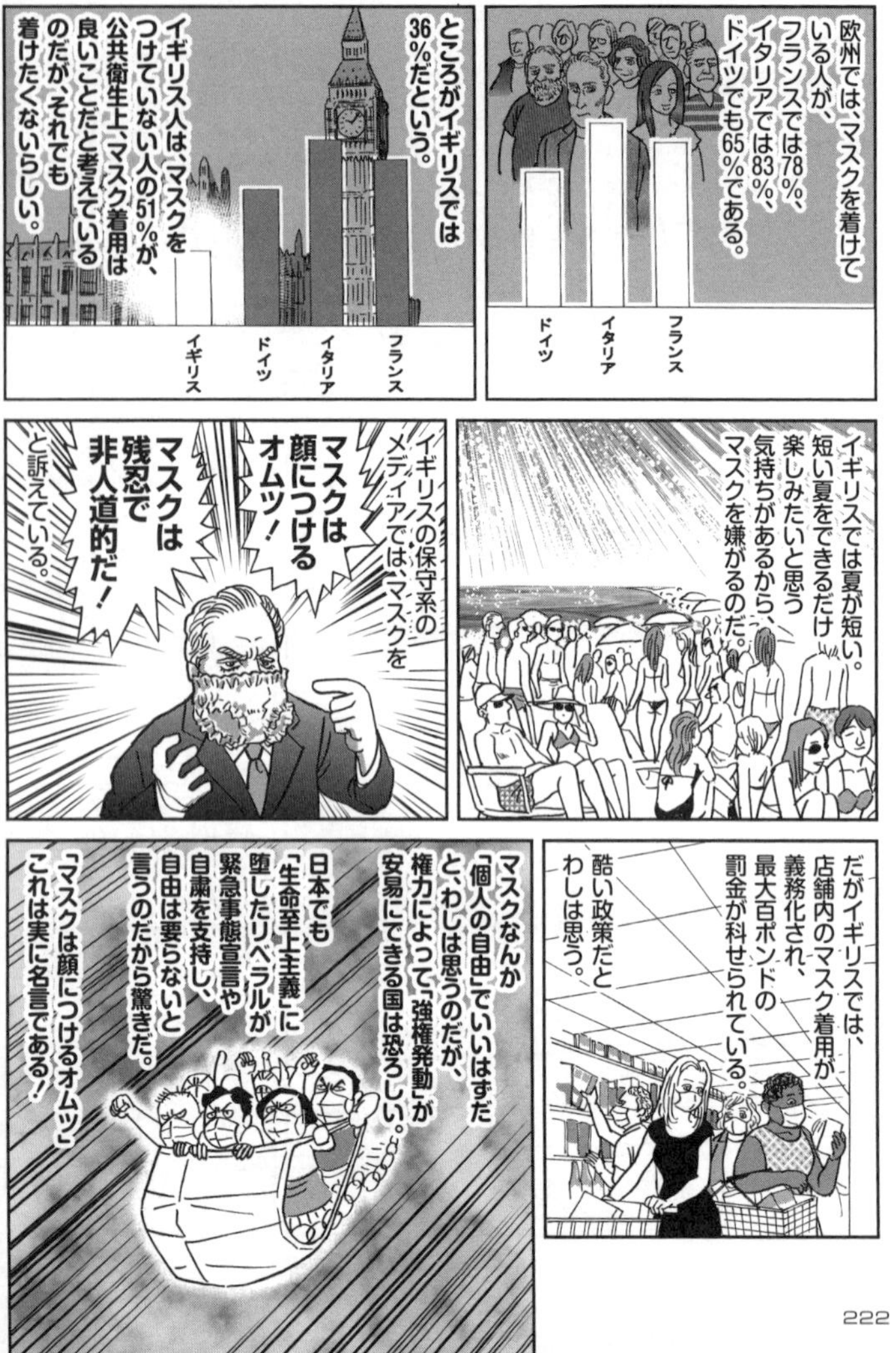
欧州では、マスクを着けている人が、フランスでは78%、イタリアでは83%、ドイツでも65%である。
フランス
イタリア
ドイツ
ところがイギリスでは36%だという。
イギリス人は、マスクをつけていない人の51%が、公共衛生上、マスク着用は良いことだと考えているのだが、それでも着けたくないらしい。
フランス
イタリア
ドイツ
イギリス
イギリスでは夏が短い。短い夏をできるだけ楽しみたいと思う気持ちがあるから、マスクを嫌がるのだ。
イギリスの保守系のメディアでは、マスクを
マスクは顔につけるオムツ！
マスクは残忍で非人道的だ！
と訴えている。
だがイギリスでは、店舗内のマスク着用が義務化され、最大百ポンドの罰金が科せられている。
酷い政策だとわしは思う。
マスクなんか「個人の自由」でいいはずだと、わしは思うのだが、権力によって「強権発動」が安易にできる国は恐ろしい。
日本でも「生命至上主義」に堕したリベラルが緊急事態宣言や自粛を支持し、自由は要らないと言うのだから驚きだ。
「マスクは顔につけるオムツ」これは実に名言である！

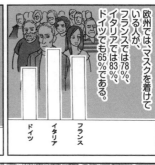

※:カナダのオンタリオ州の医療従事者を対象に、インフルエンザに対するマスクの予防効果を明らかにするPCTを行なった。結果は、サージカルマスク群では23.6%、N95マスクでは22.9%が感染し、有意な差は認められなかった。

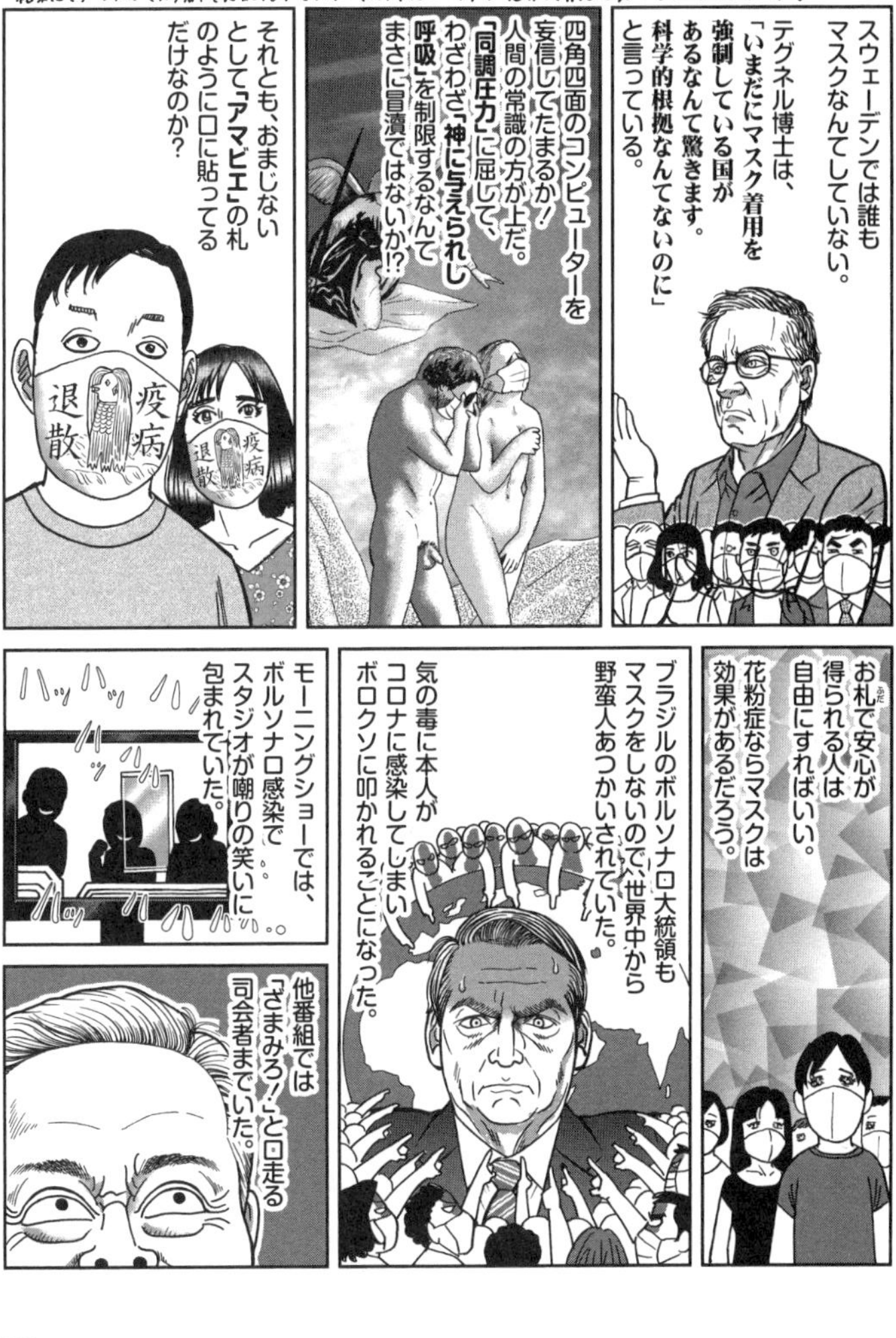
スウェーデンでは誰もマスクなんてしていない。

テグネル博士は、「いまだにマスク着用を強制している国があるなんて驚きます。科学的根拠なんてないのに」と言っている。

四角四面のコンピューターを妄信してたまるか!人間の常識の方が上だ。「同調圧力」に屈して、わざわざ「神に与えられし呼吸」を制限するなんてまさに冒瀆ではないか!?

それとも、おまじないとして「アマビエ」の札のように口に貼ってるだけなのか?

疫病退散
疫病退散
お札《ふだ》で安心が得られる人は自由にすればいい。

花粉症ならマスクは効果があるだろう。

ブラジルのボルソナロ大統領もマスクをしないので、世界中から野蛮人あつかいされていた。

気の毒に本人がコロナに感染してしまいボロクソに叩かれることになった。

モーニングショーでは、ボルソナロ感染でスタジオが嘲りの笑いに包まれていた。

ハッハッハッ
他番組では「ざまみろ!」と口走る司会者までいた。

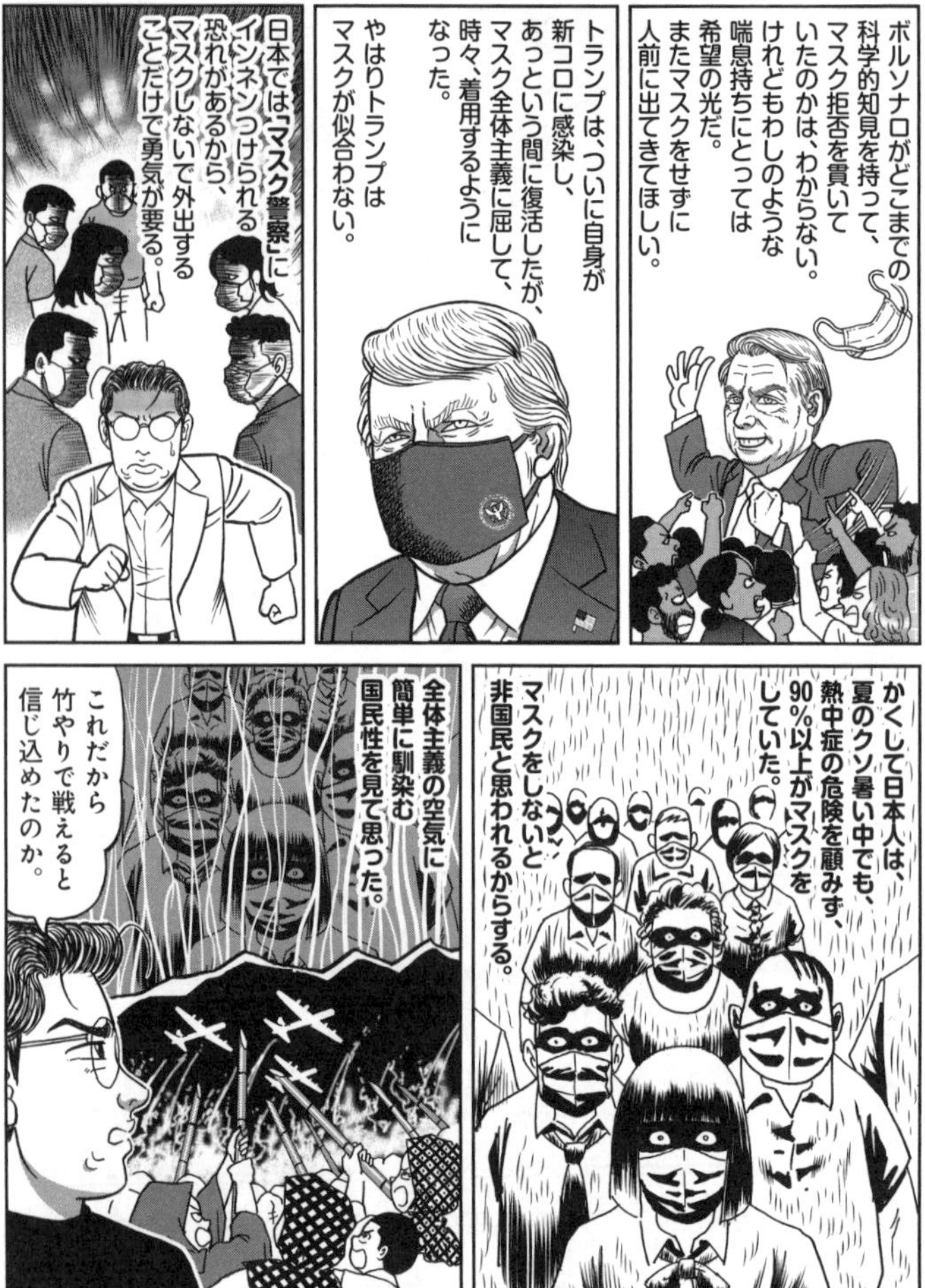
ボルソナロがどこまでの
科学的知見を持って、
マスク拒否を貫いて
いたのかは、わからない。
けれどもわしのような
喘息持ちにとっては
希望の光だ。
またマスクをせずに
人前に出てきてほしい。
トランプは、ついに自身が
新コロに感染し、
あっという間に復活したが、
マスク全体主義に屈して、
時々、着用するように
なった。
やはりトランプは
マスクが似合わない。
日本では「マスク警察」に
インネンつけられる
恐れがあるから、
マスクしないで外出する
ことだけで勇気が要る。
かくして日本人は、
夏のクソ暑い中でも、
熱中症の危険を顧みず、
90%以上がマスクを
していた。
マスクをしないと
非国民と思われるからする。
全体主義の空気に
簡単に馴染む
国民性を見て思った。
これだから
竹やりで戦えると
信じ込めたのか。

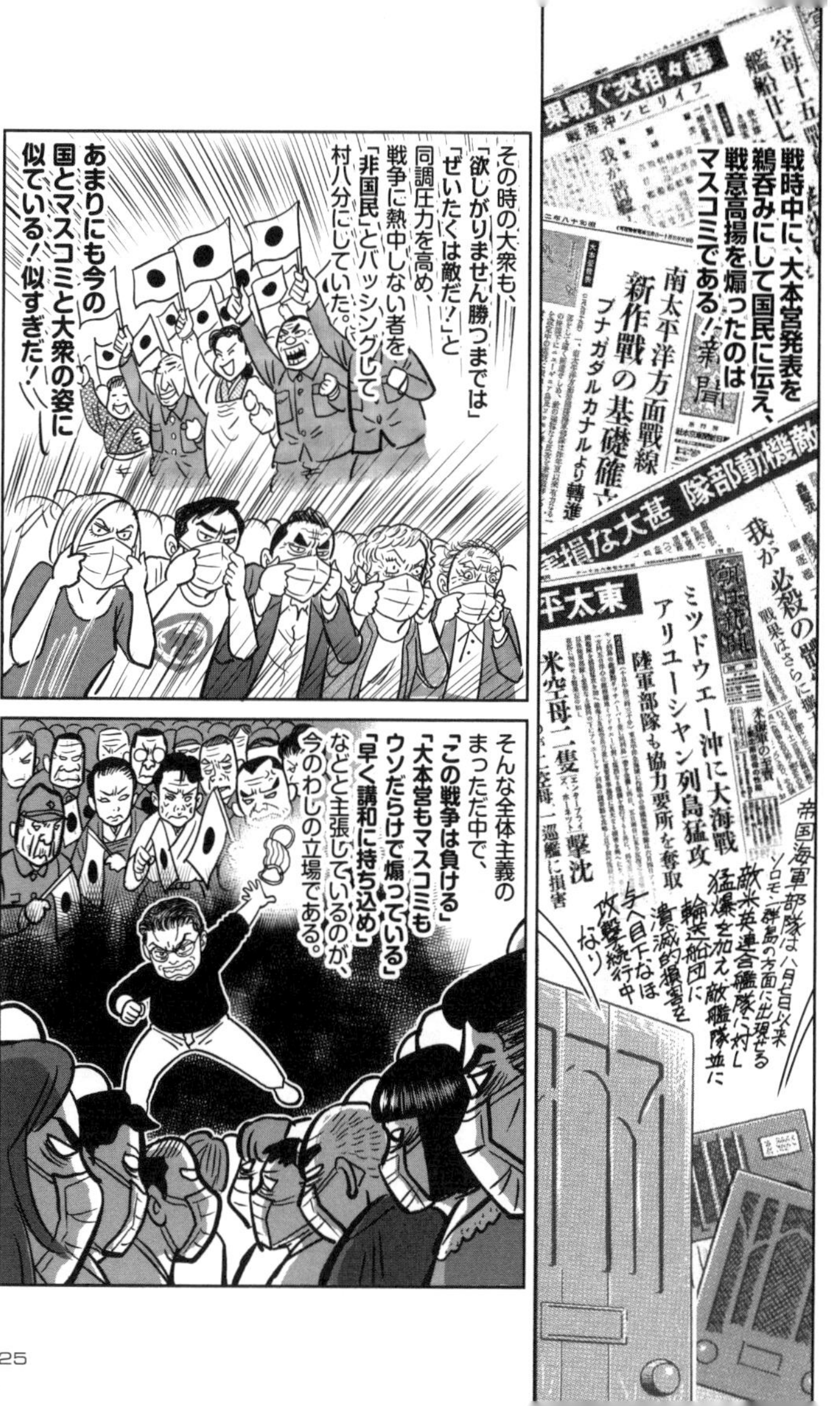
戦時中に、大本営発表を鵜呑みにして国民に伝え、戦意高揚を煽ったのはマスコミである！
赫々相次ぐ戦果
フィリピン沖海戦
南太平洋方面戦線
新作戦の基礎確立
ブナ、ガダルカナルより轉進
敵機動部隊
甚大な損害
我が必殺の
戦果はさらに擴大
東太平
ミッドウェー沖に大海戦
アリユーシャン列島猛攻
陸軍部隊も協力要所を奪取
米空母二隻（エンタープライズ、ホーネット）撃沈
帝国海軍部隊は八月七日以来ソロモン群島の方面に出現せる敵米英連合艦隊に対し猛爆を加え、敵艦隊並に輸送船団に潰滅的損害を与へ目下なほ攻撃続行中なり
その時の大衆も、「欲しがりません勝つまでは」「ぜいたくは敵だ！」と同調圧力を高め、戦争に熱中しない者を「非国民」とバッシングして、村八分にしていた。
あまりにも今の国とマスコミと大衆の姿に似ている！似すぎだ！
そんな全体主義のまっただ中で、「この戦争は負ける」「大本営もマスコミもウソだらけで煽っている」「早く講和に持ち込め」などと主張しているのが、今のわしの立場である。

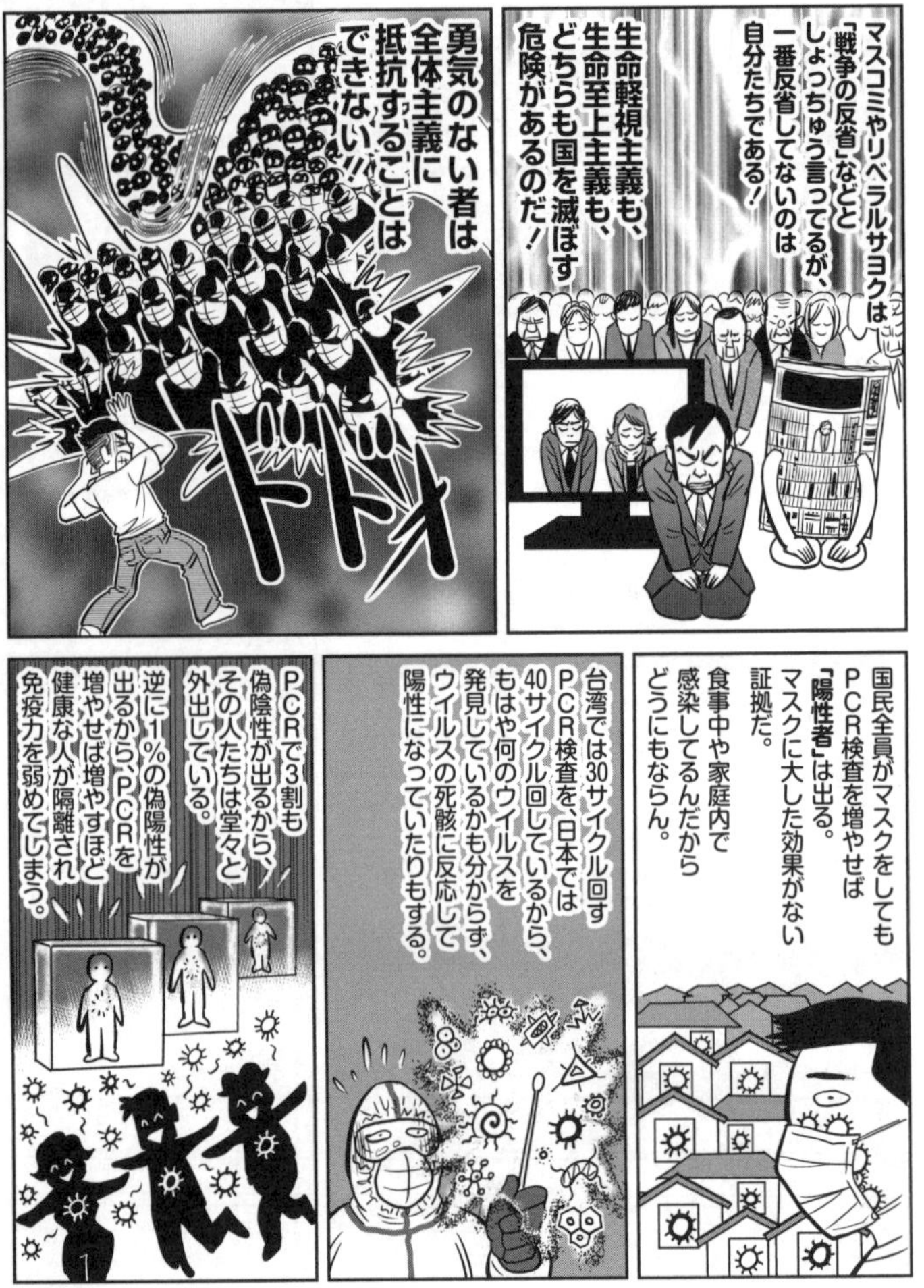
マスコミやリベラルサヨクは
「戦争の反省」などと
しょっちゅう言ってるが、
一番反省してないのは
自分たちである！
生命軽視主義も、
生命至上主義も、
どちらも国を滅ぼす
危険があるのだ！
勇気のない者は
全体主義に
抵抗することは
できない!!
国民全員がマスクをしても
PCR検査を増やせば
「陽性者」は出る。
マスクに大した効果がない
証拠だ。
食事中や家庭内で
感染してるんだから
どうにもならん。
台湾では30サイクル回す
PCR検査を、日本では
40サイクル回しているから、
もはや何のウイルスを
発見しているかも分からず、
ウイルスの死骸に反応して
陽性になっていたりもする。
PCRで3割も
偽陰性が出るから、
その人たちは堂々と
外出している。
逆に1%の偽陽性が
出るから、PCRを
増やせば増やすほど
健康な人が隔離され
免疫力を弱めてしまう。

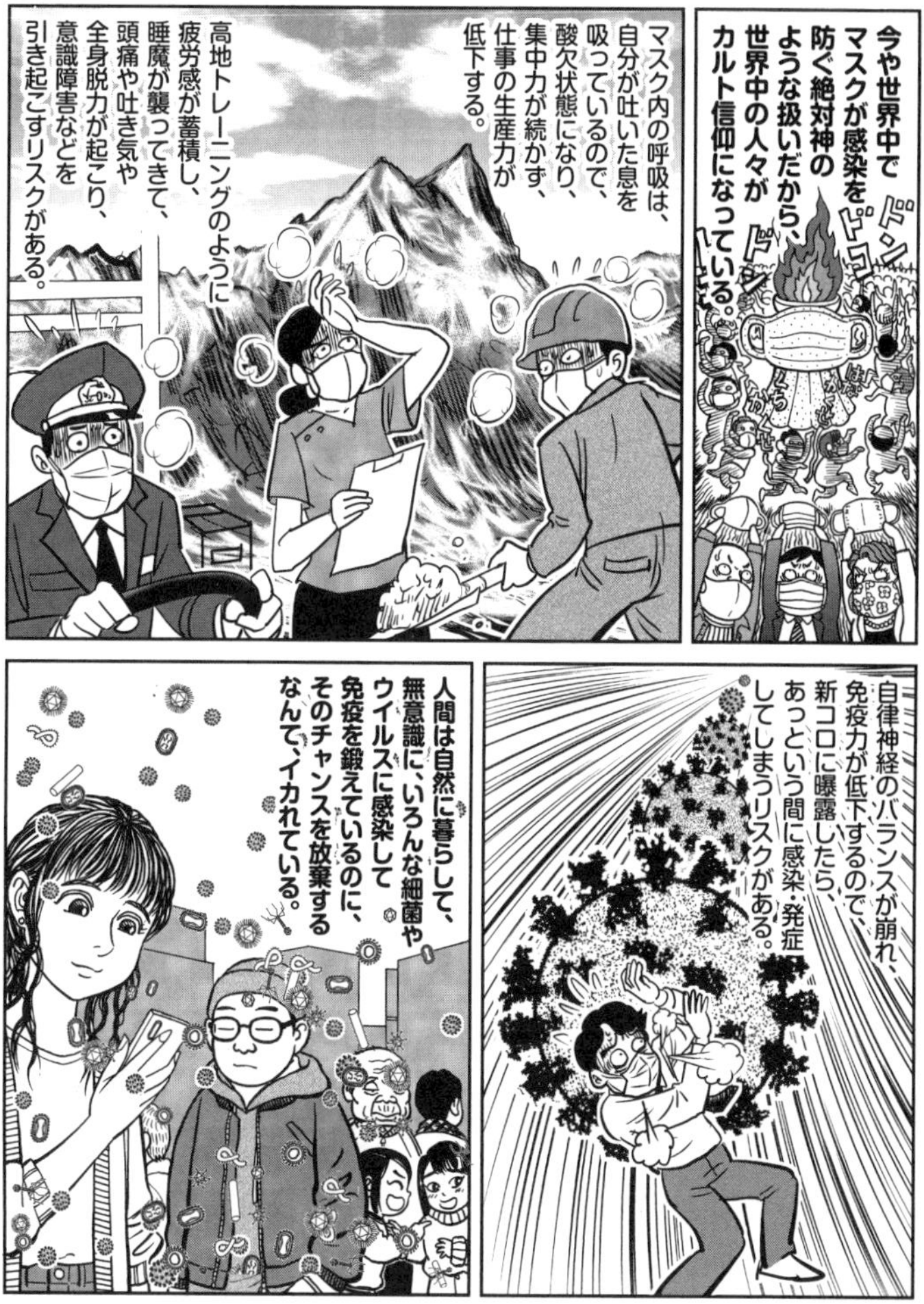

今や世界中でマスクが感染を防ぐ絶対神のような扱いだから、世界中の人々がカルト信仰になっている。
ドン
ドン
マスク内の呼吸は、自分が吐いた息を吸っているので、酸欠状態になり、集中力が続かず、仕事の生産力が低下する。
高地トレーニングのように疲労感が蓄積し、睡魔が襲ってきて、頭痛や吐き気や全身脱力が起こり、意識障害などを引き起こすリスクがある。
自律神経のバランスが崩れ、免疫力が低下するので、新コロに曝露したら、あっという間に感染・発症してしまうリスクがある。
人間は自然に暮らして、無意識に、いろんな細菌やウイルスに感染して免疫を鍛えているのに、そのチャンスを放棄するなんて、イカれている。

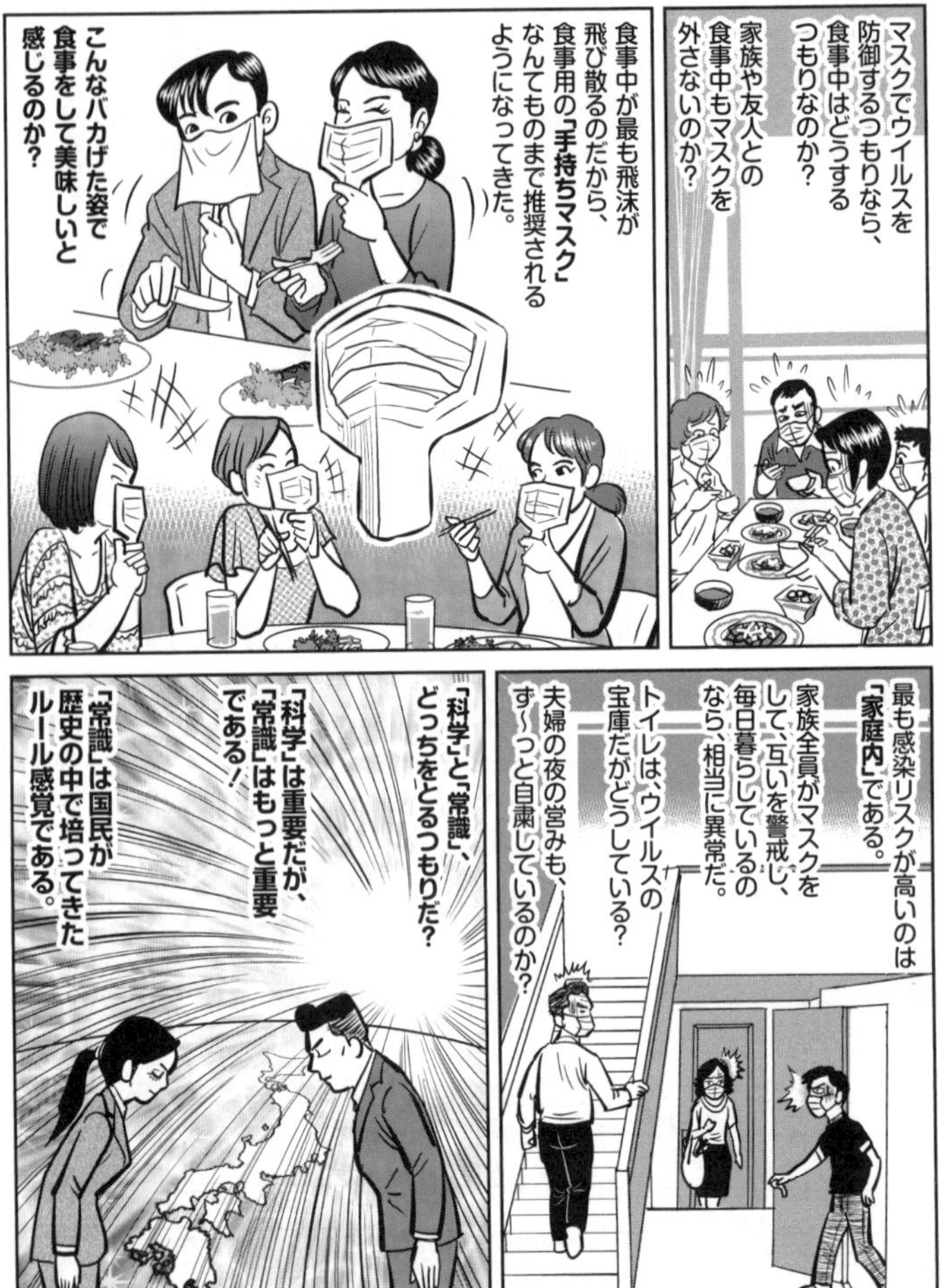
マスクでウイルスを
防御するつもりなら、
食事中はどうする
つもりなのか？
家族や友人との
食事中もマスクを
外さないのか？
食事中が最も飛沫が
飛び散るのだから、
食事用の「手持ちマスク」
なんてものまで推奨される
ようになってきた。
こんなバカげた姿で
食事をして美味しいと
感じるのか？
最も感染リスクが高いのは
「家庭内」である。
家族全員がマスクを
して、互いを警戒し、
毎日暮らしているの
なら、相当に異常だ。
トイレは、ウイルスの
宝庫だがどうしている？
夫婦の夜の営みも、
ず～っと自粛しているのか？
「科学」と「常識」、
どっちをとるつもりだ？
「科学」は重要だが、
「常識」はもっと重要
である！
「常識」は国民が
歴史の中で培ってきた
ルール感覚である。

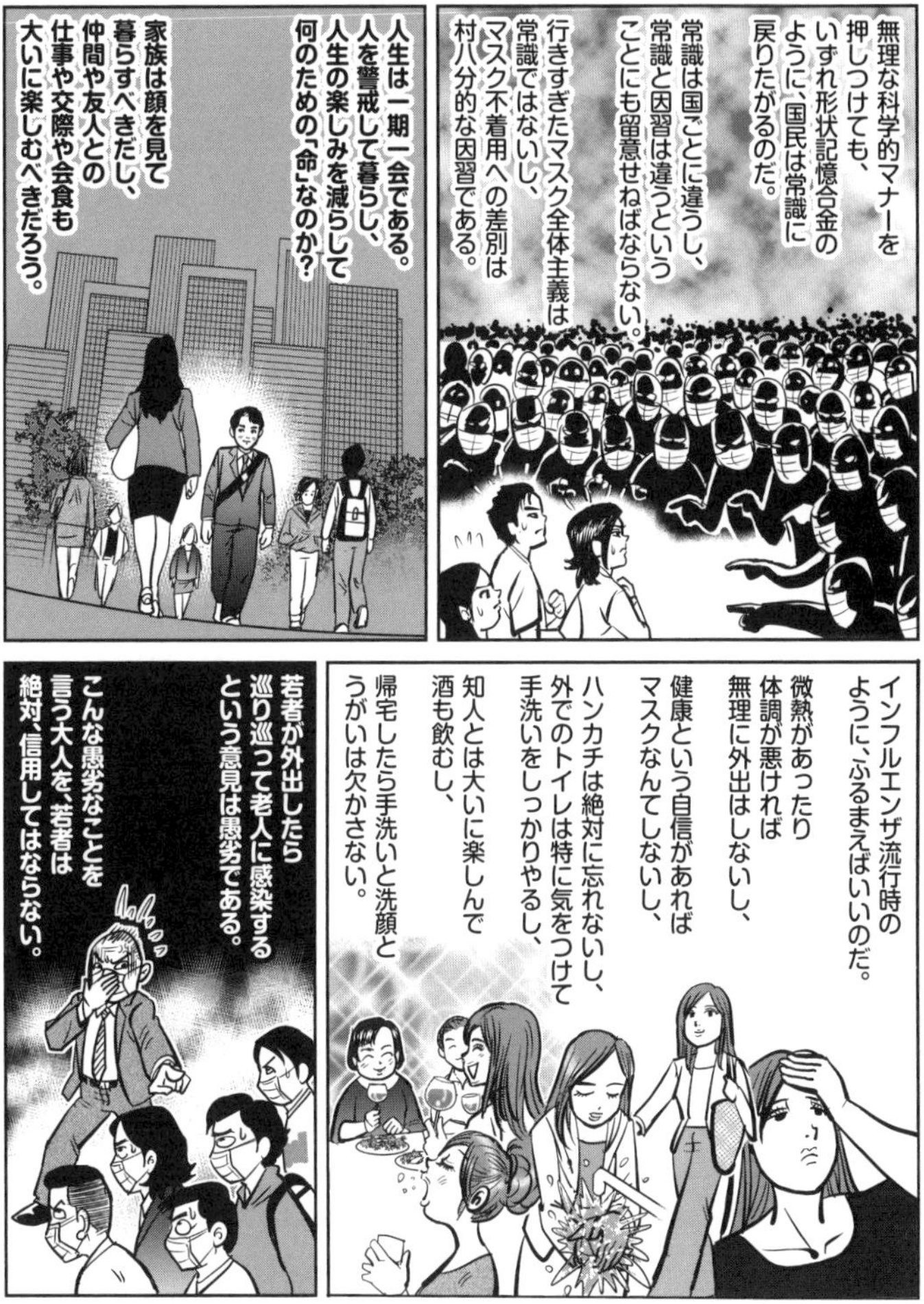
無理な科学的マナーを
押しつけても、
いずれ形状記憶合金の
ように、国民は常識に
戻りたがるのだ。
常識は国ごとに違うし、
常識と因習は違うという
ことにも留意せねばならない。
行きすぎたマスク全体主義は
常識ではないし、
マスク不着用への差別は
村八分的な因習である。
人生は一期一会である。
人を警戒して暮らし、
人生の楽しみを減らして
何のための「命」なのか？
家族は顔を見て
暮らすべきだし、
仲間や友人との
仕事や交際や会食も
大いに楽しむべきだろう。
インフルエンザ流行時の
ように、ふるまえばいいのだ。
微熱があったり
体調が悪ければ
無理に外出はしないし、
健康という自信があれば
マスクなんてしないし、
ハンカチは絶対に忘れないし、
外でのトイレは特に気をつけて
手洗いをしっかりやるし、
知人とは大いに楽しんで
酒も飲むし、
帰宅したら手洗いと洗顔と
うがいは欠かさない。
若者が外出したら
巡り巡って老人に感染する
という意見は愚劣である。
こんな愚劣なことを
言う大人を、若者は
絶対、信用してはならない。

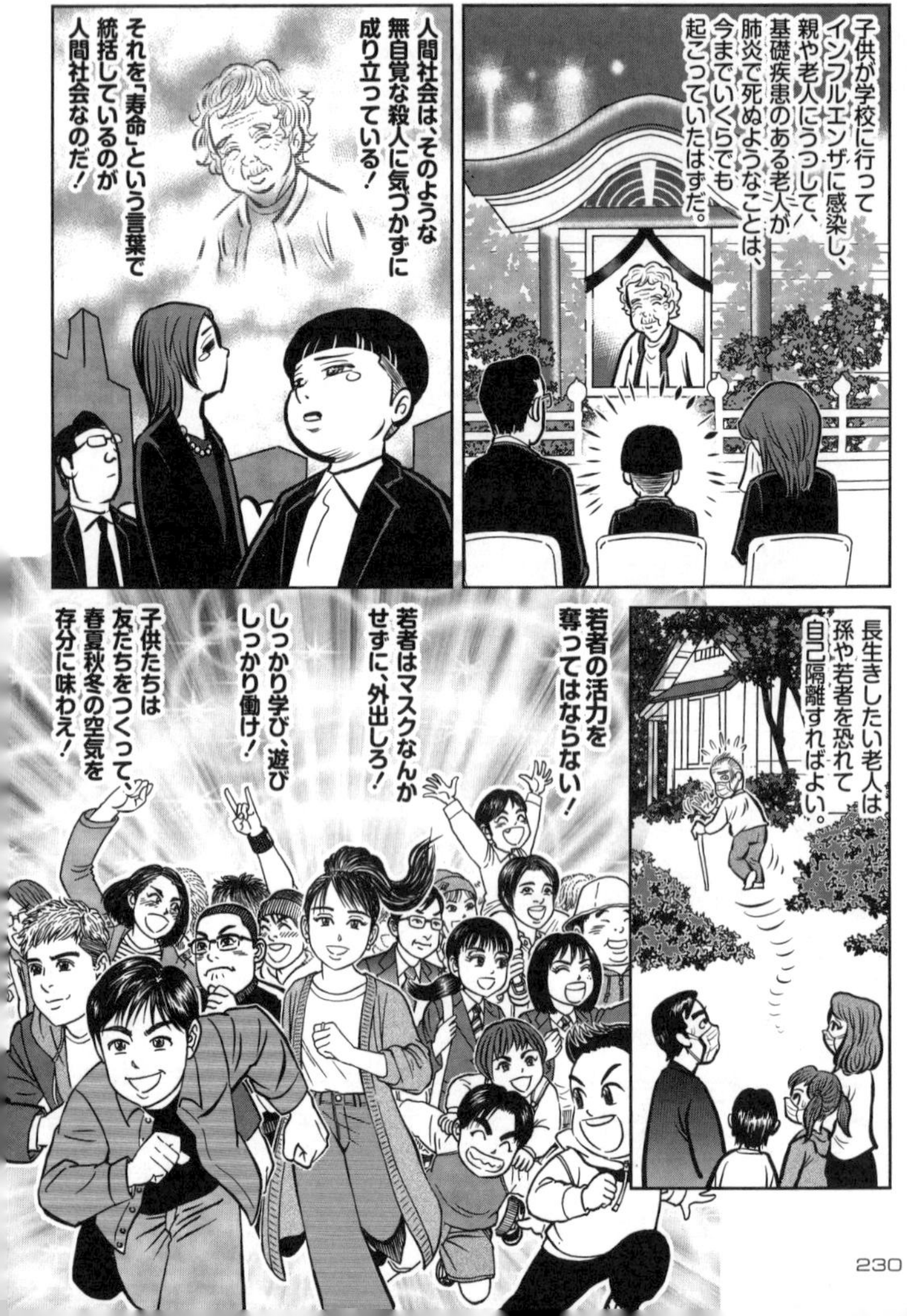
子供が学校に行って
インフルエンザに感染し、
親や老人にうつして、
基礎疾患のある老人が
肺炎で死ぬようなことは、
今までいくらでも
起こっていたはずだ。
人間社会は、そのような
無自覚な殺人に気づかずに
成り立っている！
それを「寿命」という言葉で
統括しているのが
人間社会なのだ！
長生きしたい老人は
孫や若者を恐れて
自己隔離すればよい。
若者の活力を
奪ってはならない！
若者はマスクなんか
せずに、外出しろ！
しっかり学び、遊び
しっかり働け！
子供たちは
友たちをつくって、
春夏秋冬の空気を
存分に味わえ！

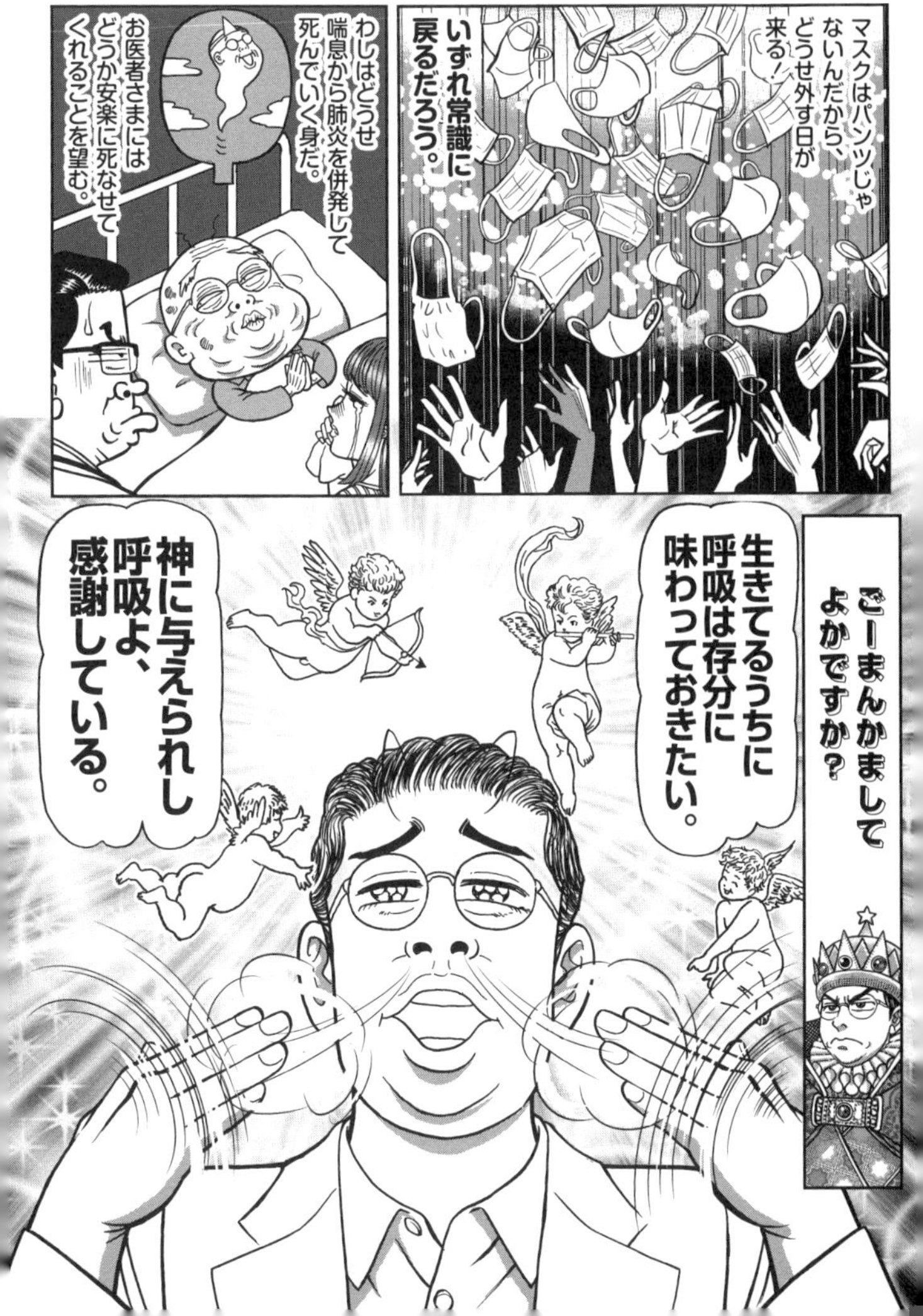
マスクはパンツじゃないんだから、どうせ外す日が来る！
いずれ常識に戻るだろう。
わしはどうせ喘息から肺炎を併発して死んでいく身だ。
お医者さまにはどうか安楽に死なせてくれることを望む。
ごーまんかましてよかですか？
生きてるうちに呼吸は存分に味わっておきたい。
神に与えられし呼吸よ、感謝している。

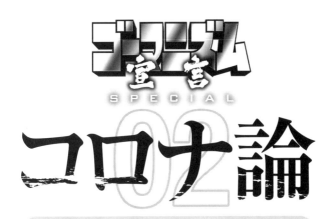

ゴーマニズム宣言 SPECIAL

コロナ論 02

最終章｜ウイルスは人間中心主義を否定する

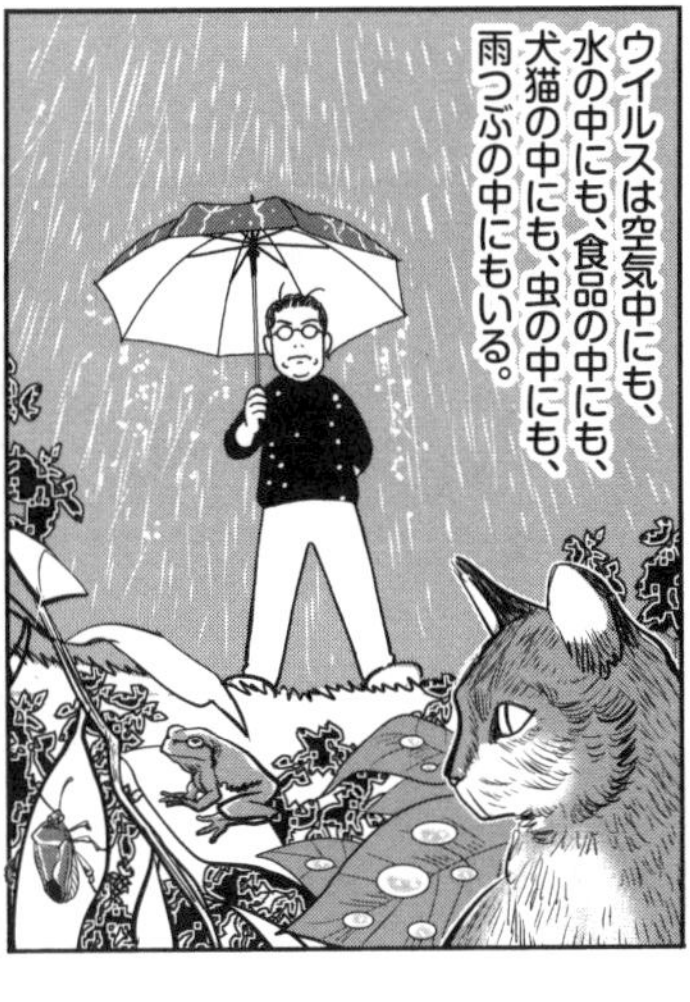
ウイルスは空気中にも、
水の中にも、食品の中にも、
犬猫の中にも、虫の中にも、
雨つぶの中にもいる。

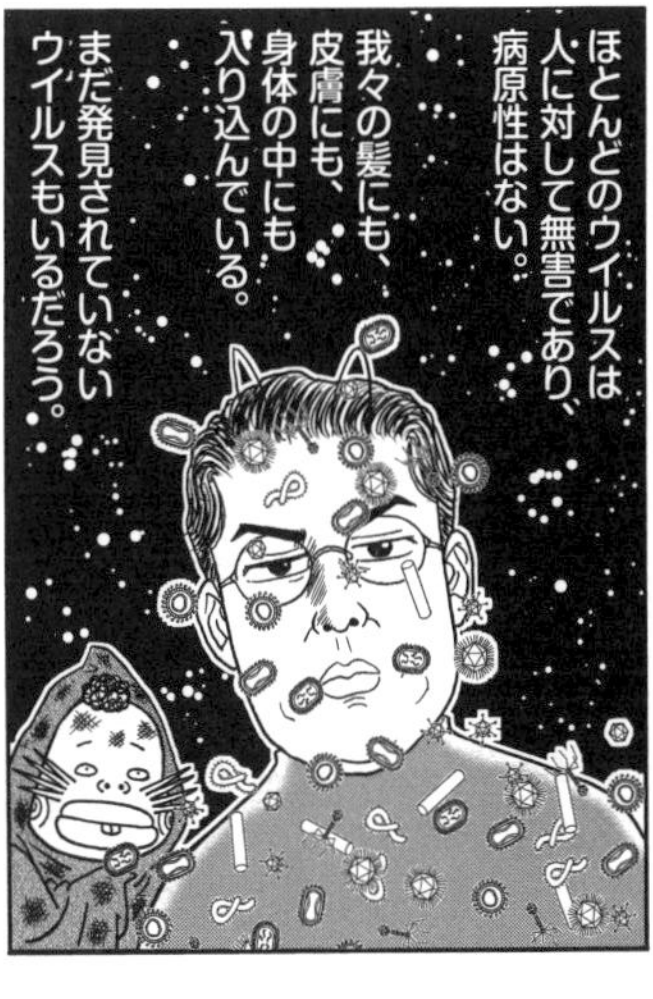
ほとんどのウイルスは
人に対して無害であり、
病原性はない。
我々の髪にも、
皮膚にも、
身体の中にも
入り込んでいる。
まだ発見されていない
ウイルスもいるだろう。

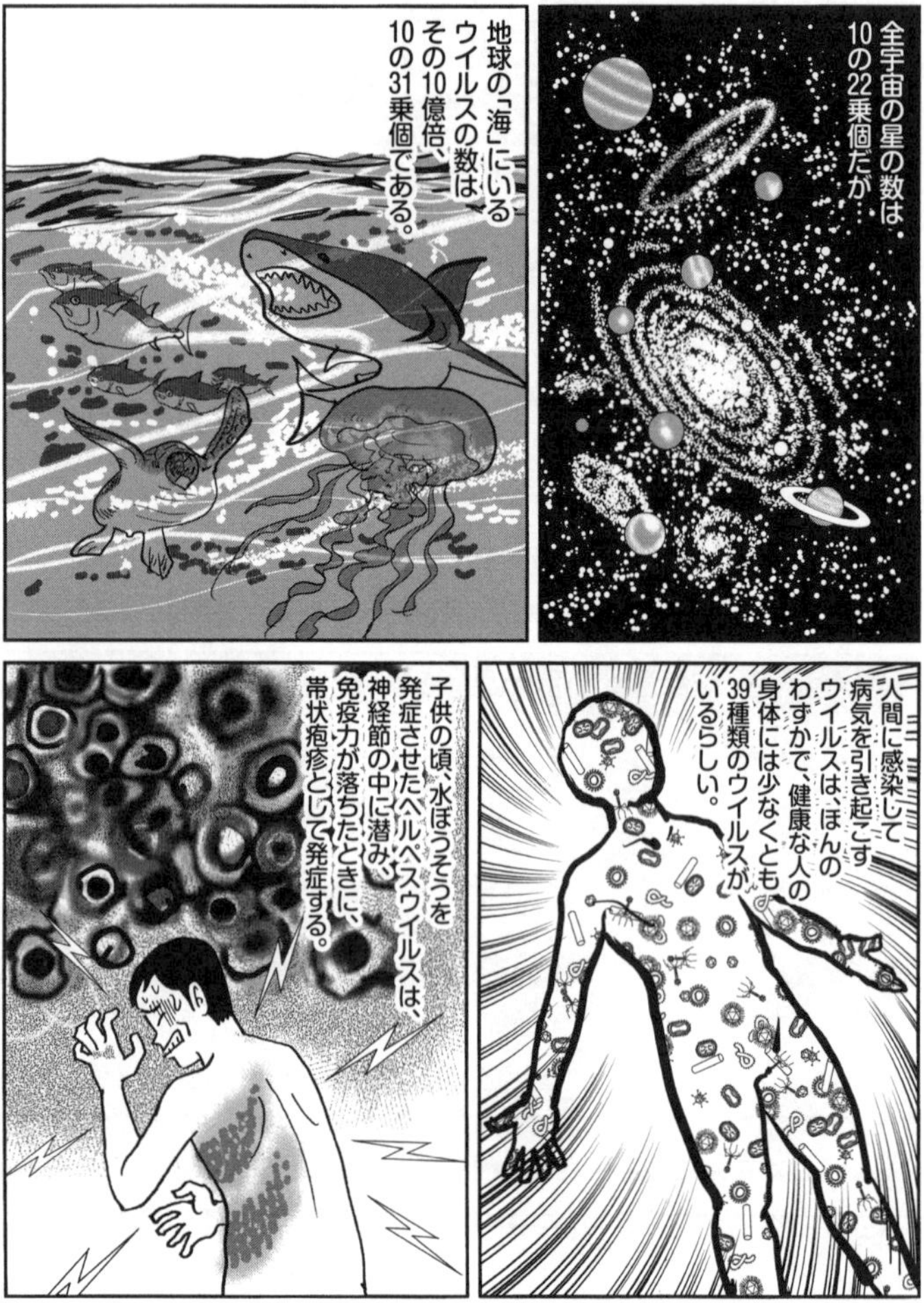
全宇宙の星の数は10の22乗個だが
地球の「海」にいるウイルスの数はその10億倍、10の31乗個である。
人間に感染して病気を引き起こすウイルスは、ほんのわずかで、健康な人の身体には少なくとも39種類のウイルスがいるらしい。
子供の頃、水ぼうそうを発症させたヘルペスウイルスは、神経節の中に潜み、免疫力が落ちたときに、帯状疱疹として発症する。

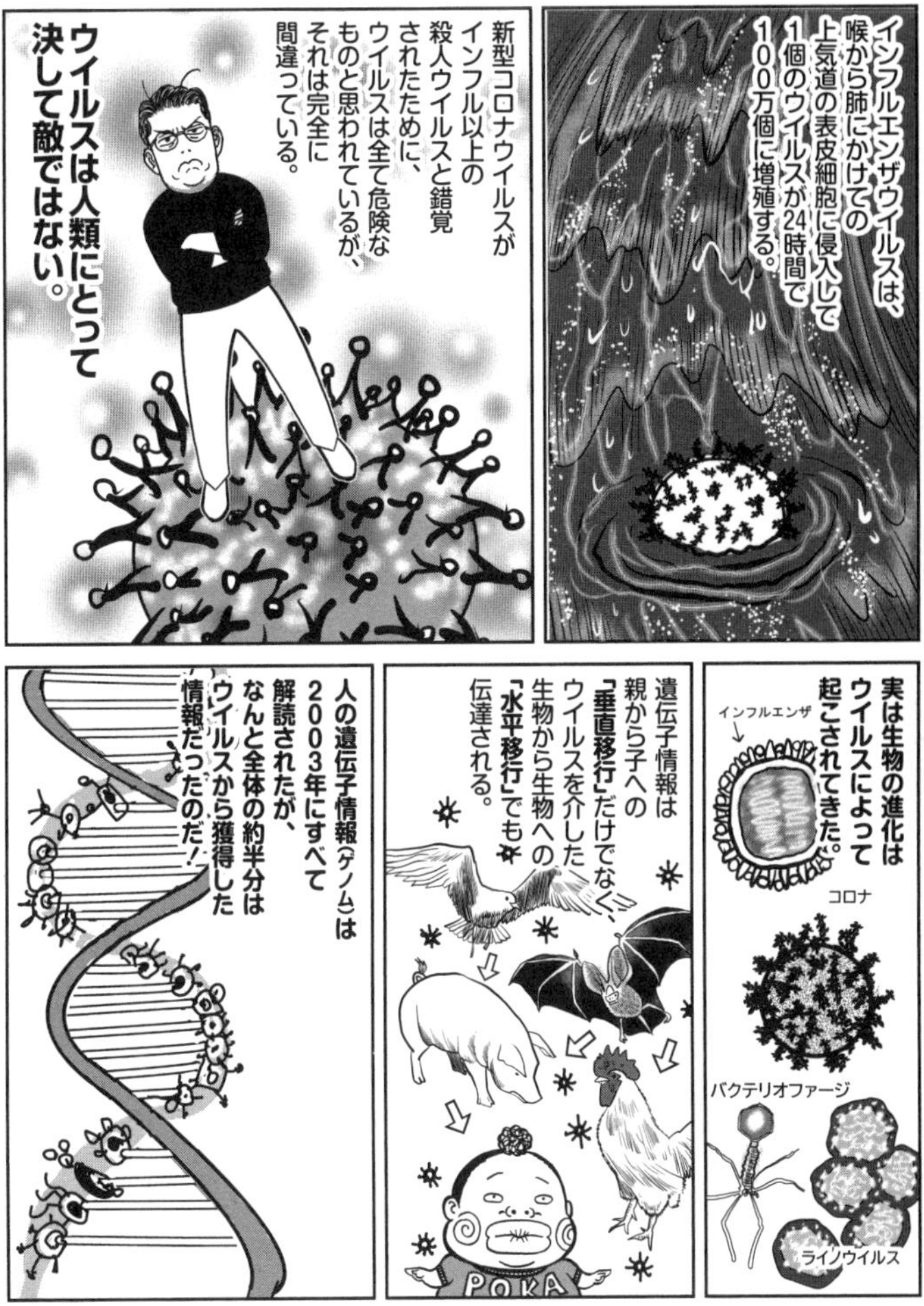
インフルエンザウイルスは、
喉から肺にかけての上気道の表皮細胞に侵入して1個のウイルスが24時間で100万個に増殖する。
新型コロナウイルスがインフル以上の殺人ウイルスと錯覚されたために、ウイルスは全て危険なものと思われているが、それは完全に間違っている。
ウイルスは人類にとって決して敵ではない。
実は生物の進化はウイルスによって起こされてきた。
インフルエンザ
コロナ
バクテリオファージ
ライノウイルス
遺伝子情報は親から子への「垂直移行」だけでなく、ウイルスを介した生物から生物への「水平移行」でも伝達される。
POKA
人の遺伝子情報(ゲノム)は2003年にすべて解読されたが、なんと全体の約半分はウイルスから獲得した情報だったのだ！

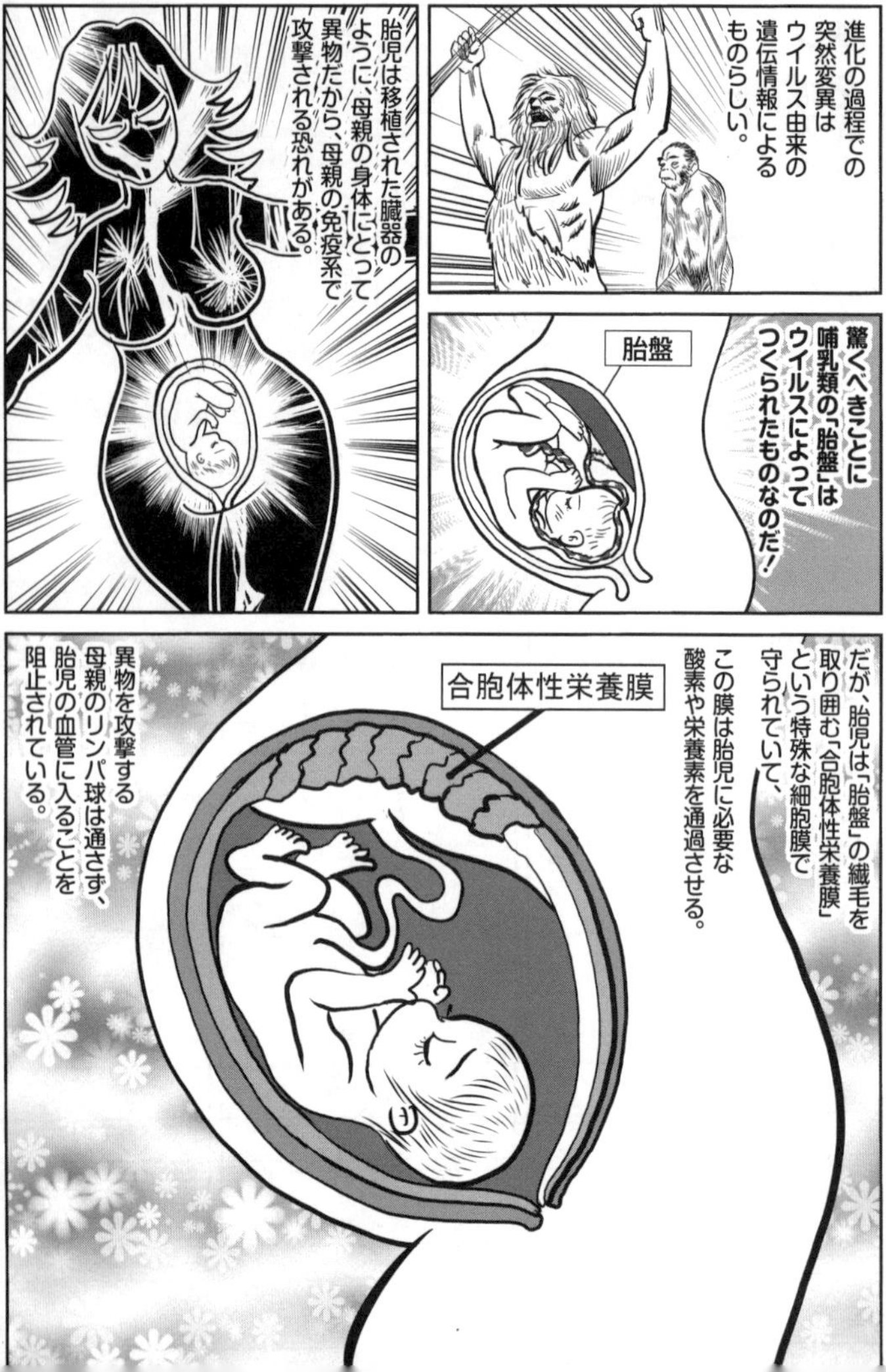
進化の過程での
突然変異は
ウイルス由来の
遺伝情報による
ものらしい。
胎盤
驚くべきことに
哺乳類の「胎盤」は
ウイルスによって
つくられたものなのだ！
胎児は移植された臓器の
ように、母親の身体にとって
異物だから、母親の免疫系で
攻撃される恐れがある。
だが、胎児は「胎盤」の繊毛を
取り囲む「合胞体性栄養膜」
という特殊な細胞膜で
守られていて、
この膜は胎児に必要な
酸素や栄養素を通過させる。
合胞体性栄養膜
異物を攻撃する
母親のリンパ球は通さず、
胎児の血管に入ることを
阻止されている。

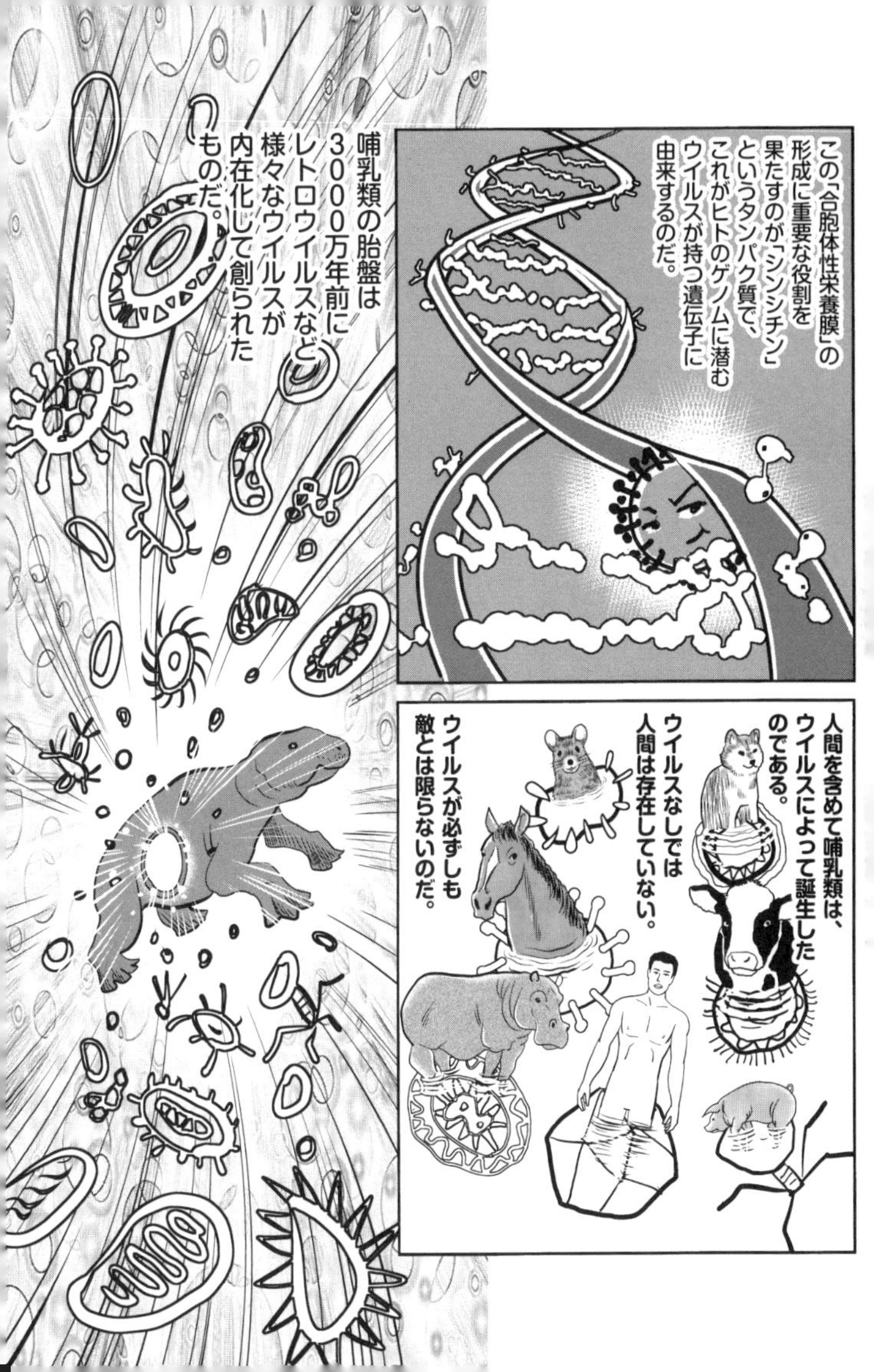
この「合胞体性栄養膜」の形成に重要な役割を果たすのが「シンシチン」というタンパク質で、これがヒトのゲノムに潜むウイルスが持つ遺伝子に由来するのだ。

哺乳類の胎盤は3000万年前にレトロウイルスなど様々なウイルスが内在化して創られたものだ。

人間を含めて哺乳類は、ウイルスによって誕生したのである。

ウイルスなしでは人間は存在していない。

ウイルスが必ずしも敵とは限らないのだ。

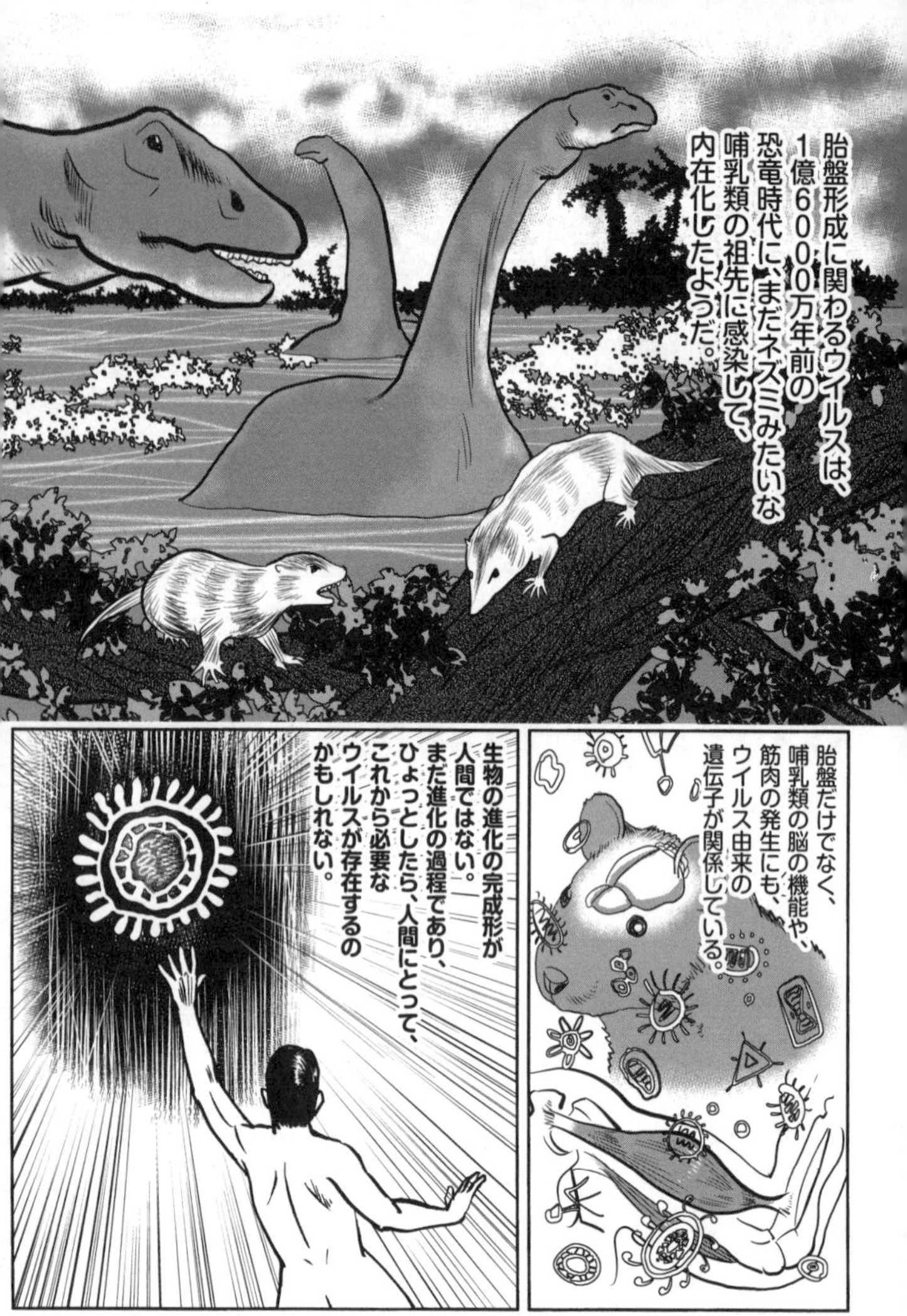
胎盤形成に関わるウイルスは、
1億6000万年前の
恐竜時代に、まだネズミみたいな
哺乳類の祖先に感染して、
内在化したようだ。
胎盤だけでなく、
哺乳類の脳の機能や、
筋肉の発生にも、
ウイルス由来の
遺伝子が関係している。
生物の進化の完成形が
人間ではない。
まだ進化の過程であり、
ひょっとしたら、人間にとって、
これから必要な
ウイルスが存在するの
かもしれない。

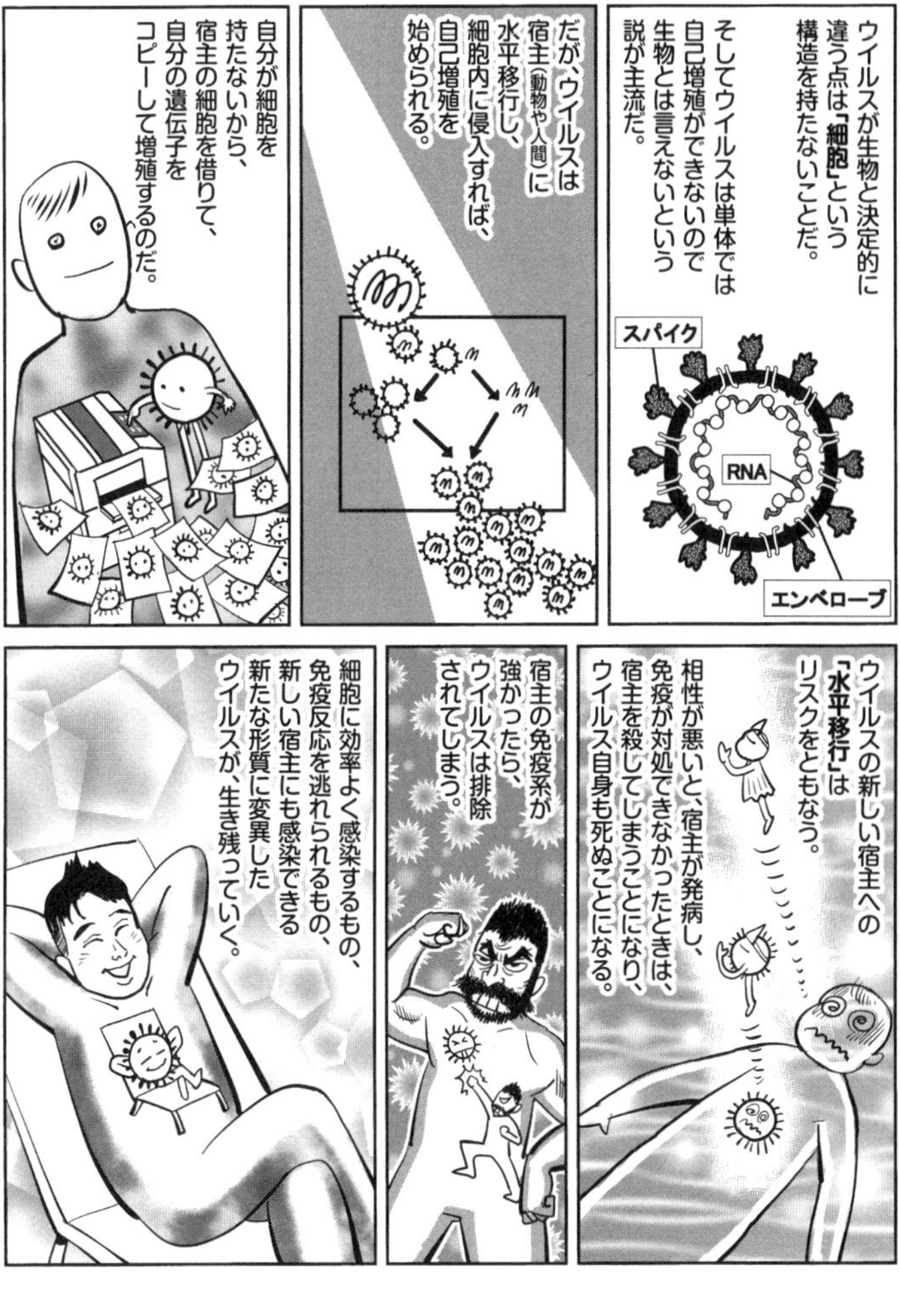
ウイルスが生物と決定的に違う点は「細胞」という構造を持たないことだ。

そしてウイルスは単体では自己増殖ができないので生物とは言えないという説が主流だ。

スパイク
RNA
エンベロープ
だが、ウイルスは宿主（動物や人間）に水平移行し、細胞内に侵入すれば、自己増殖を始められる。

自分が細胞を持たないから、宿主の細胞を借りて、自分の遺伝子をコピーして増殖するのだ。

ウイルスの新しい宿主への「水平移行」はリスクをともなう。

相性が悪いと、宿主が発病し、免疫が対処できなかったときは、宿主を殺してしまうことになり、ウイルス自身も死ぬことになる。

宿主の免疫系が強かったら、ウイルスは排除されてしまう。

細胞に効率よく感染するもの、免疫反応を逃れられるもの、新しい宿主にも感染できる新たな形質に変異したウイルスが、生き残っていく。

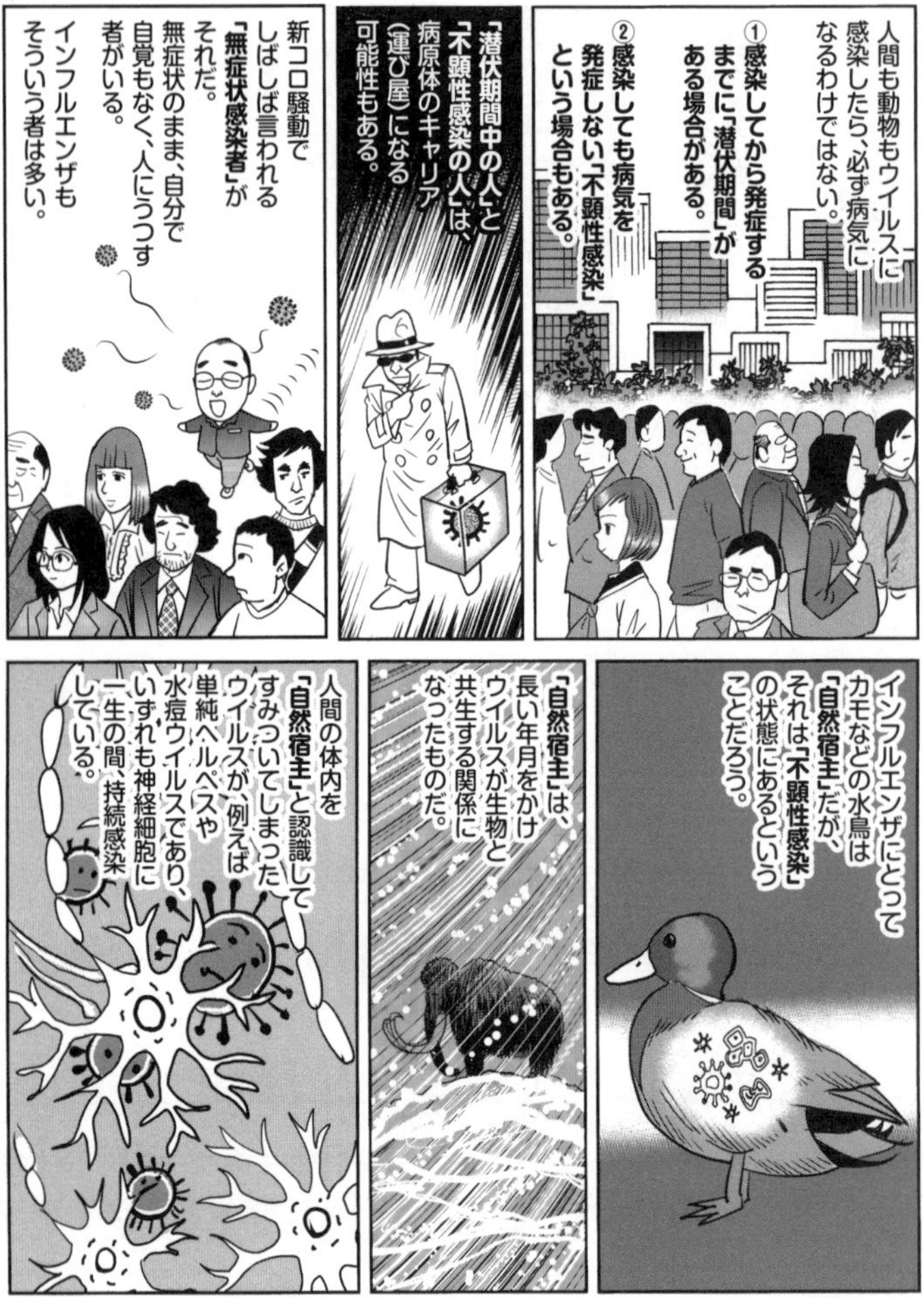
人間も動物もウイルスに感染したら、必ず病気になるわけではない。
①感染してから発症するまでに「潜伏期間」がある場合がある。
②感染しても病気を発症しない「不顕性感染」という場合もある。
「潜伏期間中の人」と「不顕性感染の人」は、病原体のキャリア(運び屋)になる可能性もある。

新コロ騒動でしばしば言われる「無症状感染者」がそれだ。

無症状のまま、自分で自覚もなく、人にうつす者がいる。

インフルエンザもそういう者は多い。

インフルエンザにとってカモなどの水鳥は「自然宿主」だが、それは「不顕性感染」の状態にあるということだろう。

「自然宿主」は、長い年月をかけウイルスが生物と共生する関係になったものだ。

人間の体内を「自然宿主」と認識してすみついてしまったウイルスが、例えば単純ヘルペスや水痘ウイルスであり、いずれも神経細胞に一生の間、持続感染している。

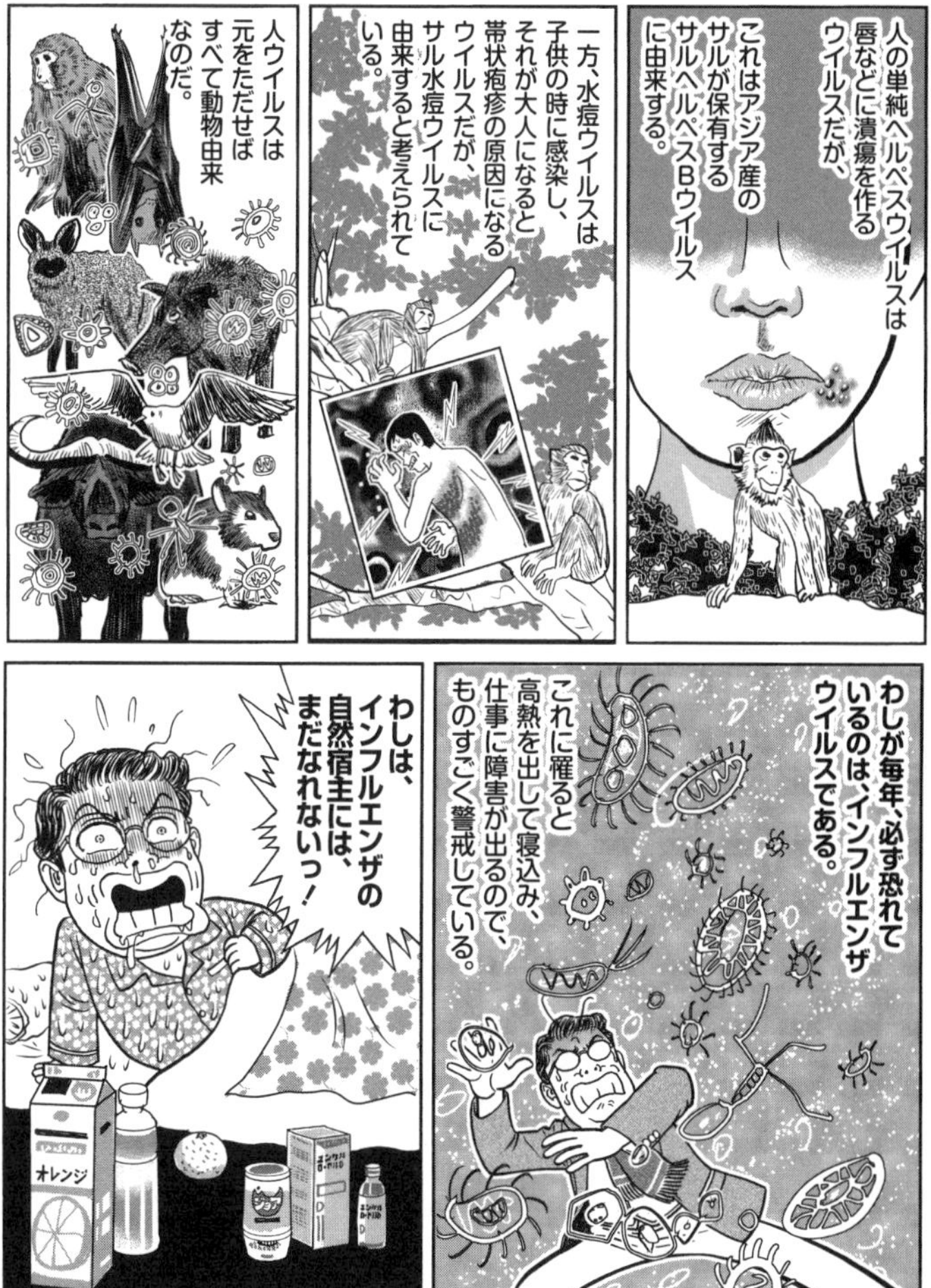
人の単純ヘルペスウイルスは
唇などに潰瘍を作る
ウイルスだが、
これはアジア産の
サルが保有する
サルヘルペスBウイルス
に由来する。
一方、水痘ウイルスは
子供の時に感染し、
それが大人になると
帯状疱疹の原因になる
ウイルスだが、
サル水痘ウイルスに
由来すると考えられて
いる。
人ウイルスは
元をただせば
すべて動物由来
なのだ。
わしが毎年、必ず恐れて
いるのは、インフルエンザ
ウイルスである。
これに罹ると
高熱を出して寝込み、
仕事に障害が出るので、
ものすごく警戒している。
わしは、
インフルエンザの
自然宿主には、
まだなれないっ！
オレンジ

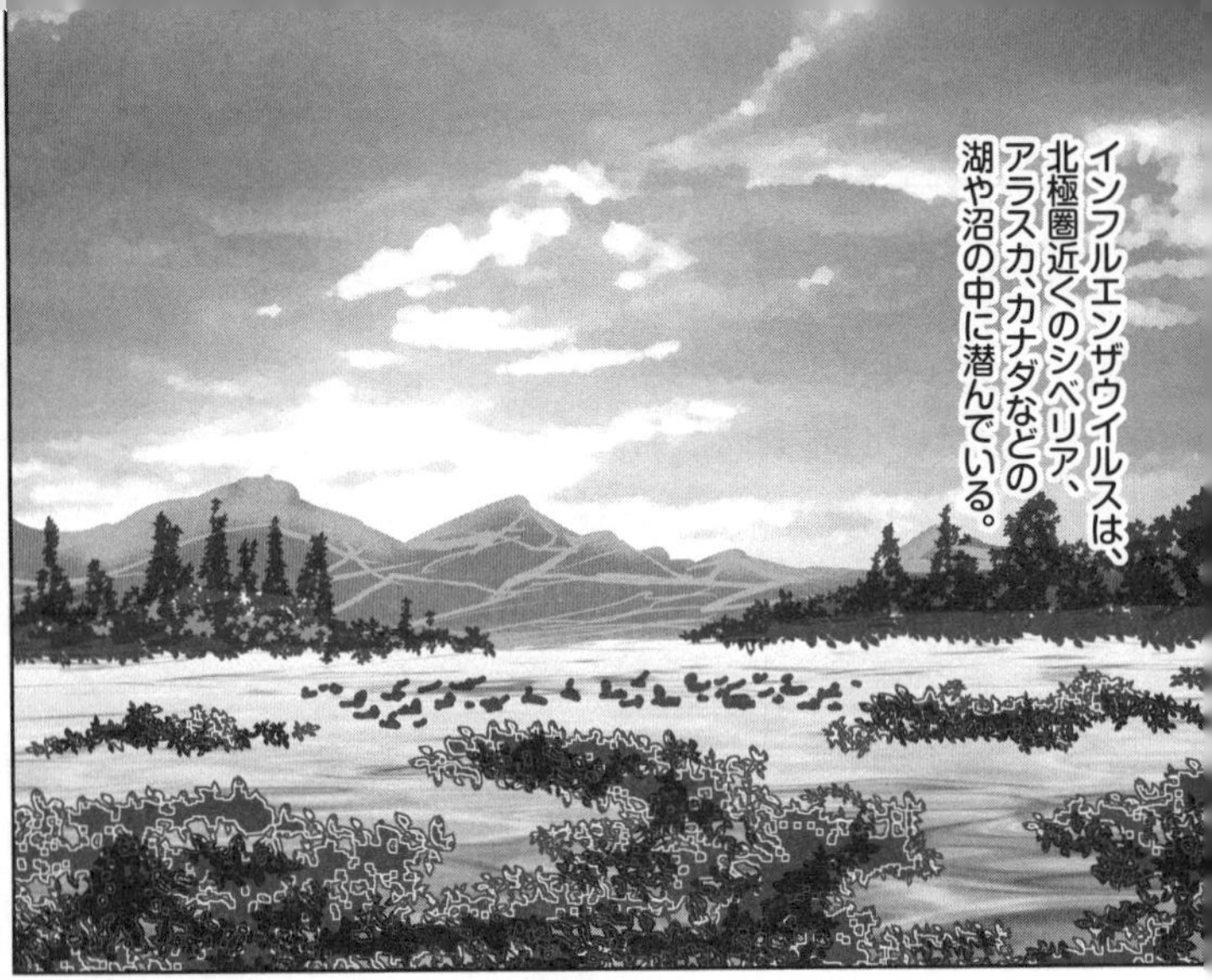
インフルエンザウイルスは、
北極圏近くのシベリア、
アラスカ、カナダなどの
湖や沼の中に潜んでいる。

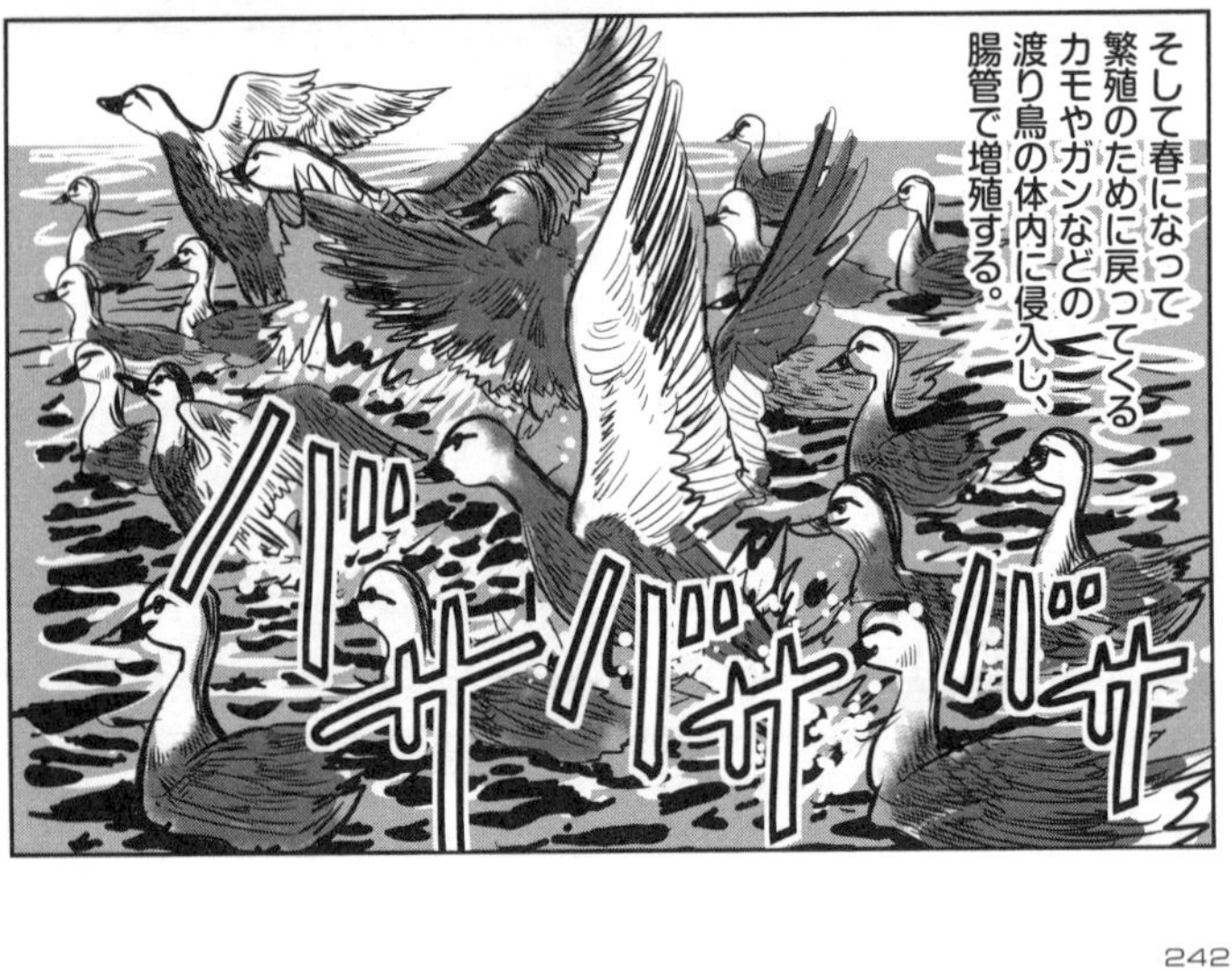
そして春になって
繁殖のために戻ってくる
カモやガンなどの
渡り鳥の体内に侵入し、
腸管で増殖する。
バサ
バサ
バサ

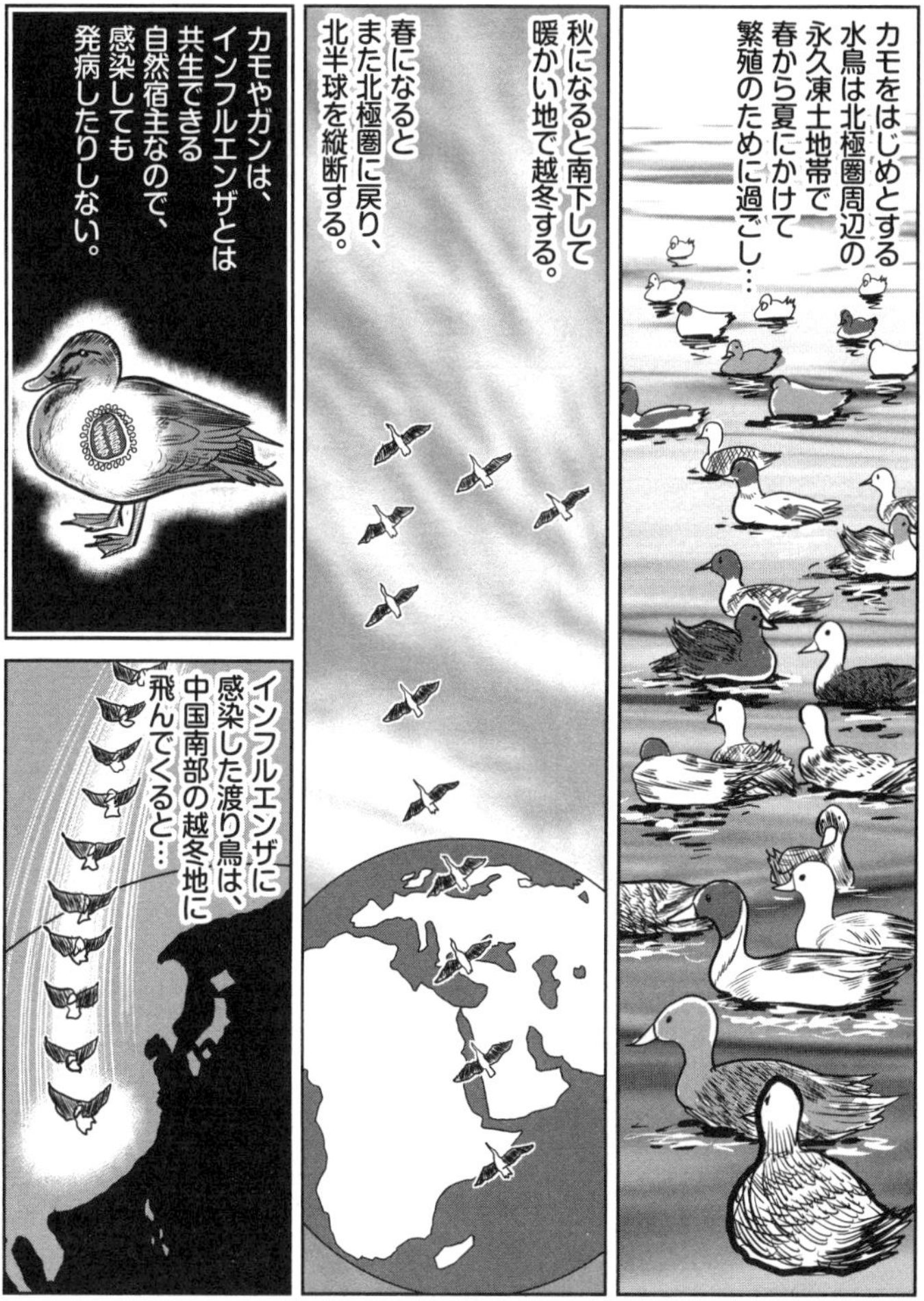
カモをはじめとする水鳥は北極圏周辺の永久凍土地帯で春から夏にかけて繁殖のために過ごし…

秋になると南下して暖かい地で越冬する。

春になるとまた北極圏に戻り、北半球を縦断する。

カモやガンは、インフルエンザとは共生できる自然宿主なので、感染しても発病したりしない。

インフルエンザに感染した渡り鳥は、中国南部の越冬地に飛んでくると…

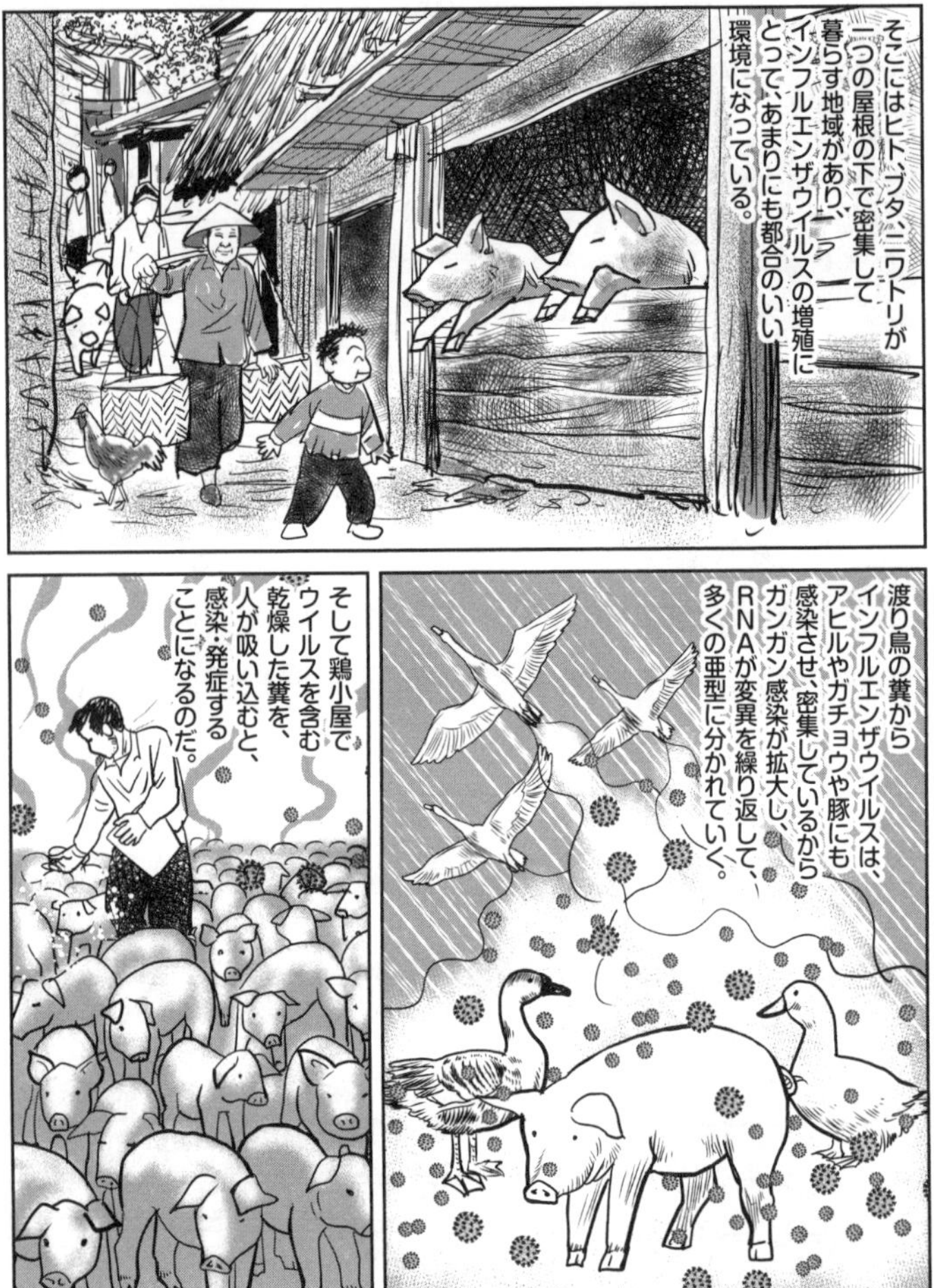
そこにはヒト、ブタ、ニワトリが
一つの屋根の下で密集して
暮らす地域があり、
インフルエンザウイルスの増殖に
とって、あまりにも都合のいい
環境になっている。
渡り鳥の糞から
インフルエンザウイルスは、
アヒルやガチョウや豚にも
感染させ、密集しているから
ガンガン感染が拡大し、
RNAが変異を繰り返して、
多くの亜型に分かれていく。
そして鶏小屋で
ウイルスを含む
乾燥した糞を、
人が吸い込むと、
感染・発症する
ことになるのだ。

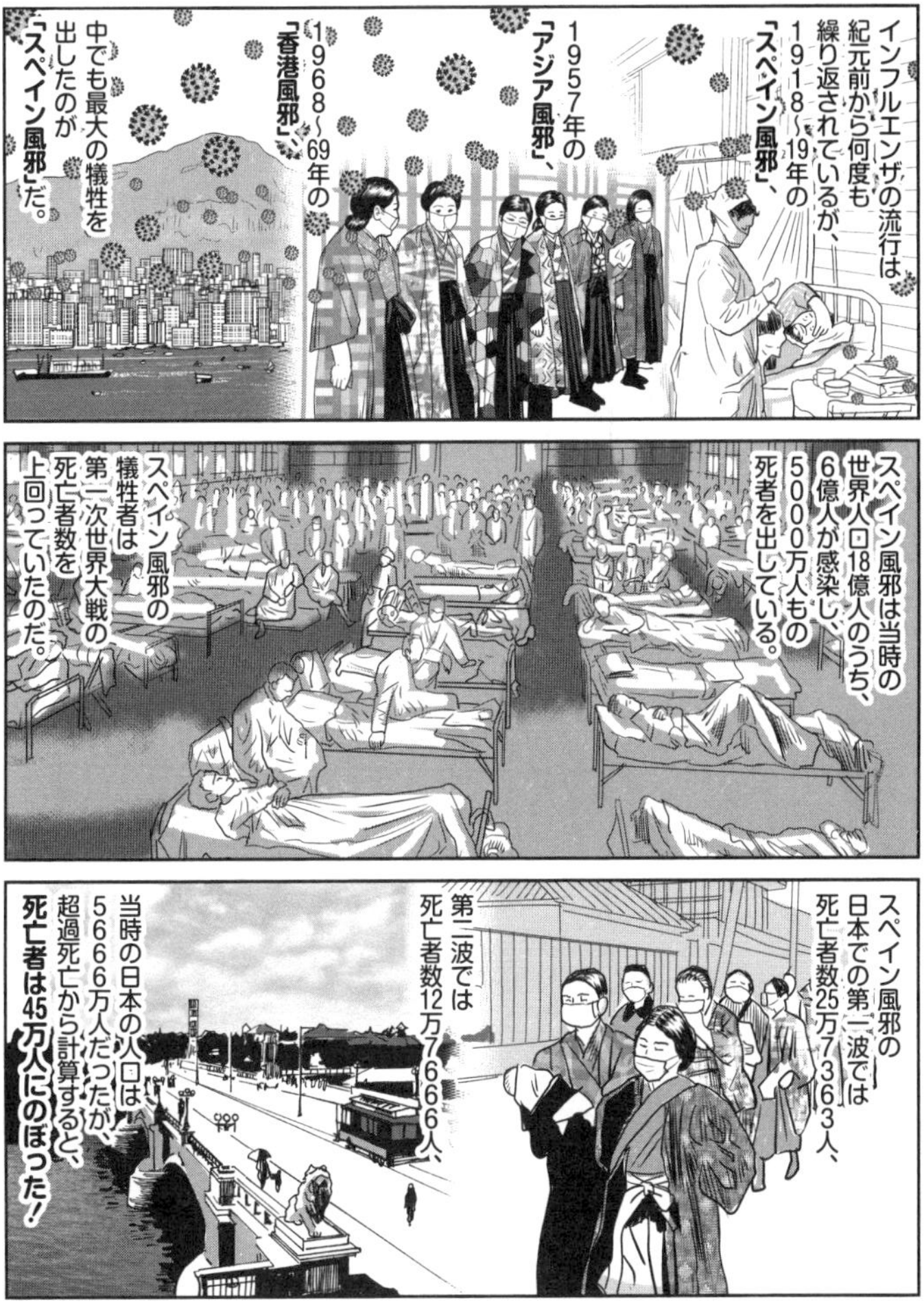
インフルエンザの流行は
紀元前から何度も
繰り返されているが、
1918～19年の
「スペイン風邪」、
1957年の
「アジア風邪」、
1968～69年の
「香港風邪」、
中でも最大の犠牲を
出したのが
「スペイン風邪」だ。
スペイン風邪は当時の
世界人口18億人のうち、
6億人が感染し、
5000万人もの
死者を出している。
スペイン風邪の
犠牲者は
第一次世界大戦の
死亡者数を
上回っていたのだ。
スペイン風邪の
日本での第一波では
死亡者数25万7363人、
第二波では
死亡者数12万7666人、
当時の日本の人口は
5666万人だったが、
超過死亡から計算すると、
死亡者は45万人にのぼった！

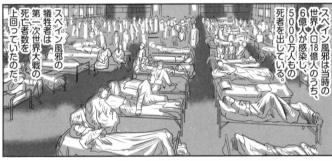

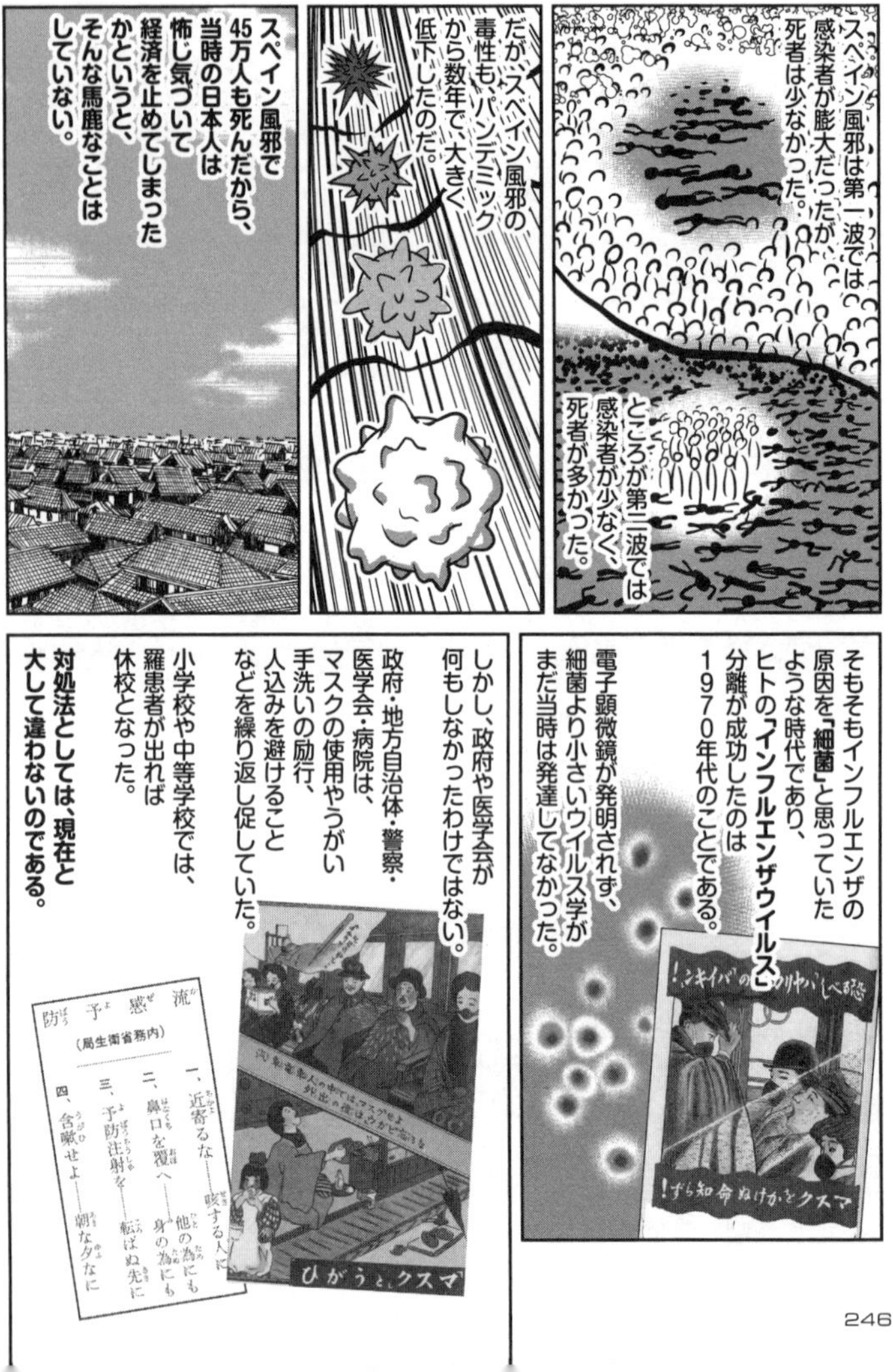
スペイン風邪は第一波では感染者が膨大だったが、死者は少なかった。
ところが第二波では感染者が少なく、死者が多かった。
だが、スペイン風邪の毒性も、パンデミックから数年で、大きく低下したのだ。
スペイン風邪で45万人も死んだから、当時の日本人は怖じ気づいて経済を止めてしまったかというと、そんな馬鹿なことはしていない。
そもそもインフルエンザの原因を「細菌」と思っていたような時代であり、ヒトの「インフルエンザウイルス」分離が成功したのは1970年代のことである。
電子顕微鏡が発明されず、細菌より小さいウイルス学がまだ当時は発達してなかった。
！ンキイバの
カリヤバしべる恐
！ずら知命ぬけかをクスマ
しかし、政府や医学会が何もしなかったわけではない。
政府・地方自治体・警察・医学会・病院は、マスクの使用やうがい手洗いの励行、人込みを避けることなどを繰り返し促していた。
ひがうとクスマ
小学校や中等学校では、罹患者が出れば休校となった。
対処法としては、現在と大して違わないのである。
流《か》感《ぜ》予《よ》防《ばう》
（局生衛省務内）
一、近寄《ちかよ》るな――咳《せき》する人に
二、鼻口《はなくち》を覆《おほ》へ――他《ひと》の為《ため》にも身《み》の為《ため》にも
三、予《よ》防注射《ばうちうしや》を――転《ころ》ばぬ先《さき》に
四、含嗽《うがひ》せよ――朝《あさ》な夕《ゆふ》なに

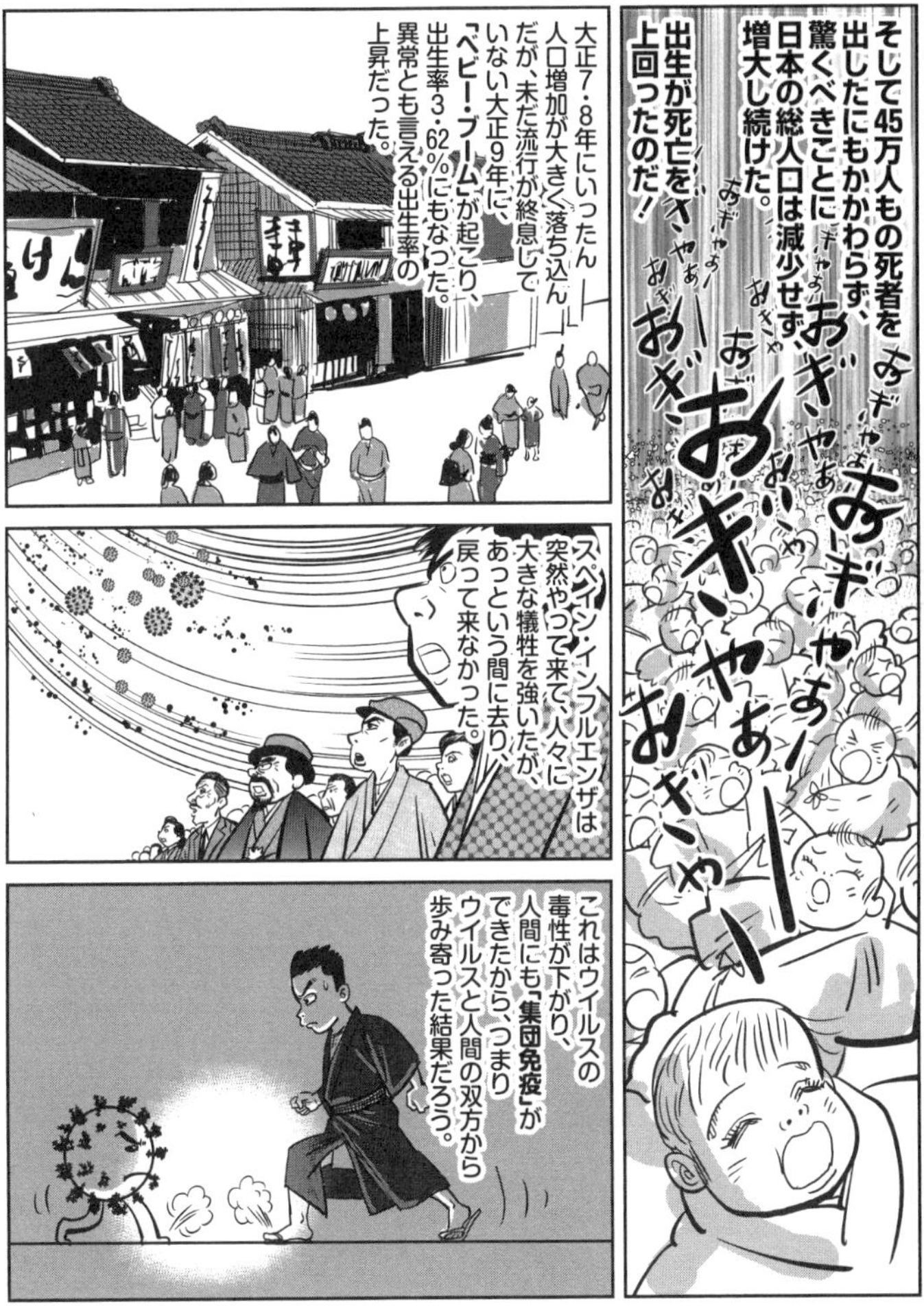
そして45万人もの死者を出したにもかかわらず、驚くべきことに日本の総人口は減少せず増大し続けた。

出生が死亡を上回ったのだ！

大正7・8年にいったん人口増加が大きく落ち込んだが、未だ流行が終息していない大正9年に、「ベビー・ブーム」が起こり、出生率3・62％にもなった。異常とも言える出生率の上昇だった。

スペイン・インフルエンザは突然やって来て、人々に大きな犠牲を強いたが、あっという間に去り、戻って来なかった。

これはウイルスの毒性が下がり、人間にも「集団免疫」ができたから、つまりウイルスと人間の双方から歩み寄った結果だろう。

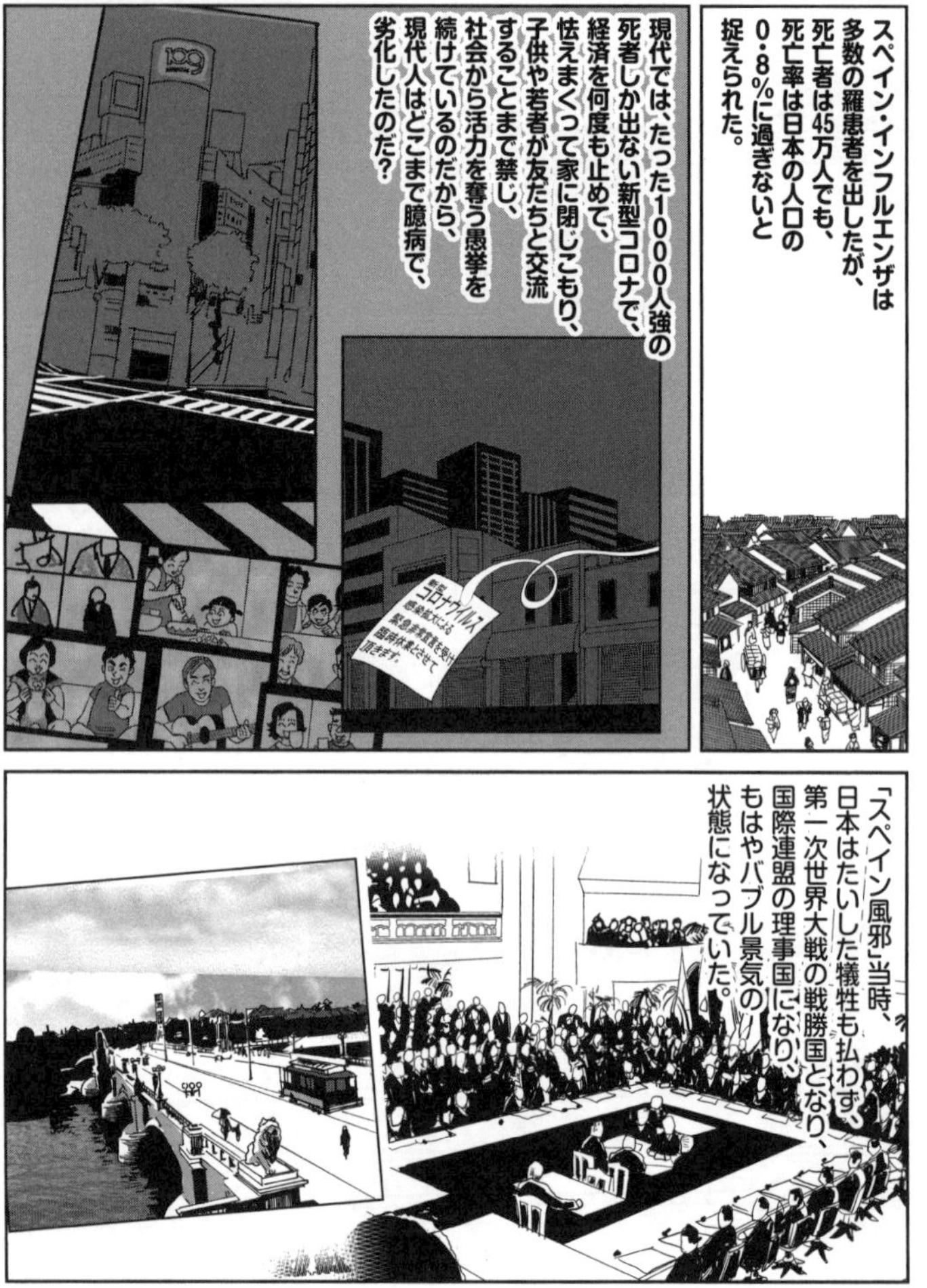
スペイン・インフルエンザは
多数の羅患者を出したが、
死亡者は45万人でも、
死亡率は日本の人口の
0・8%に過ぎないと
捉えられた。
現代では、たった1000人強の
死者しか出ない新型コロナで、
経済を何度も止めて、
怯えまくって家に閉じこもり、
子供や若者が友だちと交流
することまで禁じ、
社会から活力を奪う愚挙を
続けているのだから、
現代人はどこまで臆病で、
劣化したのだ？
新型コロナウイルス
感染拡大による
緊急事態宣言を受け
臨時休業とさせて
頂きます。
「スペイン風邪」当時、
日本はたいした犠牲も払わず、
第一次世界大戦の戦勝国となり、
国際連盟の理事国になり、
もはやバブル景気の
状態になっていた。

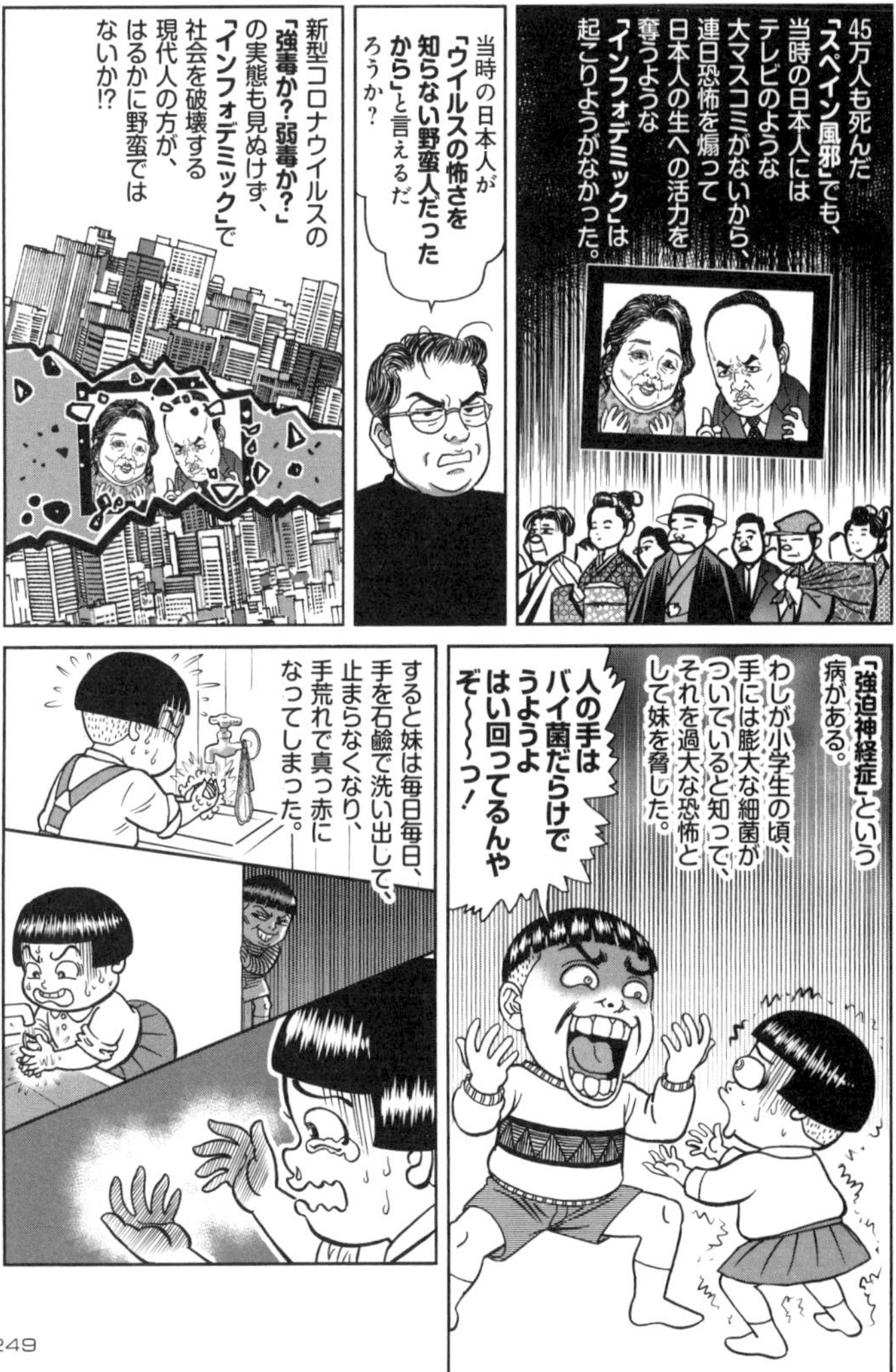
45万人も死んだ「スペイン風邪」でも、当時の日本人にはテレビのような大マスコミがないから、連日恐怖を煽って日本人の生への活力を奪うような「インフォデミック」は起こりようがなかった。

当時の日本人が「ウイルスの怖さを知らない野蛮人だったから」と言えるだろうか?

新型コロナウイルスの「強毒か?弱毒か?」の実態も見ぬけず、「インフォデミック」で社会を破壊する現代人の方が、はるかに野蛮ではないか!?

「強迫神経症」という病がある。

わしが小学生の頃、手には膨大な細菌がついていると知って、それを過大な恐怖として妹を脅した。

人の手はバイ菌だらけでうようよはい回ってるんやぞ〜〜〜っ!

すると妹は毎日毎日、手を石鹸で洗い出して、止まらなくなり、手荒れで真っ赤になってしまった。

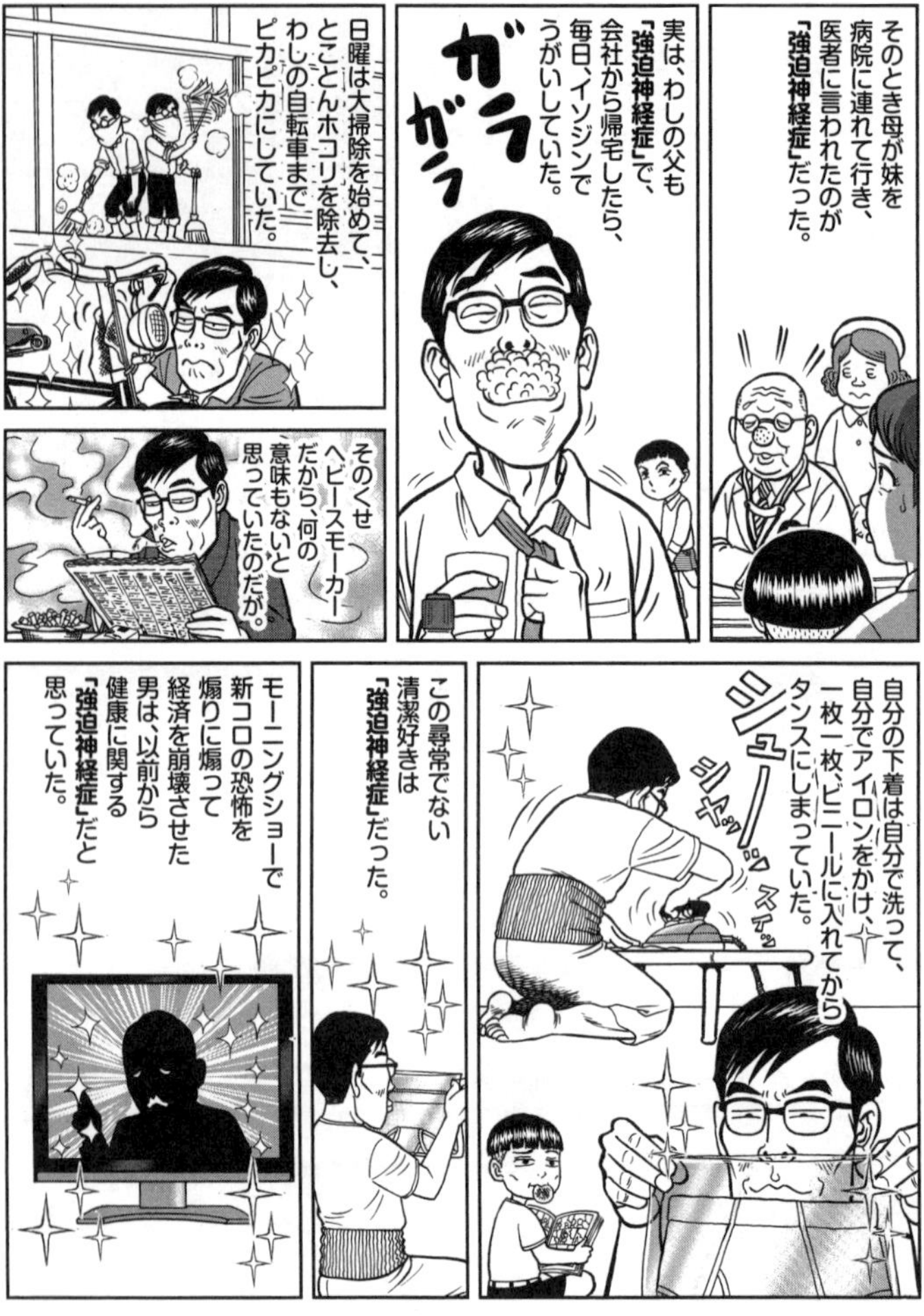

そのとき母が妹を病院に連れて行き、医者に言われたのが「強迫神経症」だった。
ガラ
ガラ
実は、わしの父も「強迫神経症」で、会社から帰宅したら、毎日、イソジンでうがいしていた。
日曜は大掃除を始めて、とことんホコリを除去し、わしの自転車までピカピカにしていた。
そのくせヘビースモーカーだから、何の意味もないと思っていたのだが。
自分の下着は自分で洗って、自分でアイロンをかけ、一枚一枚、ビニールに入れてからタンスにしまっていた。
シュー
シャッ
スイッ
この尋常でない清潔好きは「強迫神経症」だった。
モーニングショーで新コロの恐怖を煽りに煽って経済を崩壊させた男は、以前から健康に関する「強迫神経症」だと思っていた。

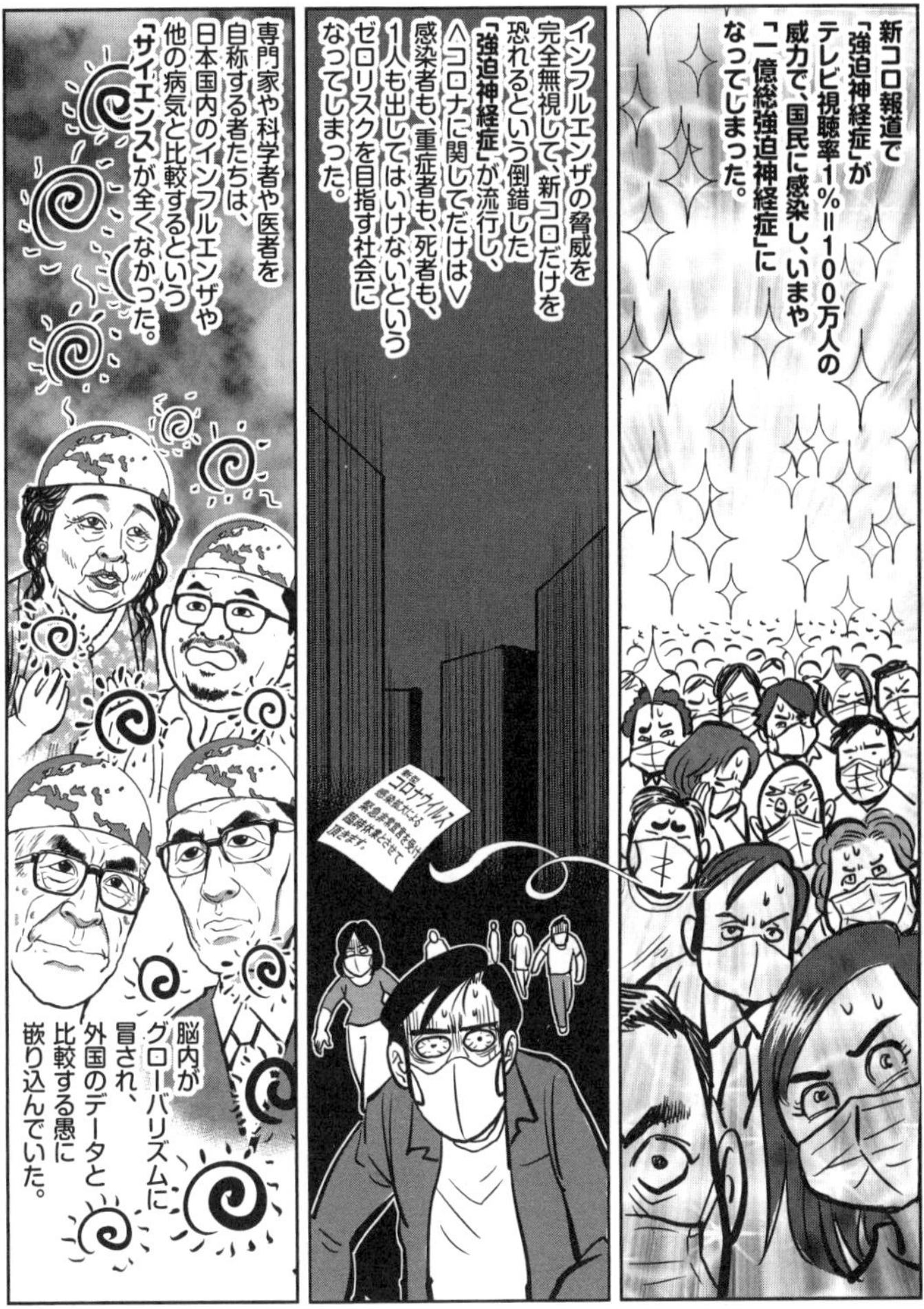
新コロ報道で「強迫神経症」がテレビ視聴率1%＝100万人の威力で、国民に感染し、いまや「一億総強迫神経症」になってしまった。

インフルエンザの脅威を完全無視して、新コロだけを恐れるという倒錯した「強迫神経症」が流行し、

＜コロナに関してだけは＞感染者も、重症者も、死者も、1人も出してはいけないというゼロリスクを目指す社会になってしまった。

新型コロナウイルス感染拡大による緊急事態宣言を受け臨時休業とさせて頂きます。

専門家や科学者や医者を自称する者たちは、日本国内のインフルエンザや他の病気と比較するという「サイエンス」が全くなかった。

脳内がグローバリズムに冒され、外国のデータと比較する愚に嵌り込んでいた。

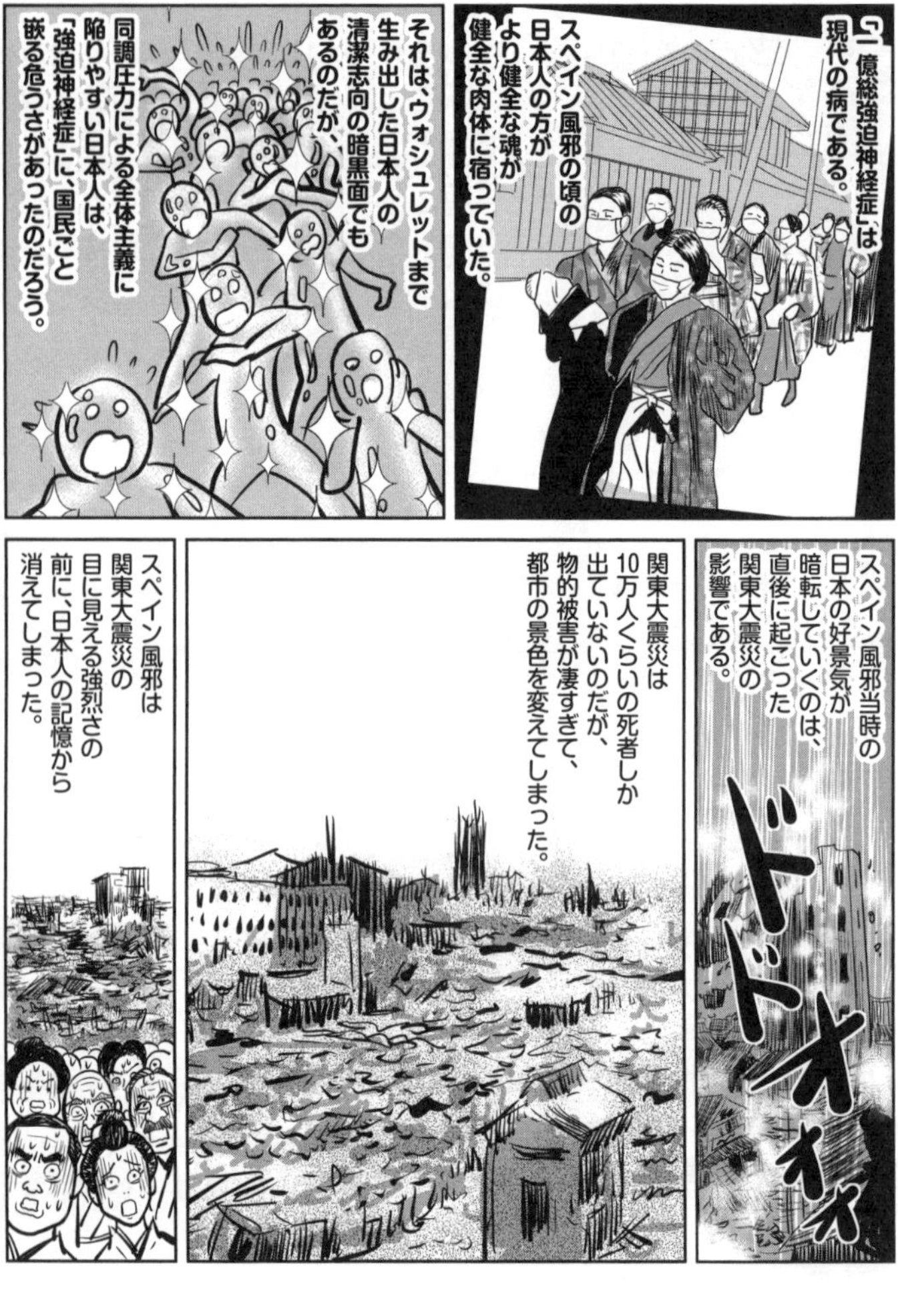
「一億総強迫神経症」は
現代の病である。
スペイン風邪の頃の
日本人の方が
より健全な魂が
健全な肉体に宿っていた。
それは、ウォシュレットまで
生み出した日本人の
清潔志向の暗黒面でも
あるのだが、
同調圧力による全体主義に
陥りやすい日本人は、
「強迫神経症」に、国民ごと
嵌る危うさがあったのだろう。
スペイン風邪当時の
日本の好景気が
暗転していくのは、
直後に起こった
関東大震災の
影響である。
ドドオォォ
関東大震災は
10万人くらいの死者しか
出ていないのだが、
物的被害が凄すぎて、
都市の景色を変えてしまった。
スペイン風邪は
関東大震災の
目に見える強烈さの
前に、日本人の記憶から
消えてしまった。

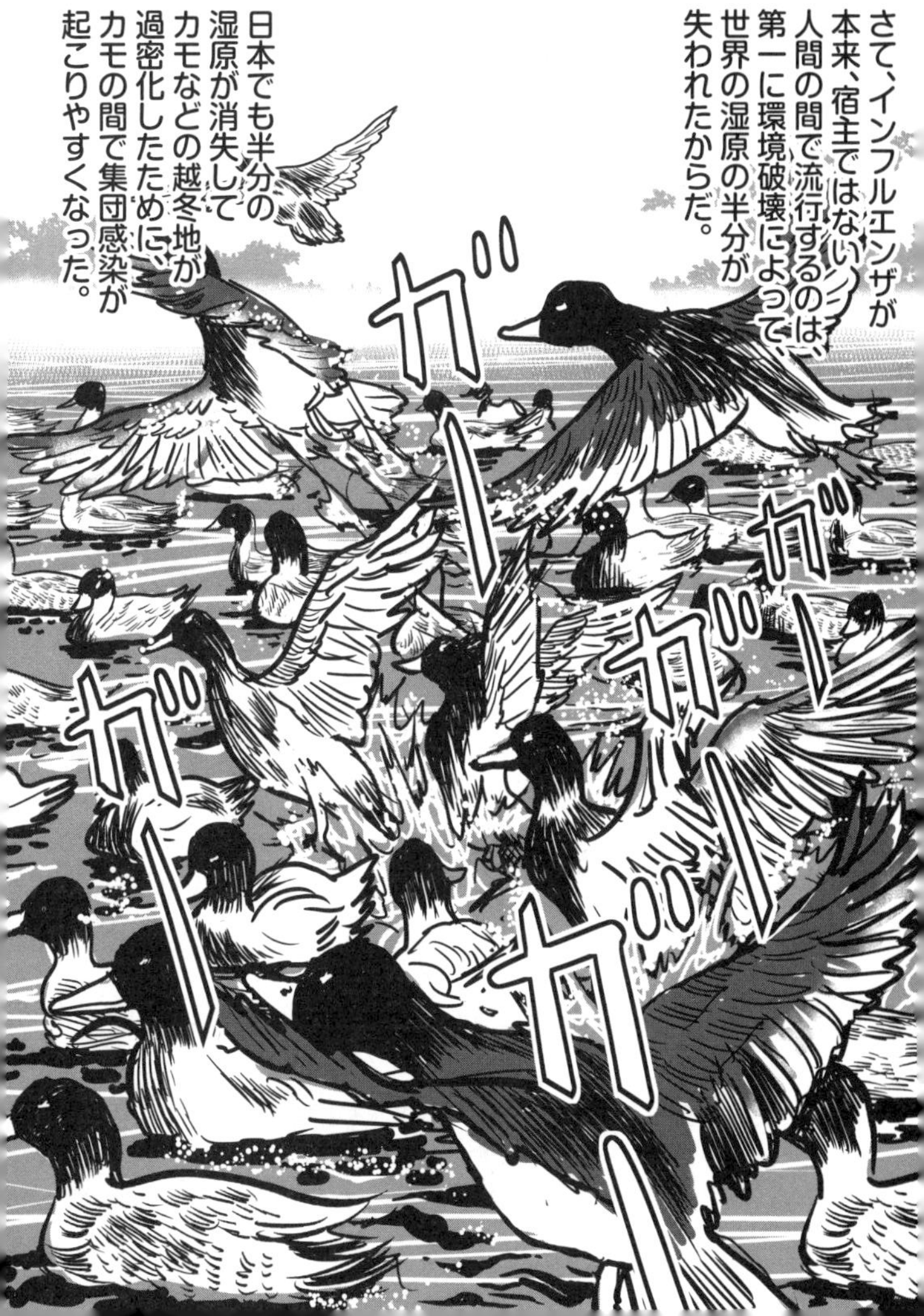
さて、インフルエンザが本来、宿主ではない人間の間で流行するのは、第一に環境破壊によって、世界の湿原の半分が失われたからだ。
日本でも半分の湿原が消失してカモなどの越冬地が過密化したために、カモの間で集団感染が起こりやすくなった。
ガー
ガー
ガガー
ガー
ガー

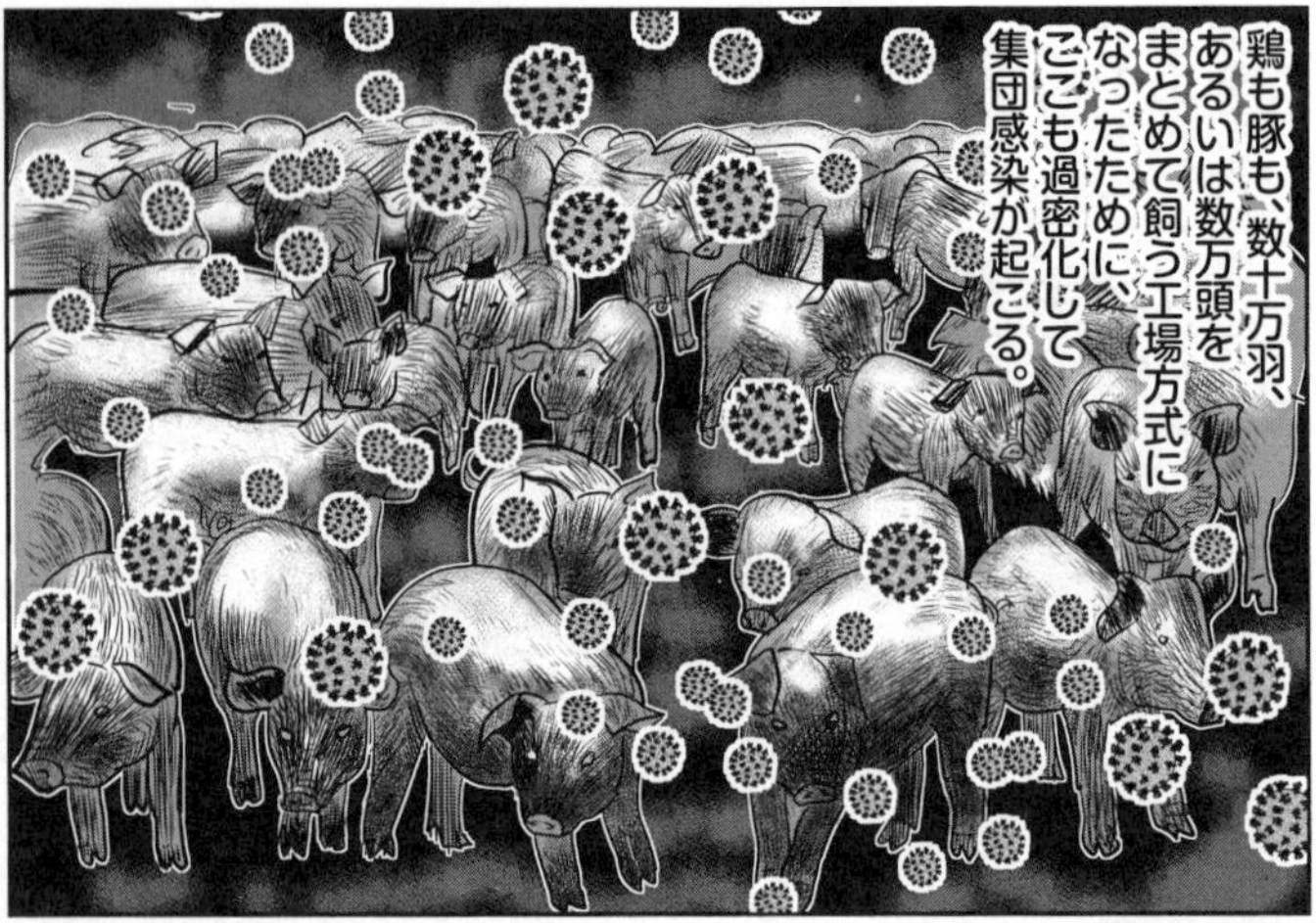
鶏も豚も、数十万羽、
あるいは数万頭を
まとめて飼う工場方式に
なったために、
ここも過密化して
集団感染が起こる。

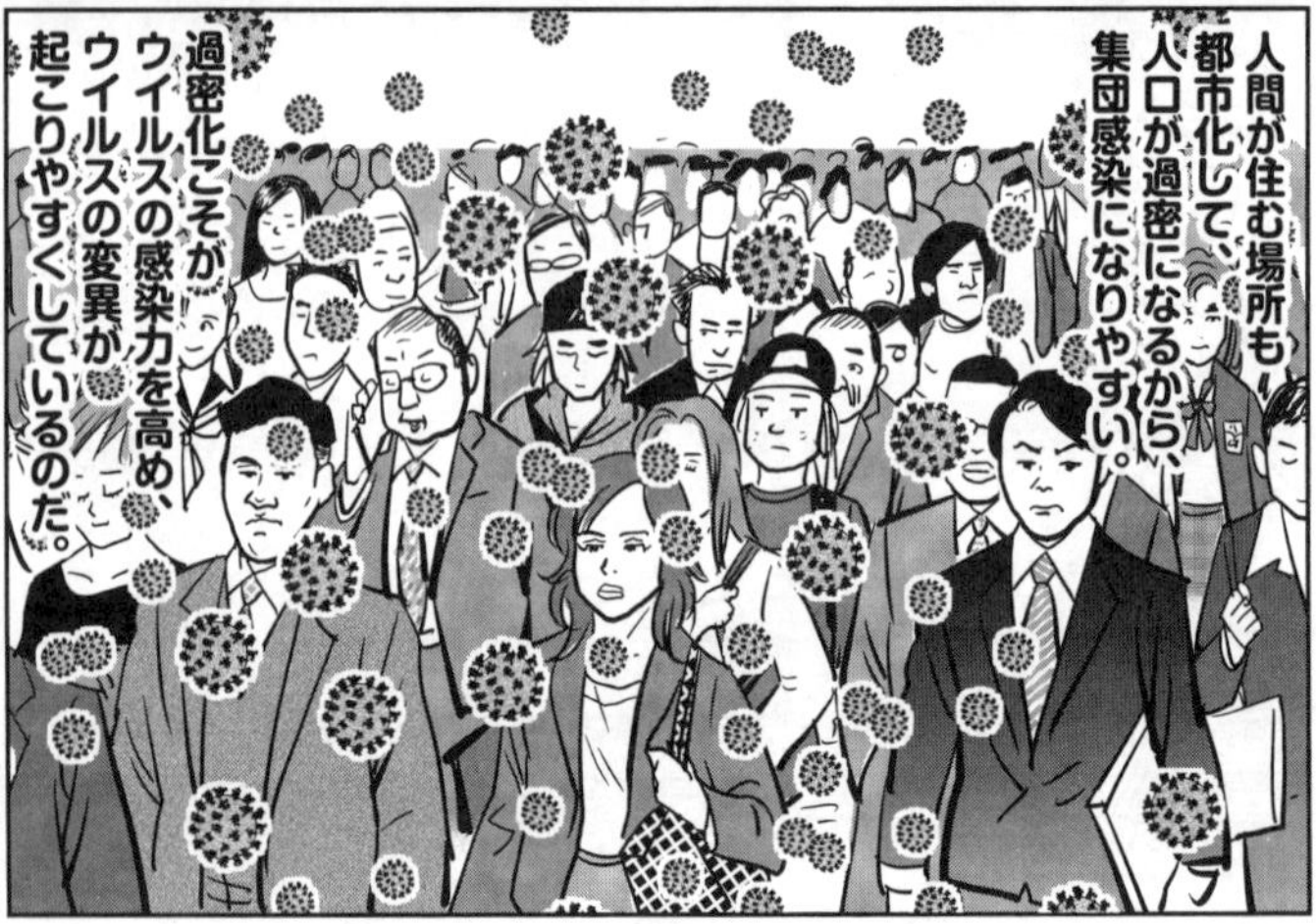
人間が住む場所も
都市化して、
人口が過密になるから、
集団感染になりやすい。
過密化こそが
ウイルスの感染力を高め、
ウイルスの変異が
起こりやすくしているのだ。

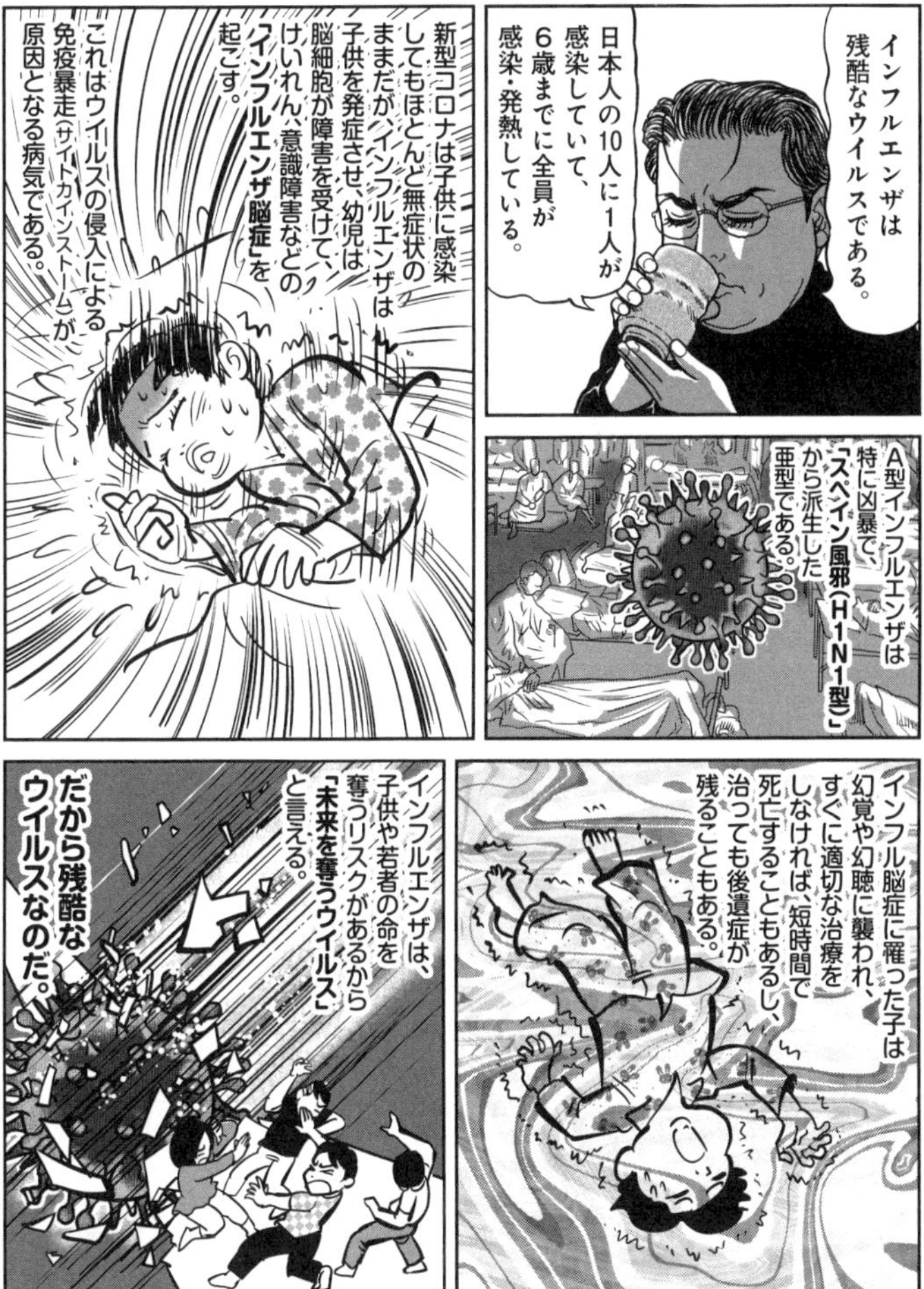
インフルエンザは残酷なウイルスである。

日本人の10人に1人が感染していて、6歳までに全員が感染・発熱している。

A型インフルエンザは特に凶暴で、「スペイン風邪(H1N1型)」から派生した亜型である。

新型コロナは子供に感染してもほとんど無症状のままだが、インフルエンザは子供を発症させ、幼児は脳細胞が障害を受けて、けいれん、意識障害などの「インフルエンザ脳症」を起こす。

これはウイルスの侵入による免疫暴走(サイトカインストーム)が原因となる病気である。

インフル脳症に罹った子は幻覚や幻聴に襲われ、すぐに適切な治療をしなければ、短時間で死亡することもあるし、治っても後遺症が残ることもある。

インフルエンザは、子供や若者の命を奪うリスクがあるから「未来を奪うウイルス」と言える。

だから残酷なウイルスなのだ。

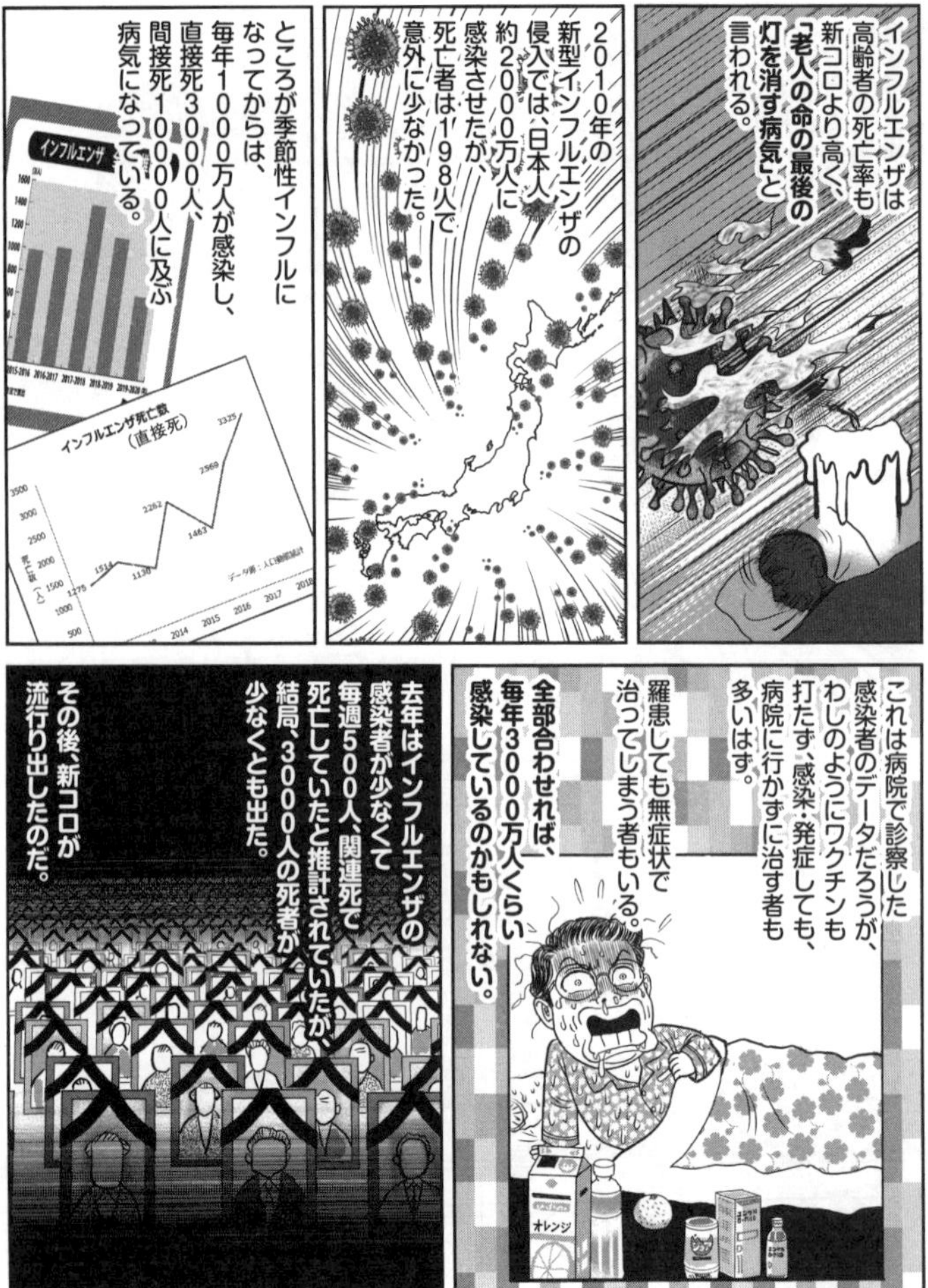
インフルエンザは高齢者の死亡率も新コロより高く、「老人の命の最後の灯を消す病気」と言われる。
2010年の新型インフルエンザの侵入では、日本人約2000万人に感染させたが、死亡者は198人で意外に少なかった。
ところが季節性インフルになってからは、毎年1000万人が感染し、直接死3000人、間接死10000人に及ぶ病気になっている。
インフルエンザ
インフルエンザ死亡数（直接死）
3325
2569
2262
1463
1514
1130
1275
これは病院で診察した感染者のデータだろうが、わしのようにワクチンも打たず、感染・発症しても、病院に行かずに治す者も多いはず。
羅患しても無症状で治ってしまう者もいる。
全部合わせれば、毎年3000万人くらい感染しているのかもしれない。
オレンジ
去年はインフルエンザの感染者が少なくて毎週500人、関連死で死亡していたと推計されていたが、結局、3000人の死者が少なくとも出た。
その後、新コロが流行り出したのだ。

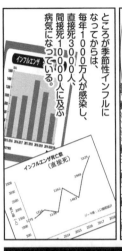

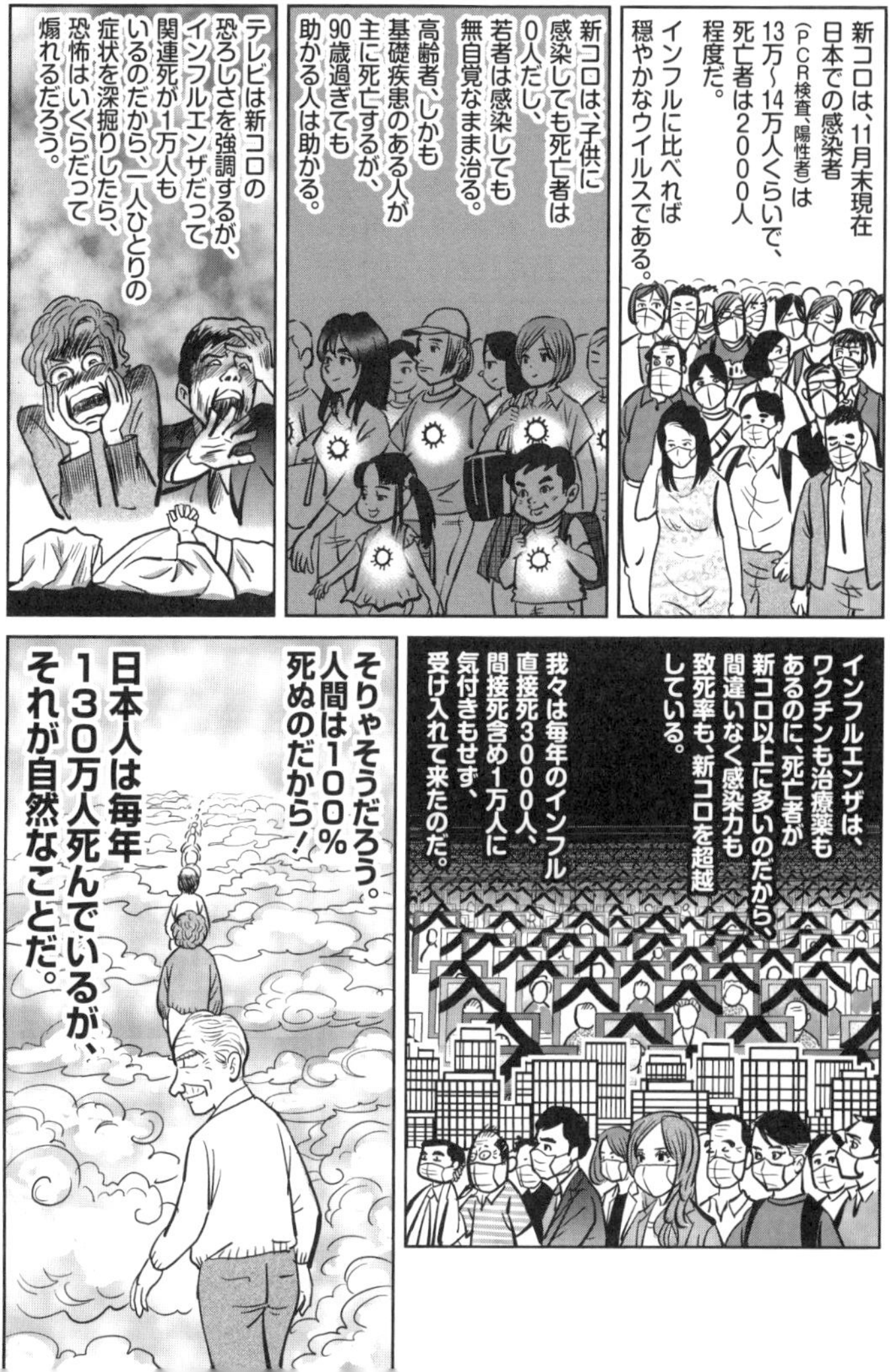

新コロは、11月末現在
日本での感染者
（PCR検査、陽性者）は
13万〜14万人くらいで、
死亡者は2000人
程度だ。
インフルに比べれば
穏やかなウイルスである。
新コロは、子供に
感染しても死亡者は
0人だし、
若者は感染しても
無自覚なまま治る。
高齢者、しかも
基礎疾患のある人が
主に死亡するが、
90歳過ぎても
助かる人は助かる。
テレビは新コロの
恐ろしさを強調するが、
インフルエンザだって
関連死が1万人も
いるのだから、一人ひとりの
症状を深掘りしたら、
恐怖はいくらだって
煽れるだろう。
インフルエンザは、
ワクチンも治療薬も
あるのに、死亡者が
新コロ以上に多いのだから、
間違いなく感染力も
致死率も、新コロを超越
している。
我々は毎年のインフル
直接死3000人、
間接死含め1万人に
気付きもせず、
受け入れて来たのだ。
そりゃそうだろう。
人間は100%
死ぬのだから！
日本人は毎年
130万人死んでいるが、
それが自然なことだ。

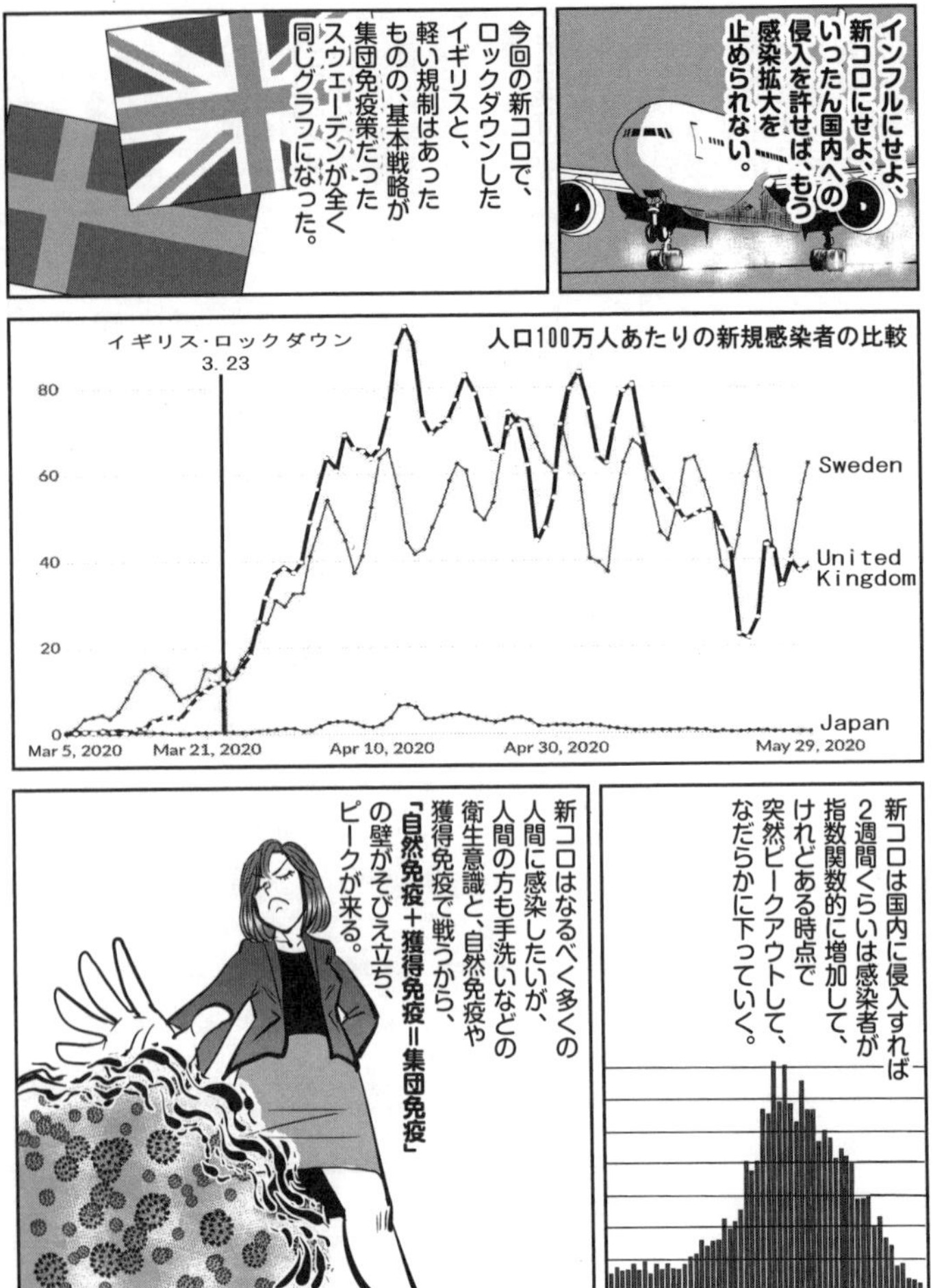
インフルにせよ、新コロにせよ、いったん国内への侵入を許せば、もう感染拡大を止められない。
今回の新コロで、ロックダウンしたイギリスと、軽い規制はあったものの、基本戦略が集団免疫策だったスウェーデンが全く同じグラフになった。
人口100万人あたりの新規感染者の比較
イギリス・ロックダウン
3. 23
80
60
40
20
0
Mar 5, 2020
Mar 21, 2020
Apr 10, 2020
Apr 30, 2020
May 29, 2020
Sweden
United Kingdom
Japan
新コロは国内に侵入すれば2週間くらいは指数関数的に増加して、けれどある時点で突然ピークアウトして、なだらかに下っていく。
新コロはなるべく多くの人間に感染したいが、人間の方も手洗いなどの衛生意識と、自然免疫や獲得免疫で戦うから、「自然免疫＋獲得免疫＝集団免疫」の壁がそびえ立ち、ピークが来る。

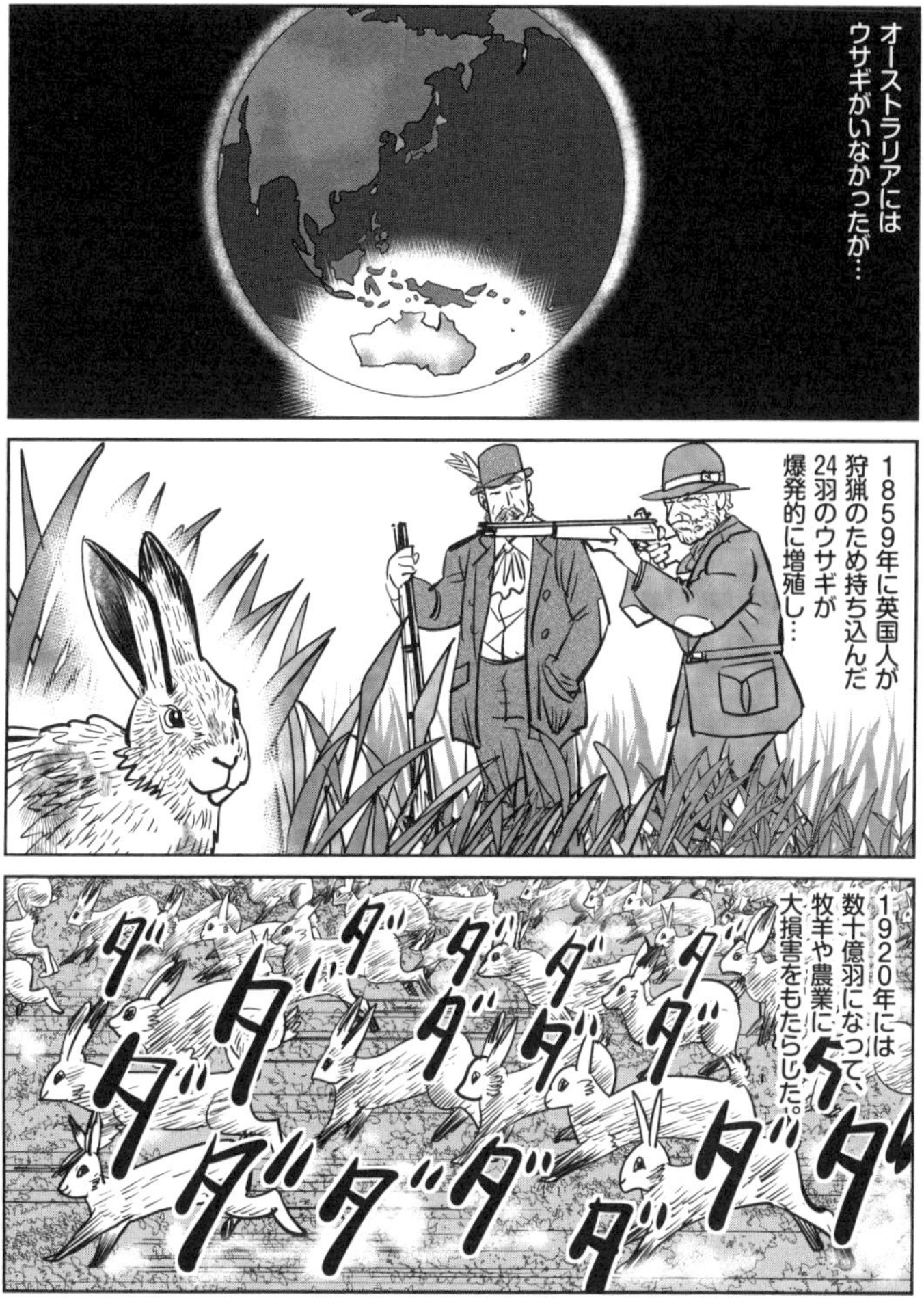

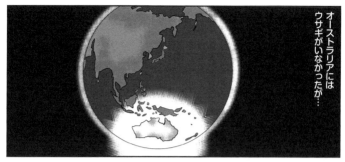

オーストラリアには
ウサギがいなかったが…
1859年に英国人が
狩猟のため持ち込んだ
24羽のウサギが
爆発的に増殖し…
1920年には
数十億羽になって、
牧羊や農業に
大損害をもたらした。

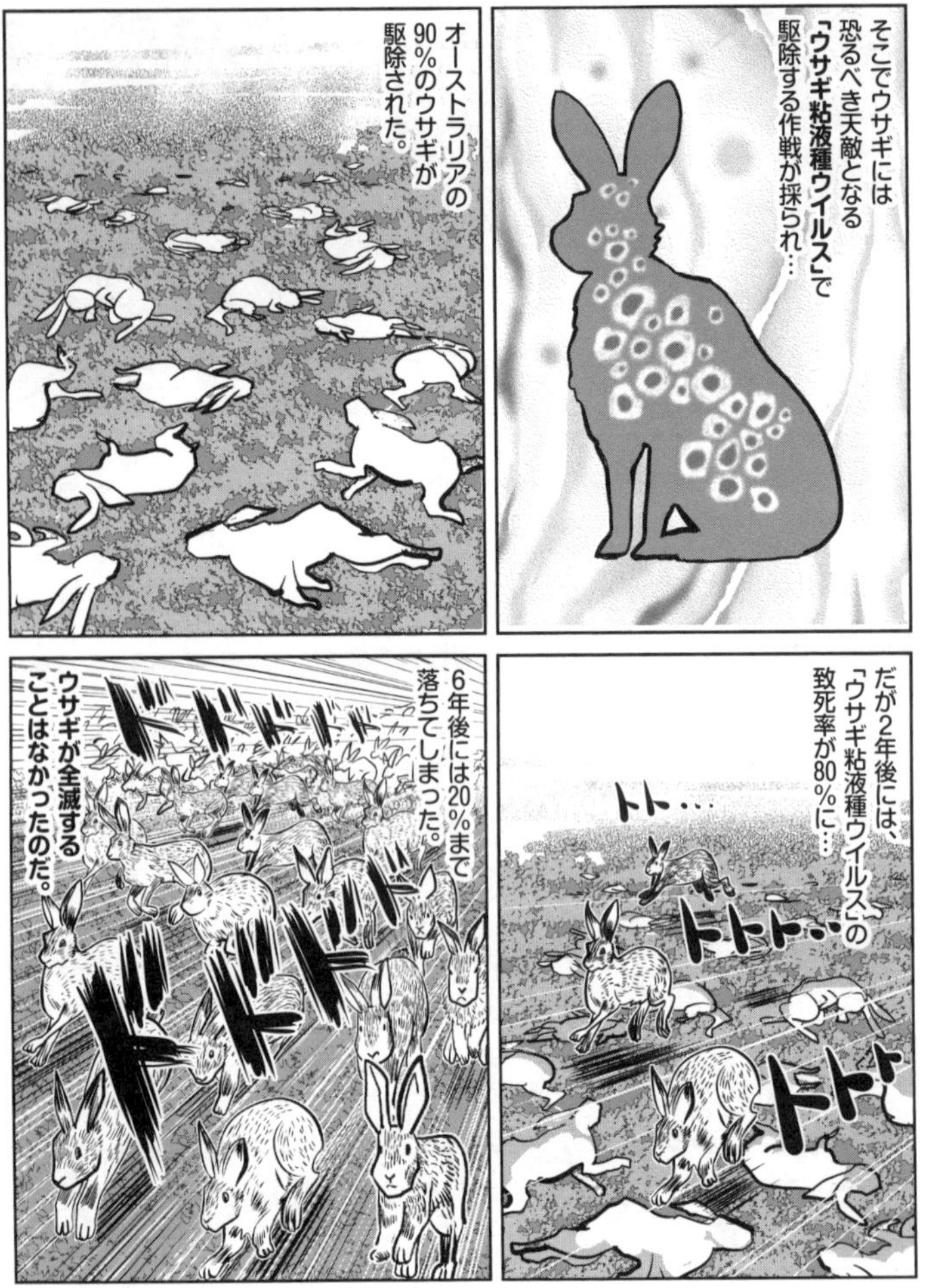
そこでウサギには
恐るべき天敵となる
「ウサギ粘液種ウイルス」で
駆除する作戦が採られ…
オーストラリアの
90%のウサギが
駆除された。
だが2年後には、
「ウサギ粘液種ウイルス」の
致死率が80%に…
トト…
トトト…
トト
6年後には20%まで
落ちてしまった。
ウサギが全滅する
ことはなかったのだ。
ドドドドド
ドドドド

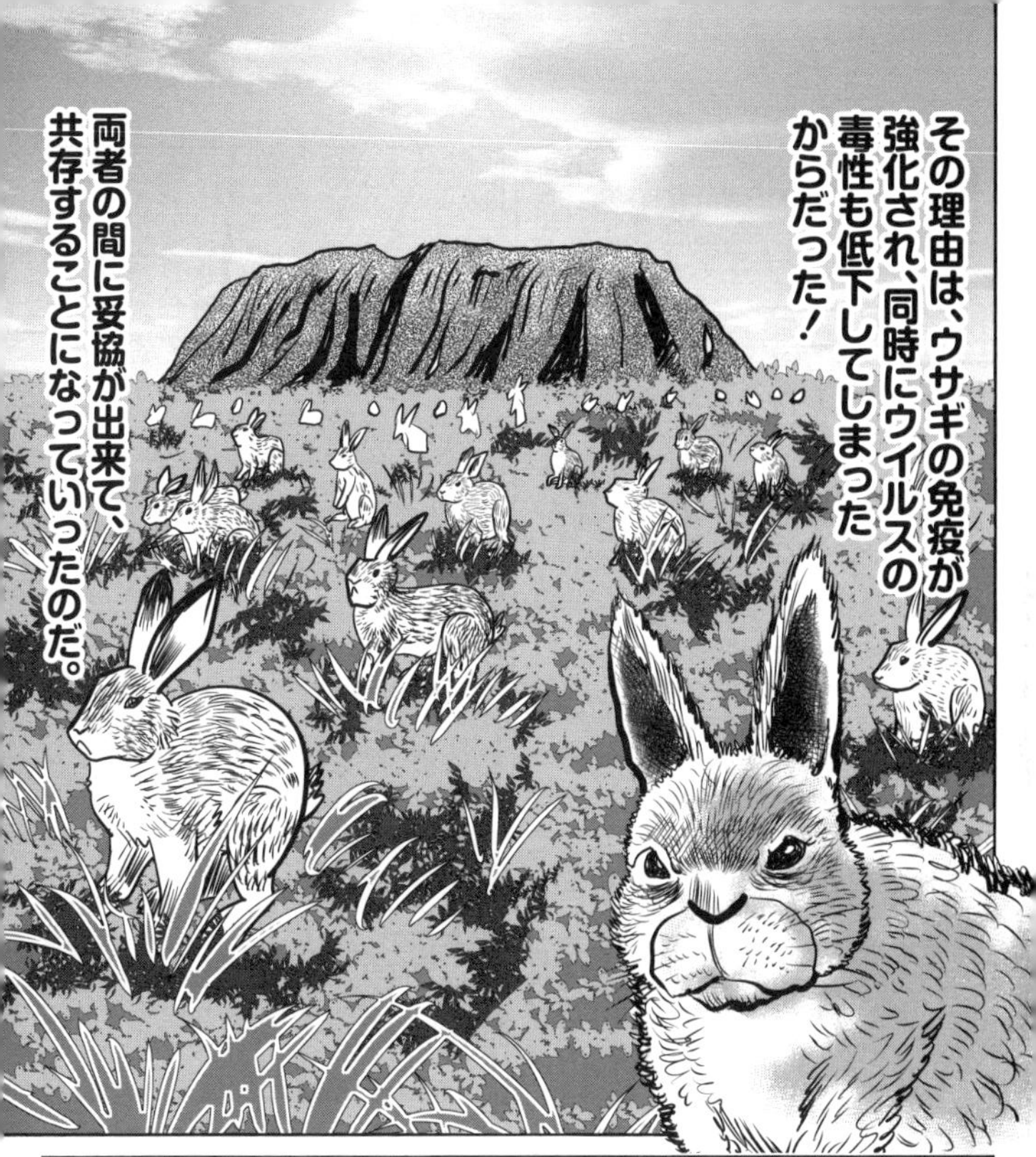
その理由は、ウサギの免疫が
強化され、同時にウイルスの
毒性も低下してしまった
からだった！
両者の間に妥協が出来て、
共存することになっていったのだ。

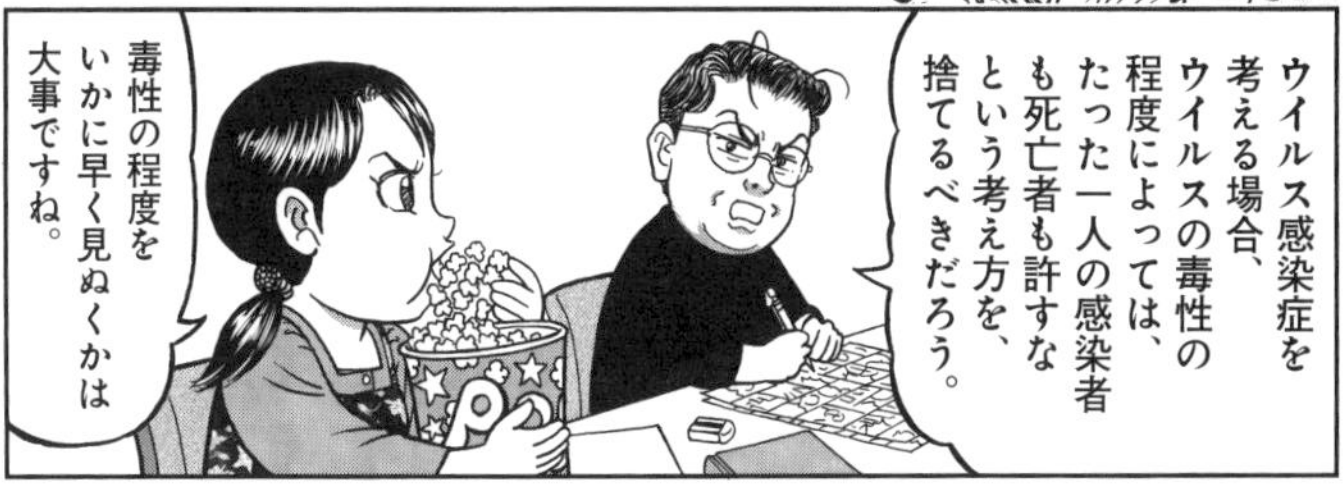
ウイルス感染症を
考える場合、
ウイルスの毒性の
程度によっては、
たった一人の感染者
も死亡者も許すな
という考え方を、
捨てるべきだろう。
毒性の程度を
いかに早く見ぬくかは
大事ですね。

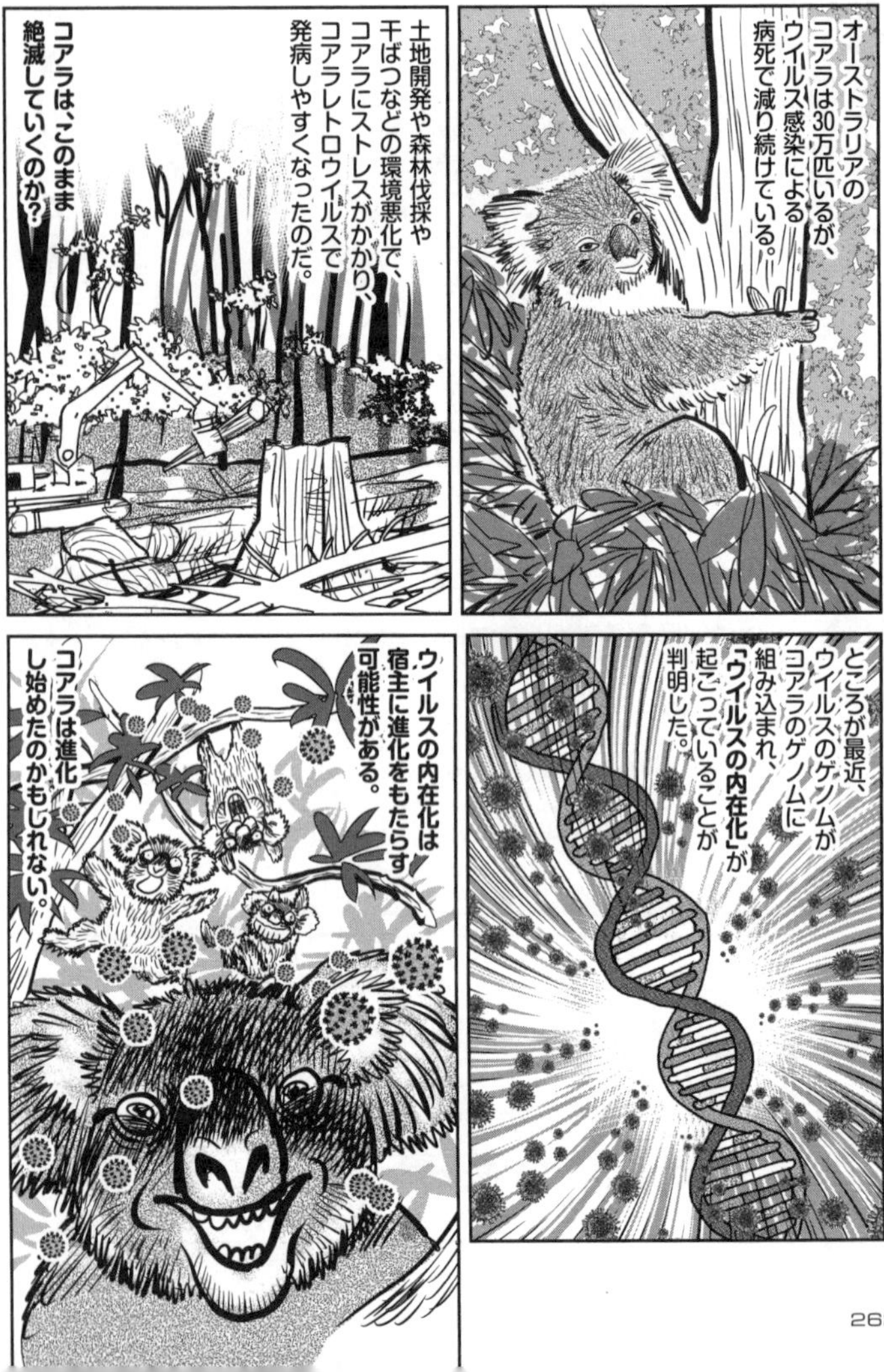
オーストラリアのコアラは30万匹いるが、ウイルス感染による病死で減り続けている。

土地開発や森林伐採や干ばつなどの環境悪化で、コアラにストレスがかかり、コアラレトロウイルスで発病しやすくなったのだ。

コアラは、このまま絶滅していくのか？

ところが最近、ウイルスのゲノムがコアラのゲノムに組み込まれ、「ウイルスの内在化」が起こっていることが判明した。

ウイルスの内在化は宿主に進化をもたらす可能性がある。

コアラは進化し始めたのかもしれない。

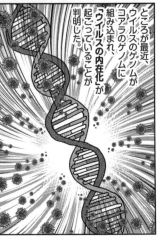

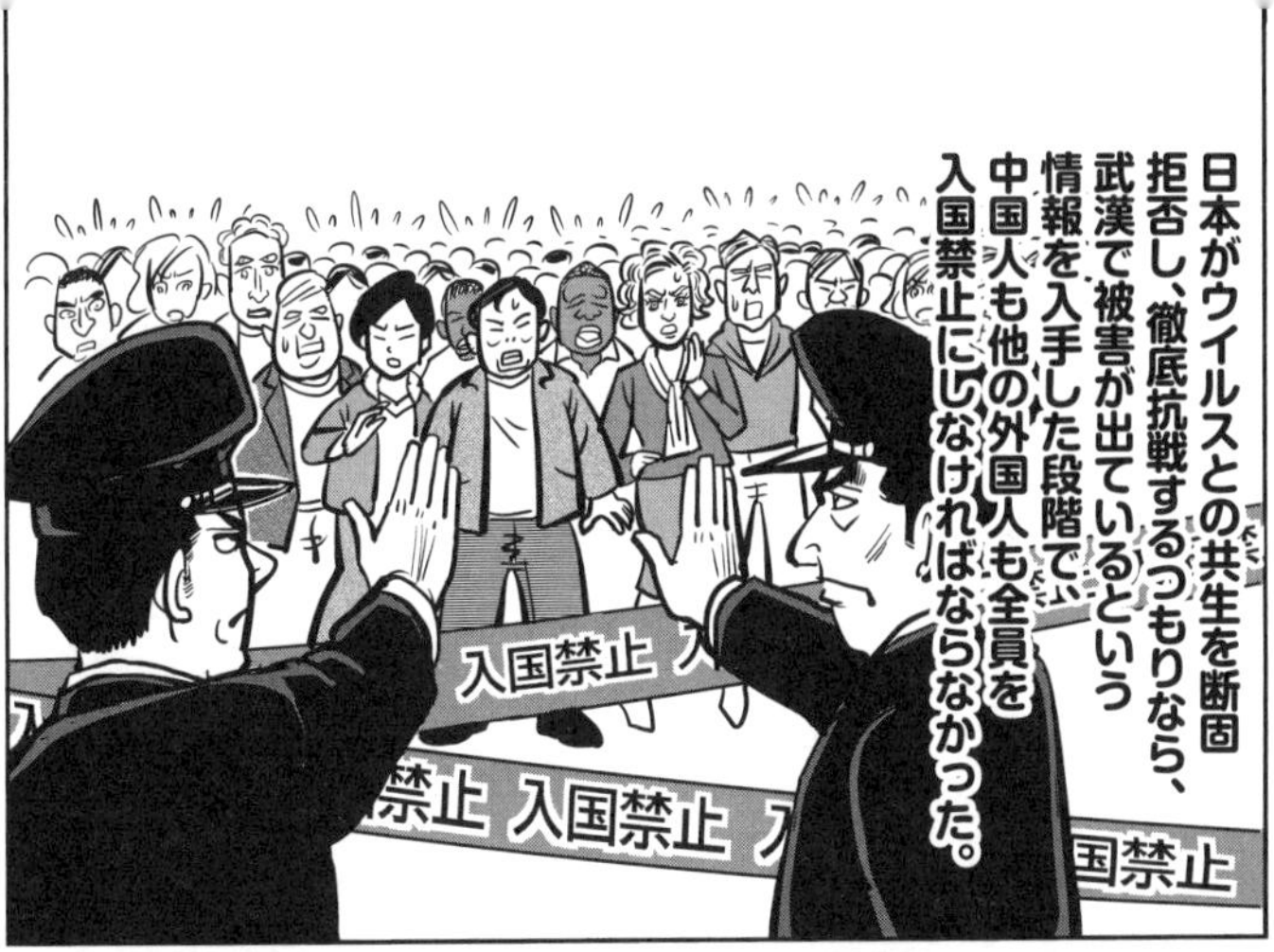
日本がウイルスとの共生を断固
拒否し、徹底抗戦するつもりなら、
武漢で被害が出ているという
情報を入手した段階で、
中国人も他の外国人も全員を
入国禁止にしなければならなかった。
入国禁止
入国禁止
入国禁止

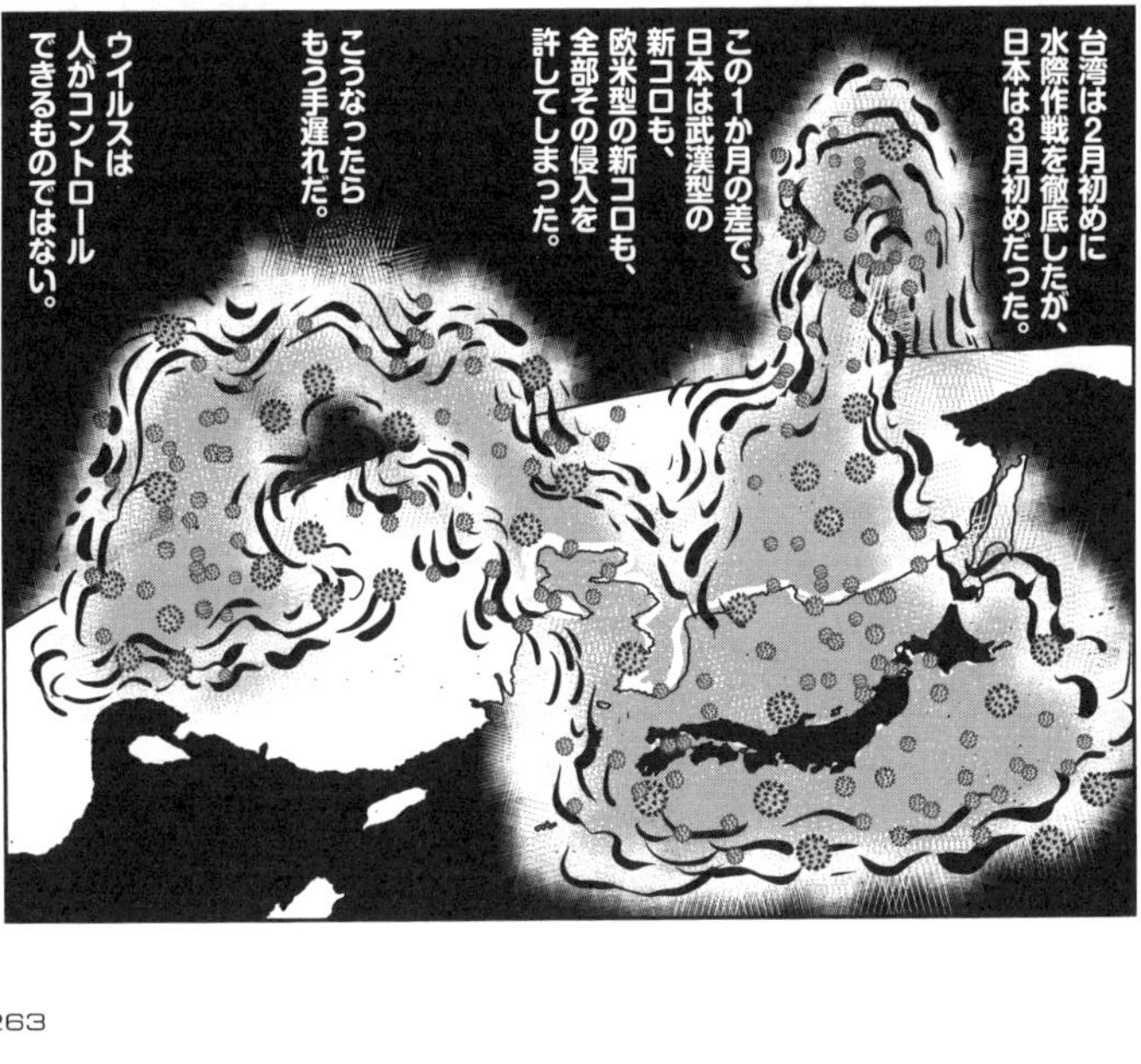
台湾は2月初めに
水際作戦を徹底したが、
日本は3月初めだった。
この1か月の差で、
日本は武漢型の
新コロも、
欧米型の新コロも、
全部その侵入を
許してしまった。
こうなったら
もう手遅れだ。
ウイルスは
人がコントロール
できるものではない。

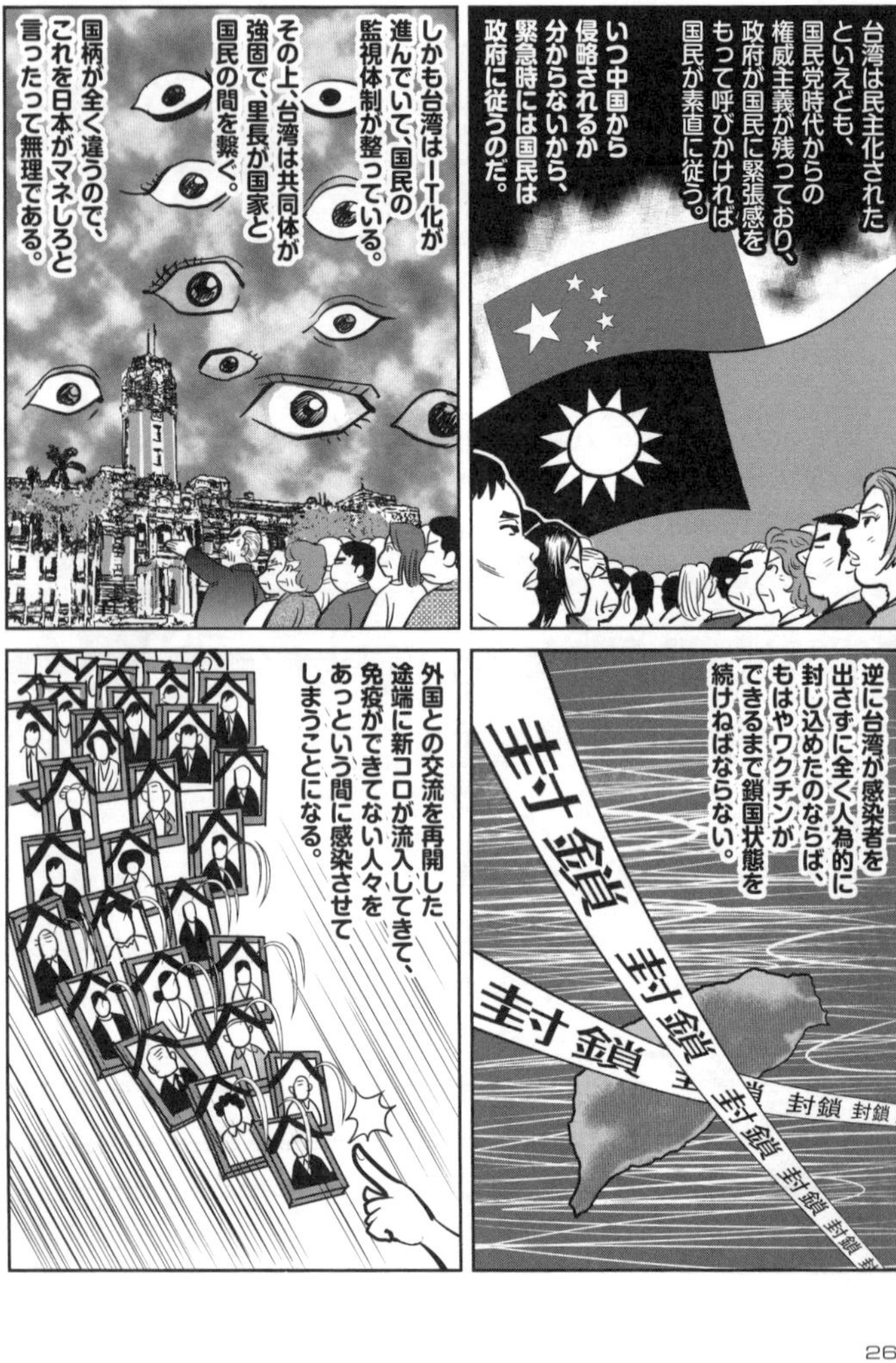
台湾は民主化されたといえども、国民党時代からの権威主義が残っており、政府が国民に緊張感をもって呼びかければ国民が素直に従う。
いつ中国から侵略されるか分からないから、緊急時には国民は政府に従うのだ。
しかも台湾はIT化が進んでいて、国民の監視体制が整っている。
その上、台湾は共同体が強固で、里長が国家と国民の間を繋ぐ。
国柄が全く違うので、これを日本がマネしろと言ったって無理である。
逆に台湾が感染者を出さずに全く人為的に封じ込めたのならば、もはやワクチンができるまで鎖国状態を続けねばならない。
封鎖
封鎖
封鎖
封鎖 封鎖
封鎖
封鎖 封鎖
外国との交流を再開した途端に新コロが流入してきて、免疫ができてない人々をあっという間に感染させてしまうことになる。

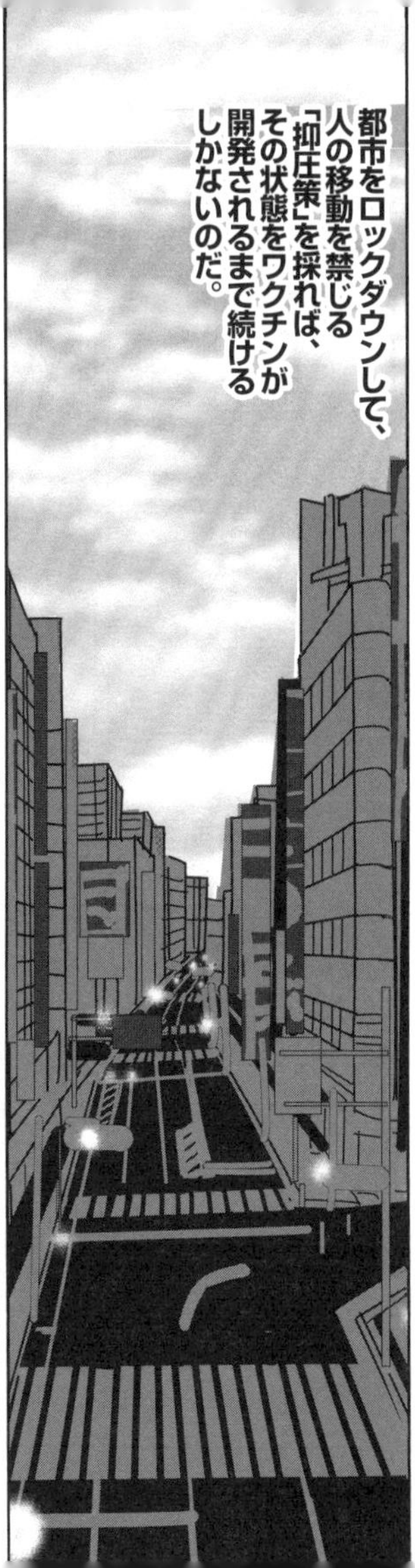
都市をロックダウンして、
人の移動を禁じる
「抑圧策」を採れば、
その状態をワクチンが
開発されるまで続ける
しかないのだ。

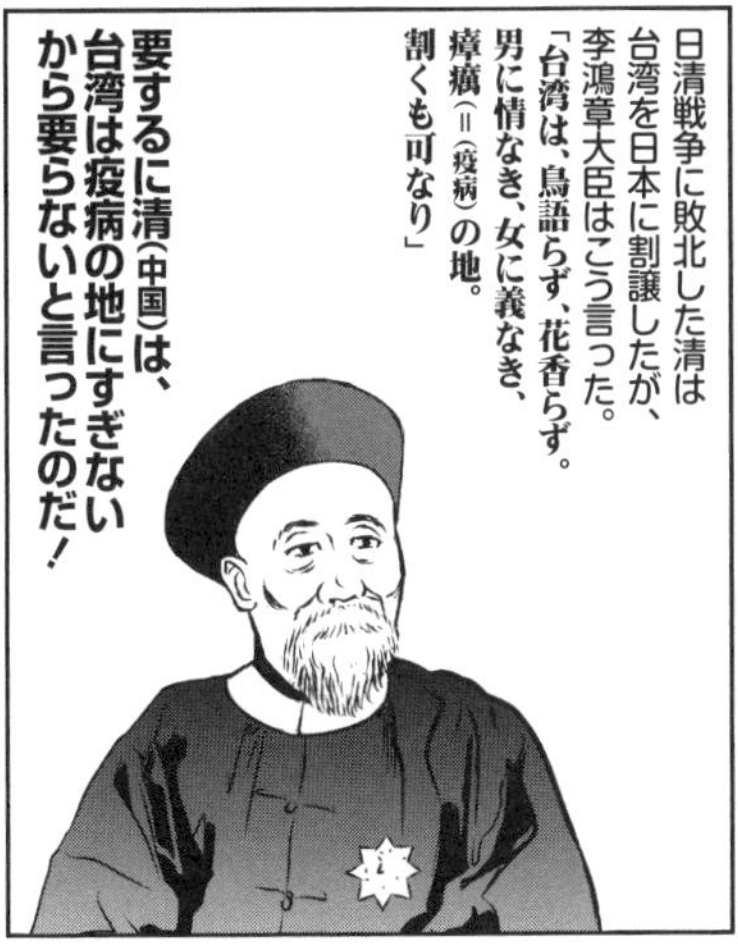
日清戦争に敗北した清は
台湾を日本に割譲したが、
李鴻章大臣はこう言った。
「台湾は、鳥語らず、花香らず。
男に情なき、女に義なき、
瘴癘（＝疫病）の地。
割くも可なり」
要するに清（中国）は、
台湾は疫病の地にすぎない
から要らないと言ったのだ！

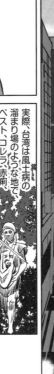

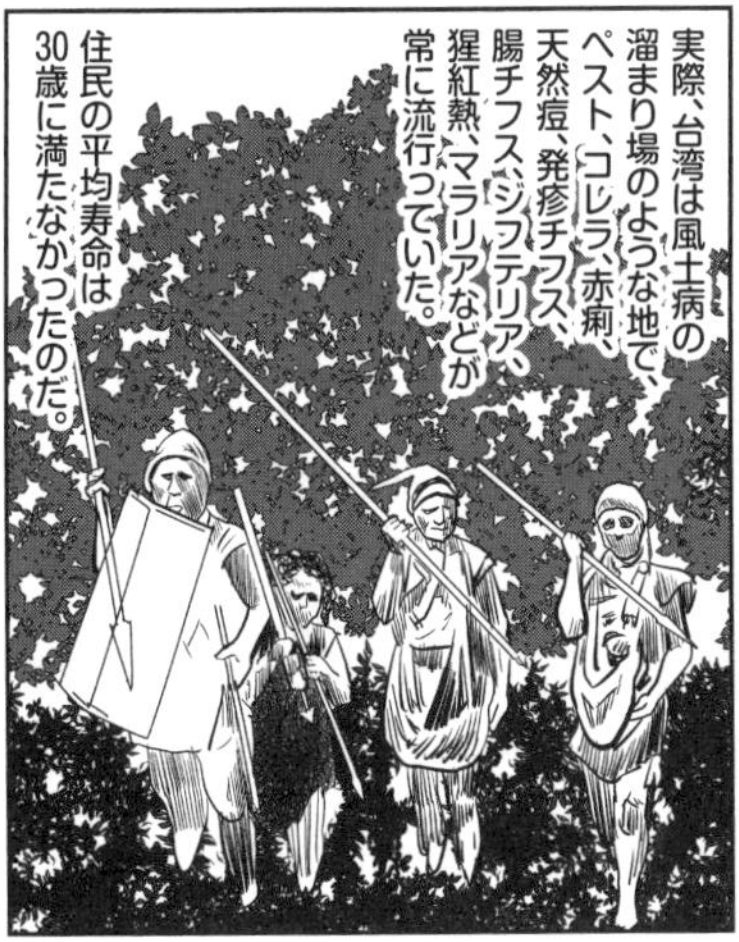
実際、台湾は風土病の
溜まり場のような地で、
ペスト、コレラ、赤痢、
天然痘、発疹チフス、
腸チフス、ジフテリア、
猩紅熱、マラリアなどが
常に流行っていた。
住民の平均寿命は
30歳に満たなかったのだ。

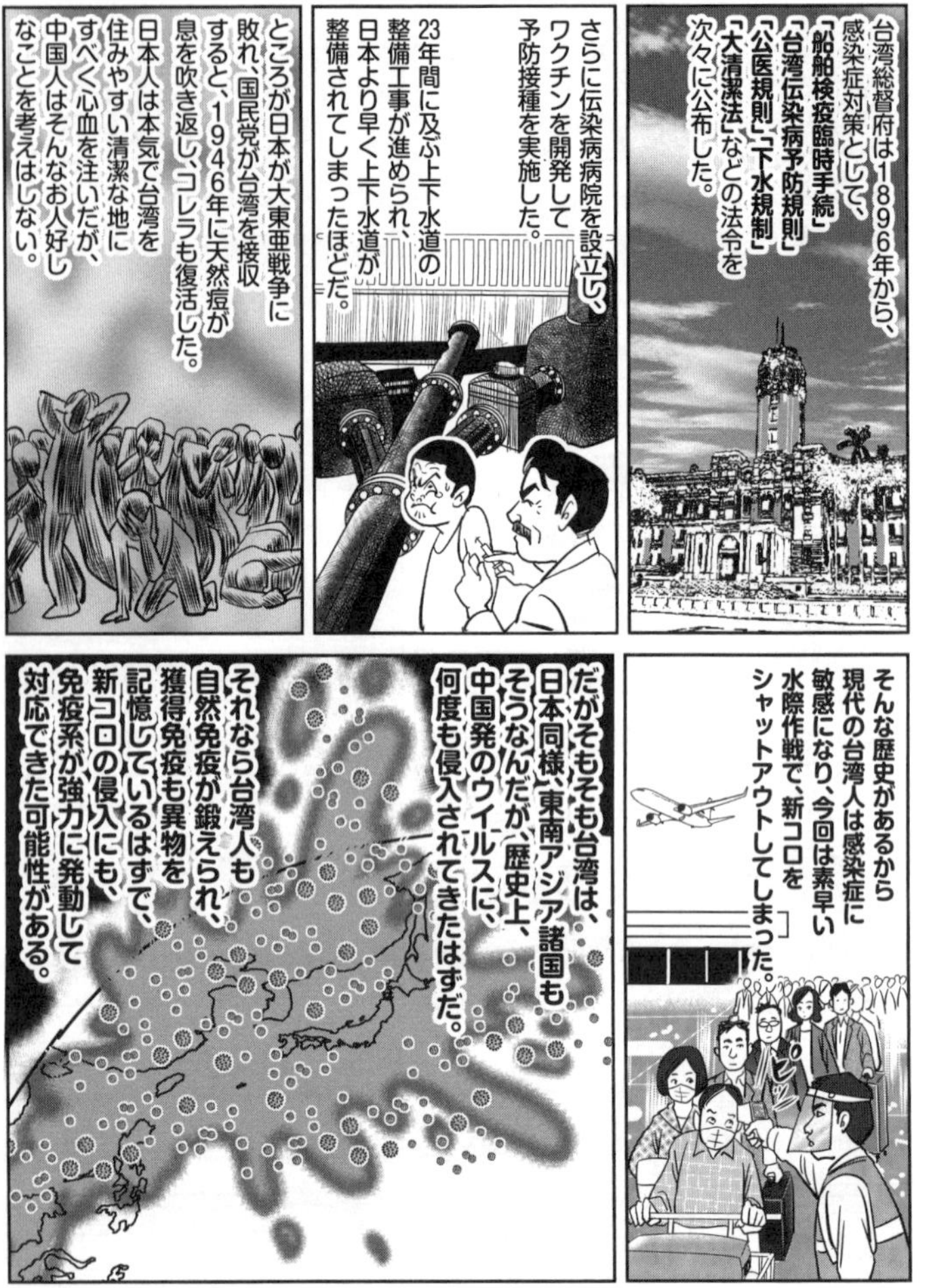
台湾総督府は1896年から、感染症対策として、「船舶検疫臨時手続」「台湾伝染病予防規則」「公医規則」「下水規制」「大清潔法」などの法令を次々に公布した。

さらに伝染病病院を設立し、ワクチンを開発して予防接種を実施した。

23年間に及ぶ上下水道の整備工事が進められ、日本より早く上下水道が整備されてしまったほどだ。

ところが日本が大東亜戦争に敗れ、国民党が台湾を接収すると、1946年に天然痘が息を吹き返し、コレラも復活した。

日本人は本気で台湾を住みやすい清潔な地にすべく心血を注いだが、中国人はそんなお人好しなことを考えはしない。

そんな歴史があるから現代の台湾人は感染症に敏感になり、今回は素早い水際作戦で、新コロをシャットアウトしてしまった。

だがそもそも台湾は、日本同様、東南アジア諸国もそうなんだが、歴史上、中国発のウイルスに、何度も侵入されてきたはずだ。

それなら台湾人も自然免疫が鍛えられ、獲得免疫も異物を記憶しているはずで、新コロの侵入にも、免疫系が強力に発動して対応できた可能性がある。

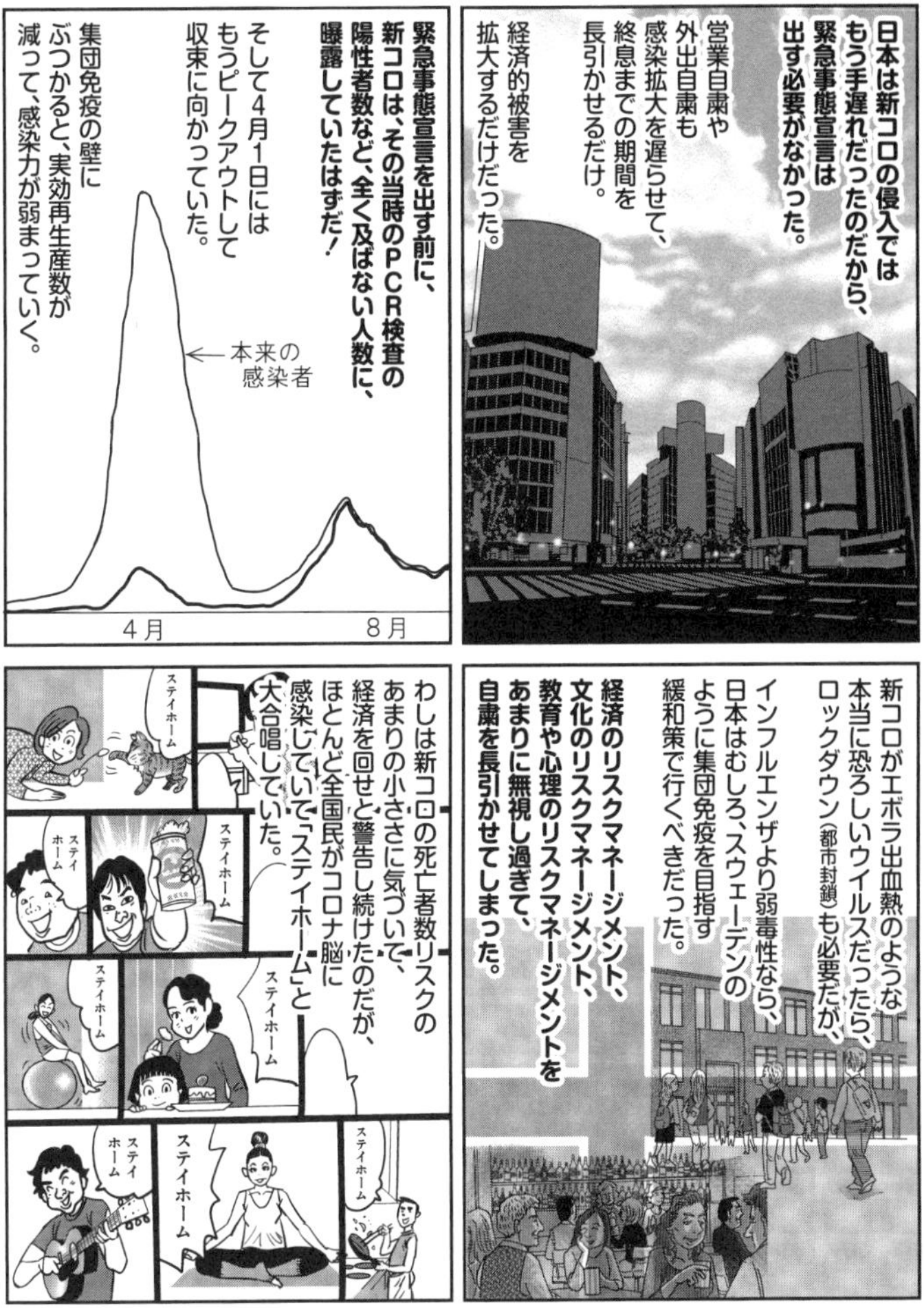

日本は新コロの侵入では
もう手遅れだったのだから、
緊急事態宣言は
出す必要がなかった。
営業自粛や
外出自粛も
感染拡大を遅らせて、
終息までの期間を
長引かせるだけ。
経済的被害を
拡大するだけだった。
緊急事態宣言を出す前に、
新コロは、その当時のPCR検査の
陽性者数など、全く及ばない人数に、
曝露していたはずだ！
そして4月1日には
もうピークアウトして
収束に向かっていた。
集団免疫の壁に
ぶつかると、実効再生産数が
減って、感染力が弱まっていく。
本来の感染者
4月
8月
新コロがエボラ出血熱のような
本当に恐ろしいウイルスだったら、
ロックダウン（都市封鎖）も必要だが、
インフルエンザより弱毒性なら、
日本はむしろ、スウェーデンの
ように集団免疫を目指す
緩和策で行くべきだった。
経済のリスクマネージメント、
文化のリスクマネージメント、
教育や心理のリスクマネージメントを
あまりに無視し過ぎて、
自粛を長引かせてしまった。
わしは新コロの死亡者数リスクの
あまりの小ささに気づいて、
経済を回せと警告し続けたのだが、
ほとんど全国民がコロナ脳に
感染していて「ステイホーム」と
大合唱していた。
ステイホーム
ステイホーム
ステイホーム
ステイホーム
ステイホーム
ステイホーム
ステイホーム
ステイホーム
ステイホーム

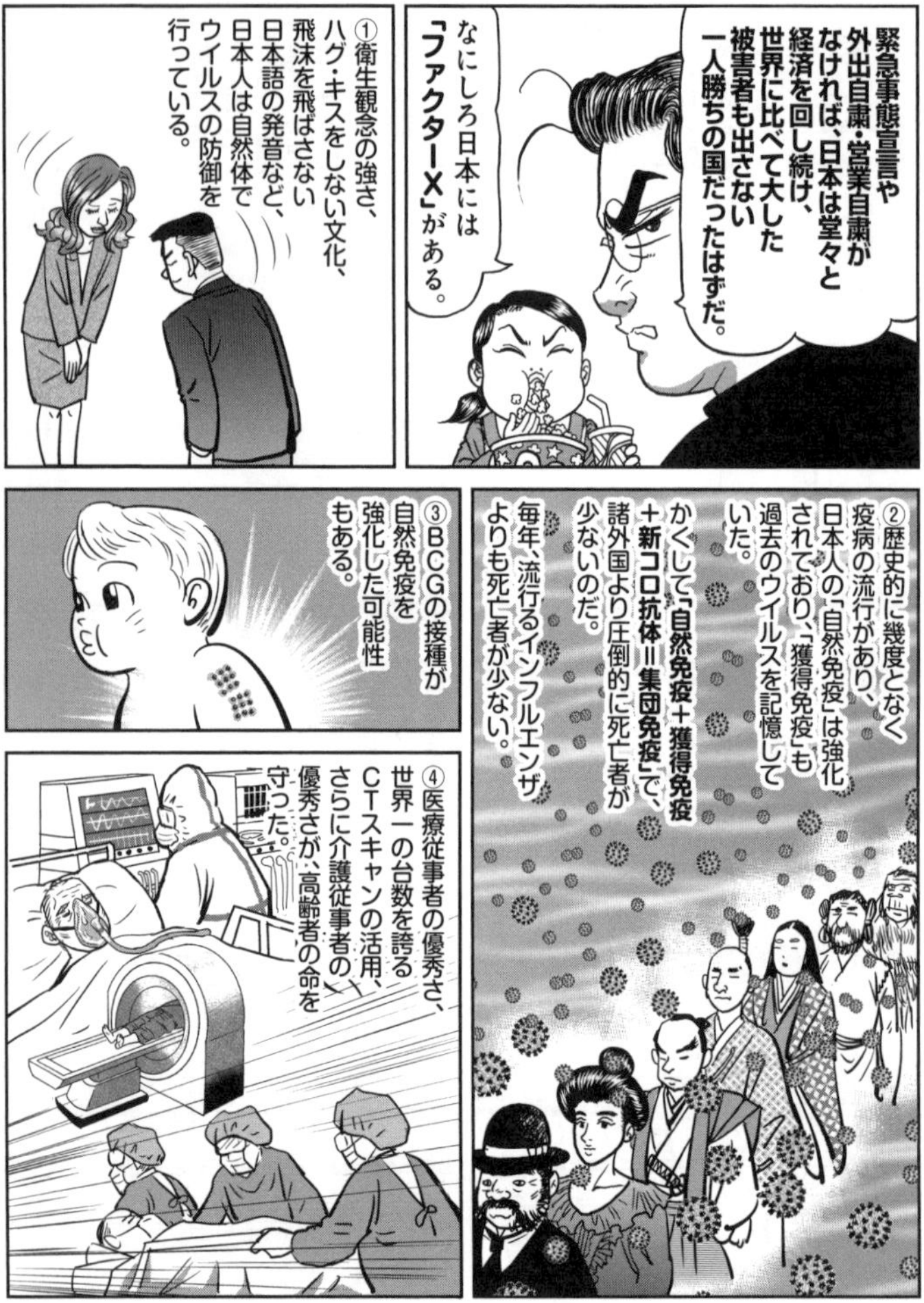

緊急事態宣言や外出自粛・営業自粛がなければ、日本は堂々と経済を回し続け、世界に比べて大した被害者も出さない一人勝ちの国だったはずだ。
なにしろ日本には「ファクターX」がある。
①衛生観念の強さ、ハグ・キスをしない文化、飛沫を飛ばさない日本語の発音など、日本人は自然体でウイルスの防御を行っている。
②歴史的に幾度となく疫病の流行があり、日本人の「自然免疫」は強化されており、「獲得免疫」も過去のウイルスを記憶していた。
かくして「自然免疫＋獲得免疫＋新コロ抗体＝集団免疫」で、諸外国より圧倒的に死亡者が少ないのだ。

毎年、流行るインフルエンザよりも死亡者が少ない。
③BCGの接種が自然免疫を強化した可能性もある。
④医療従事者の優秀さ、世界一の台数を誇るCTスキャンの活用、さらに介護従事者の優秀さが、高齢者の命を守った。

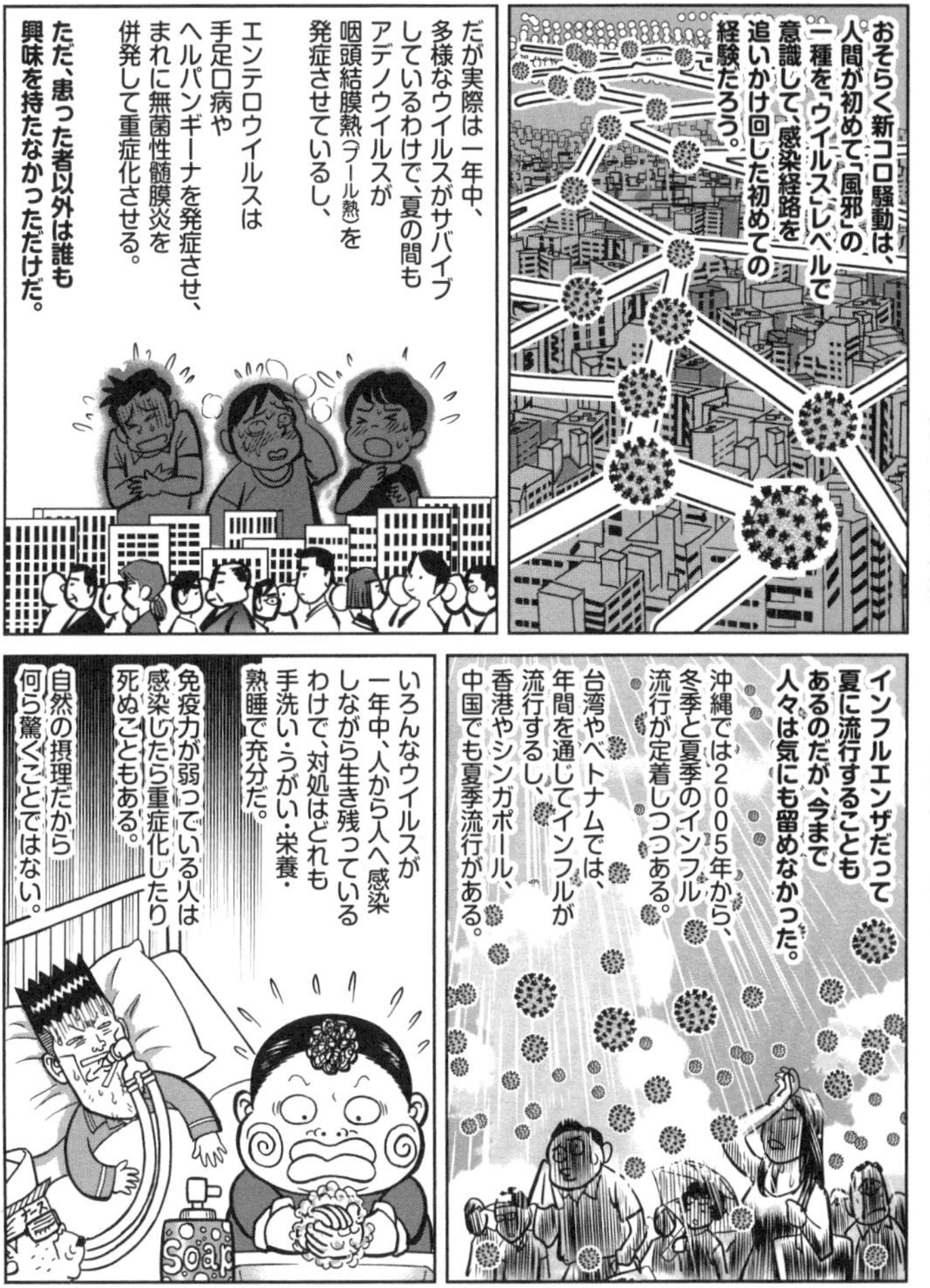

おそらく新コロ騒動は、人間が初めて「風邪」の一種を「ウイルス」レベルで意識して、感染経路を追いかけ回した初めての経験だろう。

だが実際は一年中、多様なウイルスがサバイブしているわけで、夏の間もアデノウイルスが咽頭結膜熱（プール熱）を発症させているし、
エンテロウイルスは手足口病やヘルパンギーナを発症させ、まれに無菌性髄膜炎を併発して重症化させる。

ただ、患った者以外は誰も興味を持たなかっただけだ。

インフルエンザだって夏に流行することもあるのだが、今まで人々は気にも留めなかった。

沖縄では2005年から、冬季と夏季のインフル流行が定着しつつある。台湾やベトナムでは、年間を通じてインフルが流行するし、香港やシンガポール、中国でも夏季流行がある。

いろんなウイルスが一年中、人から人へ感染しながら生き残っているわけで、対処はどれも手洗い・うがい・栄養・熟睡で充分だ。

免疫力が弱っている人は感染じたら重症化したり死ぬこともある。

自然の摂理だから何ら驚くことではない。

Soap

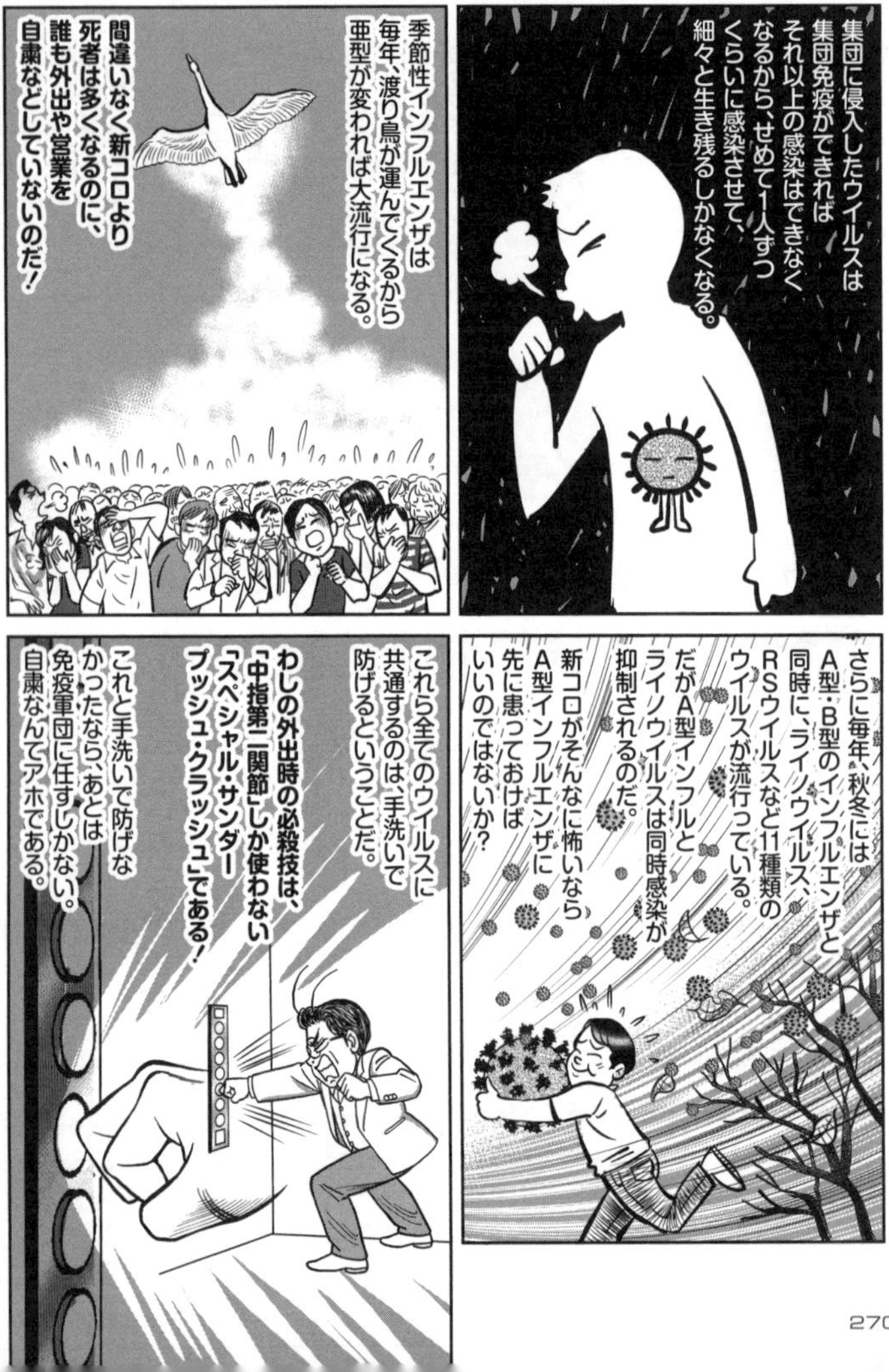
集団に侵入したウイルスは
集団免疫ができれば
それ以上の感染はできなく
なるから、せめて1人ずつ
くらいに感染させて、
細々と生き残るしかなくなる。
季節性インフルエンザは
毎年、渡り鳥が運んでくるから
亜型が変われば大流行になる。
間違いなく新コロより
死者は多くなるのに、
誰も外出や営業を
自粛などしていないのだ！
さらに毎年、秋冬には
A型・B型のインフルエンザと
同時に、ライノウイルス、
RSウイルスなど11種類の
ウイルスが流行っている。
だがA型インフルと
ライノウイルスは同時感染が
抑制されるのだ。
新コロがそんなに怖いなら
A型インフルエンザに
先に患っておけば
いいのではないか？
これら全てのウイルスに
共通するのは、手洗いで
防げるということだ。
わしの外出時の必殺技は、
「中指第二関節」しか使わない
「スペシャル・サンダー
プッシュ・クラッシュ」である！
これと手洗いで防げな
かったなら、あとは
免疫軍団に任すしかない。
自粛なんてアホである。

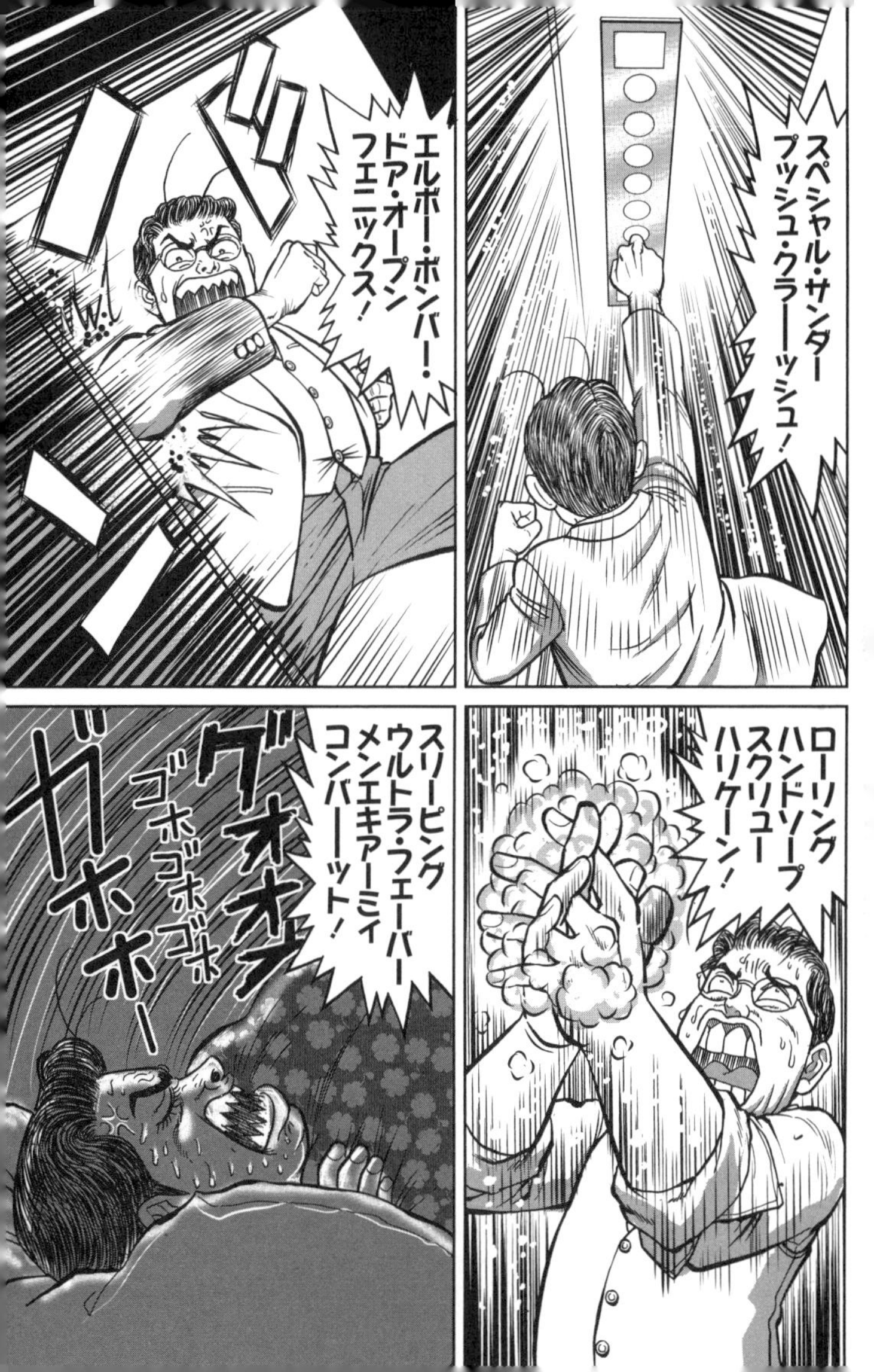
スペシャル・サンダー
プッシュ・クラーッシュ！
エルボー・ボンバー・
ドア・オープン
フェニックス！
ローリング
ハンドソープ
スクリュー
ハリケーン！
スリーピング
ウルトラ・フェーバー
メンエキアーミィ
コンバーーット！
グオオオ
ゴホゴホゴホ
ガホホー

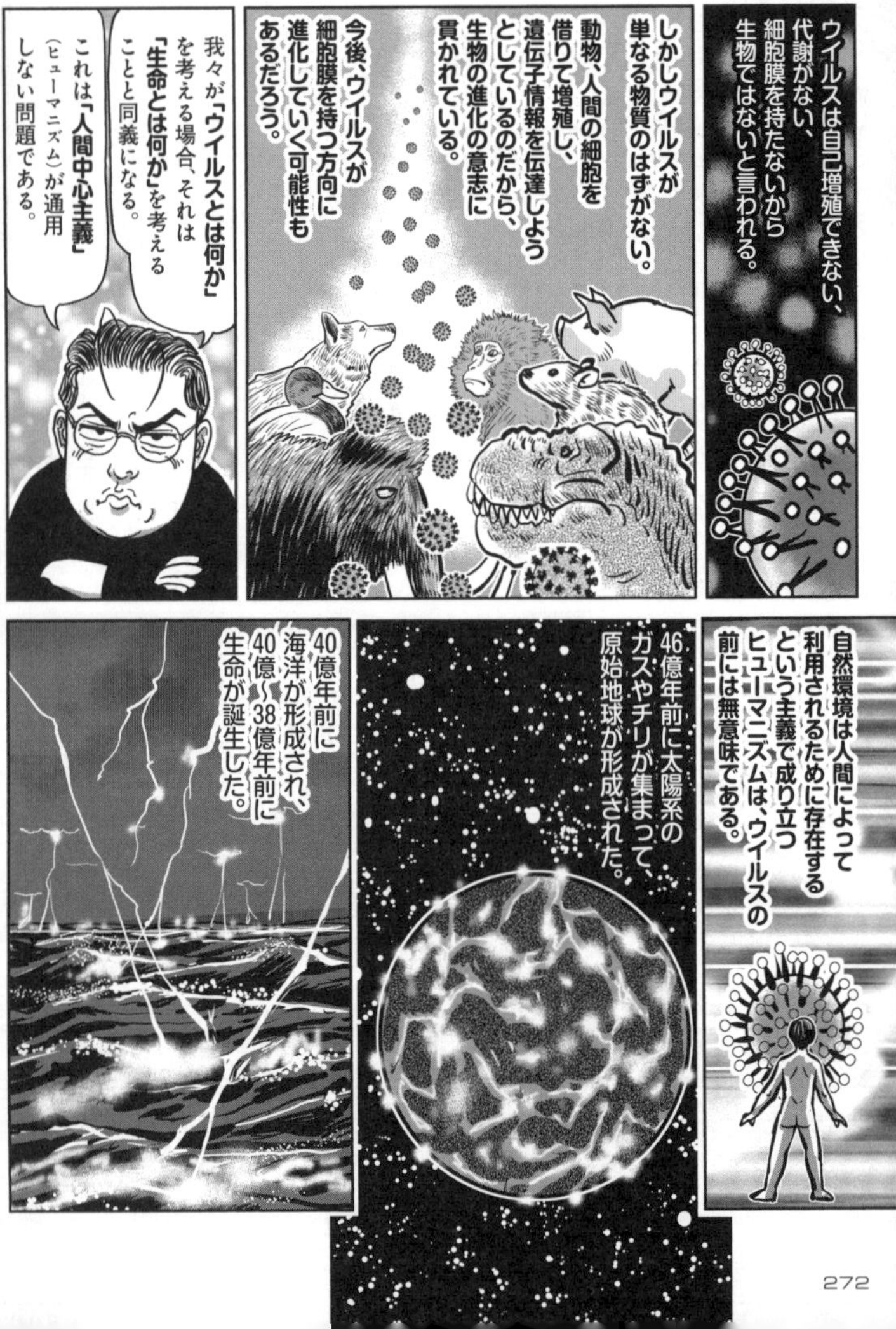

ウイルスは自己増殖できない、
代謝がない、
細胞膜を持たないから
生物ではないと言われる。

しかしウイルスが単なる物質のはずがない。

動物、人間の細胞を借りて増殖し、遺伝子情報を伝達しようとしているのだから、生物の進化の意志に貫かれている。

今後、ウイルスが細胞膜を持つ方向に進化していく可能性もあるだろう。

我々が「ウイルスとは何か」を考える場合、それは「生命とは何か」を考えることと同義になる。

これは「人間中心主義」(ヒューマニズム)が通用しない問題である。

自然環境は人間によって利用されるために存在するという主義で成り立つヒューマニズムは、ウイルスの前には無意味である。

46億年前に太陽系のガスやチリが集まって、原始地球が形成された。

40億年前に海洋が形成され、40億～38億年前に生命が誕生した。

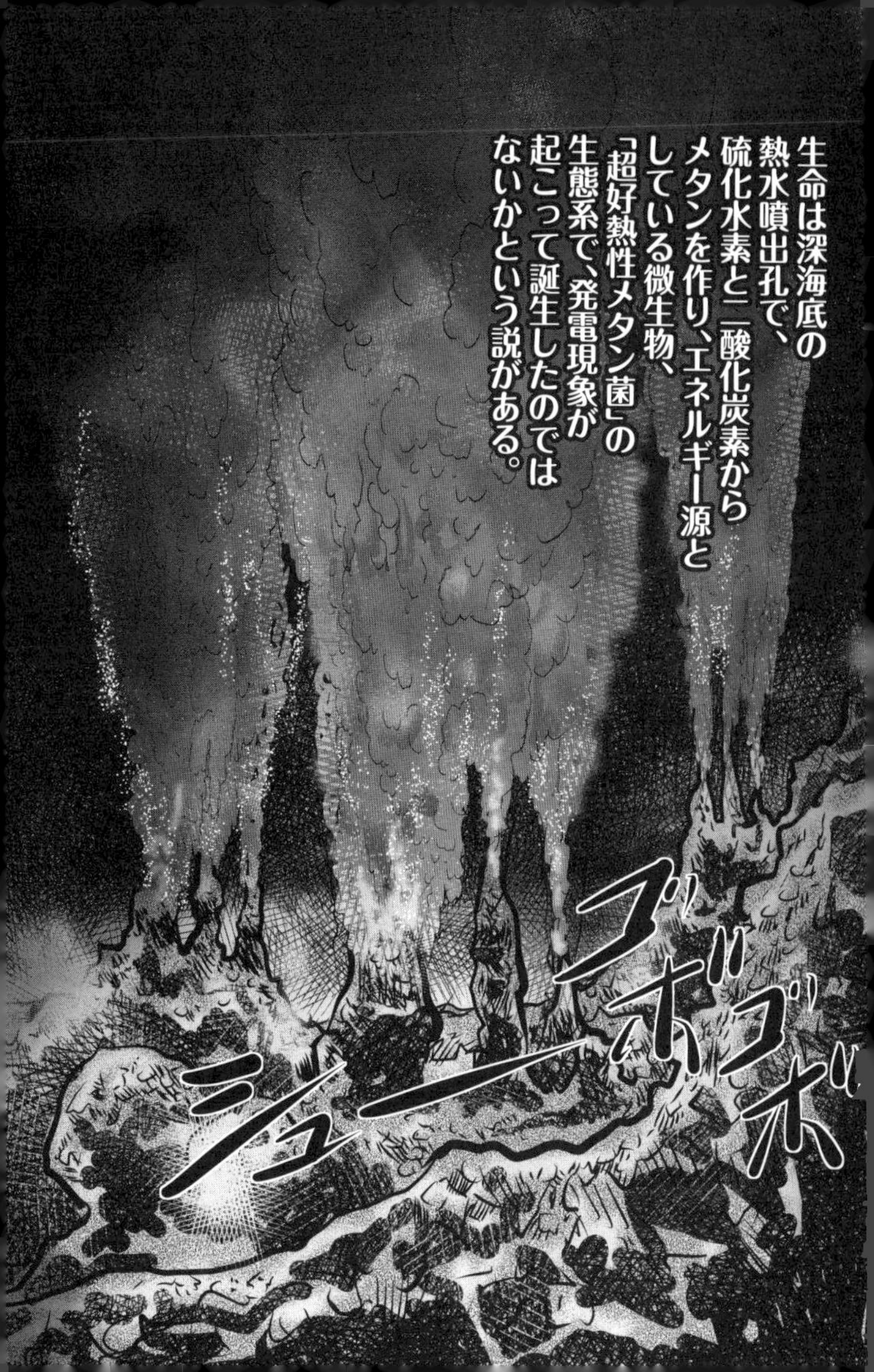
生命は深海底の
熱水噴出孔で、
硫化水素と二酸化炭素から
メタンを作り、エネルギー源と
している微生物、
「超好熱性メタン菌」の
生態系で、発電現象が
起こって誕生したのでは
ないかという説がある。
ゴボゴボ
ブ
シュー

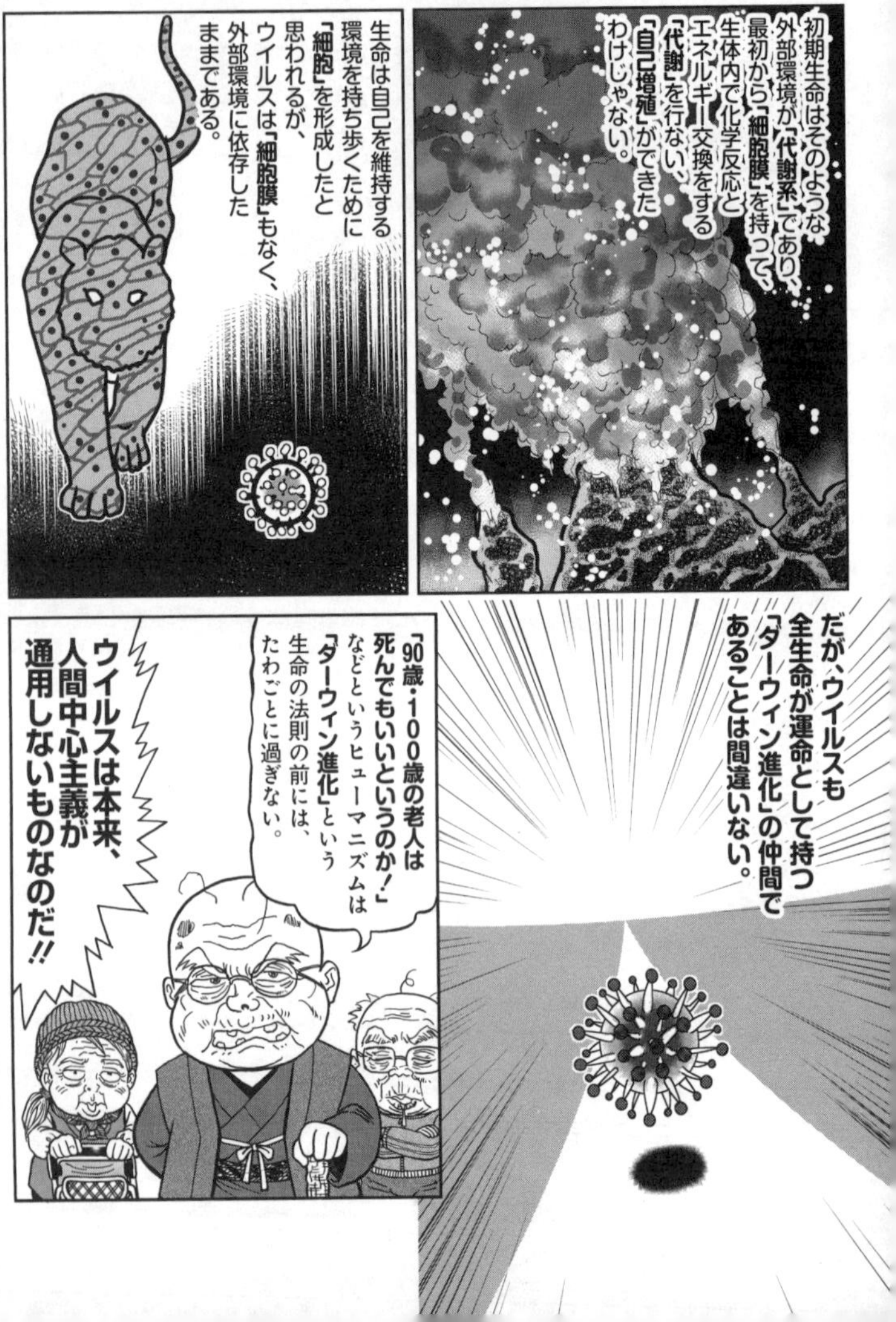
初期生命はそのような外部環境が「代謝系」であり、最初から「細胞膜」を持って、生体内で化学反応とエネルギー交換をする「代謝」を行ない、「自己増殖」ができたわけじゃない。

生命は自己を維持する環境を持ち歩くために「細胞」を形成したと思われるが、ウイルスは「細胞膜」もなく、外部環境に依存したままである。

だが、ウイルスも全生命が運命として持つ「ダーウィン進化」の仲間であることは間違いない。

「90歳・100歳の老人は死んでもいいというのか!」などというヒューマニズムは「ダーウィン進化」という生命の法則の前には、たわごとに過ぎない。

ウイルスは本来、人間中心主義が通用しないものなのだ!!

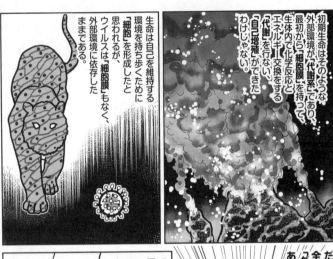

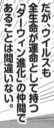

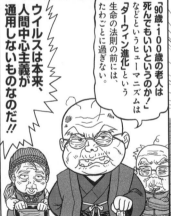

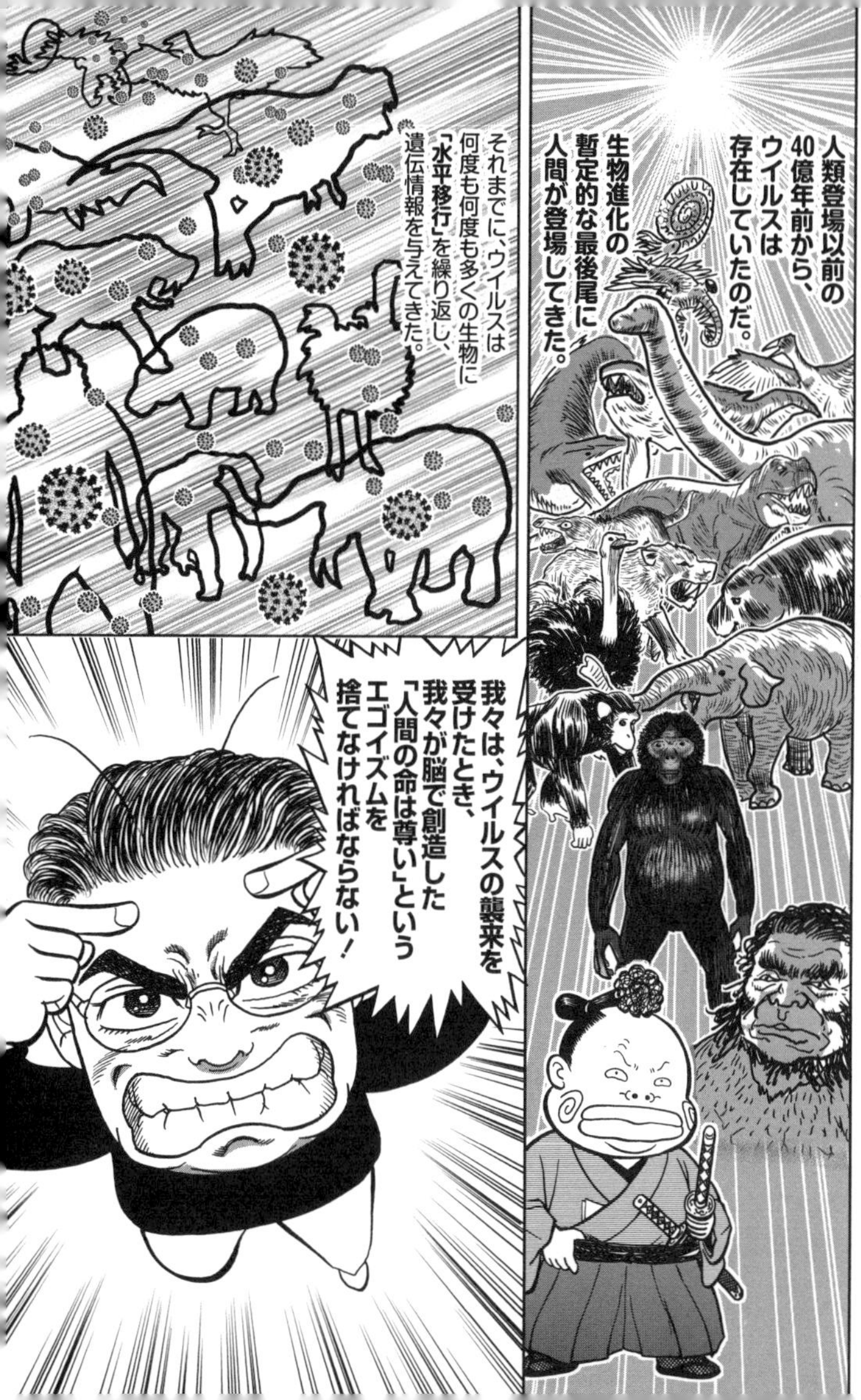
人類登場以前の
40億年前から、
ウイルスは
存在していたのだ。
生物進化の
暫定的な最後尾に
人間が登場してきた。
それまでに、ウイルスは
何度も何度も多くの生物に
「水平移行」を繰り返し、
遺伝情報を与えてきた。
我々は、ウイルスの襲来を
受けたとき、
我々が脳で創造した
「人間の命は尊い」という
エゴイズムを
捨てなければならない！

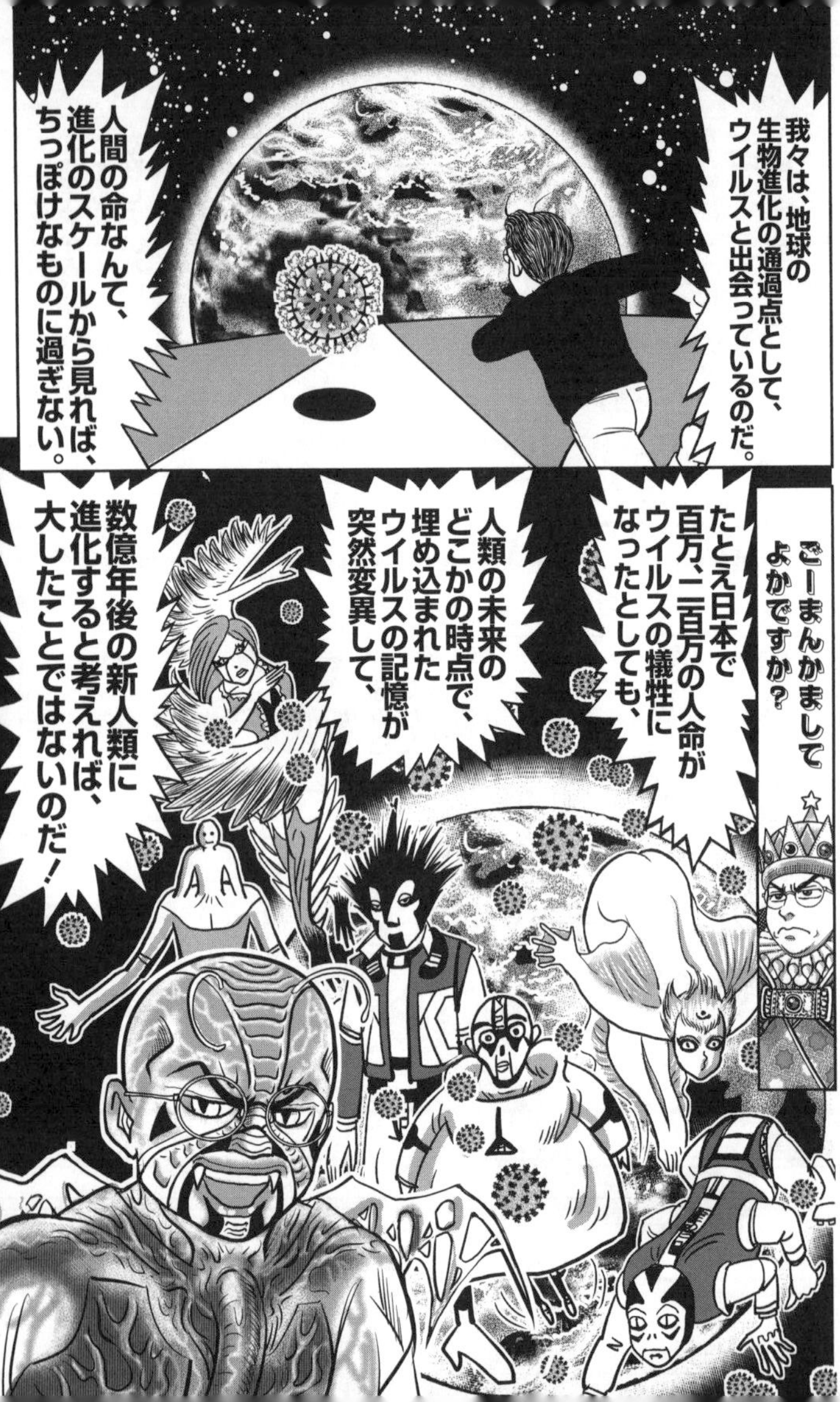
我々は、地球の生物進化の通過点として、ウイルスと出会っているのだ。
人間の命なんて、進化のスケールから見れば、ちっぽけなものに過ぎない。
ごーまんかましてよかですか？
たとえ日本で百万、二百万の人命がウイルスの犠牲になったとしても、
人類の未来のどこかの時点で、埋め込まれたウイルスの記憶が突然変異して、
数億年後の新人類に進化すると考えれば、大したことではないのだ！

#【参考文献】

『感染症の世界史』石 弘之（角川ソフィア文庫）
『なぜ台湾は新型コロナウイルスを防げたのか』野嶋 剛（扶桑社新書）
『国会議員に読ませたい台湾のコロナ戦』藤 重太（産経新聞出版）
『生物はウイルスが進化させた 巨大ウイルスが語る新たな生命像』武村政春（講談社ブルーバックス）
『新しいウイルス入門 単なる病原体でなく生物進化の立役者？』武村政春（講談社ブルーバックス）
『ウイルスは生きている』中屋敷 均（講談社現代新書）
『ウイルスは悪者か──お侍先生のウイルス学講義』高田礼人／萱原正嗣（亜紀書房）
『日本を襲ったスペイン・インフルエンザ──人類とウイルスの第一次世界戦争』速水 融（藤原書店）
『流行性感冒「スペイン風邪」大流行の記録』内務省衛生局（平凡社）
『殺人ウイルスの謎に迫る！』畑中正一（SBクリエイティブ）
『ウイルス・細菌の図鑑──感染症がよくわかる重要微生物ガイド──』北里英郎／原 和矢／中村正樹（技術評論社）
『生物と無生物のあいだ』福岡伸一（講談社現代新書）
『新しい免疫入門 自然免疫から自然炎症まで』審良静男／黒崎知博（講談社ブルーバックス）
『「隔離」という病い 近代日本の医療空間』武田 徹（中公文庫）
『90年目の真実──ハンセン病患者隔離政策の責任』「らい予防法」違憲国賠西日本訴訟弁護団（かもがわ出版）
『元祖テレビ屋大奮戦！』井原高忠（文藝春秋）

あとがき

一体、日本での新型コロナ禍はいつ終わらせるつもりか？

政府や専門家は、何がどうなったら終わるのか説明できるのか？　終了の号令を誰かがかけるのだろうか？

いわゆる感染者数（実際は陽性者数）が１００人以下になったら終わるとか、基準があるのだろうか？

東京都の感染者数が週の初めは１００人超で、週末は２００人超とか言っているが、スウェーデンはマスクを一度もしないで集団免疫が完成したので、第二波（リバウンド）などないという。それでも一日５００人の感染者が出ていたりするのだ。

だが、もうスウェーデンではコロナなんか忘れて日常を送っている。

当たり前だ。新型コロナウイルスがゼロになるなんてことはないのだから。

「ヒトコロナウイルスＯＣ43」も１８８９年から流行し、世界で１００万人以上が死亡したが、第一波が致死率４％、１８９２年の第二波は３・３％に低下。何度も流行して1895年頃には人類は免疫を獲得して、致死性はなくなり、今は風邪として認識されている。

「ヒトコロナウイルス」は、OC43、229E、HKU1、NL63などの種類があり、一般的な風邪の10〜15％（流行期35％）の原因になっている。世界はとっくに「withコロナ」の社会なのだ。


今回の新型コロナも早晩風邪の一種になるものなのに、政府も専門家もいまだに「新型」という言葉を恐れていて、経済を全開にしたがらない。

あまりに弱毒性の新型コロナウイルスの危険性と、戦後最悪となった経済崩壊や、人の精神に及ぼす影響が、全然釣り合ってないのだ。


冬はインフルエンザとW流行だと恐れられているが、インフルエンザの患者数は、2020年は例年に比べ異例の少なさになっていて、昨シーズンの1000分の1未満、例年の100分の1ほどだという。昨季（2019年9月〜2020年4月）の累計患者数は約695万人で、400万人も減少した。

2020年1月以降の新コロ禍で、手洗いなどの衛生意識の高まりが功を奏したと言われるが、新コロ流行と入れ替わるようにインフルエンザが激減したので、ウイルス干渉が起こっているという説もある。

ウイルス干渉とは、1個の細胞に複数のウイルスが感染した場合、一方、あるいはその両方の増殖が抑制される現象だ。

一方のウイルスが吸着に必要なレセプターを占領するか、破壊してしまうために、他方のウイルスは吸着することができなくなる。さらに一方が他方の増殖を阻害する因子を放出するなどの異種ウイルス間の干渉現象のほか、同種ウイルス間で欠陥干渉粒子（DI粒子）による増殖の阻害が起こったり、インターフェロンによる増殖の抑制があったりするという。

実際、複数のウイルスにかかることはあるが、理論値よりかなり低いそうで、ライノウイルスとインフルエンザAとの関係で見ると、理論値の5分の1に抑えられているという研究報告もある。

新コロとインフルのツインデミックを恐れて、この冬も人の往来や経済が制限され続けたら、この上まだ社会が痛めつけられる。それが悔しくてたまらない。

この『コロナ論2』でコロナ禍終了にしたいのだが、まだ続くのなら気づかせるまで描き続けるしかない。

嘘との戦いはあきらめない。民主主義の基本である「言論の自由」を駆使できる国民なのだから、なんとしても嘘とは戦いぬく。

令和2年10月26日　　小林よしのり

解説

「明日の一歩」という物語の嘘──

文筆家・阿佐ヶ谷「ネオ書房」店主
切通理作

『コロナ論』に対して考えを述べるということは、今も続くコロナ禍の中で生きている自分の姿勢が正しかったのかどうかの、再検討に繋がる。

人は現実生活において、すべてにおいて戦いの姿勢をとるわけではない。白か黒かだけではすぐに行き詰まってしまう。

たとえば公で言われていることに、表では従っているように見えても、その実染まっていない、自分にとっての基準があるとしたら、それをどこに置くのか。

そんな二重性は、柔軟性という言葉に置き換えてもいいかもしれないが、ただ、どこかで立ち上がるときは必要だし、つくられた空気に抗ってでも敢然と異論を述べる局面を意識する決断を迫られるときがいつか必ずやってくる。

本を読むという行為には、社会で生きて行くうえでの柔軟性を基礎づけるとともに、その「いつか」のための精神的筋力をつける日的もあるだろう。

『コロナ論』においては、コロナの集団免疫ができている日本国内では、肺炎やインフルエンザに比べてそれが特大の危険性をもたらしているわけではないということや、検査で陽性だったからといって、発症していなければ即問題とならず、医療逼迫も、新型コロナの感染症法上の扱いを2類から5類に引き下げれば解決する……これらのことが繰り返し述べられ、論証されているがゆえに、私なども要らぬ恐怖にかられず、誰かの扇動にも踊らされずに済んだのである。

単行本『コロナ論2』『3』『4』と続巻で次々と明らかになっていくことだが、日本におけるコロナ禍の発端とされる2020年3月4日のクルーズ船「ダイヤモンド・プリンセス」の乗客・乗員感染も、それゆえ日本人の集団免疫に、むしろ功を奏したともいえるとあっては、備えが遅れたことさえ、憂いなしの結果に収まったわけで、そういう認識をもたらしてくれた『ゴー宣』の読者でよかったと思う次第である。またウイルス干渉によって、他のウイルスに感染しにくくもなったというのだから、もうほとんどなんにも不安はないではないか。トイレの蓋は閉めてから流すとか、携帯およびタッチパネル系に気をつける程度のことに留意すれば、あとは清潔にする習慣が浸透している日本人として一般的な行動をとっているだけでいい。

コロナ被害のほとんどは人災であり、インフォデミックなのだと思えば、馬耳東風に生きていける。

だがそんな、自分が社会に対して柔軟でいられるという保証になった認識も、外に対して口に出す／出さないというレベルにあっては、人を選ぶ。

とりわけコロナにおいては、思想的な右／

左はもちろん、この人はこの立場だからこうなのだというのが、事前にまったく予想できない現実があった。

　たとえば煙草を平気でスパスパ吸い「何が健康に良いか悪いかなんて、その時代の流行をつくる人間にとって都合のいいことが話題になっているに過ぎない」なんて言ってた映画監督の友人が、コロナ禍においては、目の前の人間のマスクが少しでも鼻からズレていようものなら、その都度指摘する神経質な面を見せたのには驚かされた。

　地元商店街でも普段からエコ的な主張多めの店主が、コロナ禍初期で早々と店を畳んで夜逃げ同然にいなくなってしまったときには、『コロナ論3』収録作の『風の谷のナウシカ』への言及ではないが「まず自然と共生できるかどうか考えてみよう」というエコな姿勢はどこへ行っちゃったの？　……と思ったものだ。

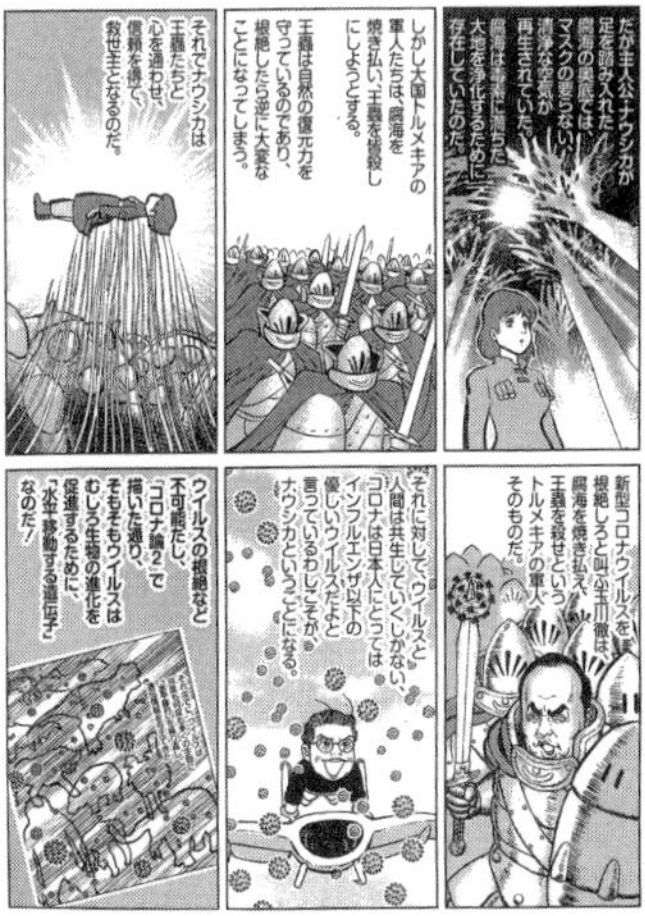
だが主人公ナウシカが足を踏み入れた腐海の奥底では、マスクの要らない、清浄な空気が再生されていた。腐海は毒素に満ちた大地を浄化するために存在していたのだ。

しかし大国トルメキアの軍人たちは、腐海を焼き払い、王蟲を皆殺しにしようとする。

王蟲は自然の復元力を守っているのであり、根絶したら逆に大変なことになってしまう。

それでナウシカは王蟲たちと心を通わせ、信頼を得て、救世主となるのだ。

新型コロナウイルスを根絶しろと叫ぶ玉川徹は、腐海を焼き払え、王蟲を殺せというトルメキアの軍人そのものだ。

それに対して、ウイルスと人間は共生していくしかない、コロナは日本人にとってはインフルエンザ以下の優しいウイルスだよと言っているわしこそが、ナウシカということになる。

ウイルスの根絶など不可能だし、「コロナ論2」で描いた通り、そもそもウイルスはむしろ生物の進化を促進するために、「水平移動する遺伝子」なのだ！

『ゴーマニズム宣言SPECIAL　コロナ論3』より

それまで見せていた思想信条や生活様式など、コロナ禍でどっちに転ぶかにおいては、まったく判断基準にならないということが判明した。

　コロナ禍では、目の前の人との間に「暗黙の了解」という前提はないものと思ったほうがよく、この人は気にしない人か、気にし過ぎる人か、確認してから話題を始めないと、思わぬ地雷を踏んでしまうということが、だんだんわかっていった。

前に進んでいるのか、後ろに進んでいるのか

私自身のことで言えば、もともと文化評論、ノンフィクションを生業とするライターだったが、2019年より東京・杉並区阿佐ヶ谷の地元商店街で古書店兼駄菓子屋「ネオ書房」を開業し、今年でライターとの兼業3年目を越えた。この間は言うまでもなくコロナと丸被りだった。

そのことで、ライターだけやっていたのでは見えてこないものを実感できた。ライターは基本的にはデスクワークだ。仕事の依頼や原稿の受け渡しは、30年前に仕事を始めた当時は基本対面だったが、通信技術の発達とともに状況が変わり、もうすでにコロナ前から、細かい仕事ならば担当者と一度も会わずに終わることも珍しくなくなっていた。たとえば新作映画のレビューでも以前は試写会場に足を運ばなければならなかったが、今はオンラインで部屋に居ながら鑑賞することができる。資料も市販のものならAmazonから取り寄せればいい。取材そのものもオンラインで行うことが可能になり始めていた。

もしそんな仕事環境のままコロナ禍に突入してたとしても、それほどたいした影響は実感できなかったかもしれない。もともと「ステイホーム」に近い状態で仕事ができていたのだから。

だが実際に「ネオ書房」として店舗営業をし、直接お客様と接することが基本だった日常を始めていたさなか、それが突如崩れ去り、前述のように同じ商店街でもバタバタと店が

減って、人通りが少なくなったばかりか、緊急事態宣言で古本屋は新刊書店と違って「不要不急」とみなされ、休業要請の範囲に入る当事者になってしまった。

緊急事態宣言下でも営業を続けるかどうかは悩まされた。むしろこういうときこそ続けるべきでは、ということも考えた。だが現実に人がまばらになって、夜になれば以前とは比べ物にならないくらいひっそりとなる周りの状況を見ると不安になった。何しろ、外出自体が悪とされていたのだから。

幸い、私の店には営業していることを咎める電話がかかってきたり、貼り紙されるなどのことはなかったが、毎日のように店に来てくれる常連さんが、陽性者が出て休業中の飲食店に「抗議の電話をかけてやりましたよ」と人のよさそうな顔で屈託なく話題にしているのを見て、決してそれが特殊な一部の感覚ではないのだということが伝わってきた。

結果、休業補償を受けることを選んだ。その間、自分は一体前に進んでいるのか、後ろに進んでいるのか、わからなくなるようなめまいにも似た感覚に襲われた。せっかく仕事の面白さがわかりかけてきた頃だったこともあり、店に出られないフラストレーションは思いのほか大きかった。

宣言下で営業を続けている新刊書店に人が殺到しているなどというニュースが耳に入ると、動揺しながらも「明日の一歩のために、今は休んでいるのだ」と自分に言い聞かせたものだ。

新宿ゴールデン街でバーの営業を再開した友人が、その際、徹底的に清掃除菌し、狭い店をさらに仕切るアクリル板や換気設備を整えたとき、私は過剰だとは思わなかった。そうまでしても営業を再開し、続けたいのだという気持ちが伝わってきた。

だから私は、マスクを着けて入ってほしい

という姿勢の飲食店を指弾し、ネット上にさらして営業停止に追い込んだりする一部著名文化人の感覚には、ついていけないものを感じていた。

マスクになどなんの意味もないことはわかっている。だが、それさえも受け容れることによって経済活動を再開しようとする気持ちは、痛いほど伝わってくるのだ。だから「わかってやれよ」と思ってしまう。座業で済ませられる立場の人間が、何を偉そうに叱りつける資格があるというのだと、昨日までの自分の感覚に対しても苛立ちを覚えた。

そう。もし自分がライター業だけやっていたら、その店を指弾する側に加わっていたのだろうか？　そう考えると逆に、自分にとってコロナ禍で店舗を持った経験は、もの書きとしても社会勉強になったと言えるのかもしれない。

『コロナ論』の第4巻では、慶応大学法務研

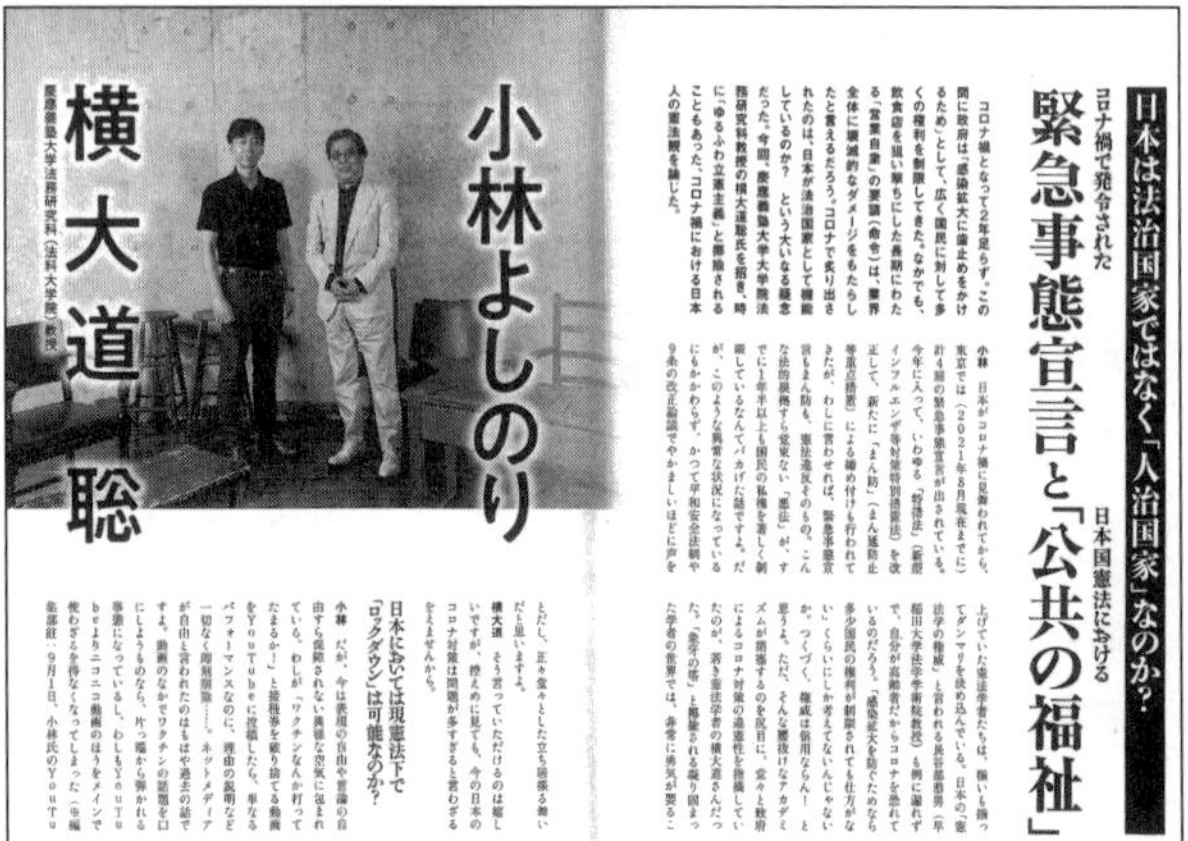
日本は法治国家ではなく「人治国家」なのか？

コロナ禍で発令された
緊急事態宣言と日本国憲法における「公共の福祉」

コロナ禍となって2年足らず。この間に政府は「感染拡大に歯止めをかけるため」として、広く国民に対して多くの権利を制限してきた。なかでも、飲食店を狙い撃ちにした長期にわたる「営業自粛」の要請（命令）は、業界全体に壊滅的なダメージをもたらしたと言えるだろう。コロナで炙り出されたのは、日本が法治国家として機能しているのか？　という大いなる疑念だった。今回、慶應義塾大学大学院法務研究科教授の横大道聡氏を招き、時に「ゆるふわ立憲主義」と揶揄されることもあった、コロナ禍における日本人の憲法観を論じた。

小林よしのり

慶應義塾大学法務研究科（法科大学院）教授
横大道　聡

日本においては現憲法下で「ロックダウン」は可能なのか？

『ゴーマニズム宣言SPECIAL　コロナ論4』より

究科教授・横大道聡氏の見解も引用しながら、コロナにおける店舗の休業補償は、実は「補償」ではなく「賠償」だとしている。これにも、私は力づけられた。

私が背負った葛藤は、背負い込まされた「被害」であり、店舗開業とコロナ禍が重なった3年間は「失われた3年」ではなく「奪われた3年」であったのだと、自分で思うことができたのだ。

ましてや、学校に通う子どもたちにとっては、小学校時代の半分、中学、高校時代の全部が奪われることになってしまう。賠償などでは追いつかない損害だろう。

コロナの3年弱は生きながら過去になってしまった時代

それにしても小林よしのり氏が『コロナ論』を次々と出し、対談集など関連本も著しているということはすごいと思う。いかに小林氏といえども、売れないテーマで続巻を重ねるのは難しいであろう。つまり氏はコロナを商売にして成功させているのである。

そのあたりが、コロナでジリ貧になって補償もとい賠償をもらっている私などとは天と地以上の開きがある。

小林氏は、コロナ禍がそう簡単には終わらないということも見抜いていたと思われる。

女子高生の間でルーズソックスが流行った四半世紀前、自分の映画では女子高生が出てきてもルーズソックスははかせないという映画監督がいた。公開されるときに、もうブームが終わっていたら……ということを考えたというのだ。

コロナ禍の初期も、テレビドラマや映画で、登場人物にマスクを着けさせるか、製作側はかなり迷ったのではないだろうか。世の中で観られるようになるときには、とっくにコロナ禍は去っていて、誰もそれでマスクなんかしなくなっていたら、映像自体が古臭いものになる。

だが実際には、マスクを被る光景が日常になったまま3年弱が経過し、今からコロナ禍の初期を振り返れば、もうひと時代前の印象さえある。呑み屋で以前の客が戻ってこないというのも、時代が変わったということを意味するのだろう。コロナとともに時代が動いてしまったと言っていい。私にとっても、前述した、ネオ書房と同じ商店街で消えたお店のことなど、実はもう昔話の部類に入ってきていると言っても、大げさではない。

あれだけ是非が云々された東京オリンピックも、もうすっかり過去の話だ。本稿執筆時にその記録映画が記録的不入りだったことが話題になっていたが、『コロナ論』シリーズでも指摘されているように、東京オリンピックそのものは、事前の中止要請ムードなども

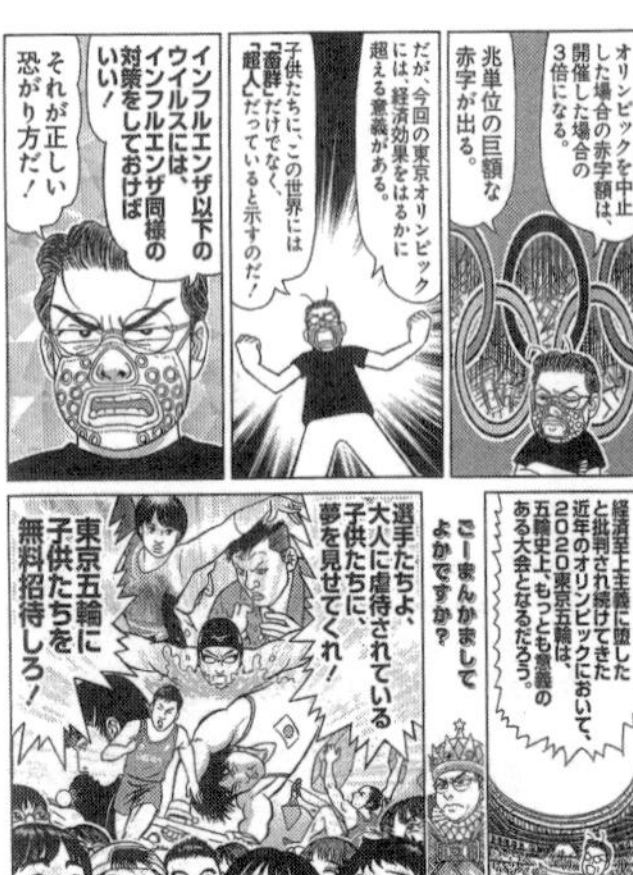
オリンピックを中止した場合の赤字額は、開催した場合の3倍になる。

兆単位の巨額な赤字が出る。

だが、今回の東京オリンピックには、経済効果をはるかに超える意義がある。

子供たちに、この世界には「畜群」だけでなく、「超人」だっていると示すのだ!

インフルエンザ以下のウイルスには、インフルエンザ同様の対策をしておけばいい!

それが正しい恐がり方だ!

経済至上主義に堕したと批判され続けてきた近年のオリンピックにおいて、2020東京五輪は、五輪史上、もっとも意義のある大会となるだろう。

ごーまんかましてよかですか?

選手たちよ、大人に虐待されている子供たちに、夢を見せてくれ!

東京五輪に子供たちを無料招待しろ!

『ゴーマニズム宣言SPECIAL　コロナ論4』より

のともせず、中継の視聴率が60%を記録するなどおおいに注目を集めた。

もともと、日本は安全社会へとアンダーコントロールされているという安倍晋三首相(当時)のアピールから始まった東京へのオリンピック誘致だが、その記録映画に、安倍

氏はワンカットたりとも登場しない（とりわけ2部構成になった記録映画の後半は、アスリートではなく政治を含めた舞台裏に焦点を当てたものであったのにもかかわらず）。それは本人の意向だったのかもしれない。

旗を掲げておきながら、スタコラサッサと姿を消したつもりの元首相が、あのようなかたちで命を絶たれたことで、余計に東京オリンピックへの関与など誰の脳裏にもかすめなくなった。

記録映画がヒットしなかったのは、コロナなのにオリンピックをやったことへの批判や不信がくすぶっているゆえだと分析する向きもあるが、私は別の理由だと考えている。今の日本人は熱しやすいが冷めやすく、終わったことを再確認して、これからの指針を決めるなどという心の芯は、もはやどこかになくしてしまったというだけのことではないだろうか。

「物語」をつくるためにたまっていくばかりの「ツケ」

コロナ禍の中、私の生まれた年である昭和39年に書かれた小松左京の小説『復活の日』が再ブームになった。この作中、死亡率が60％のウイルスが蔓延し、世界の二十数か国が戒厳令を敷いた段階でも、日本政府は「非常事態宣言」に関し、議会で意見が割れることを考慮し、まだ出していないという箇所がある。

死者が、多めに見積もっても1万人台の段階で計4回も「緊急事態宣言」が出される日本の未来を、さしものSF文学の重鎮も予測できなかったのであろう。だが戦争など有事がなくても、独裁社会への危機意識がここまでもろく崩れ去ってしまう未来を当てられなかったからといって、責められない。

「緊急事態宣言」は我われ庶民の行動抑制、コントロールの実験だったのだろうか？　と出された当時の私は訝《いぶか》ったものだ。

あるいは、それを政府に突き上げた小池百合子東京都知事が再選を前に、東京オリンピックという「イベント」を利用してコロナを自分主導で抑え込んだという「危機対応」の物語をつくるために、カードを切りたかったのか。いずれにせよ、東京都民そして国民もそれに乗って、短期間の集中的な自粛によって危機を乗り越えるという「物語」に加担した。

だがそのオリンピックも1年延期されたことで、停滞した状況がずるずる引き延ばされてしまったのは皮肉としか言いようがなかった。

新型ワクチンもまた、みんなで頑張っている中で最後の一押しで抑えるという「物語」のためにあるように思えたが、実際にはワクチンの効き目はないどころか、我われの身体の細胞への変化が今後どのような影響を与えるのかわからないという、新たな淀みを堆積させていくことに繋がっている。

……そんなふうに、私はシニカルに考えていた。

だが考えていたことを、時には『コロナ論』の感想としてTwitterなどでつぶやいただけで、はっきり声を大にして呼びかけ続けたわけでもないし、「補償」を「賠償」だと心の中で思ったとしても、飲食チェーン「グローバルダイニング」のように、営業時間短縮命令を違憲としての訴訟に加わったわけでもない。

そして、いまだに何かの施設に入った時には、マスク一つ外すことができない。ただ『コロナ論』シリーズを読みながら、休業賠償をもらっていただけである。

つまり私自身も、コロナは自然に収束するんだから、それを待っていればいいと思っていたのだ。

たとえば私の店が開店×周年を迎えて、その頃にはコロナも指定感染症の5類に下げられていたら、そこにかこつけてお祝いすればいい。そんな感覚は、つまり東京オリンピックにかこつけた物語をつくりたいという側と、(規模は大違いだけれど)本質的には同じことだ。

そうこうしているうちに、どんどん悪いカードを引いてしまう結果になる。

たとえば、私はワクチンなどは適当にごまかして打ったフリでもしておこうと思っていたが、老人ホームに入っている母との面会の条件として、接種の証明を持参することが求められた(細かく言えば、施設の外で10分以内の面会はそれなしでもできるが、部屋を訪ねてゆっくり話すには証明が必要というのだ)。

日々ボケが進行していく親との会話の機会を増やすために、私は『コロナ論』シリーズでさんざん危険が書かれているのを読んでいながら、「大丈夫でありますように」と祈りながら接種を受けるしかなかった。

声を上げない者の報いであると私は思った。

もちろん、声を上げたからといって、そういう具体的な場面がすぐに解決するわけではない。

だがいつかコロナが5類になって、多くの人の意識から消えたときに、どんな意見を言っても、もう誰も関心を向けはしないだろう。オリンピックの記録映画がガラガラだったように。

『コロナ論』は「その時」のリアルタイムな思索と行動の記録であるとともに、同調圧力に抗しきれなかった、私を含めたすべての人々に残された反省を問う書である。

【初出一覧】

第1章　日本人の民度が高いはずがない（『週刊SPA!』2020年8月4日号）
第2章　アビガン、隔離、マスク（『週刊SPA!』2020年8月11・18日合併号）
第3章　インフォデミックを見破れ！（『週刊SPA!』2020年8月25日号）
第4章　感染者と陽性者は違う（『週刊SPA!』2020年9月1日号）
第5章　コロナ差別は恐怖から生まれる（『週刊SPA!』2020年9月8・15日合併号）
［外　伝］　テレビが恐怖の叩き売り（書き下ろし）
第6章　サイエンスとは何か？（『週刊SPA!』2020年9月22・29日合併号）
第7章　専門家を妄信しない理由（『週刊SPA!』2020年10月6日号）
［闘論席］　コロナは慈愛に満ちたウイルス（『週刊エコノミスト』2020年11月10日号）
［特別インタビュー］京都大学ウイルス・再生医科学研究所准教授　宮沢孝幸
大局的に見通せる本当の専門家がいない
コロナ禍は「疫病」ではなく「人災」だ！（新規収録）
第8章　ニューノーマルはアブノーマル（『週刊SPA!』2020年10月13日号）

第9章　ピーチ航空と全体主義（『週刊SPA!』2020年10月20・27日合併号）

【闘論席】航空機搭乗拒否騒動が投げかけた波紋
『週刊エコノミスト』2020年10月13日号）

第10章　予言乱発大洪水（『週刊SPA!』2020年11月3日号）

死因はウイルスか、持病か、それとも……？　泉美木蘭
（幻冬舎plus2020年9月17日配信記事を加筆修正）

PCRサイクル数は40と回しすぎの秋。
検査拡充・隔離を続けますか問題　泉美木蘭
（幻冬舎plus2020年10月14日配信記事を加筆修正）

第11章　集団免疫策の見直し（『週刊SPA!』2020年11月10日号）

第12章　言論の自由なきユーチューブ（『週刊SPA!』2020年11月17日号）

第13章　実験ではマスクの効果は限定的（『週刊SPA!』2020年11月24日・12月1日合併号）

【特別対談】在宅緩和ケア専門医・緩和ケア 萬田診療所院長 萬田緑平×小林よしのり
コロナで炙り出された日本人の死生観（新規収録）

第14章　神の与え賜うし呼吸（描き下ろし）

最終章　ウイルスは人間中心主義を否定する（描き下ろし）

【PROFILE】
小林よしのり（KOBAYASHI YOSHINORI）

1953年、福岡県生まれ。漫画家。大学在学中に『週刊少年ジャンプ』（集英社）にて『東大一直線』でデビュー。以降、『東大快進撃』（集英社）、『おぼっちゃまくん』（小学館）など数々のヒット作を世に送り出す。1992年、『週刊SPA!』（扶桑社）誌上で世界初の思想漫画『ゴーマニズム宣言』を連載開始。このスペシャル版として『差別論スペシャル』（解放出版社）、『戦争論』（幻冬舎）、『台湾論』『沖縄論』『天皇論』（いずれも小学館）などを次々と発表し大きな論争を巻き起こす。新しい試みとして、ニコニコ動画にてWebマガジン『小林よしのりライジング』を配信。身を修め、現場で戦う覚悟をつくる公論の場として「ゴー宣道場」も主催する。現在、『週刊SPA!』で『ゴーマニズム宣言2nd Season』を、『FLASH』（光文社）にて『よしりん辻説法』を連載中。コロナ禍を描いた『ゴーマニズム宣言SPECIAL コロナ論』は、シリーズ累計22万部を突破するベストセラーとなった。新著に『新・おぼっちゃまくん（全）』（幻冬舎文庫）など

ゴーマニズム宣言SPECIAL コロナ論02

発行日　2022年10月5日　初版第1刷発行

著　者　小林よしのり
発行者　小池英彦
発行所　株式会社 扶桑社
〒105-8070
東京都港区芝浦1-1-1　浜松町ビルディング
電話　03-6368-8875［編集］
03-6368-8891［郵便室］
http://www.fusosha.co.jp/
印刷・製本　大日本印刷株式会社

ISBN978-4-594-09323-5